国家卫生和计划生育委员会"十三五"规划教

全国高等学校教材

供康复治疗学专业用

肌肉骨骼康复学

MUSCULOSKELETAL REHABILITATION

第3版

主　编　岳寿伟

副主编　周谋望　马　超

编　者（按姓氏笔画排序）

马　超	中山大学孙逸仙纪念医院	武继祥	陆军军医大学西南医院
王　刚	湖北医药学院太和医院	岳寿伟	山东大学齐鲁医院
石丽宏	哈尔滨医科大学第五临床医学院附属医院	周　云	安徽医科大学第二附属医院
		周谋望	北京大学第三医院
邢晓红	长治医学院附属和平医院	胡文清	河北医科大学第三医院
张　杨	山东大学齐鲁医院	殷　樱	重庆医科大学附属第二医院
张　明	徐州市中心医院		

人民卫生出版社

图书在版编目（CIP）数据

肌肉骨骼康复学/岳寿伟主编.—3版.—北京：人民卫生出版社，2018

全国高等学校康复治疗专业第三轮规划教材

ISBN 978-7-117-26216-3

Ⅰ.①肌…　Ⅱ.①岳…　Ⅲ.①肌肉骨骼系统–康复医学–高等学校–教材　Ⅳ.①R680.9

中国版本图书馆 CIP 数据核字（2018）第 072155 号

人卫智网　www.ipmph.com　医学教育、学术、考试、健康，
　　　　　　　　　　　　　　购书智慧智能综合服务平台
人卫官网　www.pmph.com　人卫官方资讯发布平台

肌肉骨骼康复学
第 3 版

主　　编：岳寿伟

出版发行：人民卫生出版社（中继线 010-59780011）

地　　址：北京市朝阳区潘家园南里 19 号

邮　　编：100021

E - mail：pmph @ pmph.com

购书热线：010-59787592　010-59787584　010-65264830

印　　刷：人卫印务（北京）有限公司

经　　销：新华书店

开　　本：850×1168　1/16　印张：22

字　　数：620 千字

版　　次：2008 年 1 月第 1 版　2018 年 3 月第 3 版
　　　　　2025 年 4 月第 3 版第 15 次印刷（总第 26 次印刷）

标准书号：ISBN 978-7-117-26216-3

定　　价：59.00 元

打击盗版举报电话：010-59787491　E-mail：WQ @ pmph.com
（凡属印装质量问题请与本社市场营销中心联系退换）

全国高等学校康复治疗学专业第三轮规划教材修订说明

全国高等学校康复治疗学专业第二轮规划教材于 2013 年出版，共 17 个品种，通过全国院校的广泛使用，在促进学科发展、规范专业教学及保证人才培养质量等方面，都起到了重要作用。

为深入贯彻教育部《国家中长期教育改革和发展规划纲要（2010—2020 年）》和国家卫生和计划生育委员会《国家医药卫生中长期人才发展规划（2011—2020 年）》文件精神，适应我国高等学校康复治疗学专业教育、教学改革与发展的需求，通过对康复治疗学专业第二轮规划教材使用情况和反馈意见的收集整理，经人民卫生出版社与全国高等学校康复治疗学专业第三届教材评审委员会研究决定，于 2017 年启动康复治疗学专业第三轮规划教材的修订工作。

经调研和论证，本轮教材新增《儿童康复学》和《老年康复学》。

康复治疗学专业第三轮规划教材的修订原则如下：

1. **坚持科学、统一的编写原则**　根据教育部培养目标、卫生计生部门行业要求、社会用人需求，在全国进行科学调研的基础上，充分论证本专业人才素质要求、学科体系构成、课程体系设计和教材体系规划后，制定科学、统一的编写原则。

2. **坚持必需、够用的原则**　根据专业培养目标，始终强调本科教材"三基""五性""三特定"的编写要求，进一步调整结构、精炼内容，满足培养康复治疗师的最基本需要。

3. **坚持紧密联系临床的原则**　强调康复理论体系和临床康复技能的培养，使学生毕业后能独立、正确处理与专业相关的康复常见实际问题。

4. **坚持教材创新发展的原则**　本轮教材采用了"融合教材"的编写模式，将纸质教材内容与数字资源内容相结合，教材使用者可以通过移动设备扫描纸质教材中的"二维码"获取更多的教材相关富媒体资源，包括教学课件、自测题、教学案例等。

5. **坚持教材立体化建设的原则**　从第二轮修订开始，尝试编写了服务于教学和考核的配套教材，本轮 19 种理论教材全部编写了配套《学习指导及习题集》，其中 13 种同时编写了配套《实训指导》，供教师授课、学生学习和复习参考。

第三轮康复治疗学专业规划教材适用于本科康复治疗学专业使用，理论教材共 19 种，计划于 2018 年秋季出版发行，全部数字资源内容也将同步上线。

希望全国广大院校在使用过程中提供宝贵意见，为完善教材体系、提高教材质量及第四轮规划教材的修订工作建言献策。

11. 临床疾病概要（第 3 版）

　　主编　周　蕾　　副主编　许军英　范慧敏　王　嵘

12. 肌肉骨骼康复学（第 3 版）

　　主编　岳寿伟　　副主编　周谋望　马　超

13. 神经康复学（第 3 版）

　　主编　倪朝民　　副主编　胡昔权　梁庆成

14. 内外科疾病康复学（第 3 版）

　　主编　何成奇　吴　毅　　副主编　吴建贤　刘忠良　张锦明

15. 社区康复学（第 2 版）

　　主编　王　刚　　副主编　陈文华　黄国志　巩尊科

16. 临床康复工程学（第 2 版）

　　主编　舒　彬

17. 康复心理学（第 2 版）

　　主编　李　静　宋为群

18. 儿童康复学

　　主编　李晓捷　　副主编　唐久来　杜　青

19. 老年康复学

　　主编　郑洁皎　　副主编　桑德春　孙强三

全国高等学校康复治疗学专业第三届教材评审委员会名单

主任委员　　燕铁斌（中山大学）

副主任委员　岳寿伟（山东大学）

李晓捷（佳木斯大学）

宋为群（首都医科大学）

吴　毅（复旦大学）

委员（按姓氏笔画排序）

王　红（上海健康医学院）　　　　陈立典（福建中医药大学）

王　磊（南京中医药大学）　　　　武丽杰（哈尔滨医科大学）

王玉龙（深圳大学）　　　　　　　欧海宁（广州医科大学）

王宁华（北京大学）　　　　　　　胡文清（河北医科大学）

许建文（广西医科大学）　　　　　胡志俊（上海中医药大学）

刘忠良（吉林大学）　　　　　　　姜贵云（承德医学院）

杜　青（上海交通大学）　　　　　敖丽娟（昆明医科大学）

李雪萍（南京医科大学）　　　　　高晓平（安徽医科大学）

吴　军（大连医科大学）　　　　　郭　琪（天津医科大学）

吴　霜（贵州医科大学）　　　　　唐　强（黑龙江中医药大学）

何成奇（四川大学）　　　　　　　黄国志（南方医科大学）

张志强（中国医科大学）　　　　　黄晓琳（华中科技大学）

陈　伟（徐州医科大学）　　　　　舒　彬（重庆医科大学）

陈　颖（海南医学院）　　　　　　潘燕霞（福建医科大学）

秘书　　　　金冬梅（中山大学）

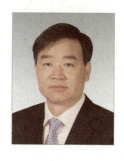

岳寿伟

教授，主任医师，博士生导师。山东大学齐鲁医院康复中心主任。现任中华医学会物理医学与康复学分会主任委员，中国康复医学会副会长，中国医师协会康复医师分会副会长，中国康复医学会颈椎病专业委员会副主任委员，山东省康复医学会会长，《中国康复医学杂志》副主编。

从事康复教学工作25年，现已培养硕士及博士研究生40余名，博士后3名。在骨骼肌肉相关疾病及颈椎病，腰椎间盘突出症的诊治中颇有建树。已承担国家自然科学基金项目5项，发表SCI论文30余篇，副主编规划教材2部，主编学术专著5部，其中《腰椎间盘突出症的非手术治疗》及《颈椎病非手术治疗》已多版多次印刷。曾获山东省科技进步二等奖1项，三等奖3项。

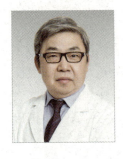

周谋望

　　主任医师，二级教授，北京大学第三医院、北京大学国际医院康复医学科主任，北京大学康复医学与理疗学博士点负责人，博士生导师。中国康复医学会副会长、中国医师协会康复医师分会候任会长兼骨骼肌肉专委会主委、中国康复医学会运动疗法专委会主委、中国医促会康复医学分会主委、中国健康促进基金会骨科康复专家委员会主委、北京康复医学会会长，《中国康复医学杂志》副主编。

　　擅长骨科康复、运动损伤康复、脊髓损伤康复及膀胱功能重建、骨质疏松症治疗及疼痛治疗。在国内外发表论文 98 篇（其中 SCI 19 篇），主编及编写专著教材共计 35 部。主持国家自然基金 4 项。于 2012 年被中国科协授予"全国优秀科技工作者"荣誉称号。

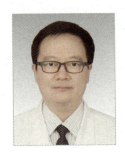

马　超

　　主任医师、博士生导师，科主任。现任中国康复医学会疼痛康复专业委员会副主任委员、国家卫生计生委能力建设和继续教育康复医学专家委员、广东省医学会物理医学与康复分会副主任委员、广东省康复医学会副会长等。

　　专业方向为肌肉与骨关节病康复，擅长软组织疼痛及颈腰关节疼痛疾患和椎间盘突出症的诊断、超声引导下各种急慢性疼痛的注射技术、针刀松解疗法和微创射频热凝技术，以及肉毒素注射技术治疗难治性睑肌、面肌痉挛，痉挛性斜颈和肢体痉挛。教龄 19 年。主持国家自然科学基金 2 项，省级基金 6 项，以第一作者 / 通讯作者共发布 SCI 近 20 篇，其中，影响因子超过5 分有 2 篇，主编专著 2 本。

《肌肉骨骼康复学》第 3 版的修订，继续贯彻"三基""五性""三特定"的编写要求，审修内容，去旧更新。调整了部分章节，由第 2 版的 18 章调整为 16 章，将第 2 版"先天畸形康复"和"脊椎侧凸康复"两章的内容交由本套教材新增的《儿童康复学》编写；将"脊柱和骨盆骨折康复"和"脊髓损伤康复"合并为"脊柱脊髓损伤和骨盆骨折康复"；增加了"肌肉骨骼功能学概述"，目的是让康复治疗师打下良好的肌肉骨骼功能学及生物力学基础，以便在今后的临床工作中根据患者的具体病情，正确使用各种运动疗法。本书疾病部分的章节，根据康复治疗师的工作特点，对临床表现部分只作简要描述，而对康复治疗原则和治疗方法则进行了比较细致的描述，更加强调学生对实际操作技能的掌握，多数章节增加了康复治疗的注意事项。

根据整体规划，本轮教材为融合教材，增加数字资源内容，使教学更趋数字化、网络化、智能化，开启医学教育的大数据模式。以纸质教材为基本载体，具有思维融合、产品融合、平台融合、资源融合、人员融合、作者融合的特点，可满足不同教育阶段的需求。

另外，本教材还配有习题集和实训指导。习题集目的是对学生掌握知识进行测试，加深对教材内容的记忆；实训指导着重培养学生的操作能力，巩固课堂上所学的基础知识。

本教材适合本科康复治疗学专业教学使用，也可作为康复医学硕士生、康复科住院医生及康复治疗师参考书。

感谢北京大学第三医院杨延砚副教授组织各位编委编写了本教材数字资源内容。

由于时间仓促，我们编写水平有限，本教材中的错误和不足在所难免，我们真诚期待在使用本教材过程中，读者多提意见和建议，使我们不断修正不足乃至错误，使本教材日臻完善，铸就精品，以便更好地服务于我国康复治疗人才的培养。

岳寿伟

2018 年 1 月

目录

16
第十六章
特殊问题康复

第一章
概论

第一节　定义及研究对象

一、 定义

肌肉骨骼康复学（musculoskeletal rehabilitation）是指运用康复医学专业知识及治疗技术，以改善急、慢性肌肉骨骼系统损伤或疾病所致的疼痛、躯体结构异常及功能障碍，提高患者生活能力，回归家庭及社会的一门医学科学。它是康复医学的重要分支，研究肌肉骨骼系统功能障碍的原因、评定与治疗方法以及伤残预防等问题。

二、 研究对象

肌肉骨骼康复学主要研究骨骼、关节、肌肉、韧带等组织的损伤与疾病的康复。许多肌肉骨骼疾病是复发性或终身性疾病，其主要后果为长期慢性疼痛、躯体功能障碍，以及自理能力、社会参与和生活质量的下降。2015 年，全球范围内 18.5% 的残疾归因于肌肉骨骼疾病（比 1990 年增长了68%）。人口老龄化，久坐等不健康的生活方式和工作习惯使肌肉骨骼疾病患病率逐年增加，在最常见的损伤和致残的肌肉骨骼疾病中，腰椎疾病为第 1 位，颈椎疾病为第 2 位。同时，本类损伤和疾病带来的社会经济负担也逐年加重，并将在未来的几十年内显著增加。尽管肌肉骨骼疾病的致死率较低，但仍会增加死亡风险。

三、 肌肉骨骼疾病与残疾

许多发达国家的流行病学研究显示肌肉骨骼疾病具有高致残率、高旷工率等特点。肌肉骨骼疾病会对患者尤其是老年患者的社会生活及情感产生严重的不良影响。

肌肉骨骼疾病对人们身体功能和生活质量的负面影响在发展中国家中更为显著，可能与社会经济水平较低而导致的高致残率有关。墨西哥的一项大样本流行病学研究显示：肌肉骨骼系统疾病的患病率为 26%，而致残率高达 13%。该研究还发现，肌肉骨骼疾病患病率的地域差异非常明显，这可能与文化差异、社会经济及人口学因素，以及地理环境因素有关。

康复是"逆转"残疾或残障而重新获得躯体及社会功能的过程。这个过程要通过不懈努力改善患者的身心状态及社会环境，使他们能够回归生活、回归社会。有证据表明，康复可以有效地降低疾病的致残率，并能够改善残疾人功能而使他们获得更多的就业机会。

四、 学习目的与方法

本教材的主要目的是为康复治疗专业的本科生和康复治疗师及医师提供肌肉骨骼损伤及疾病的基础理论、临床表现及临床操作技术，以提高肌肉骨骼疾病患者的治疗效果、生活能力及社会参与能力，最大程度降低疾病的致残率。

肌肉骨骼疾病的基础知识主要有功能解剖学、生物力学和生理学。为了采取最佳的方法治疗骨骼肌肉系统的疾病和损伤，康复治疗师和康复医师应该深入了解肌肉骨骼的组成、结构和功能以及这些组织是如何融为一体，形成器官系统，为人体的稳定和运动性提供保证。

肌肉和骨骼系统的力学原理虽然较为复杂，但仍然遵循力学的基本规律，如力、速度、力矩、能量守恒等。在人类进化过程中，人体逐渐形成了独特的结构和功能，以克服恶劣的环境。利用力学原理、理论和技术去理解在动态的三维空间和时间里人类骨骼肌肉、肌腱、软骨等组织结构的特征和系统功能，可以更好地指导肌肉骨骼系统疾病的治疗。

生理学则是以生物机体的生命活动现象和肌肉各个组成部分的功能为研究对象的科学。只有对肌肉骨骼功能学、生物力学和生理学的相关知识全面掌握，才能对肌肉骨骼疾病进行合理评估、精确诊断和有效康复。

五、 肌肉骨骼疾病康复原则

（一）早期康复介入

肌肉骨骼疾病的康复应从临床处理的早期开始介入，康复医师及治疗师应参与临床治疗计划的制订。较严重的骨与关节损伤，绝大多数需要手术治疗，但在术后，部分会遗留明显的功能障碍，如果康复早期介入，就可能避免许多并发症的发生，提高手术疗效，最大程度地降低该类疾病的致残率，达到事半功倍的效果。

（二）相关专业间紧密结合

骨科治疗的最终目标是功能恢复。骨科精湛的手术为骨伤患者功能恢复创造了基本条件，但要达到预期目标，必须强调康复治疗的重要性，特别是运动疗法才能实现功能的最大程度恢复。康复医学已渗透到骨科临床各方面，从损伤到术后，从组织愈合到功能恢复，从职业训练到回归社会，都需要康复的积极参与。

（三）康复小组方式工作

康复医师、相关专业医生、PT师、OT师、假肢支具师、康复护士及心理治疗师组成一个治疗小组（team work），共同商讨肌肉骨骼疾病患者的诊断、治疗、评定及康复等，如骨科康复中的某些重要问题：停止制动和开始负重的时机，常需骨科医师与康复医师协商决定，康复目的与步骤也可由双方讨论决定。这一工作模式使康复与相关临床专业密切结合，有利于康复工作的开展，为早期临床康复的安全性和有效性提供保障。

第二节 肌肉骨骼康复的发展

无论是现代或古代，肌肉骨骼疾病的治疗均以运动疗法和物理因子治疗为主。对肌肉骨骼疾病的治疗，我国有悠久的历史。

一、祖国医学有关肌肉骨骼疾病治疗的发展史

（一）针灸疗法的发展

针灸疗法，包括针法和灸法两种，起源于我国新石器时代。原始社会的人类，基于其本能，当身体某处有了痛楚时，古人会用诸如"砭石"的楔形石块去揉按、热熨、切割痈肿、叩击体表患处以减轻痛苦，这种利用体表刺激解除疾病痛苦的本能，也是动物常用的方法，如元代《元亨疗马集》中描述了马出现目赤、喘急、脉数洪、惊狂等症状的"心黄病"和肠道炎症的"肠黄病"时，采用咬胸啃足的方法自我治疗，是针刺疗法的萌芽。随着这种有益的本能医疗行为逐渐被保存、固化、重复利用和传承，渐渐完成了"本能"向"意识"的行为转化，古代中国人在近3000年前已经形成了刺激体表固定位置的"俞"以治疗相对应的疾病，并把这种对应关系在周秦之际理论化为"经络学说"。其后由于针刺材料和工艺的进步，从砭石到鱼喙、竹针以及以青铜器为代表的金属针具的诞生，刺激的体表位置"俞"逐渐演变为"俞穴"，直至现代，历代医家孜孜以求于"穴"的新发现，并理论归纳为现代的"针灸学"。

灸的发明，亦如针刺，人类知道用火以后，当身体某一部位发生病痛时，受到火的烘烤而感到舒适或缓解，故认识到温热可以用于治疗，继而从各种树枝施灸发展到艾灸。《素问·异法方宜论篇》记载："北方者，天地所闭藏之域也，其地高陵居，风寒冰冽，其民乐野处而乳食，脏寒生满病，其治宜灸焫。故灸焫者，亦从北方来。"说明灸法的发明与寒冷的生活环境有着密切联系。此外，拔罐法亦起源于原始社会，初时是利用兽角做成的饮具，借燃火的热力，排出其中空气，使其吸附在皮肤表面来治病。

（二）运动疗法的发展

东汉医学家华佗创制的"五禽戏"，以虎、鹿、熊、猿、鹤的运动姿态作为锻炼身体筋骨防病治病的方法，采用全身活动锻炼，改善功能活动，以达到使患者获得肢体稳定和平衡的目的。

北宋时期的《易筋经》使神、体、气三者，即人的精神，形体和气息有效地结合起来，经过循序渐进、持之以恒地认真锻炼，使五脏六腑、十二经脉、奇经八脉及全身经脉得到充分的调理，进而达到强身健体，防病治病目的，特别适合肌肉骨骼疾病恢复期的运动治疗。

起源于唐朝的"太极拳"是依据"易经"阴阳之理、中医经络学、道家导引、吐纳等理论，综合地创造的一套有阴阳性质、符合人体结构与大自然运转规律的拳术。太极拳来源于易、道、医、武四个方面，是全世界公认的一种有氧运动。太极拳蕴含着丰富的中国传统文化和传统哲学思想。

（三）按摩疗法的发展

长沙马王堆汉墓出土的帛书《导引图》，是推拿治疗骨骼肌肉疾病较系统的彩绘图谱。《黄帝内

经》中第一次提出"按摩"一词，并对其定义做了描述：用手指抑压和揉抚的方法。手法："夫手法者，谓两手安置所伤筋骨，使仍复于旧也"。1742年，《医宗金鉴》指出，用手指或肢体其他部位，以特定技巧动作，在体表完成的治疗方法，称为手法。

清代吴谦编著的《医宗金鉴·正骨要旨》系统地总结了正骨八法，即摸接、端提、推拿、按摩，介绍了支具及接骨药物，概括了有关骨折的诊断、复位、固定、功能治疗及药物治疗等。

20世纪70—80年代，手法治疗及正骨在我国各级医疗机构中普遍应用于治疗骨骼肌肉损伤和疾病。

（四）自然因子疗法发展

我国古人早在四千多年前就利用自然因子祛病强身，《黄帝内经》记载的"养生学"方法："人以天地生，四时之法成""苍天之气，清静则意志治，顺之，则阳气固，虽有贼邪，弗能害也"。明确指出了人的生存和健康对自然环境的依赖。

李时珍在400多年前就对我国600多个矿泉作了系统记载，把矿泉分为热泉、冷泉、甘泉、酸泉、苦泉，并说明了用泉来治病的方法。

我国幅员辽阔，山川秀美，自然疗法丰富，有众多的自然疗法应用到肌肉骨骼疾病的治疗。

二、 西方医学关于肌肉骨骼疾病治疗的发展史

物理治疗起源于Pehr Henrik Ling（1776—1839）1813年在瑞典斯德哥尔摩创立的皇家体操研究中心。Ling的教育系统包括四个分支：教学体操（体育课），军事体操（主要是击剑），医疗体操（物理治疗），以及审美体操（哲学）。Ling将医疗体操分为两个系统——按摩和锻炼，将按摩定义为在躯体上的运动，而锻炼是躯体某一部位的运动。

在整个19世纪，皇家体操研究中心的毕业生掌握了结合当代解剖及生理知识的科学原理，结合特定的动作、阻力、主动运动和锻炼，创制了一系列治疗方法，包括各种脊柱徒手操作、牵引和按摩等。"Ling的协调学说"认为机体的健康状态依赖于以下三个主要元素间的平衡：机械的（运动/锻炼/徒手操作）、化学的（食物/药物）以及动态的（心理学），Ling培训其物理治疗师使用徒手治疗，以恢复机体的这些协调状态。

James Mennell（1880—1957）在伦敦圣托马斯医院为物理治疗师提供了先进的操作技术培训。1949年，James Mennell出版了《关节徒手治疗的科学和艺术》，改变了关节力学知识的操作实践并创造了术语"被动运动"。1954年，James H. Cyriax发表了《骨科医学教程》，对骨科医学的发展做出了巨大的贡献。他完善了肢体功能障碍的系统检查规范，包括肌肉等长收缩，末梢感觉的评定和关节囊模式。

在20世纪60年代，一些物理治疗师成为实践和指导徒手治疗的国际领先者。挪威物理治疗师Freddy Kaltenborn发明了如今的北欧方法，并在1964年出版了第一本关于脊柱徒手治疗的教科书，此书首次提出了关节运动学的徒手治疗。他的技术较为特殊，延续生物力学原则的重要性，如凹/凸和关节运动学的原则。

1964年，澳大利亚物理治疗师Geoffrey Maitland（1924—2010）出版了他的第一版《脊柱徒手治疗》。他强调了详细病史和全面体格检查的重要性。他还提出了"可复制体征"治疗的概念，并完善了应用轻度振动手法技术以抑制关节疼痛的理论，而他提出的Ⅰ~Ⅳ级体系进一步描述振动手法技术。Maitland还建立了隶属于澳大利亚多所大学的长期徒手治疗的教育项目，这些项目推动了肌肉骨

骼物理治疗研究的快速发展。

1974 年加拿大蒙特利尔国际骨科徒手物理治疗师协会正式成立（the International Federation of Orthopaedic Manipulative Physical Therapists，IFOMPT），该协会是世界物理治疗联盟（the World Confederation for Physical Therapy，WCPT）的前身，并确立了教育和临床标准。符合 IFOMPT 标准的各国 WCPT 组织需经 IFOMPT 认证。IFOMPT 的教育标准和国际监督系统允许物理治疗师在接受培训的国家以外的国家进行认证，成为骨科徒手治疗专家。

古希腊的 Hippocrates 提出关节制动可导致显著的肌肉萎缩和运动障碍，强调运动对防治失用性肌肉萎缩的重要性。到 16 世纪进入较为系统的阶段；17 世纪开始强调锻炼对长寿的重要性；19 世纪助力运动、向心收缩和离心收缩、脊柱矫形运动得到提倡和发展；20 世纪，在两次世界大战伤残者的巨大康复需求推动下，运动疗法成为康复医学的主要技术。

三、 物理治疗有关理论的发展

近来，运动疗法在理论体系上有了深入发展，进一步揭示了运动训练适应性改变的分子生物学基础。基因治疗将为运动训练方法的选择、组织的再生和再造提供重要手段。运动生化和运动生理学的发展将为运动训练的科学化和合理化提供理论基础，神经网络的概念和应用将阐明中枢神经与运动控制之间的内在联系，为运动控制和运动技能发展提供新的途径和手段。材料学、生物力学、电子学、遥感技术、仿生学等高科技领域的发展都将极大地丰富康复生物工程的内容，促进运动疗法的发展，开拓运动疗法的应用。

运动疗法主要通过神经传导、生物力学和内分泌等作用途径，对人体的局部和全身功能产生相应的影响和改善失调的机体状态。其基本作用是改善运动组织（肌肉、骨骼、关节、韧带等）的血液循环、代谢和神经控制，提高肌力、耐力和心肺功能和平衡功能。改善关节活动度，放松肌肉，纠正躯体畸形和功能障碍等。

第三节　肌肉骨骼康复的理论基础

一、 运动功能学的定义

运动功能学（kinesiology）来源于古希腊的"kinesis"和"logy"，即"运动"和"研究"，是研究肌肉与骨骼系统的运动现象与规律的一门科学。骨骼肌肉运动学是研究骨骼系统内的解剖学、生物力学和生理学间的相互作用的学科，它是康复治疗的基础。

骨骼生物力学着重研究诸如骨、软骨、生长板、韧带、半月板、滑液以及肌腱等组织的力、力矩与组织运动和变形之间的关系。生物摩擦学研究关节面之间运动所产生的摩擦、润滑和磨损现象。

临床骨科运动学还通过对关节稳定性、步态病理和骨折愈合的研究揭示特定的病理状况。不仅如此，诸如肌腱力的传递、韧带修复的运动学以及关节置换的有限元分析，已成为评价恢复力学正常状态的临床方案的关键。

二、骨骼肌的运动效应

（一）骨骼肌的组成与力学特性

骨骼肌是人体重量最大的组织，占体重的 40%~50%。骨骼肌由肌肉细胞、神经血管网及细胞外结缔组织基质构成，这种结构对于抗御损伤、结构单位之间有效收缩及带动关节活动是非常重要的。骨骼肌的基本组成成分是肌纤维，肌纤维是由许多细胞融合而成的多核细胞复合体，肌纤维束由结缔组织包绕而成，这种结构使肌束中的纤维同步收缩。包绕肌肉周围的结缔组织称为肌外膜，肌外膜宽松地包绕在肌肉表面，因此肌肉的长度可以变化。供应肌纤维营养的血管同样也在结缔组织的包绕中有足够的长度来满足肌肉收缩、舒张时的长度变化需要。肌肉的两端是肌腱，跨越一个或多个关节与骨骼相连。肌纤维产生的最大收缩力通常与其横截面积成正比，所以在运动疗法中使用抗阻训练来增加肌肉的体积。

（二）肌肉的收缩与做功

多数情况下，是在控制长度或张力的状态下研究肌肉的收缩特性。在等长试验中，保持肌肉的长度恒定，测定肌肉所产生的收缩力；相反，在等张试验中，测试肌肉收缩对抗一恒定的负荷，来测量肌肉收缩时随时间而变化的长度。近来，人们在等速状态下，即保持肌肉以恒定的速度缩短或延伸，来评估肌肉活动的功能状态。

肌肉的收缩通常是指肌肉在激活状态下的活动，而不是看其长度是否增加、不变或减少。肌肉收缩时，如果阻力负荷低于肌肉所产生的力，这种状态被定义为向心收缩（向心性运动）；反之，如果阻力负荷大于肌肉所产生的力，肌肉被拉长，这种状态被定义为离心收缩（离心性运动）。

肌肉是躯体运动的驱动者。当肌肉受到支配的神经刺激时，产生收缩，而肌肉的长度同时缩短，肌肉收缩的速度与肌肉的负荷有关，低负荷肌肉的收缩速度快于高负荷的肌肉。在肌肉收缩过程中，随着收缩速度的减小，肌肉的收缩力逐渐增大。肌肉等长收缩力趋于最大时，肌肉缩短的速度趋于零，可见，肌肉收缩速度与收缩力间呈负相关。

在相同运动速度下，离心收缩的肌肉比向心收缩的肌肉产生更多的力、做更多的功。运动学研究表明，肌肉活动时，大部分是以离心性收缩方式存在的，例如步态分析显示，许多下肢肌肉的活动是离心性收缩，这种状态可以起到控制关节运动的作用。肌肉的离心性收缩的优势是肌肉在保持最低能量消耗的情况下增加做功。

在进行肌肉力量训练时，可以根据个体的情况设定运动阻力，等速肌力训练的临床研究表明，离心性运动的机械效率高，而耗能低，这提示对某些不能给肌肉分配太多能量的患者来说，是一种很好的训练模式。与向心性运动相比，在相同的收缩速度下，肌肉做最大力矩的自主性收缩时，神经肌肉的电活动只表现为一次最大活动。而且，反复进行离心性收缩训练还可降低肌肉运动时的疼痛程度。

三、肌肉的损伤和修复

（一）肌肉损伤的类型

多种因素可以造成肌肉损伤，如局部缺血或直接的机械损伤。肌肉损伤的修复取决于肌肉内的血管系统生物重建过程，从细胞的角度来看，肌肉中神经的重建也是很重要的。肌细胞损伤死亡后，运动终板的基底膜部分依然会影响肌纤维的再生过程。很显然，需要神经再分布的肌肉中，神经纤维、肌细胞及结缔组织基底膜的再生，相互之间有着复杂的影响关系。肌肉组织再生的另一现象是结缔组织增生形成的纤维化和瘢痕。

肌肉撕裂，通常是锐器的直接损伤。肌肉撕裂后，撕裂部位需要再生和修复，肌肉撕裂部位的神经损伤也必须得到再次修复。临床研究表明，肌肉撕裂很少能够完全恢复其功能，多数情况只能达到部分功能恢复。

肌肉挫伤常由钝器所致，多数发生于意外事故或体育运动损伤，可以引起明显的肌肉疼痛和功能障碍。病理研究显示，肌肉挫伤后很快出现局部炎症反应和出血，然后在挫伤的部位可见数量各异的再生肌肉的致密结缔组织。有关肌肉挫伤后制动与未制动的观察发现，未制动的挫伤肌肉中炎症反应更加明显，但炎症的消除过程和瘢痕形成的程度比制动的肌肉快，而且生物力学的测试发现，未制动的肌肉肌力恢复较快。

严重的肌肉挫伤可以在肌肉中形成骨组织，称为骨化性肌炎。新生的骨可能与骨膜相连，也可能是一游离骨。多次损伤和血肿形成是产生骨化性肌炎的主要原因。骨化性肌炎通过积极的物理疗法干预，可以逐渐被吸收，伴有骨化性肌炎的挫伤后的肌肉功能可以恢复，但时间比较长。

（二）延迟性肌肉酸痛

延迟性肌肉酸痛被定义为发生剧烈运动后24~72小时出现的肌肉疼痛。这种疼痛与肌肉的离心性收缩有关，并跟运动强度和持续时间呈正相关。延迟性肌肉酸痛具有运动后感觉变化的特点，最初几个小时，肌肉出现不舒服的感觉，并在1~3天达高峰。临床上患者表现为活动减少和肌肉僵硬和肿胀，这种现象说明肌肉内的压力增高。此外，肌肉力量的降低也很常见，等长肌肉收缩力可下降50%。这种肌肉疼痛是由肌肉的结构成分受到损伤引起的，这种损伤是可逆性的，对肌肉功能的影响也是短暂的。研究表明，离心性收缩损伤修复后的肌肉，增强了其抗离心性收缩所致损伤的能力，肌肉的这种适应性反应形成的机制尚不清楚。多以"弱纤维"假说来解释，该学说认为弱的肌纤维容易在第一次离心性收缩中被损伤，之后，损伤的"弱纤维"被强壮的纤维所代替，增加了肌肉抗损伤的能力。

四、肌肉的制动和失用

肌肉如果被制动一段时间，肌肉的大小、结构及生理特性、代谢特性、力学特性等都将发生改变，肌肉由于损伤、功能障碍及疼痛，都可产生失用。对制动的肌肉研究显示，由于缺乏中枢神经系统的兴奋冲动，制动的肌肉不能产生正常的收缩和改变自身的长度，表现为活动受限和收缩力丧失。

肌肉制动后出现的第一个表现就是肌肉的萎缩，即重量的下降，肌肉重量的下降是非线性的，制动的早期肌肉重量下降最快，呈指数下降趋势，组织学观察显示，所有类型的肌纤维，都可出现萎缩。制动不只降低了肌肉的体积，也降低了肌肉的耐力，并增加了肌肉的易疲劳特性。

肌肉制动后引起各方面的变化与制动时的初始长度有关，没有任何牵拉下固定的肌肉萎缩程度和收缩力下降程度，比在牵拉状态下固定的肌肉变化大。肌肉处于被拉长位置固定时，肌肉的收缩力和横截面积虽有下降，然而肌肉体积的改变却较小。这是由于肌肉处于被拉长状态时，肌纤维内合成了新的收缩蛋白，同时也有新的肌小节增加。这种状态下，肌纤维面积的缩小被增加的肌小节的数量所补充。

制动肌肉也会使得肌肉的被动特性发生改变，肌肉的被动长度 - 张力关系随肌肉的位置变化而变化，被固定在缩短位置的肌肉对被动牵拉可以产生更大的张力。所以，肌肉损伤或固定后肌肉本身的伸展性是限制关节活动的原因之一。

肌肉在被制动后最初几个小时内，肌肉内蛋白质的合成速率下降。某些激素的水平在固定的早期也发生变化，如肌肉对胰岛素的敏感性下降，葡萄糖进入肌细胞中的量减少；皮质类固醇激素水平升高，降低了肌肉中蛋白的合成率。

第四节　肌肉骨骼损伤与疼痛

一、肌肉结缔组织

从结构来看，肌纤维与结缔组织紧密交织在一起，由三层结缔组织包绕支撑着肌肉。肌外膜是包绕整个肌肉的纤维结缔组织筋膜，肌束膜是包绕每个肌束的致密结缔组织，肌内膜是包绕单个纤维的疏松结缔组织。此三层结缔组织的胶原纤维形成肌腱，将肌肉附着于骨上。肌腱纤维与骨膜、关节腔和韧带等结缔组织交织在一起。肌肉收缩力通过结缔组织传递，引起机体运动并使各结构稳固。骨是受力的对象，如果没有肌肉和结缔组织，骨是无法使身体直立的。

人体张力系统结构的强度和稳固性取决于肌肉和所有肌腱、韧带和关节腔在内的结缔组织。

二、筋膜

筋膜是平行或管状排列的纤维结缔组织，有的厚且致密，有的则为一薄膜，所有的筋膜在机体内是相互连接的。浅筋膜位于真皮之下，由疏松的脂肪结缔组织组成。深筋膜包裹肌肉并形成筋膜纵隔，称肌间隔，在正常情况下有较好的润滑性，可使肌肉本身以及肌肉与筋膜表面之间自由地相对滑动。

三、肌肉损伤与功能障碍

肌肉损伤，通常是指肌肉和（或）包裹肌肉的结缔组织中的胶原纤维被撕裂。损伤后胶原纤维的异常交联以及肌筋膜的粘连，使肌纤维变短，其伸展能力下降。

肌肉、肌腱和韧带中的主要成分是纤维组织，纤维组织类似房屋的骨架，具有为机体赋形的功能，产生张力时，可以使机体直立，并可以传递力而产生运动。胶原纤维的功能障碍是由于过度的机械应力或对组织的压力不足。过度的机械应力也叫做积累性应力或重复性应力，它使胶原纤维过度沉积，引起异常交联和粘连，纤维紧密排列，降低了润滑性，因此减少了纤维和筋膜相互滑动。

不运动或失用也会减少胶原纤维的生成，使结缔组织萎缩以及骨吸收。缺乏运动可使胶原纤维排列无序，紧排在一起或粘连。纤维的萎缩以及排列无序使得组织及相关关节不够坚固，功能减退。

损伤会引起炎症反应，在炎症修复时期，原纤维和胶原纤维随机排列，而不像正常时的平行排列，这样就降低了它们的强度。纤维排列紧密，形成异常交联的粘连，因此降低了胶原的正常滑动。

粘连是滑动表面的结缔组织异常沉积，这些粘连会发生在软组织的任何一个平面，从附着在骨上的韧带或肌腱，到胶原束间以及纤维自身都会发生。粘连还降低了组织的延展性，使组织变得没有弹性、增厚、短缩。肌肉骨骼疾病患者会在粘连区出现僵硬。

肌肉被称作肌静脉泵，因为骨骼肌收缩可压迫静脉，使血液流向心脏。肌肉的一张一弛对于维持身体健康是必要的，因为它有助于清除机体的代谢产物以及运送氧气等。

四、 软组织疼痛

软组织疼痛来源于骨膜、关节腔、韧带、肌腱、肌肉和筋膜的疼痛，受损后的骨骼肌肉组织释放的化学物质可引起软组织疼痛；积累性压力产生的机械刺激可导致组织破坏以及微炎症环境形成；另外，情绪或心理压力也可引起肌肉张力过度及组织内低氧高酸状态。

对痛觉最敏感的是骨膜和关节腔，中度敏感的是肌腱和韧带，最不敏感的是肌肉。

软组织功能障碍和损伤导致关节功能障碍和潜在的退变。关节功能障碍和退变又刺激了关节周围软组织的感觉神经感受器，这种刺激会引起神经反应，抑制或诱发周围肌肉的张力过高，导致协调和平衡功能异常。

五、 本体刺激感受器

肌肉中的感受器，为中枢神经系统提供有关长度、张力、运动以及关节和空间体位的信息。肌肉与皮肤的神经以及邻近关节和韧带的神经通过神经反应联系起来，因此，如果皮肤或关节受到刺激或伤害，肌肉会反应性地痉挛或进入抑制状态。

六、 肌腱

肌腱将肌肉附着于骨上，将肌肉收缩产生的力传递到骨上，因此产生关节运动。它们的存在使关节坚硬，并通过高尔基（Golgi）腱器起感应接受作用。韧带将骨连接起来，使关节坚固、指导关节运动，防止过度运动并充当感觉感受器。韧带损伤时会出现胶原纤维的撕裂。

肌腱损伤的典型表现为肌肉肌腱关节、肌腱骨膜关节或肌腱内的胶原纤维撕裂。肌腱炎是肌肉 - 肌腱单位的肌腱部分损伤。肌腱容易劳损和退行性变从而导致慢性炎症。由于损伤和不运动使肌腱缺乏正常运动，导致胶原纤维减少，以及肌腱和周围结构包括腱鞘在内发生粘连，从而降低了肌腱强度。

第五节 肌肉骨骼康复的工作内容

国际骨科徒手物理治疗师协会认为骨科物理治疗师的工作内容是物理治疗或运动疗法的专业领域，工作基于临床诊断，常用于治疗神经、肌肉、骨骼的疾病，主要使用包括徒手技术和治疗训练在内的特殊治疗方法。

物理治疗师应认真学习循证医学的原则。当研究证据可以指导临床决策时，物理治疗师应遵循循证医学指南。然而，当研究证据不确切时，应使用基于病损的方法，这种方法包括全面的评定和可靠的临床决策，重点在于恢复功能、减轻疼痛、改善患者的功能性活动。越来越多的研究证据表明，基于病损的骨科徒手物理治疗方法治疗脊柱和肢体肌肉骨骼疾病非常有效。

一、康复医学评定

康复医学评定（rehabilitation evaluation）是在收集评定对象的病史和相关资料基础上，实施检查和测量，对结果进行比较、综合、分析、解释和形成康复功能诊断的过程。康复医学评定贯穿于康复治疗的全过程，通过评定，发现和确定功能障碍的部位、性质、特征以及障碍发生的原因和预后，为制定康复目标和康复治疗方案提供依据。康复评定应以《国际功能、残疾和健康分类》为内容框架，对骨骼肌肉疾病的功能、结构、活动与参与能力进行评定。

（一）评定的目的

检查、判断骨骼肌肉疾病患者功能障碍的性质、部位、范围、程度；确定尚存的代偿能力和功能恢复潜力；判定功能障碍的发展、转归和预后；确定近期及远期康复目标；制订相应的康复治疗计划。

（二）评定过程

1. **初期评定**　在患者入院初期完成。目的是全面了解患者肌肉骨骼损伤与疾病的功能状况、疼痛程度及障碍情况，了解致残原因、病程进展、治疗方法，据此确定康复目标和制定康复计划。

2. **中期评定**　经过初期的康复治疗后，在康复疗程中期进行，了解经过一段时间的康复治疗后功能改变的情况，以此作为基础，调整康复治疗计划，列出具体措施。

3. **后期评定**　在康复治疗结束时进行，评定患者功能状况及障碍程度，根据患者的功能状态，提出回归家庭和社区的康复指导及切实可行的康复计划。

（三）评定的基本方法

肌肉骨骼康复学常用的康复评定方法：

1. **疼痛评定**　根据疼痛的生理感觉、患者的情感因素和认识成分等多方面因素设计疼痛问卷调查表，因此能够较准确的评价疼痛的性质和强度。其中 McGill 疼痛问卷（MPQ）、简化 McGill 疼痛问卷以及视觉模拟疼痛量表（VAS）较为常用。

2. **躯体功能评定**　评定的内容主要有关节活动度评定、肌力评定、上下肢功能评定、平衡与协调功能评定、步态分析、感觉功能评定等。

（1）关节活动度：指关节运动时所通过的运动弧或转动的角度，分为主动关节活动度和被动关节活动度。关节活动度的评定主要是判断和测量关节活动范围的异常情况，寻找异常的原因。

（2）肌力：肌肉运动时最大收缩的力量。脊柱肌力评定的目的是确定肌力减弱的部位和程度、与软组织损伤进行鉴别诊断、协助骨骼肌肉疾病的定位以及为肌力训练等康复治疗方案提供依据。肌力评定方法有徒手肌力检查法、简单器械测定及等速肌力测试等。

（3）感觉评定：

1）躯体感觉评定：躯体感觉是有脊髓神经及某些脑神经的皮肤、肌肉分支所传导的浅层感觉和深部感觉，包括浅感觉、深感觉和复合感觉。

2）体表节段感觉评定：每一对脊髓后根的感觉纤维支配一定的皮肤区域，此种节段性分布在胸髓节段最为明显，在体表上的排列较为规律和整齐，有助于脊神经或脊髓损伤的定位诊断。

3）感觉定量测定：采用特定仪器对受试者的感觉功能进行定量分析。如神经感觉分析仪，是一种利用温度和振动的方法将受试者感觉功能量化的检测仪器，能够测试冷感觉、热感觉、冷痛觉、热痛觉及振动觉的感觉阈值。

（4）平衡功能评定：平衡是人体保持姿势与体位，完成各项日常生活活动，尤其是各种转移动作、行走及跑跳等复杂运动的基本保证。平衡功能评定可确定其是否存在影响行走或其他功能性活动的平衡功能障碍，寻找其主要原因，指导康复治疗计划的制定及预测跌倒的风险。评定方法包括仪器评定与量表评定。

（5）步态分析：骨骼肌肉疾患由于疼痛、躯干控制不良、肌力减弱等因素，造成步态异常。步态分析的目的在于制定康复治疗方案，评估康复疗效，以及比较不同种类的辅助器具、矫形器等的作用。

3. 日常生活活动能力评定　常用的标准化的基本 ADL 评定有 Barthel 指数、Katz 指数、PULSES、修订的 Kenny 自理评定等。常用的工具性 ADL 评定有功能活动问卷、快速残疾评定量表等。

4. 神经肌肉的电生理学检查　检测项目主要有肌电图检查、神经传导速度测定、时值及强度 - 时间曲线诊断等。

5. 生存质量评定　生存质量是指个体生存的水平和体验，这种水平和体验反映了病、伤、残患者在不同程度的伤残情况下，维持自身躯体、精神以及社会活动处于一种良好状态的能力和素质。常用评定量表有世界卫生组织生存质量评定量表（WHOQOL-100 量表）和健康状况 SF36（36-item short-form，SF-36）。

6. 职业能力评估　可采用职业功能评估调查表。

二、 常用康复技术

（一）关节活动技术

关节活动技术的目的是增加或维持关节活动范围，提高肢体运动能力。其方法有：①主动运动；②主动助力运动；③被动运动。

持续被动活动是利用专用器械使关节进行持续较长时间的缓慢被动运动的训练方法。训练前可根据患者情况预先设定关节活动范围、运动速度及持续被动运动时间等参数，使关节在一定活动范围内进行缓慢被动运动。其特点有：①与一般被动运动相比，作用时间长，同时运动缓慢、稳定、可控且更为安全、舒适；②与主动运动相比，持续被动活动不引起肌肉疲劳，可长时间持续进行，同时关节受力小，可在关节损伤或炎症时早期应用而不引起损害。

（二）软组织牵伸技术

牵伸是指拉长挛缩或短缩软组织的治疗方法。其目的主要为改善或重新获得关节周围软组织的伸展性，降低肌张力，增加或恢复关节的活动范围，防止发生不可逆的组织挛缩，预防或降低躯体在活动或从事某项运动时出现的肌肉、肌腱损伤。根据牵伸力量的来源、牵伸方式和持续时间，可以把牵伸分为手法牵伸、器械牵伸和自我牵伸三种。

（三）肌力训练技术

肌力训练是根据超量负荷的原理，通过肌肉的主动收缩来改善或增强肌肉的力量。方法有非抗阻力运动和抗阻力运动。非抗阻力运动包括主动运动和主动助力运动，抗阻力运动包括等张性（向心性、离心性）、等长性、等速性抗阻力运动。

（四）关节松动技术

Maitland 手法治疗，又称为关节松动术，因澳大利亚的 Maitland 对于这项技术的贡献非常大，故称之为 Maitland 手法。该技术是治疗师在患者关节活动允许范围内完成的一种手法操作。临床上常用来治疗因疼痛、活动受限和关节僵硬等情况引起的关节功能障碍，具有针对性强、见效快、患者痛苦小、容易接受、易操作的特点。

手法分为 4 级，Ⅰ、Ⅱ级用于治疗因疼痛引起的关节活动受限；Ⅲ级用于治疗关节疼痛并伴有僵硬；Ⅳ级用于治疗关节因周围组织粘连、挛缩而引起的关节活动受限。

（五）McKenzie 力学诊疗技术

McKenzie 力学诊疗技术是新西兰物理治疗师 Robin McKenzie 在 20 世纪中期创立的一套独特的检查和治疗方法，是以生物力学为基础发展形成的物理治疗法，在颈椎、腰椎疾病方面有着良好的治疗效果。

Mckenzie 诊疗法的基本特点是：① McKenzie 认为长期的坐姿不良和反复低头弯腰是造成颈腰痛的重要因素，因此，正确姿势的维持和有针对性的运动会消除患者的颈腰痛症状。② McKenzie 设计一套完整的评估表，通过自我检查和体操实践，确定适合自己的体操或手法并施以治疗。患者的疼痛、麻木等症状会很快缓解甚至消失。③患者掌握了适合自己的体操后，即使以后因劳累而导致颈腰痛症状复发，也不必马上到医院治疗，自己在家中进行特定的体操就可以缓解症状。

（六）推拿技术

推拿是通过手法作用于人体体表的特定部位来防治疾病的一种中医疗法。《素问·举痛论篇》载："按则热气至，热气至则痛止"，中医认为，手法推拿具有行气活血、疏经通络、解痉止痛的作用，在肌肉骨骼疾病的治疗中，有非常明显的效果。常用的有肌松类手法和牵伸类手法。

（七）针灸疗法

针灸疗法是在中医基础理论指导下，通过针刺或艾灸等方法刺激人体俞穴或特定部位，以疏通经络、调和气血、平衡阴阳、康复身心疾病的方法，包括传统的针刺、艾灸、拔罐、皮肤针疗法、三棱针疗法和近代发展起来的电针、水针、耳针、头针、小针刀等疗法。在肌肉骨骼疾病中有广泛的应用，且疗效明显。针灸的作用有疏通经络、调和阴阳和扶正祛邪三个方面。

（八）牵引技术

牵引是应用力学中作用力与反作用力的原理，通过手动、机械或电动牵引装置，对身体某一部位或关节施加牵拉力，使关节发生一定的分离，周围软组织得到适当的牵伸，从而达到复位、固定、减轻神经根压迫，纠正关节畸形的一种物理治疗方法。

根据牵引作用的部位分为脊柱牵引和四肢关节牵引，脊柱牵引又分为颈椎牵引和腰椎牵引；根据牵引的动力分为手法牵引、机械牵引和电动牵引；根据牵引持续的时间分为间歇牵引、持续牵引和快速牵引；根据牵引的体位分为坐位牵引、卧位牵引和直立位牵引。

（九）本体感觉训练技术

本体感觉是包含关节运动觉和位置觉的一种特殊感觉形式，主要包括：①关节位置的静态感知能力；②关节运动的感知能力（关节运动或加速度的感知）；③反射回应和肌张力调节回路的传出活动能力。关节本体感觉及肢体协调性的训练应贯穿整个康复过程。

（十）站立与步行训练技术

站立训练指恢复独立站立能力或者辅助站立能力的锻炼方法。良好的站立是行走的基础，因此，在行走训练之前必须进行站立训练。步行训练指恢复独立或者辅助下行走能力的锻炼方法。

思考题

1. 简述肌肉骨骼康复学的定义。
2. 简述肌肉骨骼康复学研究的内容。
3. 简述肌肉骨骼疾病常见的功能障碍。
4. 简述肌肉骨骼疾病评定内容。

（岳寿伟）

第二章
肌肉骨骼功能学概述

第一节 基本概念

　　肌肉和骨骼系统虽然较为复杂，但仍然遵循力学的基本规律，如力、速度、力矩、能量守恒等。利用力学原理、理论和技术去理解在动态的三维空间和时间里人类骨骼肌肉、肌腱、软骨等组织结构的特征和系统功能，可以更好地指导我们治疗肌肉骨骼系统疾病。肌肉骨骼功能学（kinesiology of the musculoskeletal system）主要研究的是肌肉骨骼系统内的解剖学和生物力学的相互作用，是康复治疗的基础，也是运动功能学的入门教程。生物力学的不同方面应用不同的力学原理，如静力学原理用于分析肌肉骨骼系统中关节和肌肉的受力大小和性质；动力学原理用于动作描述，步态分析及分段运动分析等；固体力学可用于评估生物体系在不同受力情况下的功能性行为；流体力学可用于研究循环系统的血流、肺内的气体流动以及关节内的润滑。

一、基本概念

　　1. **生物力学**（biomechanics） 是研究能量和力对生物系统影响的科学，是力学、生物学、医学等学科相互渗透的学科。

　　2. **人体力学** 人体力学是用力的观点和方法定量地描述、研究人体组织和器官力学特征的医学学科。

　　3. **内力和外力** 人体经常受到外力和内力这两大类力的影响。外力是指外界环境作用于人体的力，包括重力、支撑反作用力、流体作用力、摩擦力、器械阻力等。内力是指人体内部各组织器官间相互作用的力，包括肌肉收缩力、组织器官间的被动阻力、内脏器官的摩擦力、内脏器官和固定装置间的阻力、体液在管道内流动时产生的流体阻力等。

　　4. **动力学**

　　（1）动力学状态：一个力作用于物体，会加速物体的运动，改变物体的运动速度，此为非平衡状态，也称动力学状态。

　　（2）线加速度和角加速度：由于速度是矢量，速度的改变意味着方向的改变或大小的改变，或二者都有变化。如果力所产生的加速度是沿直线方向，则称为线加速度；由扭力所产生的绕轴旋转的加速度称为角加速度。

　　5. **静力学平衡** 当作用于物体上的合力或合力力矩为零时，物体没有线加速度和角加速度，此时物体保持静止或匀速运动，称为静力学平衡。静力学平衡可分析处于静态系统上所有力的平衡问题。

6. 关节运动学

（1）附属运动（accessory motion）：该类运动常伴随于典型的关节运动或从典型运动中分离出来的被动关节运动。附属运动在关节正常全范围、无痛关节活动中作用非常重要。

（2）成分运动（component motion）：由关节复合体和相关关节共同完成的某特定的主动运动。

（3）关节紧缩位（close-packed position）：关节位置处于最大程度的接触，关节位置锁定并能有效承担外力载荷，但存在动态危险。

（4）关节功能障碍（joint dysfunction）：机械力学改变的状态，包括正常运动的减少或异常增加，以及异常运动的出现。

（5）关节内活动（joint play）：动作不是随意发出，而是外力作用下出现的动作。

（6）关节松弛位（loose-packed position）：关节囊及韧带处于最松弛状态下的关节位置，关节位置稳定，对外力载荷作用无效，动态安全。

7. 骨骼力学

（1）力矩（torque）：一个力作用于物体上，既可能是对物体产生"推"或"拉"的作用，又可能使其转动。一个力施加于物体所产生的绕某轴转动的作用就称为力矩。力矩的单位为牛·米（N·m）。力矩的大小也称为扭力。

（2）应力和应变：单位面积上的作用力叫应力（stress），单位是 N/m^2。物体受外力作用发生形状和大小改变称形变（deformation）。物体的形变是受到外力作用的结果，应力相对应的形变不是绝对改变而是相对改变，物体在内部应力作用下发生的形状和大小的相对变化称应变（strain）。在一定的形变限度内，解除外力后，物体能够完全恢复原状的形变叫弹性形变（elastic deformation），其基本形式有长度形变、体积形变和形状形变。

（3）弹性模量（modulus of elasticity）：某物质的应力和应变的比值称该物质的弹性模量。在形变的情况下，在正比极限范围内，张应力与张应变之比或压应力与压应变之比称杨氏模量（Young's modulus）。

（4）刚体：在外力作用下，物体的大小与形状不发生改变的物体称为刚体（rigid body）。理论上，刚体是指在任何载荷下都不发生形变的物体。在实际研究中，当有些部分在指定载荷下的形变与该研究中其他部分的形变量相比可忽略不计时，则可将该部分视为刚体。

8. 骨骼运动学
运动学研究刚体的位置、速度、加速度及其相互关系，而不考虑作用于物体上的力和力矩，即运动学描述的是运动的几何规律。

（1）平动和转动：速度是指在一定时间内物体的位置改变，具有大小和方向。当物体上的所有点都沿一个方向运动，则称物体在做平动；如果刚体上两点朝两个不同方向运动，则此物体的运动既包括平动也包括转动。一般来说，任何刚体的运动都可以视为平动和转动的复合。

（2）关节面的相对运动：尽管在任何平动和转动的复合运动情况下两物体之间都会有相对运动，但关节表面之间往往是有束缚的相对运动，这是由关节面的几何形状、韧带和肌肉的约束所造成的。两关节面之间的分离运动相对于关节的整体运动是非常小的。

（3）摩擦：两接触物体之间相对滑动的抵抗称为摩擦。摩擦分为两类，第一类为表面摩擦，缘于两接触物体的表面因为粗糙所致的相互吸附作用或缘于两表面之间的润滑膜的黏性剪切作用。第二类称为体积摩擦，或称内摩擦，缘于材料或黏滑液内能的耗散机制。对于关节软骨来说，内摩擦是由于软骨间隙液流过多孔可渗透性固体基质时的摩擦阻力所产生的。

9. 肌肉力学

（1）伸展性和弹性：肌肉的伸展性是指肌肉放松，在外力作用下其长度增加的能力；肌肉的弹性是指当外力去除后，肌肉恢复原来长度的能力。

（2）运动单位募集：指进行特定动作时，通过大脑皮质的运动程序，调集相应数量的运动神经元及其所支配的肌肉纤维的兴奋和收缩过程。运动单位募集越多，肌力就越大。运动单位募集受中枢神经系统功能状态的影响，当运动神经发出的冲动强度大、冲动的频率高时，激活的运动单位就多。

二、 人体力学杠杆

人体运动系统中肌肉、骨骼和关节的运动都存在着杠杆原理，各种复杂的运动均可以分解为一系列的杠杆运动。杠杆主要分为力点、支点和阻力点三个部分。

1. **力点、支点和阻力点**　动力作用点称为力点，在骨杠杆上力点是肌肉的附着点；支点是指杠杆绕着转动的轴心点，在肢体杠杆上支点是关节的运动中心；阻力点又称重力点是骨杠杆上的阻力，是指运动节段的重力，运动器械的重力，摩擦力或弹力以及拮抗肌的张力，韧带、筋膜的抗牵拉力所造成的阻力。在一个杠杆系统中的阻力作用点只有一个，即全部阻力的合力作用点为唯一的阻力点。

2. **力臂**　支点到力的作用线的垂直距离为力臂，支点到阻力的作用线的垂直距离为阻力臂。

3. **力矩**　表示力对物体转动作用的大小，是力和力臂的乘积。力矩方向用"顺时针方向"和"逆时针方向"来表示。习惯上把顺时针方向的力矩规定为正力矩，逆时针方向的力矩为负力矩。规定正负之后，几个力矩的合成就可以用代数和来计算。

4. **分类**　根据杠杆上力点、支点和阻力点的不同，可以将杠杆分成以下三类（图2-1）。

（1）第一类杠杆：支点在力点与阻力点之间，主要作用是传递动力和保持平衡，故称之为"平衡杠杆"。当支点靠近力点时有增大速度和幅度的作用，支点靠近阻力点时有省力的作用。如肱三头肌作用于鹰嘴产生伸肘动作，由于肌肉附着点接近肘关节，故手部有很大的运动弧度，然而手部较小的阻力即可阻止肱三头肌的运动。

（2）第二类杠杆：阻力点位于力点和支点之间。如一根一端支在地上，向上撬动重物的棍棒。这类杠杆力臂始终大于阻力臂，可用较小的力来克服较大的阻力，有利于做功故称之为"省力杠杆"。在人体上，这类杠杆在静态时极为少见，只有在动态时可以观察到，如站立提踵时，以跖趾关节为支点，小腿三头肌以粗大的跟腱附着于跟骨上的支点为力点，人体重力通过距骨体形成阻力点，在跟骨与距骨构成的杠杆中位于支点和力点之间。

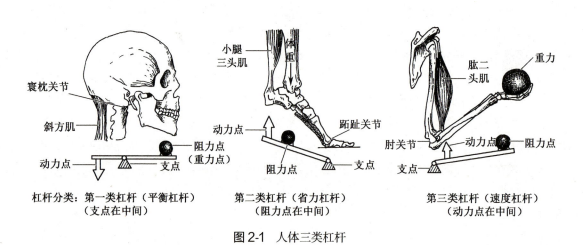

杠杆分类：第一类杠杆（平衡杠杆）　　第二类杠杆（省力杠杆）　　第三类杠杆（速度杠杆）
（支点在中间）　　　　　　（阻力点在中间）　　　　　（动力点在中间）

图 2-1　人体三类杠杆

（3）第三类杠杆：力点位于阻力点和支点之间。此类杠杆因为力臂始终小于阻力臂，力必须大于阻力才能引起运动，不省力，但可以获得较大的运动速度，故称之为"速度杠杆"。如肱二头肌通过肘关节屈起前臂的动作，此时支点在肘关节中心，力点（肱二头肌在桡骨粗隆上的止点）在支点和阻力点（手及所持重物的重心）的中间，屈肘时运动范围大，但作用力较小。

5. 杠杆的力学特性 人体中多数是第一、三类杠杆，其特点是将肌腱的运动范围在同方向或反方向上放大，比较费力，肌肉附着点越靠近关节越明显。这种排列的生物学优势是肌肉集中排列，能使四肢更轻、更细。若一块肌肉跨过关节分别止于两块骨上，一块固定，另一块可动，那么肌肉收缩可产生两个效应：转动效应和关节的反作用力。人体运动系统主要通过杠杆原理达到省力、获得速度、防止损伤的目的。

6. 杠杆效率 肌肉收缩产生的实际力矩输出受运动节段杠杆效率的影响。如髌骨切除后股四头肌力臂缩短，伸膝力矩将减小约 30%。

第二节　骨骼的力学和功能学

人体共有 206 块骨，对人体起支持、运动和保护的作用。从力学观点来看，骨是理想的等强度优化结构。它不仅在一些不变的外力环境下能表现出承受负荷（力）的优越性，而且在外力条件发生变化时，能通过内部调整，以有利的新结构形式来适应新的外部环境。

一、骨骼的结构

（一）骨质

由骨组织构成，分密质和松质。骨密质质地致密，耐压性较大，分布于骨的表面。骨松质呈海绵状，由相互交织的骨小梁排列而成，分布于骨的内部，骨小梁的排列与骨所承受的压力和张力的方向一致，因而能承受较大的重量。

（二）骨膜

覆盖在新鲜骨的表面（关节面除外）。骨膜由纤维结缔组织构成，含有丰富的神经和血管，对骨的营养、再生和感觉有重要作用。骨膜可分为内外两层，外层致密有许多胶原纤维束穿入骨质，使之固着于骨面。内层疏松有成骨细胞和破骨细胞，分别具有产生新骨质和破坏骨质的功能。

（三）骨髓

充填于骨髓腔和松质间隙内。胎儿和幼儿的骨髓内含发育阶段不同的红细胞和某些白细胞，呈红色，称红骨髓，有造血功能。5 岁以后，长骨骨干内的红骨髓逐渐被脂肪组织代替，呈黄色，称黄骨髓，失去造血活力。但在慢性失血过多或重度贫血时，黄骨髓可转化为红骨髓，恢复造血功能。而在椎骨、髂骨、肋骨、胸骨和股骨的近侧端松质内，终生都是红骨髓。

二、 骨生物力学

（一）载荷 - 形变关系

骨皮质刚度大，能承受较大应力，但应变较小。对骨松质来说，较小的应力就可产生较大的形变（即应变）（图 2-2）。强度和刚度是骨的重要力学性能，在一定的方向给某一结构施加载荷，可测出结构的形变，画出载荷 - 形变曲线，其强度和刚度即可确定。以长骨为例，当其在载荷下发生变形的时候，可得到一条载荷 - 形变曲线（图 2-3）。从生物力学观点看，骨折是由应力和功能分布不均匀所引起的。

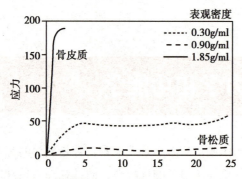

图 2-2　骨皮质和不同密度骨松质载荷形变

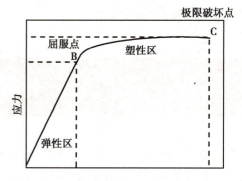

图 2-3　骨皮质拉伸下载荷形变曲线

（二）不同载荷方式下的骨特征

力和力矩能够从不同方向作用于物体，产生拉伸、压缩、弯曲、剪切、扭转及复合载荷（图 2-4）。体内骨受到所有这些加载方式的作用，造成骨内部产生形变效应。

1. 拉伸　张应力可看作很多微小的背离物体切面的力。在拉伸负载作用下，骨骼有延长和收窄的趋势，如单杠悬垂时上肢骨的受力。在临床上，张力性骨折常见于松质骨比例较高的骨。如第五跖骨腓骨肌附着点和跟骨跟腱附着点的骨折。

2. 压缩　压应力可以看作是很多微小的指向物体切面的力，最大的压应力发生在与载荷方向垂直的平面上。在压缩负载的作用下，骨骼有缩短和增宽的趋势，如举重举起后上肢和下肢骨的受力。临床上，压缩骨折通常见于

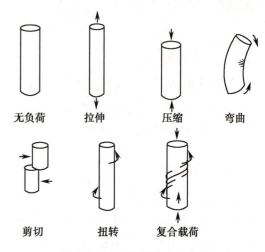

图 2-4　不同载荷方式示意图

受到高强度压缩力的椎骨，在老年人中最多见。关节周围肌肉强烈收缩也可以导致关节压缩性骨折。

3. 剪切　剪切应力相当于很多小的力作用于与载荷方向平行的物体切面上。受剪切作用的骨骼内部会发生角变形，物体内部平面的直角会转变为钝角或锐角。骨骼受到拉伸或压缩时，总会产生剪切应力，如小腿固定进行运动时，股骨髁在胫骨平台上的滑动产生剪切应力。在压缩、拉伸和剪切载荷下，成人皮质骨表现出不同的极限应力。皮质骨承受压缩的应力（约 190MPa）要大于承受拉伸的应力（约 130MPa）和剪切应力（约 70MPa）。临床生物力学表现为，压缩应力通常导致压缩稳定性骨折，而张力或扭转应力导致较严重骨折。

4. **弯曲** 当骨受到弯曲负荷时，它同时受到压缩和拉伸两种应力。在最外侧，拉应力和压应力最大，向内逐渐减小，在应力为零的交界处会出现一个不受力作用的"中性轴"。例如，负重弯举（杠铃）时前臂的受力。拉伸应力和应变作用于中性轴的一侧，而压缩应力和应变作用于中性轴的另一侧。应力强度与所在的位置距中性轴距离呈正相关，即离中性轴越远，应力越大。由于骨的几何形状不对称，故应力分布不均匀。弯曲可分为三点弯曲和四点弯曲，两种受力导致的弯曲形变都可见于临床，尤其是长骨骨折。

5. **扭转** 扭转就是载荷作用于物体造成结构沿着轴线发生扭曲，在物体内部产生扭矩。最大剪切应力分布在与物体中性轴平行和垂直的平面上，如掷铁饼出手时支撑腿的受力。最大张应力和压应力分布于物体中性轴的对角线平面上。在扭转力作用下，骨首先是在剪切力作用下发生骨折。

6. **复合载荷** 虽然每种负荷方式分别存在，由于骨持续受到多种不确定性的载荷和骨的几何形状不规则，所以活体骨很少只受到一种力的作用。

（三）反复加载引起骨疲劳

重复载荷下的骨疲劳与载荷大小、重复次数和载荷速度3个因素有关。低载荷高重复次数和高载荷低重复次数均可引起疲劳骨折，但由于骨有自我修复能力，因此只有疲劳进程超过重建进程，才出现疲劳骨折（图2-5）。疲劳骨折的肌肉疲劳学说认为肌肉疲劳后，其收缩力下降，抵消骨所受应力的能力减小，使骨承受异常高的载荷。拉伸一侧的骨形成横向裂纹，且易变成完全骨折；压缩侧骨折出现慢，且不易超过重建速度，不易形成完全骨折。

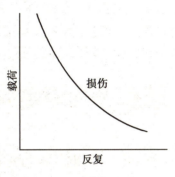

图2-5 疲劳曲线显示载荷与载荷反复次数之间的相互关系

（四）骨的重建

骨有重建能力，通过改变其大小、形状和结构来适应外界的力学要求。这种骨能够随着应力的作用水平而获得或丢失松质骨和（或）皮质骨的现象称为Wolff定律，说明机械应力能够影响和调节骨的重建活动。

骨骼肌的活动或重力都能对骨骼产生加载作用。骨量和身体的重量呈正相关关系，身体越重，对应的骨量就越多。失用和活动减少对骨骼是有害的。卧床能造成每周丢失约1%的骨量。部分或完全制动，会导致骨膜和骨膜下骨吸收及骨力学性能下降（强度和刚度）（图2-6）。骨折后用于固定骨折部位的植入物在骨折愈合后也会降低骨的强度和刚度。

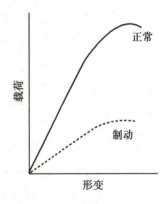

图2-6 正常组和制动组猕猴腰椎 L_{5-7} 节段的载荷-形变曲线
显示制动组猕猴腰椎强度和刚度发生显著下降

三、 运动对骨骼的影响

运动对骨密度的影响，骨骼的密度与形态取决于施加在骨上的力，运动可增加骨的受力，刺激骨生长，使骨量增加。反之，骨受力减少可抑制其生长，使骨量减少。通常体力劳动者骨密度高于脑力劳动者；卧床的患者，腰椎骨矿物质平均每周减少0.9%，且卧床时间越长骨质疏松越严重。

冲击性运动（如踏步、跳跃）对髋部骨骼具有良好的刺激作用。观察表明，排球与体操运动员的骨密度明显高于游泳运动员和正常人，且具有部位特异性。承重训练有利于腰椎骨密度的增加。快速行走时，腰椎的载荷比直立位增加 1 倍；慢跑时，腰椎的载荷比直立位增加 1.75 倍；直立位举重物时，腰椎的承载则更大。中等强度的承重训练（如慢跑、爬楼梯）能维持骨量和保持骨的弹性。进行等长抗阻训练时不产生骨关节的运动，可实现疼痛最小化和靶骨骼受力最大化。

第三节　关节的力学和功能学

关节指两块或多块骨的支点或连接处，身体和四肢的活动主要是产生于关节处骨与骨之间的相对移动。关节在形态和结构上各有其特点，稳定性大的关节活动度较小，灵活性较差；而灵活性大的关节稳定性较差。影响关节稳定性和灵活性的因素有组成关节的两个关节面的弧度之差、关节囊的厚薄与松紧度、关节韧带的强弱与多少、关节周围肌群的强弱与伸展性等。

一、关节的分类

（一）根据其执行运动程度分类

可分为两种类型：不动关节和可动关节。

1. **不动关节**　指骨与骨交接处仅允许微量动作或不能活动的关节，主要由关节周围结缔组织加强其衔接强度，依其周围结缔组织形态又可再细分为纤维型或软骨型。例如颅骨的骨缝、远端胫腓关节为纤维型不动关节；耻骨联合为软骨型不动关节。不动关节的功能在于有力地连接与传导骨骼间的力。

2. **可动关节**　指可允许中度到大范围动作的关节面，有充满滑膜液的腔室，也通常被称为滑膜关节，是肌肉骨骼关节系统中的主体，例如髋关节、膝关节。

（二）根据关节运动轴的数目和关节面的形状分类（图 2-7）

1. **单轴关节**　只能绕一个轴运动，包括滑车关节和圆柱关节（又称车轴关节）。

（1）滑车关节：关节头呈滑车状，另一骨为相应的窝。运动环节绕额状轴在矢状面做屈伸运动。如肱尺关节、指关节。

（2）圆柱关节：一骨关节头呈圆柱状，另一骨为相应的环状窝。运动环节只能绕自身的垂直轴做回旋运动。如桡尺近侧和远侧的关节。

2. **双轴关节**　可绕两个运动轴运动，包括椭圆关节和鞍状关节。

（1）椭圆关节：关节头是椭圆体的一部分，关节窝为椭圆形的凹面。运动环节能绕额状轴在矢状面做屈伸运动，绕矢状轴在额状面做内收、外展运动。如桡腕关节。

（2）鞍状关节：两骨关节面呈马鞍状，并做十字形交叉接合。运动环节可绕额状轴和矢状轴做屈伸运动和内收、外展运动。如拇指腕掌关节。

3. **多轴关节**　可绕 3 个运动轴运动，包括球窝关节和平面关节。

（1）球窝关节：关节头为球体的一部分，关节窝较浅，头与窝松弛相接。运动环节可绕 3 个基本轴做屈伸、收展、回旋和环转运动。运动幅度大，是最灵活的一种关节。如肩关节。

（2）平面关节：此种关节面可看作直径很大的球体的一部分，但两骨的关节面曲度很小，接近平

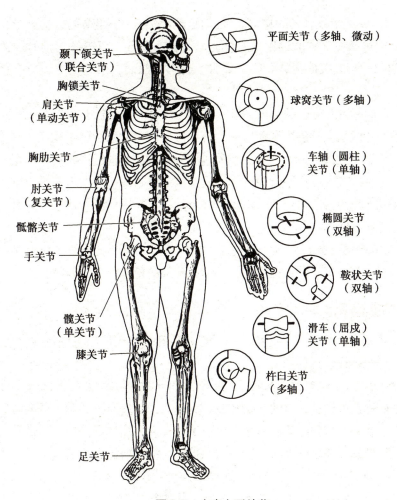

图 2-7　全身主要关节

面，大小一致，关节囊紧张而坚固。这种关节运动范围很小，故又称微动关节。如肩锁关节、骶髂关节。

（三）根据构成关节的骨数分类

1. **单关节**　由两块骨组成，一骨为关节头，另一骨为关节窝。如肩关节和髋关节。
2. **复关节**　由 3 个以上的骨组成，且包在一个关节囊内，每一个骨都能单独活动。如肘关节。

（四）根据关节的运动方式分类

1. **单动关节**　能单独进行活动的关节。人体大多数的关节均属此种关节。如肩关节、髋关节。
2. **联合关节**　两个或两个以上的关节，结构上是独立的，但功能上是联合的。如前臂的桡尺近侧关节和桡尺远侧关节的共同活动，使前臂做旋内和旋外的运动；左右两侧的下颌关节共同活动，使口腔张合上下运动。

二、　关节的结构

（一）滑膜关节

关节面、关节腔和关节囊是滑膜关节的最基本结构。

1. 关节面 即构成关节各骨的邻接面，关节面上覆盖有一层很薄的光滑软骨。软骨的形状与骨关节面的形状一致，可减少运动时的摩擦；同时软骨富有弹性，可减缓运动时的振荡和冲击作用。关节软骨属于透明软骨，其表面无软骨膜。通常一骨形成凸面，成为关节头，一骨形成凹面，成为关节窝。

2. 关节囊 关节囊是由跨过关节附着于邻近骨，独特的纤维组织所构成的膜性囊，密封关节腔。关节囊分为内、外两层，外层为厚而坚韧的纤维层，由致密结缔组织构成。纤维层增厚部分称为韧带，可增强骨与骨之间的连接，并防止关节的过度活动。关节囊的内层为滑膜层，薄而柔软，由血管丰富的疏松结缔组织构成，含有平行和交叉的致密的纤维组织，并移行于关节软骨的周缘，与骨外膜有坚固连接。滑膜形成皱褶，围绕着关节软骨的边缘，但不覆盖软骨的关节面。滑膜层产生滑膜液，可提供营养，并起润滑作用。

3. 关节腔 关节囊与关节软骨面所围成的潜在性密封腔隙叫关节腔。腔内含有少量滑膜液，使关节保持湿润和滑润；腔内平时呈负压状态，以增强关节的稳定性。

（二）关节辅助结构

关节除具备上述基本结构外，某些关节为适应其特殊功能还形成一些特殊结构，以增加关节的灵活性或稳固性。这些结构包括：

1. 韧带（ligament） 连于相邻两骨之间的致密纤维结缔组织束称为韧带，可加强关节的稳固性。位于关节囊外的称囊外韧带，有的与囊相贴，为囊的局部增厚，如髋关节的髂股韧带；有的与囊不相贴，分离存在，如膝关节的腓侧副韧带等。位于关节囊内的称囊内韧带，被滑膜包裹，如膝关节内的交叉韧带等。韧带和关节囊分布有丰富的感觉神经，损伤后极为疼痛。

2. 关节内软骨 为存在于关节腔内的纤维软骨，有关节盘、关节唇两种形态。

（1）关节盘（articular disc）：是位于两关节面之间的纤维软骨板，其周缘附着于关节囊内面，将关节腔分为两部分。关节盘多呈圆形，中央稍薄，周缘略厚，膝关节中的关节盘呈半月形，称关节半月板，可使两关节面更为适合，减少冲击和震荡，并可增加关节的稳固性。此外，两个腔可产生不同的运动，从而增加了运动的形式和范围。

（2）关节唇（articular labrum）：是附着于关节窝周缘的纤维软骨环，它加深关节窝，增大关节面，可增加关节的稳固性，如髋臼唇等。

3. 滑膜襞和滑膜囊 有些关节的滑膜表面积大于纤维层，以致滑膜重叠卷摺，并突向关节腔而形成滑膜襞，若其内含脂肪和血管，即成为滑膜脂垫，在关节运动时，关节腔的形状、容积、压力发生改变，滑膜脂垫可起调节或充填作用，同时也扩大了滑膜的面积，有利于滑液的分泌和吸收。在某些部位，滑膜从纤维膜缺如处或薄弱处作囊状膨出，充填于肌腱与骨面之间，则形成滑膜囊，可减少肌肉活动时与骨面之间的摩擦。

三、 滑膜关节的运动

滑膜关节的关节面的形态、运动轴的多少与方向，决定着关节的运动形式和范围，其运动形式基本上沿三个互相垂直的轴作三组拮抗性的运动。

（一）屈和伸

关节沿冠状轴进行的运动。运动时，两骨之间的角度发生变化，角度变小称为屈（flexion）；相反，角度增大称为伸（extension）。一般来说，关节的屈指是向腹侧面成角，而膝关节则相反，小腿向后贴近大腿的运动叫做膝关节的屈，反之则称为伸。在足部，足上抬，足背向小腿前面靠拢为踝关节的伸，亦称背屈；足尖下垂为踝关节的屈，亦称跖屈。

（二）外展和内收

外展是关节沿矢状轴进行的运动。运动时，骨向正中矢状面靠拢，称收或内收（adduction），反之，远离身体正中矢状面，称展或外展（abduction）。但手指的收、展是以中指为基准的靠拢、散开运动，足趾的收、展是以第二趾为基准的靠拢、散开运动。

（三）旋内和旋外

关节沿垂直轴进行的运动，统称旋转（rotation）。骨向前内侧旋转，称旋内（medial rotation），反之，向后外侧旋转，称旋外（lateral rotation）。在前臂，桡骨是围绕通过桡骨头和尺骨头的轴线旋转，将手背转向前方的运动，称旋前（pronation），将手掌恢复到向前而手背转向后方的运动，称旋后（supination）。此外，有些关节还可进行环转运动（circumduction），即关节头在原位转动，骨（肢体）的远侧端做圆周运动，运动时全骨（肢体）描绘出一圆锥形的轨迹。能沿二轴以上运动的关节均可做环转运动，实际为屈、外展、伸和内收的依次连续运动，如肩、髋、桡腕关节等。

四、 关节生物力学

关节软骨主要由大量的细胞外基质和散在分布的高度特异的软骨细胞组成，基质的主要成分是水、蛋白多糖和胶原，并有少量的糖蛋白和其他蛋白。关节软骨分为四层：浅表层、中间层（或移形层）、深层和钙化软骨层。关节软骨的主要功能是：减小关节活动时的阻力，减小关节面负载时的压强，减轻震动。

（一）渗透性

实验表明，在恒定的外力下，软骨变形，关节液和水分子溶质从软骨的小孔流出，由形变引起的压力梯度就是引起关节液渗出的驱动力。随着液体的流出，小孔的孔径越压越小。因此，关节液的流出量在受力初期大于受力末期，形变也是初期大于末期。关节软骨依靠这样一种力学反馈机制来调节关节液的进出（图2-8）。正常的关节软骨的渗透性较小。在病理条件下关节软骨的渗透性增大，会出现关节积水、疼痛等与关节软骨力学性能变化有关的症状。

（二）黏弹性

关节软骨和关节液具有黏弹性（非线性）的特点，其力学性质与温度、压力等外部环境的关系极为密切。黏弹性体相对于弹性体来说具有如下三个特征：

1. **应力松弛** 当物体突然发生应变时，若应变保持一定，则相应的应力会随时间的增加而下降，这种现象称为应力松弛。

2. **蠕变** 当物体突然产生应力时，若应力保持一定，则相应的应变会随时间的增加而增大。这种现象称为蠕变。

3. **滞后** 在加载载荷和卸载过程中，应力应变关系不相同，即受力和恢复的状态不同。这种现象称为滞后。

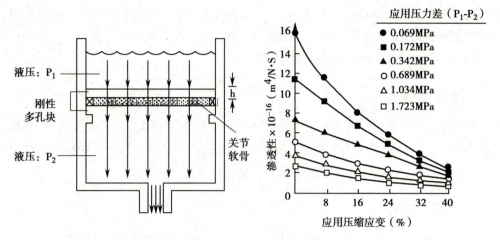

图 2-8　关节软骨的渗透性

A. 关节软骨渗透性的测量。组织样本（h= 组织厚度）上施加压力梯度（P_1-P_2）/h。因为组织上面的液压（P_1）大于组织下面的液压（P_2），液体将在组织内流动；B. 关节软骨渗透性曲线，表面软骨渗透性依赖于压缩应变与应用压力

（三）压力 - 应变关系

持续低应变率条件下软骨样本的"平衡"应力 - 应变曲线如图 2-9 所示。随着应变的不断增加达到高应变值时，关节软骨趋于硬化。在整个拉伸应变的变化范围（应变至 60%）内，关节软骨不能用单一的杨氏模量来描述，而应用切线模量描述组织的拉伸硬度。拉伸的开始，由于胶原纤维受到牵连重新排列成弹性区，随后胶原纤维被拉直而形成弹塑性区。当组织内所有的胶原纤维断裂时，软骨断裂。

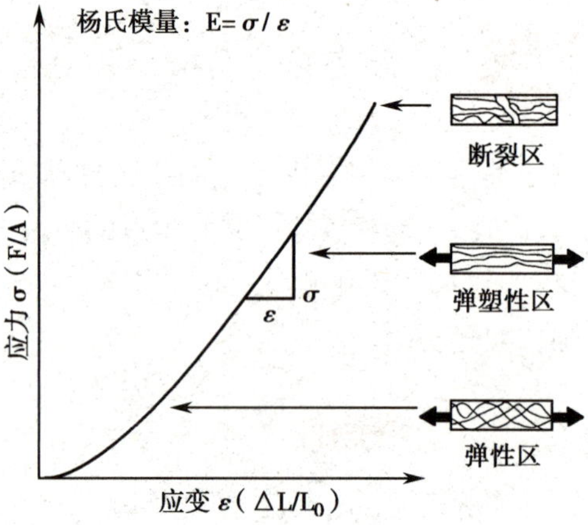

杨氏模量：$E = \sigma / \varepsilon$

断裂区

弹塑性区

弹性区

应力 σ (F/A)

应变 ε ($\triangle L/L_0$)

图 2-9　关节软骨拉伸压力 - 应变曲线

五、　运动对关节的影响

（一）适宜的体育锻炼对关节的影响

研究证明，系统的体育锻炼可以使骨关节面骨密质增厚，从而能承受更大的负荷，并增强关节的稳固性。动物实验证明，长期运动可以使关节面软骨增厚。这种关节面软骨的增厚被认为是由于软骨基质和细胞吸收液体的结果。有报道，一年的大强度体育活动可以使关节滑液量成倍增加，有助于减少关节运动时的摩擦力。

此外，体育活动还可以使一些辅助结构如肌腱、韧带增粗，肌肉力量增强，在骨附着处的直径增加，提高关节的稳定性和动作力矩。

（二）应力对关节软骨的影响

关节软骨是没有神经支配的组织，所以，调节人体许多生理活动的神经冲动不能为软骨细胞传递信息。软骨细胞对于压力非常敏感，作用在组织中的力学变化可导致细胞膜应力应变的变化，使细胞获得足够的信息。关节负荷的类型、强度和频率直接影响关节软骨的功能，当负重的强度和频

率超出或低于某一范围时，关节软骨合成和降解的平衡被打破，软骨的组成与超微结构将发生变化。

第四节　肌肉的力学原理

一、肌肉的类型

（一）按肌细胞分化分类

分为骨骼肌、心肌和平滑肌。

（二）按运动作用分类

分为原动肌、拮抗肌、固定肌和协同肌。在不同的运动中，某块肌肉可担当原动肌、拮抗肌、固定肌或协同肌等不同的角色。即使在同一运动中，由于重力的协助或抵抗力不同，同一块肌肉的作用也会改变。

（三）按肌纤维类型分类

人类骨骼肌存在三种不同功能的肌纤维：Ⅰ型慢缩纤维，又称红肌，即缓慢 - 氧化型肌纤维；Ⅱa型和Ⅱb型快缩纤维，又称白肌。Ⅱa型又称快速氧化酵解型纤维，氧化和酵解代谢途径均较完善，抗疲劳特性介于Ⅰ型和Ⅱb型之间。Ⅱb型又称快速酵解型纤维。

（四）按照形态分类

分为长肌、阔肌、轮匝肌、短肌。

二、肌细胞结构和生理特性

人体各种形式的运动主要是靠一些肌细胞的收缩活动来完成，各种收缩活动都与细胞内所含的收缩蛋白质、肌球蛋白和肌动蛋白的相互作用有关。

（一）生理特性

骨骼肌是人体重量最大的组织，约占体重的 40%~50%，在骨和关节的配合下，通过骨骼肌的收缩和舒张，完成各种躯体运动，每个骨骼肌纤维都是一个独立的功能单位和结构单位，它们至少接受一个运动神经末梢的支配，骨骼肌的活动是在中枢神经的控制下完成的。

（二）肌纤维组成

每个肌纤维含有大量的肌原纤维，全长均呈规则的明、暗交替，分别称明带和暗带。暗带的长度比较固定，在暗带的中央有一段相对透明的区域称H带，它的长度随肌肉所处状态的不同而有变化，在 H 带的中央又有一条横向的 M 线。明带的长度是可变的，在肌肉安静时较长，收缩时变短。明带的中央也有一条横向的暗线，称 Z 线，肌原纤维上每两条 Z 线之间的结构称为肌小节。肌小节的明带和暗带包含更细的、平行排列的丝状结构，称为肌丝，暗带中含有的肌丝较粗，称为粗肌丝；明带中的较细，称为细肌丝。细肌丝由 Z 线结构向两侧明带伸出，必然有一段要伸入暗带和粗肌丝处于交错和重叠的状态。当肌肉被动拉长时，肌小节长度增大，运动细肌丝由暗带重叠区拉出，使明带长度增大。

（三）肌细胞的收缩

解释肌细胞的收缩机制时多用滑行学说。滑行学说认为，肌细胞收缩时肌原纤维的缩短不是细胞内肌丝本身的缩短或卷曲，而是细肌丝在粗肌丝之间滑行的结果（图 2-10）。

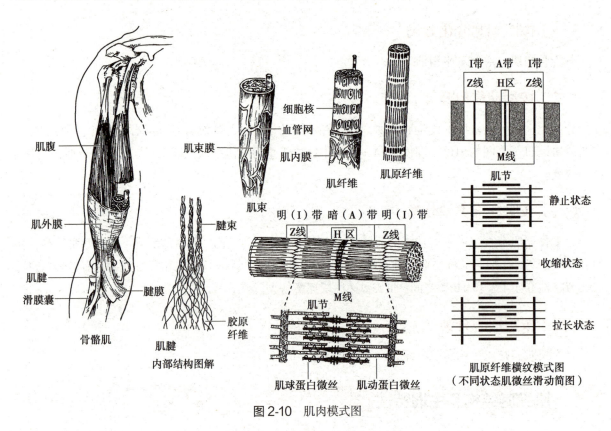

图 2-10　肌肉模式图

三、　肌肉的收缩形式

骨骼肌在运动神经的支配下，产生肌肉的收缩或肌张力增加，在骨关节和韧带的配合下完成躯体的各种运动，其收缩形式有等张收缩、等长收缩和等速收缩。肌肉收缩时，当阻力负荷低于肌肉所产生的力时，肌肉发生的收缩称为向心性收缩（concentric contraction）；当阻力负荷大于肌肉收缩所产生的力时，肌肉被拉长，称为离心性收缩（eccentric contraction）。

（一）等长收缩（isometric contraction）

肌肉收缩时只有张力的增加而无长度的缩短。此时肌肉承受的负荷等于或大于肌肉收缩力。等长收缩由于无肌肉缩短可产生很大的张力，但由于肌肉作用的物体未发生位移，所以未对物体做功。它的作用主要是维持人体的位置和姿势。

（二）等张收缩（isotonic contraction）

肌肉收缩时只有长度的缩短而无张力的改变，有关节的运动。此时肌肉承受的负荷小于肌肉收缩力，肌肉的收缩力除克服施加给它的负荷外还能使物体发生位移，所以它对物体做了功。人体四肢特别是上肢的运动主要是等张收缩，一般情况下，人体骨骼肌的收缩大多是混合式收缩，也就是说既有张力的增加又有长度的缩短，而且总是张力增加在前，当肌张力增加到超过负荷时，肌肉收缩才出现长度的缩短，一旦出现长度的缩短，肌张力就不再增加了。此类肌肉收缩又根据肌纤维长度变化的方向不同分为：

1. **等张向心性收缩**（isotonic concentric contraction） 肌肉收缩时肌纤维向肌腹中央收缩，长度变短，肌肉的起止点相互接近，如肱二头肌收缩引起的肘关节屈曲。

2. **等张离心性收缩**（isotonic eccentric contraction） 肌肉收缩时肌纤维的长度变长，肌肉起止端远离，此时肌肉收缩是为了控制肢体的运动速度。如下蹲时，股四头肌收缩但长度延长，其作用是控制下蹲的速度。

（三）等速收缩（isokinetic contraction）

肌肉收缩时产生的张力可变，但关节的运动速度是不变的。等速收缩也分为向心性和离心性收缩，等速收缩产生的运动称为等速运动。

四、 肌肉生物力学

（一）骨骼肌收缩与负荷的关系

影响骨骼肌收缩的主要因素有前负荷（preload）、后负荷（afterload）和肌肉的收缩力（contractility）。

1. **前负荷** 前负荷是指肌肉收缩前已存在的负荷，与肌肉的初长度关系密切。初长度是指肌肉收缩前在前负荷作用下的长度。在一定范围内，肌肉的初长度与肌张力呈正相关关系，但是超过该限度则呈负相关关系。也就是说，在初长度增加的开始阶段，增加初长度能使肌张力相应增大，但如果初长度增加超过某一点时，再增加初长度，肌张力不但不会增大，反而减小，该点产生的肌张力最大，称最适初长度，肌肉处于最适初长度时收缩产生的张力最大，收缩速度最快，做功的效率也最高。

2. **后负荷** 后负荷是指肌肉开始收缩时承受的负荷。肌肉在有后负荷的情况下收缩总是肌张力增加在前，肌长度缩短在后。在一定范围内，肌肉的收缩速度与后负荷成负相关关系，称为张力 - 速度曲线。当后负荷增加到某一数值时，肌肉产生的张力可达最大限度，此时肌肉将不出现缩短，初速度为零，其收缩形式为等长收缩。前后负荷为零时，肌肉收缩不需克服阻力，速度达到最大值。在肌肉初速度为零和速度最大之间，肌肉收缩既产生张力，又出现缩短，而且每次收缩一出现，张力都不再增加，此时的收缩形式为等张收缩。

3. **肌肉收缩力** 肌肉收缩的力量在临床上简称肌力，影响肌力的主要有以下 4 个因素：①肌肉的横截面，每条肌纤维的横截面称为肌肉的生理横截面，单位生理横截面产生的最大肌力称为绝对肌力。②肌肉的初长度，即肌肉收缩前的长度。当肌肉被牵拉至静息长度的 1.2 倍时，肌力最大。③肌肉的募集，同时投入收缩的运动单位数量越多，肌力越大，这受中枢神经系统功能状态的影响。④肌纤维走向与肌腱长轴的关系。肌肉内部功能状态的改变也直接影响肌力，如缺氧、酸中毒可降低肌肉的收缩能力，而钙离子、肾上腺素则可增强肌肉的收缩能力。

4. **主动力与被动张力之和 - 总长度 - 张力曲线**　主动力与被动张力的结合允许在很大的肌肉长度范围上产生巨大的肌肉力值。如图 2-11 所示的肌肉的总长度 - 张力曲线。在缩短的长度中（a），同时在主动静息长度和产生被动张力的长度之下，主动力支配着肌肉产生力的能力。当肌肉朝着其静息长度被拉长时，力继续增大。由于肌纤维被拉伸得超过其静息长度（b），被动张力开始发挥作用，因此，增大的被动张力抵消了主动力的减小，有效地使这部分总长度 - 张力曲线变平。被动 - 张力曲线的这个独特部分使肌肉可以维持很高的力水平，即使当肌肉被拉伸到对主动力的产生造成损害的那个点也不例外。当肌纤维被进一步拉伸时（c），被动张力支配着该曲线，所以结缔组织处于近乎最大的应力之下。在跨多个关节被拉伸的肌肉内，高水平的被动张力最明显。被动张力大小取决于肌肉的自然刚性。总肌肉长度 - 张力曲线的形状会在具有不同结构与功能的肌肉之间存在很大差异。

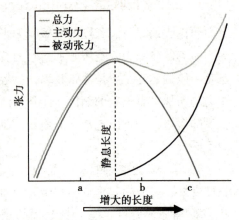

图 2-11　典型肌肉的总长度 - 张力曲线 在缩短的长度下（a），产生的所有力都是主动的。当肌纤维被拉伸得超过其静息长度时（b），被动张力开始对总力发挥作用。在（c）中，肌肉被进一步拉伸，被动张力占据了总力的大部分

（二）四肢肌肉的力学特征

1. **四肢近侧端肌肉的力学特征**　四肢近侧端肌肉是指位于肱骨和股骨近侧端的肌肉，位于这些部位的主要作用肌的显著特征是：肌肉形态扁阔，多呈扇形或三角形，其起始部宽广，终止部集中，且整块肌肉可以分为若干部段。当近侧支撑时，这些肌肉的肌力可集中施于动点，且具有多向控制性，可使其运动的速度、幅度和方向更加精确；而肌肉做静力性工作时，多向控制功能又可以从多角度固定游离肢的位置，以增强其稳定性。而远侧支撑时，肌力分散施于动点（起点），这对躯干具有保护作用，且能促成躯干的整体性运动。

2. **四肢远侧端肌肉的力学特征**　前臂和手处肌肉以梭形肌居多，使人的手具有特殊的灵活性。小腿肌肉以羽状肌为主，能够担负支撑动作和大量的大负荷的蹬伸运动。小腿处肌肉细长、体积小可以减小该部的质量，以便发挥更大的运动速度。

在前臂和小腿处，其肌肉的共同特征是：肌肉多细长，肌腹短、肌腱长。其作用为减小四肢末端的质量，以利发挥该部的运动速度；同时，较长的肌腱可以在手与足部的多骨区域中活动时，减小因摩擦或挤压而带来的损伤。另一方面，又可以随意改变肌拉力方向。

（三）各节段脊柱相关肌肉的特点

1. **颈椎**　从解剖上看，颈深伸肌与颈深屈肌非常适合于控制颈椎的节段运动。一般认为，颈部多裂肌与颈半棘肌为主要的颈深伸肌，节段性附着在颈部椎体上，可维持颈椎的稳定与对神经肌肉的控制。附着在颈部椎体前侧的颈长肌与头长肌（颈深屈肌），主要维持前方的动态稳定与神经肌肉控制。

2. **胸椎**　胸部的肌肉分为三层：表层、中间和里层。表层主要是肩胛带肌肉，包括斜方肌、背阔肌、菱形肌、肩胛提肌和前锯肌。表层的双侧肌肉同时活动有助于扩展胸腔，单侧肌肉收缩有助于胸部的侧屈和旋转。例如，右边的中斜方肌帮助胸部向右侧屈和上胸腔的向左侧轴向旋转。中层肌肉

包括上后锯肌和下后锯肌，这些相对较薄的肌肉对于躯干运动起很小的作用，更多地可能参与通气过程。

3. 腰椎 背部肌肉可分为整体运动肌群和局部稳定肌群。整体运动肌群系统中包括大块的可以产生转矩的肌肉，作用于躯干及脊柱，但没有直接附着在脊椎上。该类肌肉包含腹直肌、腹外斜肌和腰髂肋肌胸部的一部分。局部稳定肌群系统包括直接附着在腰椎负责局部椎体稳定的和直接控制腰段的肌肉。腰部多裂肌、腰大肌、腰方肌、棘间肌、横突间肌、髂肋肌和最长肌的腰椎部分、腹横肌、膈肌、腹内斜肌的后纤维共同组成局部稳定肌群系统。局部稳定肌群、腹横肌、腰骶部多裂肌在存在运动协调障碍的脊柱失稳疾病康复过程中会受到很大的影响。

五、 运动对肌肉的影响

运动训练可使运动单位成分发生适应性的转变，这种可塑性使肌纤维在形态学和功能上均随所受的刺激不同而发生相应的变化。有研究表明，在Ⅱ型纤维中，Ⅱa和Ⅱb型纤维可以互相转变。耐力训练在减少Ⅱb型纤维的同时可增加Ⅱa型纤维的比例，而力量训练可增加Ⅱb型纤维的比例。

力量大和重复次数少的力量训练可增加肌肉力量，这是肌肉横截面积增加的结果。肌肉力量的增加与运动单位的募集有密切的关系，力量训练可改变中枢神经系统对运动单位的作用，使更多的运动单位同步收缩而产生更大的收缩力量。

耐力训练可令肌肉产生适应性变化，这种变化主要是肌肉能量供应的改变，即使肌纤维内线粒体的数量和密度增加。爆发力训练所产生的人体适应性变化主要表现为磷酸肌酸储存量的增加，另外，参与糖酵解的某些酶的活性也增加，但这种酶活性的变化比有氧训练引起的变化小得多。

思考题

1. 人体力学杠杆可分成哪几类，各有何特点？
2. 关节生物力学特征有哪些？
3. 骨骼肌收缩与负荷的关系有哪些？
4. 运动对肌肉可产生哪些影响？

（张 杨 岳寿伟）

第三章
上肢创伤康复

第一节　肩部骨折与脱位

一、概述

　　肩关节是由肱骨的肱骨头和肩胛骨的关节盂组成的，关节囊较松弛，关节腔较大，典型的球窝关节，是人体中运动范围最大和最灵活的关节，又是人在社会生活中活动最多的，因此极易受到外界伤害，导致骨折或脱位。肩部的骨折和脱位最常见的为锁骨骨折、肩锁关节脱位和肩关节脱位。

（一）锁骨骨折

　　锁骨横位于胸部前上方外侧，桥架于肩胛骨与躯干之间，为上肢带与躯干连接的唯一骨性结构。锁骨为一个"S"形的长管状骨，其内半段向前凸，外半段向后凸。内 2/3 段较粗，略呈三棱形，中外 1/3 交接部位相对较细，易发生骨折。内侧端与胸骨柄构成胸锁关节，外侧端与肩峰形成肩锁关节，外侧有喙锁韧带固定锁骨，是五块肌肉的起止点：锁骨外 1/3 是斜方肌、三角肌的起止点，锁骨内 1/3 后缘是胸锁乳突肌的起止点，胸大肌锁骨头起自锁骨前缘，锁骨下肌起自胸骨柄和第一肋至锁骨下面。其功能是：参与上肢运动、保持肩关节的正常位置、防止肩关节向胸壁倾斜、保护臂丛神经与锁骨下血管。

　　锁骨骨折分型：

　　1. 根据损伤病理与预后的不同，可分为三型

　　Ⅰ型：骨折无移位，喙锁韧带完整。

　　Ⅱ型：骨折有移位，由于胸锁乳突肌的牵拉，骨折近端可向上、后移位；由于喙锁韧带损伤，远骨折端受上肢的重力作用及胸大肌的牵拉，骨折远端向前、下移位，并随着上肢与肩胛骨的活动而活动，易发生骨折延迟愈合或不愈合。

　　Ⅲ型：锁骨外端关节面的骨折，易漏诊，常导致创伤性关节炎。

　　2. Craig 分型（1998）

　　1 型：锁骨中段骨折，锁骨在此处从管状渐变为扁平，另外该处骨质相对薄弱，易发生骨折。

　　2 型：锁骨远侧端骨折，根据骨折和喙锁韧带损伤程度的不同分为五个亚型。

　　Ⅰ型：发生于喙锁韧带外侧，因喙锁韧带仍与锁骨连接维持其位置，此型多无位移。

　　Ⅱ型：发生于喙锁韧带内侧，近侧骨折段失去牵拉固定而容易向上错位，而上肢重量和肌肉牵拉使远侧骨折段下移。

Ⅲ型：外侧端包括肩锁关节面的骨折，该型骨折几乎能完全愈合，但易引起肩锁关节退行性关节炎。

Ⅳ型：儿童喙锁韧带与骨膜相连而骨折近段移位。

Ⅴ型：粉碎性骨折，喙锁韧带附着骨折与远近骨折端分离。

3型：锁骨近端骨折，此型多无移位，该处骨折可能累及锁骨内侧生长板，该骺板大约在30岁时才能闭合。除非有严重移位或神经血管损伤，一般不需手术。

3. Neer分型

Ⅰ型为韧带间骨折，稳定，无需手术；该骨折的近折段与喙锁韧带的联结未受损，骨折无移位。其中包括锁骨的经肩锁关节面的骨折。

Ⅱ型骨折为喙锁韧带与锁骨近折段之间的连续性丧失，常需手术；该型骨折的近折段与喙锁韧带的联结遭破坏，骨折明显移位。Ⅱ型骨折虽只有外侧端的骨折1/4，但骨折不愈合率极高。

Ⅲ型骨折伤及肩锁关节，可能出现创伤性关节炎，需二期切除锁骨远端以解除疼痛。

除上述三型外，还包括Ⅳ型儿童骨膜鞘骨折，以及Ⅴ型粉碎性骨折（有游离骨片与完整的喙锁韧带相连）。

（二）肩锁关节脱位

肩锁关节由锁骨外端与肩峰构成，是上肢运动的支点，在肩胛带功能和肩关节的动力学上占有重要的位置，是上肢外展、上举不可缺少的关节之一，同时是参与肩关节的前屈和后伸运动的滑膜关节。由关节囊、肩锁韧带、三角肌、斜方肌腱附着与喙锁韧带维持其稳定性。肩锁关节的稳定主要由3部分装置维持：①关节囊及其加厚部分形成的肩锁韧带（关节内韧带），是限制锁骨和肩峰前、后位移的首要结构，主要控制肩锁关节水平方向上的稳定性和运动。②前方三角肌及斜方肌的腱性附着部分。③喙锁韧带起于喙突，向后上部伸展，止于锁骨下端外缘，是保持肩关节稳定的重要外部结构，主要控制肩锁关节垂直方向上的活动。

临床根据损伤程度分为三型：

Ⅰ型，外伤仅造成肩锁关节囊纤维的撕裂和周围少许韧带的拉伤，关节稳定，疼痛轻微，X线照片显示正常，但后期可能在锁骨外侧端有骨膜钙化阴影。

Ⅱ型，造成关节囊及韧带的破裂，喙锁韧带无损伤，锁骨外端翘起，肩锁关节呈"半脱位"状态，按压有浮动感，可有前后移动。X线片显示锁骨外端高于肩峰。

Ⅲ型，肩锁韧带、喙锁韧带均断裂，肩锁关节明显分离为"真性脱位"。

（三）肩关节脱位

肩关节狭义上又称盂肱关节，其解剖特点主要体现为肱骨头大，肩胛盂小而浅，只占肱骨头关节面的1/4~1/3，肩关节囊与韧带松弛而薄弱，其前下方组织薄弱，主要靠周围肌肉维持其稳定性。这种解剖特点的存在使肩关节具有全身各关节中活动范围最大的功能，也使其成为最不稳定的关节，故遭受外力的机会较多易发生外伤等。因此，在活动中，某一结构受到破坏，即可导致肩关节脱位。

肩关节脱位按肱骨头的位置一般分为两大类，即前脱位和后脱位。前脱位是最为常见的肩关节脱位类型，约占肩关节脱位的95%以上。前脱位还包括肩胛盂下脱位、胸腔内脱位。后脱位较为少见，包括肩胛冈下和肩峰下脱位。肩关节上脱位和下脱位则更少见。

二、 临床特点

（一）锁骨骨折

锁骨骨折是临床上最为常见的骨折之一，其发生率约占全身骨折的 6%，各个年龄段均有发生，以青少年为多见。有明显的外伤史。常为间接暴力所致，一般为侧方摔倒，肩部着地或前侧以手或肘部着地，暴力导致锁骨发生骨折，儿童常为青枝骨折，大约一半的锁骨骨折发生于 7 岁以下儿童。而成年人多为斜行或粉碎性骨折，好发部位在锁骨中段，而直接外力可造成不同部位的骨折，严重的骨折或移位可造成位于锁骨下的动脉和臂丛神经损伤。

锁骨处可出现软组织肿胀、瘀斑、局部隆起或外观畸形，用手可触及骨折端或骨擦感及骨擦音、反常活动、皮下血肿，局部压痛明显，上肢不能上举或后伸，在儿童的青枝骨折发生后，上述体征不明显且不能自诉疼痛部位。分娩时产伤所致婴儿锁骨骨折，早期容易被忽视，往往待骨折愈合局部形成肿块时才被发现。幼儿锁骨骨折，常为青枝骨折，多是从床上、椅子上或平地跌倒所致，由于局部皮下脂肪较丰厚，畸形不明显，易造成漏诊，当活动患肢或挤压患侧锁骨，患儿啼哭叫痛时，应怀疑锁骨骨折可能。成人及较大年龄儿童能主诉病史和症状，诊断一般不难，但一定要通过 X 线拍片检查，防止漏诊，特别要注意骨折移位严重的患者，要检查其上肢血管的搏动及神经的感觉等情况以及有无合并气胸等，防止合并损伤的遗漏检查。

（二）肩锁关节脱位

肩锁关节损伤并不少见，患者多为青壮年。肩锁关节脱位一般有外伤史，可通过间接或直接暴力致肩锁韧带和喙锁韧带破裂或撕脱。直接暴力最常见的损伤动作是摔倒时上肢保持内收位，肩部的前上或后上撞地，外力将肩峰推向下、内方导致肩锁关节囊、肩锁韧带不全或完全断裂、三角肌和斜方肌附着点撕裂、喙锁韧带不全或完全断裂。间接暴力一方面为作用于上肢向上的间接暴力，体现为摔倒时，外力经手掌向上传导，通过肱骨头作用于肩峰，造成肩锁韧带损伤，而喙锁韧带完整，喙锁间隙减小。如果暴力非常大，则会出现肩峰骨折、肩锁韧带断裂和盂肱关节向上脱位，这是一种非常少见的损伤机制。另一方面为作用于上肢向下的间接暴力，外力通过向下牵拉上肢，间接作用于肩锁关节，这也是一种少见的损伤机制。

局部有肿胀，隆起处压痛明显，用力按压有弹性感觉，肩关节活动受限，伤肢外展或上举均较困难，前屈和后伸运动亦受限。外部畸形不明显，肩锁关节处可触及一个凹陷，触之肩锁关节松动高低不平，为半脱位；外部畸形，肩峰低陷，锁骨外端隆起，为全脱位。X 线拍片可见锁骨外端向上移位，但轻度脱位则显示不明显，需做健侧肩锁关节 X 线片进行对比检查。

（三）肩关节脱位

肩关节脱位是全身关节脱位中最多见者，约占全身关节脱位的 50%，其原因与其解剖特点及生理功能有关。肩关节的脱位好发于青壮年，男性较多，有明显的外伤史，以运动性损伤为主。常因间接暴力所致，如跌倒时上肢外展外旋，手掌或肘部着地，外力沿肱骨纵轴向上冲击，肱骨头自肩胛下肌和大圆肌之间薄弱部撕脱关节囊，向前下脱出，形成前脱位。当肱骨头被推至肩胛骨喙突下时，形成喙突下脱位，如暴力较大，肱骨头再向前移至锁骨下时，形成锁骨下脱位。

出现"方肩畸形"，用手触摸肩峰突出，肩峰下有空虚感，常可在锁骨下，喙突下，腋窝部位触到脱位的肱骨头，局部疼痛、肿胀，伤肢呈弹性固定于轻度外展内旋位，肘关节屈曲，用健侧手托住患侧手臂，肩关节不敢活动，肩关节主、被动功能障碍，Dugas 阳性体征（当患肢手掌放在对侧肩上，患肢肘关节不能贴近胸壁，而当患肢肘关节贴近胸壁时，患侧手掌却不能触及对侧肩）。上臂外侧贴放一直尺可同时接触到肩峰与肱骨外上髁（直尺试验），X 线照片能明确诊断。后脱位临床症状不如前脱位明显，主要表现为喙突明显突出，肩前部塌陷扁平，在肩胛下部可以摸到突出的肱骨头。上臂略呈外展及明显内旋的姿势。肩部头脚位 X 线片可明确显示肱骨头向后脱位。应注意检查有无合并症：肩关节脱位患者约 30%~40% 合并大结节骨折，也可发生肱骨外科颈骨折，或肱骨头压缩性骨折；有时合并关节囊或肩胛盂自前面附着处撕脱，愈合不佳可引起习惯性脱位；肱二头肌长头腱可向后滑脱，造成关节复位障碍；腋神经或臂丛神经内侧束可被肱骨头压迫或牵拉，引起神经功能障碍，也可以损伤腋动脉。

三、 康复评定

肩部骨折及脱位的早期患者一般都在外科进行了处理，如手术固定或外固定等，大致经过 3~8 周时间原始骨痂形成期后（达到骨折临床愈合），因为肩关节的功能或活动受限而就诊进行康复治疗，然而如果能够进行早期的康复介入，可以防止或减少并发症、后遗症，加速骨折愈合，缩短疗程，促进功能恢复。康复介入前一定对患者进行全面的康复评定。

（一）一般检查

首先是生命体征的检查，包括体温、脉搏、呼吸、血压、营养和发育、意识情况及体位姿势（观察头颈肩的关系、有无畸形、两侧对称性、皮肤、肌肉）的检查等。然后，对肩部进行检查，在光线明亮处，嘱其脱去长袖外衣，显露出受检的肩部，有无肿胀、隆起皮肤有无破溃及瘀斑，肌肉有无萎缩及长度和畸形改变。

（二）围度测量

用无弹性的皮尺，选择两侧上肢相同固定点进行对比测量，以肌腹最隆起处作为测点为最佳，将皮尺绕肢体 1 周，准确记录两侧肌腹周径的长度，然后进行比较，并做好记录，测量之差就是肌肉萎缩的程度值。

（三）肌力评定

1. **徒手肌力检查**　不借助任何器材，检查时要求受检者在特定的体位下，分别在减重力、抗重力和抗阻力的条件下完成标准动作，测试者通过触摸肌腹、观察克服阻力的能力以及关节活动程度，来判定肌肉的收缩力量。

2. **器械检查**　为准确定量评定肌力，在肌力超过 3 级以上时，可用器械进行评定，如握力计、拉力计、捏力计等，将测量结果记录登记（应与健侧对比测量）。

（四）关节活动度检查

肩部骨折脱位伴随其整个疾病发展过程的就是肩关节的运动受限和障碍，早期因骨折脱位引起疼痛而不敢活动，后期因长时间固定造成肩关节周围韧带及软组织的挛缩及纤维化形成，导致肩关节的功能障碍或因肩部肌肉的萎缩而使肩关节的功能部分丧失，通过关节活动度的测量，可以了解当前活动度指数及功能丧失的情况，为以后康复治疗、功能恢复的程度提供一个可靠的依据。

量角器检查，以肩关节前屈、后伸为例，采取直立坐位或站立位，肩关节放松，上臂自然下垂，肘关节伸直，将量角器的轴心置于肩峰处，固定臂与腋中线平行，移动臂与肱骨纵轴平行，嘱其主动将上肢缓慢前屈和后伸，将此活动范围记录登记，然后进行被动关节活动度测量并记录活动范围，同时测量其他运动方向包括内收、外展、内旋和外旋。正常肩关节的屈曲活动范围为 0~180°，伸展 0~50°，外展 0~180°，内收 0°~75°，内外旋 0°~90°。以此来评价关节活动范围受限是肌肉方面的原因还是关节本身所造成的。被动关节活动度的测量主要是检测关节的活动度，必要时需进行左右肩关节活动度的对比检测。

（五）疼痛的评定

一般用视觉模拟评分法（visual analogue scale，VAS）。

（六）骨折愈合情况

结合骨折部位 X 线，CT 及 MR 等影像学资料，判断骨折对位对线、骨痂形成情况，是否存在延迟愈合或未愈合、假关节形成、畸形愈合等不良情况；是否存在感染及血管、神经损伤、关节挛缩、骨化性肌炎等并发症。

四、康复治疗

（一）锁骨骨折

锁骨骨折康复治疗主要目的是恢复肩关节活动范围，保持肩部周围肌肉力量，恢复肩关节日常生活工作等能力；一般锁骨骨折愈合时间约 6~12 周，锁骨骨折平时站立时宜双手后叉于腰部，保持抬头挺胸体位；睡眠时宜仰卧于硬板床上，背部两肩之间稍加垫高，保持与站立时相似的体位。

伤后第 1 周内，肩部固定，保持内收内旋，肘关节维持 90° 屈曲，主要进行肘、前臂、腕、手关节主动关节活动度的训练。如果未行内固定术，可用电疗法治疗。早期因疼痛，避免肩部周围肌肉力量训练，3~4 天后，一旦疼痛控制，肘、腕关节开始等长肌力训练，鼓励开始主动屈伸训练，维持肱二头、三头肌肌力。用健侧手完成 ADL。伤后 3 日内，局部用冷疗，4 日以后可用：①超短波治疗：患者仰卧位，采用对置法，无热或微热，10~15 分钟，每日 1 次，10 日为一个疗程。②超声波治疗，患者坐位，采用直接接触移动法，每次 15~20 分钟，每日 1 次，10 日为一个疗程；如果有金属固定物（钢针、钢板），应慎用电疗法治疗。③红外线光治疗：垂直照射患部，以有舒适温热感为准，每次 20~30 分钟，每日 1 次，10 日为一疗程。④磁疗：20~30 分钟，每日 1 次，10 日为一个疗程。

第 2 周，在不引起肩关节疼痛的前提下做垂臂钟摆练习，增加手指等张握力练习、腕部的抗阻力屈伸运动，肘关节的静力性抗阻力屈伸练习，并做肩部外展、旋转的被动运动、三角肌等长运动或助力运动。

第 3 周，增加肘部屈伸与前臂内外旋的抗阻力练习，仰卧位时，做头与双肘支撑的挺胸练习，还可开始做肩关节的被动活动度训练和肌力练习；内固定稳定者应尽早开始做肩带周围肌群的等长收缩练习。

第 4~8 周，可进行肩部的全方位主动功能练习，配合一些器械进行训练，逐渐增加抗阻力训练，增加肩袖肌群力量训练。

第 8 周以后，增加训练的强度，应用关节松动技术，改善关节周围软组织关节囊的紧张度，恢复其柔韧性、伸张度，恢复正常的关节活动范围，注意在治疗前，用蜡疗或者局部中药熏蒸，做肩关节的局部热敷治疗，以改善局部的血液循环和紧张性，增强关节松动术的效果。

（二）肩锁关节脱位

肩锁关节脱位康复治疗主要目的是促进损伤组织修复，恢复关节活动范围，强化关节周围肌力，增加关节稳定性，避免再次发生脱位。

如果不做手术的修复，早期制动是关键，冰敷减轻疼痛和肿胀。休息及悬吊保护性吊带直至疼痛消失通常需要 1~2 周，康复训练以恢复关节活动度和肌肉力量，避免肩锁关节活动，进行肘、前臂、腕、手关节的主动关节活动训练和肌肉静力性收缩训练，根据愈合情况逐渐加强力量和提高活动度。固定 4~6 周使局部组织自行修复，治疗以物理因子治疗为主，超声波、超短波、光疗均可以。功能练习应该以肘、腕、手为主，防止固定的肩锁关节活动。

经手术修复的肩锁关节，悬吊带 4 周，术后 3 天内手术切口保持干燥，10 天拆线。前臂及手部活动在术后可立即进行，上臂在术后制动 2~3 周后开始活动。术后 3 周内禁止上举。术后 8~12 周内限制上臂过顶活动。术后 12 周内允许手臂在腰部高度活动。可以写字或使用计算机，术后 12 周取出螺钉或固定线已软化，可以增加活动和力量。悬吊带去除后，需要 6~8 周的康复以恢复关节活动度。投掷运动等力量和速度练习要推迟 4~6 个月。其他治疗同锁骨骨折的康复治疗。

（三）肩关节脱位

肩关节脱位多采用手法复位，复位后康复一般分为三期，即保护期、控制性运动期和功能恢复期，保护期康复主要目的是保护组织愈合及促进组织的修复；控制性运动期康复主要目的是进行可控的活动逐渐增加关节活动范围及稳定性，增强关节周围肌肉力量；功能恢复期康复主要目的是全面恢复关节运动功能，增强关节稳定性避免再次发生脱位。

复位后的肩关节一般吊带制动 3~4 周，此期为保护期，在保护性活动范围内，肩袖肌群、三角肌和肱二头肌进行肌肉等长收缩运动。在肩关节固定的姿势下，早期嘱其手指、腕、肘的伸屈功能训练，可以进行抗阻力的主动训练，防止肌肉萎缩和关节的挛缩，局部做冷疗，可防止肿胀、出血、减轻疼痛。

绷带去除后的第 1 周内，仍需以三角巾悬吊保护；第 1~2 天，站立位，上身向患侧侧屈并稍前倾，放松患肢肌肉使之自然下垂，做肩部的前后左右摆动，逐渐努力增大运动幅度；第 3~4 天，将上述运动过渡到主动运动，即依靠患肢肩带肌的力量活动，并开始在健肢的帮助下抬高患肢，做肩关节活动范围的被动恢复；第 5~7 天，开始做肩关节各方向和各轴位的主动运动、助力运动和肩带肌的抗重力和抗阻力练习。

3 天以后，在上述训练下局部可进行：①超短波治疗：患者仰卧位，采用对置法，无热或微热量，每次 10~15 分钟，每日 1 次，10 天为一个疗程。②超声波治疗：患者坐位，采用直接接触移动法，声头沿肩关节回环滑行移动，中大剂量，每次 15~20 分钟，每日或隔日 1 次，10 次为一个疗程。③神经肌肉电刺激疗法：采用双极法，2 片（5×8）cm² 或（3×6）cm² 电极片于三角肌、肱二头肌或冈上肌上，频率 50Hz，以引起肌肉明显收缩为准，刺激肌肉被动收缩，延迟肌肉萎缩，每次 10~20 分钟，每日 1 次，10 次为一个疗程。④中药熏蒸疗法：运用活血化瘀药物，喷头距离肩部

20~30cm，时间 20~30 分钟，每日 1 次，10 次为一个疗程，活血化瘀，缓解疼痛。

第 3 周，可主动进行肩的前后、内收、外展运动，动作要轻柔、慢速，不能用力过猛。此阶段康复的重点在于活动度与肌力的训练。

第 4~6 周，去除固定物后，进入控制性运动期。肩关节是一个非常灵活典型的多轴球窝关节，能够进行许多方向的活动，包括屈曲、伸展、内收、外展、内旋、外旋、水平屈曲、水平外展、环转等，以及复合的上举动作等。活动度训练时显然要照顾到所有这些方向，与肩部的多方向活动相匹配的是，肩关节周围的肌肉也可以分成相应的组群。①肩关节的前后、内外摆动，主动肩外展、后伸及内外旋运动，辅助抗阻力及被动的关节功能训练，训练时应注意肩胛胸壁关节活动范围的恢复，此关节活动范围的恢复可明显改善肩肱节律，进而促进肩关节活动范围的恢复。②体操棒、高吊滑轮、哑铃等器械应用，每项做 20 组，每组间隔 20~30 秒，每天 1 次，以提高关节的活动度和肌肉肌力。③前后左右甩手、手拉滑车、手指爬墙、肩梯、肋木的功能练习。④墙拉力器或橡皮带训练，进行向心或离心运动，增强肩关节的活动度和肩袖肌群的肌力。⑤活动范围受限的肩关节可用关节松动术。应该注意：在关节松动术应用前，对肩关节及周围组织进行热疗以及超声波治疗能使关节周围组织松弛、局部血液循环加快的技术手段，防止"硬掰"，造成再损伤。进行关节松动术时，患者应采取仰卧位，由辅助人员协助固定肩胛骨，治疗师在盂臼平面任何位置对关节施以牵张（分离），强度为Ⅲ级，以患者耐受无痛或轻微疼痛为限，次日，询问患者局部是否有疼痛、肿胀等不良反应，及时调整手法及强度，直至关节功能恢复到最佳的活动范围（详见本套教材《物理治疗学》关节松动技术章节）。

第 6 周以后进入功能恢复期，此期训练重点为全面恢复关节活动范围，增加肩关节周围肌肉力量，增强肩关节稳定和协调性，避免脱位再发生，重返工作岗位。

第二节　肱骨干骨折

一、概述

肱骨干骨折是指在肱骨外科颈以下 1~2cm 至肱骨髁上 2cm 之间发生的骨折。肱骨干骨折是较为常见的骨折，约占所有骨折的 3%，30 岁以下成年人较多见。肱骨属于长管状骨，肱骨干上部较粗，自中下 1/3 以下逐渐变细，至下 1/3 成扁平状并稍向前倾，故肱骨中段骨折发生率最高，其次为下段，上部最少。常见的主要有粉碎性骨折、横行骨折、斜行或螺旋形骨折，粉碎性与横行骨折也称"不稳定性骨折"。大多数肱骨干骨折通过非手术治疗可获得较好的疗效。正确的非手术及手术治疗需要对肱骨的解剖、骨折类型、患者的伤前活动水平和期望获得的结果都有所了解。

肱骨干骨折的分型主要为 AO 分型（1978 年，Muller 等提出各长骨的各个解剖部位以数字表示，每个部分按骨折位置分为三类，每类按骨折形态复杂性又分为三组及其亚型长管状骨骨折的综合分类系统，即所谓"AO 分型"）。A 型骨折：简单骨折；A1 型为简单螺旋骨折；A2 型为简单斜行骨折≥30°；A3 型为简单横断骨折 <30°。B 型骨折：合并一附加的骨折块：楔形或蝶形骨折块；B1 型指螺旋楔型骨折；B2 型是弯曲楔型骨折；B3 型是粉碎楔型骨折。C 型骨折：复杂骨折，如复

杂螺旋骨折、双骨折或粉碎骨折；C1 是螺旋形复杂骨折；C2 是多段复杂骨折；C3 是不规则复杂骨折。

二、 临床特点

肱骨骨折大多是由于直接或间接暴力造成的。最常见的损伤机制包括高处坠落时上肢外展、摩托车祸伤以及上臂直接受力所致。肌肉极度收缩也可造成肱骨干骨折。老年人摔倒造成的肱骨干骨折往往不形成粉碎状。高能量损伤常常造成粉碎性骨折以及软组织的严重损伤。由于许多肌肉的附着点均在肱骨上，所以一旦骨折发生，常会因为肌肉的牵拉，导致骨折端移位，外角短缩及旋转畸形，在肱骨中下 1/3 后外侧桡神经沟内有桡神经通过，紧贴骨面下行，此处发生骨折，常导致该神经损伤。另外下 1/3 骨折易发生骨不连。

伤后上臂立刻出现局部疼痛、局部压痛、肿胀、皮肤淤血斑、畸形、上肢活动障碍，用手触之有异常活动，检查时发现上臂有假关节形活动，可触及骨擦感同时可闻及骨擦音（不可刻意去检查，以免加重损伤，甚至造成桡神经损伤）。根据受伤史、局部体格检查一般可诊断。拍 X 线片可明确骨折类型、部位和移位方向，并有助于不完全性或无移位骨折的诊断，X 摄片应包括上、下两个关节。肱骨干骨折患者应常规检查有无神经、血管的损伤。肱骨后有桡神经通过，肱骨中、下段骨折应注意桡神经合并伤，合并桡神经损伤的骨折约占 5%~10%。如果伴有桡神经损伤，可出现"垂指、垂腕"征、腕关节、各手指掌指关节不能背伸，伸拇指障碍、前臂旋后障碍，手背桡侧半皮肤感觉障碍，特别是虎口区感觉减退或消失最为明显。

肱骨干骨折也可合并肱动脉损伤。检查时应注意甲床的充盈情况、皮肤温度及远端动脉（尺动脉及桡动脉）搏动情况，两侧对比较有意义，必要时可行彩色多普勒、磁共振（MRI）血管成像或血管造影检查，以明确有无合并血管损伤。

三、 康复评定

有明确的肱骨干骨折的外伤史，已经过手法整复，外固定或钢板内固定，髓内钉固定手术病史，有伤后 X 线片及术后的 X 线片或近期的 X 线片。伤后 3 周以内，肩关节不会发生较严重的活动障碍，肌肉萎缩不明显，肌力可达Ⅳ级，肩部固定 4~6 周，肩关节可发生运动障碍，肌力下降，肌肉萎缩明显，常累及肘关节活动受限。骨折累及桡神经，伤后即可出现"垂腕、垂指"征及手背部桡侧半皮肤感觉异常或消失。

1. 肌电图检查，可明确诊断神经损伤的部位和程度。

2. 检查局部皮肤是否正常，有无破溃、窦道、畸形，是否肿胀、压痛，有无异常活动。

3. 用软尺测量，上臂、前臂的周径（与健侧对比测量更好）。

4. 徒手肌力检查：三角肌、背阔肌、胸大肌、肱二头肌、肱三头肌等。

5. 关节活动度检查，用量角器测量肩关节前屈、后伸、外展、内收、内外旋的活动度及前臂的旋前旋后，肘关节的伸、屈活动度。

6. 临床愈合标准，骨折断端局部无压痛、局部无纵向叩击痛、骨折断端无异常活动（主动或被动）、X 线片显示骨折线模糊，有连续性骨痂通过骨折断端骨折线、外固定解除后，肢体能达到以下要求：上肢向前伸手持重 1kg 达 1 分钟，连续观察 2 周，骨折断端不发生畸形。

四、 康复治疗

肱骨干骨折康复治疗的主要目的是促进骨折愈合，尽快恢复肩肘关节活动范围，同时恢复肩肘关节周围肌肉力量，避免产生关节功能障碍而影响日常生活能力。

综合考虑影响骨折愈合的全身因素，小儿肱骨干骨折患者一般4~6周基本可以愈合，而成人则多需6~8周，也有学者认为需8~10周方能愈合。康复训练方案如下：骨折经钢板或髓内钉等内固定手术后，1周内主要是休息，制动，有利于组织的修复，肱骨干骨折内固定效果确切，术后常能早期活动。术后3天内疼痛反应比较明显，可以做手和腕部的主动活动，逐渐过渡到上臂肌群的主动等长收缩，同时辅以消肿的PRICE原则；3天以后疼痛反应减轻，即可在健肢的帮助下开始肩和肘关节的被动活动，在2~3天内增加至全幅度活动度，可以进行手指的屈伸指练习，腕关节的背伸、屈曲练习，上臂前臂肌群的等长收缩练习；局部可做红外线或紫外线光疗，使局部血液循环加快，起到消炎、消肿、促进切口愈合的作用。

术后1周可以开始上肢肌群的主动等张练习，有条件的可做等速练习，以及肩和肘关节的主动运动，此期患肢不应负重。如使用夹板或者石膏固定的保守治疗，不宜进行肩和肘关节的活动。

2~3周后，站立位，主动耸肩练习10~20次，肩关节放松自然下垂，10次为1组，持续30秒；做胸上肌、背阔肌群收缩练习；三角肌保护性的无阻力收缩练习，持续时间及次数由治疗师自行掌握，以无疼痛为限；肩关节钟摆活动，10次1组，做2~3组为宜；增加前臂的内外旋度练习，10次1组，做2~3组。肘关节可做屈伸功能练习，主动收缩为主，不增加阻力，以患者感觉疲劳为限。注意：肩关节及肘关节不宜进行肌肉抗阻力量训练。

3~4周后，除肌力仍稍弱外，整个患肢的功能即可接近于完全恢复。在肱骨骨折术后的康复训练中，主要涉及肩和肘两个关节，肩关节的活动度及肌力训练方法恰如前述。肘关节本身是一个单轴关节，仅能做屈曲和伸展两个动作，相应配置了屈肌群和伸肌群两组肌肉。但是，肘关节的固定必然会累及前臂的旋转功能，而且在前臂的旋转动作中，旋后的力量主要来自前臂肌群中的旋后肌群。因此，肱骨骨折后的康复内容必须包括前臂旋转功能的训练。

4~6周后，在上述练习的基础上，视骨折愈合情况进行上臂肱二头肌和肱三头肌的等长肌力训练，可适当增加肘、前臂和腕的抗阻力练习，同时注意加强前臂的内外旋功能训练。

6~8周后，患侧上肢自然下垂，以肩关节为轴心，做主动环转练习，借助肋木、高吊、滑轮、墙壁拉力器、橡皮带、体操棒等器械进行功能练习。

如果患者不能及时进行早期康复治疗而出现肩肘关节的功能障碍，则采用关节松动术进行康复治疗，手法同肩关节脱位，即可达到满意的疗效。

由于肱骨有内固定物，可采用蜡疗：①盘蜡法，置于肩、肘、腕及局部，每日1次，每次20~30分钟，15天为一疗程；②光疗：红外线、紫外光线局部照射。慎用电疗等物理治疗手段，在肩、腕关节或经手法复位的，可用干扰电治疗或超声波、磁疗、超短波治疗等方法促进骨愈合及功能恢复。

未经手术内固定，采取手法复位外固定的肱骨干骨折，相对来讲制动的时间要长一些，其稳定性也不能等同内固定，2周后可做手、腕的伸屈主动练习，配合作业治疗，增强手部的灵活性；4~6周以后，做三角肌、背阔肌、胸大肌、肱二头肌、肱三头肌的无阻力自主活动练习，前臂、手、腕可做抗阻力练习；8~12周，进行全关节活动练习和肌力恢复练习，由于制动时间长，往往易发生肩、肘关节功能障碍，虽经康复治疗，肩、肘关节活动范围恢复正常时间也相对较长。

合并有桡神经损伤，应该加强伸指、伸腕肌的功能训练，辅助腕、手功能位支具佩戴，和经皮神经电刺激疗法或神经肌肉电刺激疗法，每日1次，10次为一疗程。2~3个月做一次肌电图检查，评估神经的生长速度和肌肉功能恢复的情况。神经损伤的患者禁忌浸蜡治疗，防止烫伤。

第三节　肘部骨折与脱位

一、概述

肘关节由肱骨下端和尺骨、桡骨上端构成，由三个关节即肱尺关节、肱桡关节和桡尺近侧关节共同包裹在一个关节囊内组成的复合关节。可做屈曲、伸展运动，也参与前臂的旋前和旋后运动。其中肱尺关节由肱骨滑车与尺骨滑车切迹构成，属滑车关节，可绕额状轴作屈伸运动。肱桡关节由肱骨小头与桡骨头关节凹构成，是球窝关节，可作屈伸和回旋运动。桡尺近侧关节由桡骨环状关节面与尺骨的桡切迹构成，为圆柱形关节，只能作旋内、旋外运动。肘部骨折与脱位常见的有肱骨髁上骨折、肘关节脱位。

（一）肱骨髁上骨折

肘部骨折最常见的是肱骨髁上骨折，即肱骨干与肱骨髁交界处发生的骨折。肱骨髁上区域的解剖特点是局部扁而宽，前有冠状窝，后有鹰嘴窝，之间仅一薄层骨质。因此，肱骨髁上骨折成为儿童期最常见的骨折类型，约占肘部骨折的60%，以3~8岁儿童，最为多见。肱骨髁上骨折多为间接暴力引起，往往在跌倒时，用手支撑外力，由前臂上传，加之身体前倾产生的剪切力，同时肘关节囊及侧副韧带相对较牢固，故在肘部损伤时不易发生脱位而是在骨皮质与骨松质交界区的特殊结构处发生骨皮质断裂。

根据暴力的不同和移位的方向可分为伸直型（肱骨近折端向前下移位，远折端向后上移位）和屈曲型（肱骨近折端向后下移位，远折端向前移位）。伸直型肱骨髁上骨折的近折端向前下移位可能损伤正中神经和肱动脉，成人的肱骨髁上骨折常以直接暴力所致的粉碎性骨折多见，占肱骨髁上骨折的90%以上。此外，若致伤暴力含有使肘外翻或内翻的作用倾向，则骨折远端可合并有尺侧或桡侧偏，因此上述两类又分别可分为尺偏型和桡偏型。

（二）肘关节脱位

肘关节是由肱骨下端、桡骨小头和尺骨鹰嘴组成。构成肘关节的肱骨下端呈内外宽厚，前后薄扁。侧方有坚强的韧带保护，关节囊前后部相当薄弱。肘关节的运动主要是肱尺关节进行屈伸活动和上尺桡关节的旋转活动。肘关节伸直时，内、外上髁与尺骨鹰嘴尖端在一条直线上，肘关节屈曲90°时，此三点形成一等腰三角形，这种骨性标志有无改变，对鉴别肘关节脱位与骨折有重要意义。肘关节脱位系指肱尺关节脱位，由于尺骨冠状突较鹰嘴突小，对抗尺骨向后移动的能力要比对抗向前移动的能力差，所以肘关节后脱位远比其他方向的脱位常见。

肘关节脱位是常见的脱位之一，其发生率仅次于肩关节脱位，占大关节脱位的第二位，患者大多以青少年和壮年为主，而幼年和老年较少见。往往在跌倒时，暴力通过手掌达肘关节过度伸直，其冲击力使肱骨前部肌肉及肘关节囊撕裂，部分韧带损伤，尺骨鹰嘴突后移，形成肘关节后移位，重度后移还有可能造成正中神经、尺神经损伤。

肘关节脱位一般有前脱位、后脱位和多方脱位，以后脱位最常见。跌倒时用手撑地，关节在半伸直位，作用力沿尺、桡骨长轴向上传导，使尺、桡骨上端向近侧冲击，并向上后方移位。当传达暴力使肘关节过度后伸时，尺骨鹰嘴冲击肱骨下端的鹰嘴窝，产生一种有力的杠杆作用，使止于喙突上的肱前肌和肘关节囊前臂撕裂。肱骨下端继续前移，尺骨鹰嘴向后移，形成肘关节后脱位。由于暴力方向不同，尺骨鹰嘴除向后移位外，有时还可向内侧或外侧移位。在肘屈曲位时，肘后受到直接暴力作用可以引起前脱位，前脱位多伴有尺骨鹰嘴骨折。若存在先天性尺骨滑车切迹浅，或因急性肘关节后脱位后引起肘关节囊以及尺、桡侧副韧带松弛，可以引起肘关节习惯性脱位。

二、 临床特点

（一）肱骨髁上骨折

常有局部外伤或患儿跌倒外伤病史，肘部疼痛、肿胀、皮肤瘀斑或张力性水疱，局部压痛明显，手触之有骨擦音及骨折端，严重的屈曲型骨折，折端可能穿透皮肤，外磨形成开放性骨折，肘关节活动障碍。跌倒时手撑地外伤者，肘关节呈半屈曲位，肘后突出，肘前软组织向前突出，局部可触及骨折端；跌倒时肘关节处于屈曲位，肘后方着地者，肘上方压痛，肘后可触及骨折端，肘窝上方软组织向前突出。X线片检查可确诊骨折的类型，移位的程度等。

还要注意手的颜色和温度变化，感觉及运动功能的改变，脉搏的跳动情况，考虑是否合并了肱动脉和桡神经、尺神经、正中神经的损伤，其中以正中神经损伤较为多见，桡神经次之，尺神经最少。同时骨折时易损伤和压迫筋膜于骨折断端之间，引起前臂缺血导致骨筋膜室综合征影响功能恢复。

（二）肘关节脱位

1. 有手着地跌倒的外伤史及局部症状。
2. 脱位特殊表现：肘关节处于半伸位不敢运动，患处肿胀。
3. 局部触痛明显，肘关节明显畸形，肘窝部饱满，前臂外观变短，尺骨鹰嘴后突，肘后部空虚，有凹陷；关节弹性固定于120°~140°，只有微小的被动活动。
4. 肘后三角关系完全破坏。
5. X线片可了解脱位的情况。
6. 后脱位时有时合并尺神经损伤及其他神经损伤、尺骨冠状突骨折，前脱位时多伴有尺骨鹰嘴骨折等。

三、 康复评定

（一）肱骨髁上骨折

有明确的外伤史，已经过手法复位、外固定或手术内固定，有伤后的临床诊断，明确骨折征象的X线片和术后及近期X线片，长时间固定后引起肩肘关节功能障碍，肌肉发生不同程度萎缩。合并有正中神经损伤，可出现拇外展功能障碍，大鱼际肌肉萎缩，掌侧拇、示、中指腹及环指桡侧半皮肤感觉异常或消失等症状。

影像学检查：伸直型肱骨髁上骨折的特点：骨折线位于肱骨下段鹰嘴窝水平或其上方，骨折的方向为前下至后上，骨折向前成角，远折端向后位移。屈曲型肱骨髁上骨折的特点：骨折线可为横断，骨折向后成角，远折端向前移位或无明显移位。粉碎型肱骨髁上骨折的特点：多属肱骨髁间骨折，骨折线形状可为 T 形和 Y 形。

其他常规评定参考肱骨干骨折。

（二）肘关节脱位

肘关节脱位已经在临床复位和固定，局部可以有肿胀、疼痛、活动受限，有复位前后的 X 线片。其他常规评定参考肱骨干骨折。

四、康复治疗

（一）肱骨髁上骨折

肱骨髁上骨折康复治疗的主要目的是促进骨折愈合，尽快恢复肩肘关节活动范围，预防肌肉萎缩和肌力下降。

骨折经手法复位、外固定或手术内固定后 1 周，要注意肘关节的固定（外固定要牢固，且一定要注意局部和前臂的皮肤肿胀情况，手指的颜色及感觉）和制动。可以做手指的屈、伸，腕关节的掌屈、背伸练习。伸直型可加强肱二头肌，屈曲型做肱三头肌的等长收缩练习，旋前圆肌、旋后肌的等长练习依据情况而定。

局部可行蜡疗，盘蜡法，紫外线光治疗，未做内固定可做超短波以及超声波治疗，以促进消炎，使切口愈合，消除水肿。

2~4 周：①肩关节的前屈、后伸、外展、内收功能练习，以主动为主，辅以部分抗阻训练；②肱二头肌、肱三头肌的等长收缩练习，手术内固定治疗者，可小幅度主动屈伸肘关节；③手、腕的伸、展、抗阻练习和旋前圆肌、旋后肌的抗阻练习；④辅以物理治疗和作业治疗。注意：避免肩关节内外旋转动作，切忌肘关节任何被动活动练习，肘关节勿做肌肉力量训练和负重提物。

4~8 周，加大肘关节屈伸主动活动幅度，应避免任何肘关节扭转动作，促进肘关节的功能恢复。同时注意肘关节勿做肌肉力量训练。

手法复位的小儿患者可在 4 周后去除外固定行功能训练，成人至少在 6 周以后方可功能训练。在训练前要拍 X 线片，检查骨愈合的情况，防止出现因骨愈合不佳而产生的移位或骨不连。可以辅助蜡疗、光疗、电疗（无金属固定物处或手法整复的骨折）、作业治疗等。

术后 3 个月行 X 线片检查，视骨折愈合情况，去除内固定。

8~12 周，可行患肢的全方位功能训练，辅助吊轮、墙拉力器、肋木、肩腕关节训练器、橡皮带等器械进行练习。伸直型侧重恢复屈曲功能，屈曲型着重恢复伸直肘关节功能，物理治疗同时进行。

伤后未经功能康复的患者，会出现程度不同的肩、肘、腕关节的功能障碍，特别注意来诊前是否因肘关节伸屈功能障碍，而采取过"粗暴"的伸、屈肘关节练习。立即拍肘关节的 X 线片，如果在骨折周围组织内有一片白色云雾状阴影，密度较深或有骨样密度，局部肿胀，触之硬韧感，关节运动障碍明显，即可提示骨化性肌炎已经发生，此时需将肘关节制动，三角巾或石膏托固定于胸前，避免做肘关节的功能练习，待局部疼痛消失，摄 X 线片见骨化缩小，边缘影像清晰后，可进行无痛的关节功能训练与主动训练，必须是在关节运动限制区域进行，不要过度牵伸。

（二）肘关节脱位

肘关节脱位康复治疗的主要目的是通过快速无创的复位后，促进软组织损伤的修复，避免关节功能障碍出现，强化肌肉力量和关节稳定性训练，避免习惯性脱位的发生。肘关节脱位伴有关节囊、侧副韧带和关节周围软组织的广泛损伤，有时还伴有尺骨冠突骨折，故造成的功能损害常较肱骨髁上骨折更严重，经过复位的肘关节因为有关节囊及周围组织的损伤，愈后很难恢复到正常范围，康复治疗特别重要。

复位后 1~2 天，开始肩与腕及手部功能主动运动。逐步增加肩与指的抗阻肌力练习。肘部疼痛减轻时，立即开始肱二头肌和肱三头肌的静力性收缩练习。术后第 2 天开始手与肩的主动运动。

复位后 1 周，增加指与肩的抗阻肌力练习；腕屈伸的静力性收缩练习；肱二头肌静力性收缩练习。

2~3 周，肩、腕、手的抗阻力练习；肱二头肌、肱三头肌的等长收缩练习；继续辅助物理因子治疗，可以作业治疗，提高日常生活能力。

3~6 周，去除外固定后：①肘关节主动屈伸功能训练。②前臂的旋转练习及上述的抗阻力练习。③辅助吊轮、墙壁拉力器、橡皮带等器械进行功能训练。④物理因子治疗：超短波，微热至温热量，每日 1 次，每次 15 分钟。可改善局部血液循环，消炎止痛，缓解肌肉痉挛；热疗，如 TDP、蜡疗、中药熏蒸等，可改善血液循环，消炎止痛。⑤关节松动术应用，手法要轻柔，力量过大的强制性伸肘会导致周围组织出血渗出，严重可发生骨化性肌炎，造成肘关节不可逆的强直性改变。⑥合并有神经损伤可行神经肌肉电刺激及神经营养药物治疗，失神经支配的肌肉做被动牵伸训练，防止肌肉萎缩。定期复查肌电图，提示神经恢复的程度。

第四节　尺桡骨骨折

一、概述

前臂由尺骨、桡骨共同组成支架，连接肱骨及腕骨。尺骨近端大而远端小，为构成肘关节的重要组成部分。桡骨相反，近端小而远端大，为构成腕关节的重要组成部分。前臂包括桡尺近侧关节、桡尺远侧关节和前臂骨间膜组成，其中桡尺近侧关节由桡骨环状关节面与尺骨的桡切迹构成；桡尺远侧关节由尺骨头环状关节面与桡骨的尺切迹构成；前臂骨间膜是强韧的纤维膜由桡骨斜向下内至尺骨，连接桡、尺骨的相对缘。前臂骨折中最常见的为尺桡骨骨折，约占全身骨折的 6%，且多见于青少年。

1. **解剖特点**　桡、尺骨通过上下桡尺关节及骨干间的骨间膜紧密连接。通过上、下桡尺关节的联合运动，使得前臂有较好的旋转功能。腕和手的伸、屈肌肉，肌腱均在前臂。在日常生活和社会活动中极易造成损伤。尺桡骨干双骨折，桡骨远端骨折是最常发生的骨折，一旦骨折，往往造成部分或全部的功能丧失，尤其是尺桡骨双骨折，骨折常发生在不同平面上；骨折时，除暴力作用外，骨折断

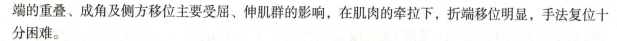

端的重叠、成角及侧方移位主要受屈、伸肌群的影响，在肌肉的牵拉下，折端移位明显，手法复位十分困难。

2. 损伤机制 由于直接暴力、间接暴力及扭转暴力从而导致尺、桡骨同时骨折在前臂骨折中较为常见，多发于青少年，尺桡骨双骨折可发生重叠、成角、旋转及侧方移位四种畸形。尺桡骨干双骨折依据其受伤机制分为直接暴力骨折和间接暴力骨折及扭转暴力骨折。由于重物直接打击，车轮或机器压榨，刀砍伤等导致的前臂双骨折为直接暴力骨折，骨折线处于同一平面，骨折多为横形和粉碎性；跌倒时手掌着地，暴力通过腕关节上传至桡骨，造成桡骨骨折，暴力继续作用通过骨间膜作用于尺骨造成尺骨骨折，称间接暴力骨折，桡骨骨折线多在中上段，尺骨骨折线多在下段，骨折多为横形和短斜形；跌倒时身体向一侧倾斜，前臂过度旋前或旋后，导致的尺、桡骨折为扭转暴力骨折，多数由尺骨内上斜向桡骨外下，骨折线方向一致，尺骨干骨折线在上，桡骨骨折线在下，尺骨的骨折面高于桡骨骨折面。尺骨和桡骨上有很多肌肉附着点，起点及止点分布分散，当受暴力发生骨折时，由于肌肉的牵拉，可使尺骨和桡骨的骨折端发生复杂的移位，导致复位困难。

3. 分型 按骨折的部位可分为：近段、中段和远段骨折。按 AO 分型分为，A 简单骨折：①尺骨骨折，桡骨完整；②桡骨骨折，尺骨完整；③尺桡骨简单双骨折。B 楔形骨折：①尺骨楔形骨折，桡骨完整；②桡骨楔形骨折，尺骨完整；③一骨楔形骨折，另一骨楔形或简单骨折。C 复杂骨折：①尺骨复杂骨折，桡骨完整；②桡骨复杂骨折，尺骨完整；③尺骨桡骨双骨复杂骨折。

二、 临床特点

尺桡骨干双骨折可因直接暴力或间接暴力所致。伤后前臂肿胀、疼痛，活动明显受限，前臂旋转功能尤为显著，严重的前臂畸形，局部压痛，可触及骨擦感及骨折端，拍 X 线片可以明确骨折的部位、类型及移位的程度。摄片时注意应包括桡尺上关节以及桡尺下关节，以防漏诊。由直接暴力引起的骨折，两骨多在同一平面骨折，骨折多呈横断或粉碎；传导暴力引起者，桡骨骨折多发生在中或上 1/3，常为横断骨折，而尺骨骨折多发生在较低平面，常为斜形骨折；因扭转暴力引起的尺桡骨骨干双骨折则桡骨骨折平面在其远端而尺骨在其近端。

三、 康复评定

1. 已经过临床医生手法复位或手术内固定处理。
2. 请患者提供历次住院或门诊病历以及伤后及复位或手术内固定术后的 X 线片。
3. 局部皮肤是否红肿，皮肤瘀斑有无破溃及畸形。
4. 测量肢体周径，测定肌力等级。
5. 肩、肘、腕、手的关节活动度的测量。
6. 疼痛的评定。
7. 有神经损伤应做相关运动、感觉的检测。

四、 康复治疗

尺桡骨骨折康复治疗的主要目的是促进骨折愈合，尽快恢复前臂旋前、旋后活动，预防肌肉萎缩和肌力下降，促进上肢功能恢复。

手法复位或手术内固定术后1周内，以制动为主，不可负重，特别手法复位的要经常检查外固定情况防止松动导致畸形愈合，局部光治疗或超短波治疗（无金属固定物），注意手指的血液循环及感觉变化，防止骨筋膜室综合征的发生。术后第一天，患肢肌肉的等长收缩，包括肱二头肌，肱三头肌的等长收缩；肩关节及手的主动运动，包括：屈曲、伸展、内收、外展及内外旋的主动和手的握拳练习、手指的对指训练，活动时避免引起前臂的旋转，每日2次，每次20分钟。内固定术后在拔出引流管后即可在不引起疼痛的前提下进行肘关节的CPM治疗。

2~3周，肩关节伸屈、外展、内收功能练习，肘关节及腕手关节，手关节的主动功能练习（手法复位的功能练习可适当延后进行），前臂的旋内、旋外练习，要轻柔进行。

4~6周，逐渐增大肘、腕关节活动幅度，增加肩关节和腕、手关节的抗阻力训练，自主的前臂内外旋功能练习，避免前臂被动活动，内固定手术的可去外固定物，通过器械进行训练，行作业治疗，增加日常生活能力训练，注意前臂勿过度受力。

7~9周，去除外固定后进行肩、肘、腕、手关节的功能练习，着重训练前臂的内外旋功能，可借助器械和抗阻力训练，增加作业治疗，如吃饭、梳头、系纽扣等提高日常生活能力，有肩、肘、腕、手功能障碍（未经过早期康复训练）的可做具体关节松动术治疗和作业治疗，辅助物理因子治疗：①超短波：消炎，消除水肿。患肘对置，采用无热量，时间8~10分钟，每日1次，5~7天为一疗程。②磁疗：可促进骨痂生长，消肿，消炎，镇痛。每日1~2次，每次40分钟，10~15天一疗程。③蜡疗：采用盘蜡法，温热量，时间20~30分钟，每日1~2次，10~15次一疗程。④中药熏蒸治疗：采用活血化瘀药物，温热量，30分钟，每日1~2次，10~15天一疗程。⑤冷疗：可采用冷敷或者冷空气治疗，常在运动后使用，每次10~15分钟。有止痛、消肿、减少渗出的作用。⑥音频治疗：患肘对置，耐受量，每日1~2次，15~20天一疗程。可以松解粘连，软化瘢痕。⑦超声波疗法：松解粘连，软化瘢痕。采用直接接触移动法，1~1.25W/cm²，每次5~15分钟，10~15天一疗程。

第五节　桡骨远端骨折

一、概述

桡骨远端骨折是指桡骨远端距关节面2~3cm以内的骨折，包括向背侧移位的Colles骨折、背侧Barton骨折；向掌侧移位的Smith骨折，掌侧Barton骨折和Chauffeur骨折。多为闭合骨折且多发生于老年妇女、儿童及青年。桡骨远端骨折通常分为关节内骨折和关节外骨折。

桡骨远端骨折按骨折形态可分为五型：

Ⅰ型：关节外干骺端的折弯骨折，如Colles骨折（背侧成角）（图3-1）或Smithomas将Smith骨折分为三型（图3-2）。

1型：骨折线为横行，自背侧通达掌侧，未波及关节面，骨折远端连同腕向掌侧移位，向背侧成角。

2型：骨折线斜行，自背侧关节面的边缘斜向近侧和掌侧，骨折远端连同腕向掌侧及近侧移位。

3型：桡骨下端掌侧缘骨折，骨折线斜行通达关节面，远骨折端为三角形，连同腕向掌侧及近侧移位，腕关节脱位状。

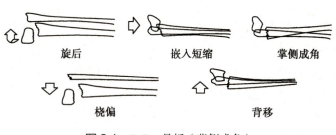

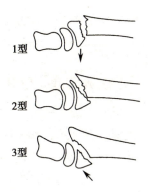

图 3-1 Colles 骨折（背侧成角）　　　　　　图 3-2 Smith 骨折

Ⅱ型：关节内骨折。由于剪切应力所致，包括背侧 Barton 骨折、掌侧 Barton 骨折及桡骨茎突骨折。掌侧 Barton 骨折多为摔倒时手背着地，应力沿腕骨冲击桡骨远端的掌侧缘造成骨折。骨折块较背侧 Barton 骨折小，向近侧及掌侧移位，腕骨随之半脱位（图 3-3）。

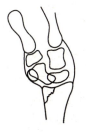
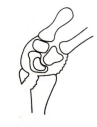

Ⅲ型：是由于压缩性损伤所引起的关节内骨折和干骺端嵌插。

Ⅳ型：是桡腕关节骨折、脱位并有韧带附着处的撕脱骨折。

Ⅴ型：是由于多个力和高速造成的广泛损伤。

图 3-3 Barton 掌侧缘骨折

二、临床特点

桡骨远端骨折，常发生在桡骨远端 2~3cm 范围内的松质骨，也称 Colles 骨折，多发于中老年人，女性多于男性。如果跌倒时手背着地骨折远端向掌侧与尺侧移位，临床上称为 Smith 骨折。

三、康复评定

了解骨折类型及临床治疗方式，着重在腕关节的主被动屈曲、背伸、尺偏、桡偏及前臂旋前、旋后的关节活动度评定，手功能评定。恢复期就诊患者进行肩关节、肘关节活动度评定。

四、康复治疗

无论手法复位或切开复位，术后均应早期进行手指屈伸活动。4~6 周后可去除外固定，逐渐开始腕关节活动。康复的重点是帮助患者重获手及上肢的运动功能。骨折稳定性、固定强度及软组织损伤范围将决定着每个愈合阶段的治疗进度。要和医师直接交流以明确注意事项并制定切实可行的康复方案。

（一）消肿止痛

1. 物理因子治疗　微波、超短波：无热量，每次 10 分钟，每日 1 次，10 次为 1 疗程。微波、超短波，有金属内固定者禁用。

2. 抬高患肢，将患肢持续性抬高，伤手高于心脏水平线。

3. 按摩　在伤肢抬高位，作向心性按摩，促进静脉回流。

4. 等张压力手套　穿戴时应使指蹼区与手套紧贴，否则指蹼区没有压力，将成为水肿液滞留区。

（二）松解粘连、软化瘢痕

1. **超声波疗法**　接触移动法，0.5~1.0W/cm²，每次 5~15 分钟，每日 1 次，10~15 次为 1 个疗程。
2. **音频电疗**　用条状电极，并置，每次 20 分钟，每日 1~2 次，15 次为 1 疗程。
3. **蜡疗法**　蜡饼法，每次 30 分钟，每日 1~2 次，15 次为 1 疗程。
4. **牵拉瘢痕组织的被动运动**　牵拉力量要逐渐加大，牵伸到极限时应维持短时间，然后再放松。这类运动与蜡疗、按摩手法配合进行，效果更好。

（三）运动疗法

1. **伤后 1~4 周**　腕关节石膏固定，为避免整个上肢的功能下降以及其他并发症的发生，应尽早并尽量多活动肘关节及肩关节。

2. **伤后 4~8 周**

（1）经 X 线复查后允许，打开石膏，进行无痛范围的腕关节活动。腕关节主动活动练习：必须轻柔有控制，不得引起明显疼痛。练习后即刻冰敷。

（2）可以开始轻柔的"张手握拳"练习：必须轻柔有控制，不得引起明显疼痛。练习后即刻冰敷。

（3）腕掌屈：患侧前臂置于桌面固定，手心向上，治疗师的手或患者健侧手握住患侧手背，被动向上抬手腕，缓慢用力，至动作极限保持 10 秒，10 次 / 组，每日 2 组。

（4）腕背伸：患侧前臂置于桌面固定，手心向下，治疗师的手或健侧手握住患侧手心，被动向上抬手腕，缓慢用力，至动作极限保持 10 秒，10 次 / 组，每日 2 组。

（5）腕桡侧屈：手臂平放床上或桌上，手悬出床 / 桌面之外，手心向内侧。手指并拢，向上偏到极限。缓慢用力，至动作极限保持 10 秒，10 次 / 组，每日 2 组。

（6）腕尺侧屈：手臂平放床上或桌上，手悬出床 / 桌面之外，手心向内侧。手指并拢，向下偏到极限。缓慢用力，至动作极限保持 10 秒，10 次 / 组，每日 2 组。

（7）可做轻微的抓握练习及手指关节活动度的练习。必须在无痛范围内，非常缓慢轻柔地练习。

3. **伤后 8~12 周**

（1）强化腕关节活动度练习。可以配合蜡疗、中频电疗。

（2）强化腕关节肌力练习：①腕掌屈：坐位，前臂置于桌面，手心向上，手中握一重物作为负荷，如哑铃等，腕屈曲到最大范围坚持 5 秒，再缓慢放下为一次。10 次 / 组，组间休息 30 秒，2~4 组连续练习，每日 1~2 次。②腕背伸：坐位，前臂置于桌面，手心向下，手中握一重物作为负荷，如哑铃等，腕背伸到最大范围坚持 5 秒，再缓慢放下为一次。10 次 / 组，组间休息 30 秒，2~4 组连续练习，每日 1~2 次。③腕桡侧偏：坐位，前臂置于桌面，腕关节伸直，拇指在上，手中握一重物作为负荷，如哑铃等，向上侧偏到最大范围坚持 5 秒，再缓慢放下为一次。10 次 / 组，组间休息 30 秒，2~4 组连续练习，每日 1~2 次。④腕尺侧偏：坐位，前臂置于桌面，手悬于桌面外，腕关节伸直，拇指在上，手中握一重物作为负荷，如哑铃等，向下侧偏到最大范围坚持 5 秒，再缓慢放下为一次。10 次 / 组，组间休息 30 秒，2~4 组连续练习，每日 1~2 次。

（3）功能化练习：加强腕关节旋转，提高腕关节灵活性的练习。

4. **伤后 12 周**　根据 X 线检查骨骼愈合情况，逐渐恢复正常活动。

注意：涉及骨折部位的动作要根据骨折情况酌情进行。

5. 注意事项

（1）肩关节及手部僵硬是桡骨远端骨折常见的并发症。关节僵硬常是由于制动、创伤和患肢肌力下降所致。鼓励患者进行轻微的功能活动以防御僵硬。当桡骨远端骨折应用外固定治疗时，应特别注重拇指与其余四指的练习。可能会发生屈肌腱和伸肌腱的粘连。应进行肌腱滑动练习以促进指浅屈肌和指深屈肌各肌腱的分别滑动。也要进行指总伸肌的滑动练习，以促进手指单一性伸展和防止内在肌腱缩短。可以运用屈曲手套来增加掌指关节和指间关节的被动屈曲度。如果外在屈肌紧张，那么晚上应使用静态背伸位支撑夹板。可以使夹板逐渐重塑，使其随着时间而增大背伸角度。极度疼痛并伴有未解决的关节僵硬、肿胀、高度敏感性和皮肤光亮，可能是局部复合性疼痛综合征（CRPS）的早期征象。注意到的任何异常症状都应立即报告给康复医生或相关骨科医师。

（2）当骨折处能经受住一定的压力和抵抗力时，康复治疗就进行第三阶段。这通常在 8~12 周时。是否进入这一阶段主要取决于 X 线片中骨折的愈合情况。此时要增加被动伸展训练与关节活动练习，以达到最大的活动度。可进行关节松动术。

腕关节松动术：每日 2 次。治疗前，先用蜡浴或蜡饼法，进行患部蜡疗，30 分 / 次。该松动范围包括：桡腕关节、下尺桡关节和腕间关节。继关节松动术后，患者进行腕关节和手掌指关节，指间关节的各运动方向的全范围主动活动，每日 2 次，30~40 分 / 次。练习强度以患者的耐受量为宜。

1）桡腕关节松动：①牵拉 / 挤压：一般松动，缓解疼痛。患者坐位，肢体放松，屈肘，前臂旋前放置于桌面，治疗师面对患者，一手固定前臂远端，另一手握持腕关节的近排腕骨处，作纵向牵拉、挤压桡腕关节。②前后 / 后前滑动：增加屈腕和伸腕 ROM。患者前臂中立位，治疗师一手固定前臂远端，另一手握持近排腕骨部，在轻微的牵引下，分别向背侧、掌侧滑动近排腕骨。③尺侧 / 桡侧方向滑动：增加桡偏和尺偏的 ROM。患者前臂旋前位，治疗师一手固定桡骨远端，另手握持近排腕骨部，在轻微牵引下，分别向尺侧或桡侧滑动桡腕关节。④旋前 / 旋后滑动：作用为增加腕关节旋转 ROM。治疗师一手固定前臂远端，另手握持近排腕骨部，分别将腕骨作旋后、旋前的转动。

2）下尺桡关节前后 / 后前位滑动：增加前臂旋前、旋后的 ROM，患者前臂旋后，治疗师双手分别握持桡尺骨的远端，拇指在掌侧，其余手指在背侧，尺侧手固定，桡侧手的拇指将桡骨远端向背侧推动。患者前臂旋前位，治疗师的拇指在背侧，其余手指在掌侧。治疗师的桡侧手固定，尺侧手的拇指将尺骨远端向掌侧推动。

3）腕骨间关节前后 / 后前位滑动：增加腕骨间和屈腕、伸腕的 ROM。患者前臂旋后，治疗师双手拇指分别放在相邻腕骨的掌面，示指放在相应腕骨的背面，一手固定，另一手向背侧推腕骨。患者前臂旋前位，治疗师双手拇指分别放在相邻腕骨的背面，示指放在相应腕骨的掌面，一手固定，另一手向掌侧推腕骨。

继关节松动术后，嘱患者进行腕、手指各关节的全范围主动活动，每日 2 次，30~60 分 / 次，强度以患者能耐受为标准。

增强肌力、增加灵巧度及整体协调功能的锻炼，从日常生活活动和职业劳动中有针对性选择一些作业活动进行训练。强度由小到大，难度由易到难。如用锤子训练腕关节屈伸和桡尺偏功能；使用门把关开门，训练前臂旋转。练习梳头和向后背抓痒，训练整个上肢的协调动作。

（3）桡尺关节远端僵硬和腕关节活动范围受限是桡骨远端骨折的常见并发症。当活动不能得到改善时，可应用系列夹板固定实施的低负荷长时间牵伸来改善关节的被动活动度。这些夹板包括系列静态腕背伸夹板、静态渐进性腕夹板，以及静态渐进性旋前 / 旋后夹板。骨折愈合后，桡骨下端因骨痂生长，或由于骨折对位不良，使桡骨背侧面变得不平滑，拇长伸肌腱在不平滑的骨面反复摩擦，导致慢性损伤，可发生自发性肌腱断裂。可做肌腱转移术修复。若骨折短缩畸形未能纠正，使尺骨长度相对增加，尺、桡下端关节面不平衡，常是后期腕关节疼痛及旋转障碍的原因，可做尺骨短缩术。

思考题

1. 上肢骨折后有哪些常见的康复问题？
2. 上肢创伤后康复治疗的目的和作用有哪些？
3. 上肢骨折后康复治疗有哪些注意事项？
4. 简述肱骨头骨折术后康复流程。
5. 简述桡骨远端骨折骨折早期康复。

（张　明　胡文清）

第四章
手外伤康复

第一节　手外伤的分类

一、 概述

　　手是人类最复杂、最精细的部位之一，人类的各项活动 90% 以上是通过手来实现的。在劳作中手长期与外界接触，最易受伤。手外伤的种类与原因常与其从事的工作相关。在事故中手外伤约占全部创伤的四分之一。手外伤一般不会危及生命，但可能导致终身残疾，丧失劳动和生活的能力。手部损伤的康复原则是尽最大可能使患者手功能恢复到最佳，使患者回归生活，重返社会。

二、 流行病学

　　手外伤的发生率因工种的不同，工作环境的不同以及工具的不同而有一定偏差，但总体来说手外伤的发生率为各创伤发生率之首。据北京积水潭医院统计，手部损伤发生率占总创伤率的 26.8%。其中，开放性损伤的患者占手外伤患者的 63.0%，占创伤患者总数的 16.9%。

　　有观察，部分工种手外伤发生率较高，如农民，约占总病例的 14.4%；自由职业者占总病例 11.4%；木工占 10.6%；建筑工人占 9.4%；钳工占 5.4%；车工占 5.0%；炊事员占 4.2%。

三、 损伤分类

　　手外伤的原因及性质很多，不同的损伤原因造成不同的损伤性质。了解这些原因及性质会帮助我们更好地对患者进行治疗及康复。

　　1. 压砸伤　此类损伤比较常见，约占手外伤的一半。患者受到压砸性损伤时，往往伴有软组织严重损伤、手部多发性骨折以及神经血管的严重挫伤。肌肉组织常会有破碎断裂及明显的血肿等，需要进行细致的修复。患者肌肉、肌腱、神经、血管、皮下组织、滑膜、滑膜囊、肌筋膜等都受到严重挫伤，这些挫伤导致组织缺血、水肿，容易发生组织坏死或液化，造成广泛的瘢痕、粘连和挛缩，多遗留不同程度的功能障碍。

　　2. 碾压伤　手部碾压伤是指车轮或者轮子类的物体从手部碾压而过所引起的损伤。此类损伤亦很多见。碾压部位常见多发性骨折和严重的软组织损伤。受到碾压伤的患者常发生皮肤、皮下组织和深筋膜的广泛剥离。肌腱、肌肉、神经和血管的损伤与压砸伤相似。皮肤受损严重者，需要进行植皮。

3. 热压伤 热压伤是一种复合性损伤，损伤者既有热力伤同时又有挤压伤。经常伴有肌腱、神经、血管、骨和（或）关节等损伤。常见于橡胶厂和造纸厂的工作人员发生的工伤事故。由于其热力与机械力的双重作用，局部损伤较重，多伴有骨、关节损伤；创面干枯，损伤界限清楚，挤压部位的血管内皮受损，出现进行性血液循环障碍，局部肿胀明显，疼痛剧烈，可发生进行性血管栓塞和组织坏死，截肢率高。

4. 切割伤 手部切割伤是指手部皮肤、皮下组织或深层组织受到玻璃碎片、刀刃等锐器的划割而发生破损裂伤。这类损伤约占手外伤的三分之一。多造成软组织（如神经、肌腱、血管等）损伤。伤口特点是比较整齐，面积小、但出血较多。严重的可切断肌肉、神经等，甚至使肢体离断。早期治疗妥当，预后功能较为满意。康复主要问题在于软组织粘连挛缩以及神经损伤。

5. 撕脱伤 撕脱伤是指由于外力作用致皮肤和皮下组织从深筋膜深面或浅面强行剥脱，同时伴有不同程度的软组织碾挫损伤。手部皮肤撕脱伤较为常见，多由印刷机、压胶机、和面机、梳棉机、脱粒机及交通事故等造成。多造成大面积皮肤撕脱，和肢（指）皮肤套状撕脱。常合并深部组织损伤。其特点是一般深部组织如肌腱、骨骼和关节等损伤都不严重。手部的皮肤基本与神经血管一起撕脱下来。此类损伤早期处理多需进行植皮术才能使伤口愈合。植皮后及软组织损伤的瘢痕是康复的重要解决点之一。

6. 烧伤 烧伤主要是指热力、电能、化学物质、放射线等引起的皮肤、黏膜损伤，严重者也可伤及皮下或黏膜下组织，如肌肉、骨、关节甚至内脏等损伤。其中皮肤的热力烧伤最为常见。局部损伤程度取决于温度高低、作用方式、持续时间与组织特性等。烧伤后多表现为指间关节过度屈曲，掌指关节过度背伸，手掌前突，拇指内收，掌弓消失或粘连。愈合后常伴有挛缩畸形和功能障碍。

7. 绞轧伤 此类损伤常由于车床、钻床、离心机、搅拌机等高速旋转的机器将肢体卷入造成。伤口常为开放性骨折，创伤范围一般较大，可从手指端向上达前臂、肘部、上臂，甚至达到肩关节，软组织挫伤严重，创口污染严重。有时机器绞轧可造成撕脱性损伤，同时具有绞轧伤和撕脱伤的特点。绞轧伤多造成广泛的组织破坏和骨折。这类损伤多设法保住肢体，但治疗时间很长，最后肢体的功能极差，常常需要截肢。晚期多遗留较严重的功能障碍。

8. 爆炸伤 爆炸伤指由于爆炸形成的人体损伤。广义上的爆炸分化学性爆炸和物理性爆炸两类。前者主要是由炸药类化学物引起，后者如锅炉、氧气瓶、煤气罐、高压锅等超高压气体引起。局部空气中有较高浓度的粉尘，在一定条件下也能引起爆炸。手部爆炸伤多由爆竹、雷管、火枪等造成。创面周围常有烧伤，并伴严重的骨折和软组织损伤。创面组织损伤严重，常遗留大量异物，伤情严重，晚期多遗留功能障碍。

9. 摩擦伤 多由皮带砂轮等物品快速或反复与皮肤摩擦过热导致。如果致伤物高速旋转，则受伤部位常伴有烧伤。摩擦伤往往比较表浅，仅涉及皮肤。受伤部位常留有异物，早期处理需彻底清创，植皮修复创面。

10. 贯穿伤 多由枪及锐器物品刺伤所造成。穿通伤伤口较深，一般有两个伤口，中间由窦道相连接，易形成表面伤口愈合但深层还有渗出，这样的伤口，细菌容易滋生，形成局部感染。贯穿伤早期必须仔细检查，判断深部组织损伤情况，否则易造成误诊，失去早期修复机会。

11. 咬伤 咬伤是指人或动物的上下颌牙齿咬合所致的损伤，创口和咬者的牙齿直径与咬合情况相关。轻微的咬痕仅在皮肤上留下轻微的痕迹，并很快消失；稍重的咬痕形成皮下出血伴有擦伤；更重的咬伤使皮肤的完整性遭到破坏，形成挫裂创甚至组织器官缺损，创缘不整齐，污染严重，极易感染。

12. 高压注入伤 高压注入伤是一种特殊类型的损伤，是从喷射物体的口端喷出高压液状化学物质误入人体所导致。近些年随着工业化程度的提高，高压注入伤的患者数量呈现增多趋势。此类损伤因损伤当时创口小、疼痛肿胀不明显常被患者忽略而延误治疗，就诊时已经数小时或数天之后，手指常因此发生组织感染与手指坏死。高压注入伤手术治疗早期需切开引流清创，对于损伤严重、危及血运者，必要时需截指。

第二节 手部骨折与脱位

一、 概述

在手外科，手部骨折的发生率较高，手部骨折除具有肢体管状骨骨折所具有的特点以外，还具有其特殊性，即手部骨骼短小，参与构成的关节多，功能要求高。因此，骨折后更应进行及时而有效的康复。

手部常见的体位包括休息位和功能位，两者有不同的临床意义。

手休息位：手处于自然静止状态下的一种半握拳姿势。即腕关节背伸 10°~15°，伴有轻度尺侧偏斜；拇指轻度外展，指尖接近或触及示指远侧指间关节的桡侧；其他各指的掌指关节和指间关节呈半屈位，示指曲度较小，越向小指曲度越大。这种姿势可因腕关节的屈伸程度不同而受到影响。如当腕关节被动屈曲，各指的屈曲度便减小；反之则增大。手的休息位是由于作用于手部各组肌的张力呈现相对平衡的状态，是最稳定的姿势，长时间维持这种姿势不至于发生疲劳。

手功能位：手处于最大限度发挥其功能的姿势。即前臂呈半旋前位，腕背伸 20°~25°，尺侧偏斜约 10°；拇指充分掌侧外展，掌指关节和指间关节微屈，处于对掌位；其他 4 指分开，各关节屈曲度不尽相同。即掌指关节屈 30°~45°，近端指间关节屈 60°~80°，远端指间关节屈 10°~15°。

手部骨折与其他部位骨折一样，首先是复位与固定，因手部功能的特殊性，在固定时要求功能位。手的功能位是手在进行各种活动之前的准备姿势，有利于手迅速地发挥其多种功能，如握拳、捏持、张开等。

跌倒或运动损伤常引起手部关节脱位，以手指近端指间关节（PIP）脱位最多见。PIP 关节脱位方式可发生在背侧、外侧和掌侧，关节脱位常伴有软组织损伤。背侧脱位主要累及掌板，侧方脱位常伴有侧副韧带和掌板止点的撕裂，掌侧脱位使近节指骨头部分或完全突入伸肌腱装置。

二、 临床特点与治疗原则

（一）手部骨折

1. 腕部骨折

（1）临床特点：腕骨骨折常发生在跌倒时用手撑地，上肢向前方伸出，地面的反冲力传递至腕部使腕骨发生骨折。直接暴力如挤压伤、切割伤、刀砍伤也是造成腕骨骨折的主要原因。

腕骨属于短骨，每块腕骨（豌豆骨除外）大致呈立方体。腕骨的前面和后面比较粗糙，有韧带附着。每个腕骨的相邻关节面均覆有软骨，参与关节的构成。这些短骨构成的关节运动复杂，幅度较小，腕骨骨折中舟骨骨折最多见。

（2）临床治疗原则：稳定的舟骨骨折和复位。满意的舟骨骨折可采取保守治疗，给予拇指人字形石膏固定，一般固定8~12周。保守治疗无效或有移位的舟骨骨折应行切开复位内固定术，多采用克氏针或螺钉（如空心钉或Herbert螺钉）固定。术后用长臂石膏固定6~8周，然后换用短臂拇指人字形石膏固定6~8周。骨折后表现腕关节肿胀，鼻烟窝部明显压痛，活动受限。近端因血供差引起骨不连，故需要更长时间的制动。长时间固定可引起腕部僵硬和疼痛。

2. 掌骨骨折

（1）临床特点：外伤是造成掌骨骨折的主要原因。当第1掌骨遭受纵向暴力或扭转暴力时，力的传导使掌骨干发生骨折。由于大鱼际及拇长屈肌的牵拉，使骨折端向桡、背侧成角，拇指呈内收位，并可发生旋转畸形。第2~5掌骨骨折常由于挤压暴力或扭转暴力引起。

（2）临床治疗原则：大多数掌骨骨折可进行闭合复位、石膏或夹板外固定，功能恢复也比较满意。对骨折移位明显或骨折伤及关节面的则应进行切开复位钢板或克氏针内固定。掌骨骨折后需要预防的并发症主要有手背侧过度水肿、伸肌腱粘连、关节囊挛缩、内在肌挛缩。掌骨干骨折复位后，用前臂至近节手指石膏固定6周，指间关节可自由活动。掌骨颈骨折整复以后，穿针并用石膏或矫形器固定3~6周，腕关节持续背伸15°~20°位，MP关节70°屈曲，IP关节一般不固定。

3. 指骨骨折

（1）临床特点：近节指骨骨折后骨折近端受骨间肌的牵拉，向掌侧移位，远端受指总伸肌腱牵拉而向背侧移位，形成掌侧成角畸形。中节指骨基底部骨折，若骨折线在指浅屈肌腱附着点的近侧，因受指浅屈肌腱牵拉，骨折远端向掌侧移位，骨折近端向背侧移位；若骨折线在指浅屈肌腱附着点的远侧，因受指浅屈肌腱牵拉，骨折处常向掌侧成角。远节骨折多为暴力所致，如挤压、砸伤等，造成横行或粉碎性骨折。近节指骨发生骨折后对功能、外形的影响最大，而远节指骨骨折的影响最小。

（2）临床治疗原则：无移位的近节指骨干骨折只需用小夹板外固定4~6周，即可开始功能锻炼。对于手法复位失败、不稳定性骨折（如斜形或螺旋形），则应进行手术治疗。采用切开复位微型钢板螺钉或细克氏针内固定。掌指关节屈曲45°，近侧指间关节屈曲90°，用背侧石膏条固定4~6周。由于骨间肌、蚓状肌的牵拉，易使近节指骨向掌侧成角。此时，宜固定手指于屈曲状态并辅以指端牵引。

（二）手部脱位

1. 腕掌关节脱位

单纯性脱位：一般可闭合复位，但因软组织肿胀复位后位置较难维持，因此多需要经皮穿针内固定，6周后拔针，进行功能锻炼。若软组织严重肿胀，关节内有断裂腕伸肌腱或骨块嵌塞，以及第5腕掌关节骨折合并脱位者，一般需切开复位内固定。

陈旧性腕掌关节脱位：病程超过3周，一般需切开复位内固定。

2. 掌指关节脱位

掌指关节背侧脱位：①半脱位：闭合复位后，用背侧石膏托将掌指关节固定在50°~70°屈曲位，3周后开始功能锻炼。②不可复位性脱位：一般切开复位，术后用背侧石膏托或手夹板固定MCP关节，防止过伸，不需要绝对制动。

3. 指间关节脱位

近节指间关节脱位：分背侧、掌侧和旋转脱位。①背侧脱位：急性脱位，手法复位，然后用铝托或指夹板将 PIP 关节固定于 15°~20° 屈曲位。3 周后佩戴指夹板做屈曲运动，5~6 周去除指夹板，进行功能锻炼。陈旧性脱位：手术治疗。②掌侧脱位：较少见。手法复位后，将关节固定在过伸位。3 周后开始适度的屈曲运动，6 周后可自由活动，手术治疗适用于闭合复位失败者。③旋转脱位：手术治疗。若单纯性复位术后不需要特殊制动，2 周后自主活动。若术中修补侧副韧带，术后制动 5 周。

远节指间关节脱位：①新鲜脱位：手法闭合复位，然后同铝托或指夹板固定 3 周，如果有从指骨撕脱下的掌板，拇指屈肌腱及骨折块嵌在骨端之间阻碍复位，需行切开复位。②陈旧性脱位：手术切开复位固定。

4. 拇指腕掌关节脱位

急性单纯性脱位：复位后经皮穿针将关节固定于充分旋前位。术后用拇指人字管形石膏制动 6 周。6 周后去除石膏，拔针，开始主动活动，还需要继续佩戴保护性石膏 4~6 周，以预防再次脱位。功能锻炼不可操之过急，应该循序渐进。

陈旧性半脱位：切开复位和韧带重建术。术后予以石膏托外固定。4 周后，去除外固定，开始主动活动。

5. 拇指掌指关节脱位　背侧脱位多于掌侧脱位。

背侧脱位：①半脱位：手术复位后，用石膏托将 MCP 关节固定于屈曲位 3 周。过早锻炼可影响掌板的愈合，使 MCP 关节出现过伸不稳。②复杂性脱位：切开复位内固定，术后固定同前。

掌侧脱位：很少见。往往并发侧副韧带损伤，治疗以切开复位为主。

6. 拇指指间关节脱位　手法复位后，指间关节稍屈曲固定 3 周。

三、康复评定

1. **观察**　受累上肢，观察两侧手、腕是否对称、有无缺失、肿胀或萎缩；受累手部皮肤的色泽、营养状况、有无伤口、瘢痕及其程度；水肿、汗毛和指甲生长的情况判断是否合并有神经损伤等；是否天鹅颈畸形、槌状指、杵状指等畸形。

2. **触诊**　局部温度和湿度、肌肉弹性、瘢痕硬度等。

3. **关节活动度评定**　包括肌肉主动收缩时的关节活动范围（AROM）和肌肉完全松弛状态时关节在外力作用下被动活动的范围（PROM）。一般情况下，先评定主动活动范围，若正常则不必评定被动活动的范围。

4. **肌力评定**　包括受累上肢肩肘部周围肌力评定和手部肌力评定。

（1）患侧上肢肩、肘部周围肌力：使用 MMT 评定肩关节和肘关节周围肌群肌力并与健侧对比。

（2）握力评定：主要反映屈肌肌力，正常值约为体重的 50%。使用标准手测力计测肌力。握力正常值一般用握力指数来表示。

$$握力指数 = 健手握力（kg）/ 体重（kg）× 100\%$$

正常握力指数应大于 50。测试时受试者坐位，肩内收，肘屈 90°，前臂中立位，3 次用力握测力计，如果可能双手交替，健手用作比较。

（3）捏力评定：主要反映拇指肌力，约为握力的 30%。使用标准捏力计测试。手捏方式通常有掌捏（拇指尖对示指尖）、侧捏或钥匙捏（拇指尖对示指中节侧面）、三点捏（拇尖对示、中指指尖）。

（4）徒手肌力测试：用徒手肌力测定的 6 级分类法定量评定肌力，这对患者肌腱转移或其他重建手术时的肌力精确评定尤为重要。

5. 肌萎缩评定 手外伤后肌肉长时间失神经支配及骨折后长时间固定等，可出现明显的肌肉萎缩。检查时左右侧对比，评定单块肌肉或肌群的萎缩程度。

评定记录方法按"–、+、++、+++、++++"五级记录。

"–"正常。

"+"肌肉轻度萎缩，肌力无明显改变或略差（M4~M5）。

"++"肌肉萎缩比较明显，只有健侧肌肉周径的1/2，肌力减退但仍有功能（M3）。

"+++"肌肉萎缩超过健侧的1/2，肌力仅M1~M2级，不能完成基本动作。

"++++"肌肉萎缩严重，皮包骨，功能完全丧失。

注意：此法对肌肉萎缩的评定必须与该肌肉的功能检查相结合。

6. 感觉功能评定 感觉检查包括痛觉、触觉、温度觉、两点辨别觉和振动觉等检查。

7. 疼痛 一般可用视觉模拟评分法（VAS）和McGill疼痛问卷进行评估。

8. X线片 骨折对位对线及骨痂形成情况的评定。手部X线片包括掌、指骨全长，腕部X线片包括桡骨远端和整个第3掌骨。对某些特殊骨折必要时拍摄健侧X线片。如怀疑手舟骨骨折时加拍摄手舟骨放大位X线片；怀疑腕骨间不稳定时可拍摄健侧X线片进行对比。另外，对怀疑有腕骨骨折（尤其是手舟骨），伤后即使X线片无异常，也应在伤后2周再拍摄X线片。

9. 手的灵巧性和协调性测量 手灵巧性和协调性有赖于感觉和运动的健全，也与视觉等其他感觉灵敏度有关。常用评定方法有Jebsen手功能测试和测定手指协调的九孔插板试验。

Jebsen手功能评定：为设计的标准任务提供客观测量，利于患手比较。其优点测试费时短，易于管理，费用少。测试内容由7个部分组成：①书写短句；②翻转7.6cm×12.6cm卡片；③拾起小物品放入容器内；④堆积棋子；⑤模仿进食；⑥移动轻而大的罐头筒；⑦移动重而大的罐头筒。每项测试为优势和非优势手提供评定标准，对性别和年龄也区别对待。

手灵巧性评定：用测定手指协调的9孔插板试验进行评定。方法：将9根插棒用手一次一根地插入木板孔洞中，然后每次拔出一根，计算共需的时间，测定时先利手后非利手。

10. 个体活动能力和社会参与能力 单侧手的创伤和疾患对日常生活活动和社会参与能力的影响较轻，双侧受累时可导致患者的日常生活活动能力和社会参与能力的障碍。根据情况对患者进行相应内容的评估。

四、康复治疗

（一）手部骨折后的康复治疗

手骨折临床处理后的康复治疗一般分为两个阶段：骨折固定期和骨折愈合期（早期和后期）。骨折固定时间因骨折部位和程度不同而有所差异。

手骨折后临床常见并发症是关节僵硬，而导致关节僵硬的最主要原因是长期固定和持续性肿胀，因此，早期康复的重点是控制肿胀和疼痛。对患侧上肢未受累关节应在术后立即进行主动活动范围练习，以减少因制动而发生的关节活动受限，利于骨折早期愈合以及受累关节功能恢复。

对于固定良好的骨折，伤后5~7天，一旦肿胀和疼痛减轻，即可开始主动活动，以减少肿胀和防止失用性肌萎缩。

后期康复目的：消除残存的肿胀；软化和松解纤维瘢痕组织；增加关节的ROM；恢复正常的肌力和耐力；恢复手功能协调和灵活性。

1. 物理因子治疗

（1）超短波：骨折 1 周内无热量，1 周以后微热量，对置法，每次 10~15 分钟。可在石膏外进行，但有金属内固定物时禁用。

（2）紫外线：骨折局部皮肤，亚红斑量或红斑量，每日或隔日 1 次，3~5 次为 1 疗程。

（3）磁疗：选用脉冲电磁疗法，患肢位于环状磁极中，或采取患区对置法，每次 20 分钟，每日 1 次，20 次为 1 疗程。

（4）超声波：适用于骨折延缓愈合的患者。骨折局部接触移动法，0.5~1.0W/cm^2，每次 5~8 分钟，每日 1 次。

（5）石蜡疗法：适用于骨折伤口愈合后，蜡饼法，温度 42℃，每次 30 分钟，每日 1~2 次。继蜡疗后进行关节被动或主动运动，有利于肢体功能恢复。

（6）水疗：适用于骨折后期的功能锻炼，可选用水中运动或漩涡浴等。

2. 运动疗法

（1）抬高肢体：肢体远端必须高于近端，近端尽可能要高于心脏水平。

（2）主动运动

1）对患侧上肢未被固定的关节进行各个运动轴上的主动运动，必要时给予助力，维持各运动轴的关节活动范围和周围各肌群的肌肉力量。

2）健肢和躯干应尽可能维持其正常活动，以改善全身状况，防止并发症发生。

3）当骨折处基本稳定，软组织基本愈合时，进行固定部位肌肉有节奏的等长收缩练习，以预防失用性肌萎缩，并能使骨折端对合，有利于骨折复位愈合。

4）关节内骨折应尽早开始功能锻炼，这可促进关节软骨面的修复塑形，也可减轻关节内粘连。一般在固定 2~3 周后，根据情况进行损伤关节主动或被动运动。

5）肌力和耐力练习：肌力为 1 级时，可采用低频脉冲电刺激，被动运动、助力运动等方法。肌力为 2~3 级时，以主动运动为主，助力运动为辅。做助力运动时，助力应小，以防止被动运动代替了患者自主练习的主动运动。肌力达 4 级时，应进行抗阻运动练习，以促进肌力最大限度的恢复。

3. 作业治疗

根据骨折后患者具体的功能障碍，从日常生活活动、手工操作劳动和文体活动中选出一些有助于患手功能和技能恢复的作业治疗。

4. 矫形器的应用

闭合性骨折应用矫形器既能稳定手骨折部位，又提供功能活动，有利于骨折断面的接触，促进更多骨痂生成。当关节挛缩严重时，为维持治疗效果，可在治疗间歇期内用矫形器固定患肢，以减少纤维组织的弹性回缩。随着关节 ROM 的改善，矫形器也应做相应的调整。

（二）手部各部位骨折的具体康复治疗

掌骨和指骨骨折康复

（1）术后第一阶段：炎症 / 保护期（第 1 周）。

1）保护性制动：①中节和近节指骨骨折：以手部为基底，尺侧钩形矫形器用于固定中指、环指和小指，桡侧沟形矫形器用于固定示指（MP 屈曲 70°~80°，IP 完全伸直）；包括邻近手指。②掌骨颈和掌骨体骨折：以前臂为基底，尺侧沟形矫形器用于固定第 3~5 掌骨，桡侧沟形矫形器用于固定第 2 掌骨（腕关节背伸 20°、MP 屈曲 70°~80°，IP 除非特例一般不固定）；包括邻近手指。③第一掌骨基底骨折：以前臂掌侧为基底的拇指矫形器（腕关节背伸 20°，依据骨折稳定性 IP 关节可固定或不固定）。

2）控制肿胀：抬高患肢高于心脏；冷敷，轻度逆行按摩；未受累关节主动活动。

3）未受累关节的 A/AAROM：活动所有上肢关节，邻近骨折部位的关节除外。

此阶段在骨折固定或临床达到稳定之前，不要活动邻近骨折部位的关节。

（2）术后第二阶段：稳定期（2~6周）。

一旦骨折稳定，而且术后急性炎症消退，开始骨折近端和远端各关节主动和主动辅助活动，一般每天练习5次。进行伸肌腱滑动练习，预防肌腱与骨折骨痂粘连。指导患者做勾拳、直拳和混合拳练习，分别进行DIP和PIP关节活动使屈肌腱滑动，以及IP和MP关节的伸展练习。

1）控制水肿：伤口愈合和骨折稳定后进行冷热交替浴，佩戴弹力手套。

2）瘢痕处理：瘢痕按摩，中频电疗，超声波治疗。

3）邻近骨折各关节功能性活动：热敷为ROM活动做准备，可进行蜡疗、湿热敷等；邻近骨折各关节A/AAROM。

4）屈伸肌腱的自由活动练习。

5）手轻度功能活动。

此阶段如果长时间固定会出现伸肌延迟和手内在肌紧张一系列并发症。当PIP关节伸肌延迟时，MP关节屈曲和PIP关节背伸位，通过伸肌腱主动滑动练习缓解；当MP关节伸肌延迟时，进行IP关节屈曲和MP关节背伸位练习；当手内在肌紧张时，进行MP关节伸直和IP关节屈曲位主动和主动辅助练习。

（3）术后第三阶段：骨折愈合期（7~10周）。

一旦骨折充分愈合能承受阻力和被动应力，通过PROM、伸展、关节活动治疗关节僵硬；进行ROM最大活动度练习；手指内在肌和外在肌抗阻力练习，手指屈曲练习包括抓捏橡皮泥，背伸练习如对抗橡皮泥圈背伸。进行功能性活动和适应性活动，以实现ADL自理。

（4）矫形器的使用

1）近节指骨骨折：掌指矫形器。

2）中节指骨骨折：掌侧成角者PIP伸直位、DIP屈曲30°位固定；背侧成角者IP伸直位固定。

3）远节指骨骨折：IP伸直位固定。

4）掌骨底骨折：腕部矫形器。

5）掌骨干骨折：掌部矫形器。

6）掌骨颈骨折：掌指矫形器。

7）第一掌骨骨折：短"人"字矫形器。

（三）手部各关节脱位后的康复治疗

1. 手部骨折伴脱位　康复治疗根据骨折大小采取不同方案。如骨折碎片大，关节不稳定，则需手术治疗。手术后用矫形器固定手指，PIP关节屈曲30°~35°位，制动3周。3周后开始活动，并佩戴背侧挡板矫形器。术后5周在控制范围内，轻柔地进行伸直运动练习。若8周后关节未达到伸直位，可使用动力牵伸矫形器，协助关节伸展。

若闭合复位满意、关节稳定者，关节固定2周，然后改用背侧挡板矫形器1周，允许关节伸直运动。

2. 手指PIP关节脱位

（1）关节背侧脱位用矫形器固定3周，PIP关节屈曲20°~30°。3周后改用背侧挡板矫形器1~2周，在矫形器范围内，开始进行主动练习。

背侧脱位如果处理不当，会产生鹅颈畸形或PIP关节屈曲挛缩的并发症。

（2）关节侧方脱位用矫形器固定2周，PIP关节屈曲20°。然后，将患指与邻指固定在一起，在背侧挡板矫形器的保护下，进行主动练习。对侧方不稳定的关节需用矫形器固定3周。

（3）关节掌侧脱位用伸直位矫形器固定4~6周，以保证伸腱装置的愈合。除去矫形器后主动练习屈伸动作。

3. 手指 MP 关节脱位　临床很少见，一般发生在示指或小指的 MP 关节。由于软组织嵌入关节间隙，大多需要手术复位。手术后，关节固定3周，3周后方可伸展关节。

（四）手部骨折和脱位的常见问题

1. 慢性肿胀　手外伤尤其骨折后难免长时间的制动，结果总是伴有关节的肿胀和僵硬，其处理要点如下：

（1）间歇性加压：促进静脉与淋巴回流，通常治疗是使用弹性袖套45分钟，压力66mmHg，加压30秒，间歇30秒。所述参数可以因人而异。

（2）关节松动术：去除石膏后立即开始，除了掌屈背伸运动外，特别注意旋转运动和尺桡侧运动。主动运动不能达到全关节范围的活动或活动范围不再增加时则增加辅助运动，辅助运动的极限是适度的疼痛。

各项主动运动最好与日常生活活动相结合，与日常的衣食住行相结合，应当逐渐增加运动阻力以恢复肌力。

2. 关节强直　手部关节强直的防治是骨与关节损伤处理中需要注意的问题。预防关节强直的关键在于早期处理损伤、良好的固定位置、早期功能锻炼。与腕关节相比，手的指骨间关节和掌指关节更容易发生强直。由于掌指关节的侧副韧带在伸直位时最短，故在伸直位固定掌指关节很容易引起关节囊和侧副韧带挛缩，导致关节强直。掌指关节发生挛缩后不容易纠正，故应避免在伸直位固定掌指关节。一旦发生手部关节强直，需进行积极的治疗。关节强直的病理变化是关节囊及其周围韧带的弹力纤维在过长时间固定后失去拉伸性能。在伤后2~4个月以内，弹力纤维的伸展性还能在较大程度上恢复，故强调发现关节挛缩后及时进行康复治疗，包括佩戴矫形器、手的主动与被动活动训练关节松动，必要时行手术松解。

第三节　屈肌腱损伤

一、概述

手功能是建立在屈肌、伸肌和内在肌的生物力学平衡基础上的，任何一条肌腱损伤都会影响这种平衡。

（一）解剖学特点

1. 手部屈肌腱包括指屈、拇屈和腕屈肌腱。对应指屈肌腱共12条，其中腕屈肌腱3条，指屈肌腱8条，拇屈肌腱1条。指屈肌腱将前臂屈肌与指骨联系起来，其功能是屈指。

2. 腕关节和手指的活动是通过长而坚韧的肌腱从它们在前臂起始点出发，经过腕关节的掌侧或背侧进行滑动而产生的。

3. **肌腱分层** 前臂掌侧远 1/3 处屈肌腱起于屈肌群。包括浅层屈肌和深层屈肌。

浅层屈肌包括桡侧腕屈肌、尺侧腕屈肌和掌长肌。中间层包括指浅屈肌的 4 条肌腱，分别起于各自肌腹，止于中节指骨，因而可以单独屈曲每个手指，屈近端指间（PIP）关节。

深层屈肌包括指深屈肌和拇长屈肌。各个指深屈肌腱起于一个共同的肌腹，止于末节指骨，因此是作为一体活动的，可屈远端指间（DIP）关节。

（二）屈肌腱分区

1. **指屈肌腱分区** 指屈肌腱从前臂肌肉 - 肌腱连接处，经过前臂、腕管、手掌和手指纤维鞘管，至其抵止点处，依其本身和周围组织的解剖关系，分为五区，肌腱损伤修复及功能恢复过程中，应根据每个区域特征，进行适当处理。手指屈肌腱分区，见图 4-1。

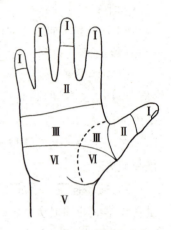

I 区：从中节指骨中部至指深屈肌腱抵止点的一段，此段肌腱有腱鞘包绕，但只有一条指深屈肌腱。在此处容易发生指深屈肌的断裂，包括肌腱抵止点撕脱，带或不带骨片。I 区肌腱损伤后修复的常见并发症是远侧指间关节挛缩。

II 区：从远侧掌横纹，即指纤维鞘管起始部，至中节指骨中部。此处正好是指深屈肌与指浅屈肌分叉的交点。在此段中，3 条肌腱被包于硬韧而狭长的纤维鞘管内。因此，肌腱损伤或感染后，极易与管壁粘连或肌腱相互粘连。若浅深肌腱均断裂，屈指功能完全丧失。

图 4-1 屈肌腱分区

切割伤通常同时伤及指浅屈肌和指深屈肌以及支持带。由于这一区域结构复杂。曾经有人把 II 区称为"无人区"。由于肌腱相互粘连以及腱鞘、腱纽和周围组织的影响，这一区域肌腱损伤的疗效欠佳。

III 区：从腕掌横韧带远侧缘到远侧掌横纹一段，居手掌内。此区包括 8 条指浅深屈肌腱，示、中、环指指屈肌腱被有腱周组织，小指肌腱被有滑膜鞘。蚓状肌起自此段的指深屈肌腱。此区单纯指浅屈肌腱断裂，对屈指功能影响不大。

在前几周把蚓状肌定位在保护性位置（掌指关节屈曲，指间关节伸直）会导致内在肌粘连和挛缩。因此，对于 III 区屈肌腱损伤建议早期让掌指关节做轻微的被动活动以及进行轻微的被动握钩拳动作（掌指关节伸直和指间关节屈曲）。

IV 区：在坚韧屈肌支持带下方，居腕管内。在此狭窄的隧道里，有 9 条肌腱及正中神经通过。此段肌腱被有滑膜。肌腱损伤修复后，易发生肿胀，纤维组织增生，腕管内没有缓冲的空隙，张力增加，加大肌腱滑动阻力，肌腱容易发生粘连，而各肌腱的分别滑动练习可以有效预防肌腱粘连。

V 区：由肌腱起点至屈肌支持带近侧缘的一段。此区肌腱间隙较宽，各腱有腱系膜及腱周组织包围，此区肌腱修复后，粘连机会少，即使轻度粘连，因周围组织松软，对肌腱滑动影响也较少。

2. **拇长屈肌腱分区** 拇长屈肌是屈拇指的重要肌肉，其肌腱的解剖关系与其他屈指肌腱有所不同，因此单独划分，也分五区。

I 区：由拇指近节指骨中部至拇长屈肌腱止点，即指区。此区肌腱只有滑膜鞘而无纤维鞘管。

II 区：从掌指关节至近节指骨中段，即掌指关节区。此区肌腱位于拇指纤维鞘管内。掌指关节掌面有两个籽骨，肌腱宛如在两峰之间的狭窄峡谷中通过，正常时可自由滑动。损伤修复后膨大的缝合部位则很难通过此处，极易形成嵌顿、粘连，拇指丧失屈曲功能。

III 区：拇长屈肌腱鞘近侧缘至屈肌支持带远侧缘，此段通行鱼际肌肉中，又称鱼际区，且肌腱包在滑膜鞘内。

Ⅳ区：居腕管内，肌腱单独包在一个滑膜囊中，其尺侧有正中神经和指屈肌腱。

Ⅴ区：从肌腱起点至屈肌支持带近缘，即腕区。腱外被有腱周组织。

（三）神经支配

1. 尺神经　发自臂丛内侧束，包括有 C_7、C_8 及 T_1 神经的纤维。沿肱二头肌内侧沟，随肱动脉下行，至臂中部离开肱动脉转向后，经肱骨内上髁后方的尺神经沟进入到前臂。在前臂尺侧腕屈肌深面随尺动脉下行至手掌。

尺神经的分支有：①肌支：支配前臂尺侧腕屈肌全肌和指深屈肌的尺侧半，以及手肌内侧大部除 3 块鱼际肌；②皮支：在手的掌面分布于手掌尺侧 1/3 区及尺侧一个半手指的皮肤；在手的背面，分布到手背尺侧 1/2 区及尺侧两个半指的皮肤（第 3、第 4 两指毗邻侧只分布于近节）。

2. 正中神经　以两个根起于臂丛，外侧根起于臂丛外侧束，含 C_{5-7} 神经的纤维；内侧根起于臂丛内侧束，含 C_8、T_1 神经的纤维。在臂部沿肱二头肌内侧沟随肱动脉下降至肘窝。从肘窝向下走在前臂中线上，位于指浅、指深屈肌之间，最后随屈肌腱经过腕管达手掌，分肌支和皮支而终止。

正中神经的分支有：①肌支：正中神经肌支的发出顺序：旋前圆肌支—掌长肌支—指浅屈肌支—指深屈肌支—桡侧腕屈肌支—拇长屈肌支—旋前方肌支—鱼际肌支；②皮支：分布于手掌桡侧 2/3 区和桡侧三个半指掌面的皮肤，以及这三个半指背面末节的皮肤。

二、　屈肌腱损伤临床特点

（一）临床表现

屈肌腱损伤多发生在手的第 2~5 区。指屈肌腱损伤后的临床表现是不能屈指。

1. 由于指深屈肌腱止于第 2~5 指的末节指骨底，当固定患指中节时，不能屈远端指间关节（DIP），应考虑指深屈肌腱断裂。

2. 由于指浅屈肌腱止于第 2~5 指的中节指骨，若固定其他指于伸直位，患指不能屈近端指间关节（PIP），应考虑指浅屈肌腱断裂。

3. 若用上述两种方法检查，指间关节均不能屈，但掌指关节（MP）仍能屈曲，则可能是指深、浅屈肌腱均断裂。

4. 若固定近节拇指，远节拇指不能屈曲，可能为拇长屈肌腱断裂。

但临床上有另外的情况，指屈肌腱在止点处断裂，在诊断时容易被忽略；指屈肌腱不完全损伤时，手指主动活动正常，但活动时有疼痛，且主动屈曲力量减弱。

（二）神经损伤表现

1. 尺神经

（1）变形：由于指深屈肌尺侧半麻痹，环指、小指掌指关节过伸。又由于骨间、第三、第四蚓状肌麻痹，环指、小指指间关节屈曲。由于小鱼际肌萎缩，小鱼际变平甚至凹陷。由于骨间肌萎缩，掌骨突出。由于拇收肌和拇短屈肌萎缩，鱼际尺侧面萎缩，手呈爪状畸形。

（2）运动障碍：拇收肌和拇短屈肌深头麻痹，拇内收障碍，用力捏物时，则出现拇指掌指关节过伸和指间关节屈曲的畸形。小鱼际肌麻痹，对掌时，拇指不能接触小指，小指掌指关节过伸和外展，指间关节屈曲，第五掌骨不能提起。由于骨间肌麻痹，手指不能分开和靠拢。

（3）感觉障碍：尺侧一个半指感觉障碍。

2. 正中神经

（1）变形：鱼际肌萎缩，隆起消失，手掌变平。使掌弓平坦，虎口变深，拇指运动障碍，在拇收肌（受尺神经支配）的牵拉下，拇指靠近示指，不能外展和对掌，形成所谓"猿手"畸形。

（2）运动障碍：鱼际肌萎缩，拇指不能外展、不能对掌。因第一、二蚓状肌麻痹，致使示指与中指 MP 关节过度伸展，紧握拳时，示指、中指两指合拢不严。如高位损伤，由于旋前圆肌和旋前方肌受累，前臂不能旋前。因拇长屈肌受累，拇指末节不能屈曲。

（3）感觉障碍：桡侧掌面三个半指感觉障碍及相应指远节背面感觉障碍。

三、 康复评定

肌腱修复后正确的功能评定，对了解手功能恢复状况具有重要的临床价值。对肌腱损伤的手进行评定时，一定要评定关节主动、被动活动的限制情况。若主动活动受限制可能意味关节僵硬、肌力减弱或瘢痕粘连；若被动活动大于主动运动，应考虑肌腱可能与瘢痕组织粘连。

1. Litter 法 主动屈曲患指，测量掌指关节（MP），近端指间关节（PIP），远端指间关节（DIP）活动范围的总和，将其结果进行比较。

正常值：MP 90°，PIP 80°~90°，DIP 70°~90°

手指关节总活动范围：大于 220°

2. 指关节活动角度测量 测量修复肌腱所控制的每一关节的主动、被动活动角度，此法测量客观，反映结果准确合理。

3. 指总体主动活动（TAM）和总体被动活动（TPM）测量法 总体主动活动和总体被动活动是记录关节 ROM 的一种方法，能了解肌腱移动（主动）和关节活动（被动）情况，它是对手指功能状态的评定，即三个关节的屈曲角度之和减去伸展受限角度之和。握拳时应评定 TAM。TAM 用于评定单个手指总体活动范围，应与对侧手的相同手指进行比较，它不能用于计算患指功能丧失后百分比或残损。

（1）TAM 计算：将 MP、PIP、DIP 关节屈曲度数相加减去每个关节不能完成伸展的角度之和。

公式：总主动活动范围 = 总主动屈曲角度之和 – 总主动伸直受限角度之和

（2）评价标准

1）优：TAM>220° 为屈伸活动正常。

2）良：TAM 200°~220° 为健侧 75% 以上。

3）中：TAM 180°~200° 为健侧 50% 以上。

4）差：TAM<180° 为健侧 50% 以下。

5）极差：其结果不如术前。

举例：

术前测量 TAM （80°+80°+0°）–（0°+20°+0°）=140°

术后测量 TAM （90°+90°+60°）–（0°+20°+20°）=200°

健侧指屈曲度 TAM （90°+110°+70°）–0°=270°

修复前功能 140° 是健指的 50%

修复后功能 200° 是健指的 74%

术前术后比较 200°−140°=60°，即肌腱损伤患指术后的总活动范围增加 60°。

TAM 作为肌腱功能评定的一种方法，其优点是较全面地反映手指肌腱功能情况，也可以比较手术前后的主动和被动活动情况。其缺点是测量和计算方法较烦琐。

TPM 计算方法与 TAM 相同，但仅评定被动活动。

4. 评定注意事项

（1）测量指关节角度时腕关节应在功能位，否则影响评定结果。

（2）正确使用角度测量器，通常是测量指关节背侧的角度，如手指肿胀关节畸形，可做指关节轴线测量。

（3）肌腱修复后的功能评定要力求方法简便准确，仔细测量每一个指关节主、被动活动。

四、 肌腱修复术

屈肌腱损伤可通过一期或二期手术进行修复。

1. 一期修复 伤后头几天内行一期端对端肌腱缝合效果比较理想，能保证最好的疗效。在伤后头几天进行修复能改善肌腱滑动性。一期修复取决于损伤后是否能即刻进行手术以及肌腱的质量，要在伤后 24 小时内进行，而延迟一期修复要在伤后 24 小时至 3 周内进行。

延迟修复肌腱可能会增加肌腱断裂、肌腱拉长、肌肉短缩和关节挛缩的可能。合并有骨或神经血管受损的肌腱损伤将使康复过程和可能的结果变得复杂。

2. 二期修复 伤后 3 周或损伤肌腱的质量超出了手术矫正的条件，则考虑二期修复。在损伤 3 周之后，由于瘢痕形成、肌肉收缩和肌腱回缩，屈肌腱修复将变得更复杂。这种情况下需要行肌腱移植、肌腱转移或两期肌腱移植。屈肌上的掌侧皮肤缺损、屈肌支持带损伤和腱鞘破坏也需要行二期修复。

在二期修复时，要从未受累肌腱（通常取掌长肌腱）取肌腱移植物，将损伤肌腱的松端缝合在一起。如果瘢痕形成或邻近组织损伤严重，常规的肌腱移植往往不能恢复肌腱的滑动性，因此肌腱移植需分期手术。要使损伤后有瘢痕的肌腱和周围组织变得能自如滑动、柔韧且有效，需要采用硅胶管植入行两期肌腱移植来完成。第一期手术将硅胶管植入肌腱的两个断端之间，让瘢痕逐渐将其包裹，形成一个纤维鞘管，这样可以促进第二期手术肌腱移植物的愈合。

五、 康复治疗

指屈肌腱损伤修复后的粘连是影响手功能的重要因素，术后第 1 周粘连形成，第 2~3 周粘连更加致密。肌腱在愈合过程中早期的粘连即可限制肌腱滑动。屈肌腱术后的早期活动能缓解肌腱的粘连，因为早期活动能抑制修复区的炎症反应，减轻粘连，促进肌腱愈合。

（一）术后第一阶段（1~2 周）

康复目标：保护性制动，控制水肿和瘢痕，防止粘连；指导夹板限定内被动活动范围练习和腱固定主动活动范围练习，增加肌腱滑动性。

1. 治疗措施

（1）术后第 1 周，患者全程佩戴背侧阻断夹板以被动屈曲、主动伸直练习为主，每小时完成 5 个屈伸动作，之后，治疗师为患指完成单关节的被动屈伸练习。

此阶段禁止主动屈指间关节及被动伸指间关节。为了防止近端指间关节（PIP）屈曲挛缩，应使PIP关节充分伸直位。

（2）患手掌指关节及指间关节屈曲，辅助屈伸腕关节5次，避免腕关节长时间处于屈曲位而发生僵硬畸形。

（3）患手腕关节及指间关节处于屈曲位，充分被动屈患指的掌指关节，接着主动伸掌指关节，共5~10次。

（4）患手腕关节和掌指关节处于屈曲位，充分被动屈近端指间关节和远端指间关节，继之主动伸展指间关节，共5~10次。

离伤口较近的关节，用力时应适度以免影响伤口愈合。治疗师在为患者治疗的同时，要反复仔细指导患者，让其健手或家属辅助患手，按要求对每个关节完成5~10次屈伸练习。

（5）术后2周：①开始下述练习前，先完成前面的练习，每个关节屈伸5次；②治疗师为患者提供双关节的充分伸展练习，逐步增加指屈肌腱活动范围。

2. 矫形器应用 使修复肌腱按新的应力排列而塑形，保持肌腱滑动，减少粘连发生，是手功能恢复的重要治疗方法。

肌腱修复后多采用静态背侧型前臂夹板，如背侧阻断夹板（DBS），见图4-2。夹板应包括前臂远2/3、腕、掌指关节和所有的指间关节。如果未伤及拇指，则不用固定。

制动时要将屈肌腱置于松弛位，以防止修复部位承受应力。腕关节屈曲15°~30°，掌指关节屈曲60°~70°，指间关节维持在0°伸直位。

如果指间关节不能通过包扎达到完全伸直，可采用钩状夹板以防止近侧指间关节屈曲挛缩。对于同时行指神经修复的肌腱修复术，指间关节应定位在轻度屈曲位，以免给指神经施加应力。

3. 物理因子治疗 术后第2天~2周，选用超短波，无热量，每天1次，每次10~20分钟；紫外线，弱红斑量，隔天1次。两者主要作用为消炎、消肿及促进伤口早期愈合。

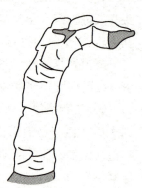

图4-2 背侧阻断夹板

通过向心性按摩控制水肿，十字交叉按摩预防肌腱粘连。

4. 注意事项

（1）患者必须持续佩戴夹板，只有在治疗锻炼和进行个人卫生时才能去掉。

（2）腕关节和手指不能同时伸直。

（3）神经损伤，根据手术医生的意见定位指间关节（轻度屈曲）。

（二）术后第二阶段（3~6周）

康复目标：增加肌腱滑动性，减少粘连形成，控制水肿和瘢痕；增加受累手指的主动屈曲度。

1. 治疗措施

（1）患指主动完成轻微指屈练习。每2小时完成1组，每组完成5次屈伸练习。

（2）在矫形器保护下，逐步强化主动屈伸练习。

（3）让患者做主动屈指活动时，治疗师用拇示指捏住患者的近节手指，保持掌指关节在伸直位，以消除手部蚓状肌屈曲掌指关节的作用，增加指屈肌腱的主动滑动范围。

（4）滑动练习

1）单独指浅屈肌腱的练习：维持MP关节伸直位，固定PIP关节的近端，嘱患者主动屈曲PIP

关节，同时保持 DIP 关节伸直位。

2）单独指深屈肌腱的练习：维持 MP、PIP 关节伸直位，固定 DIP 关节的近端，嘱患者主动屈曲 DIP 关节。

3）勾拳练习：PIP 和 DIP 关节屈曲，同时 MP 关节伸直，保证指浅屈肌腱和指深屈肌腱的最大活动范围。

4）直拳练：MP 和 PIP 关节屈曲，同时 DIP 关节伸直，可使指浅屈肌腱获得最大滑动范围。

5）复合拳练习：屈曲 MP、PIP 和 DIP 关节，使指浅屈肌腱和指深屈肌腱产生最大滑动。

2. 矫形器　如无屈肌受限，继续应用 DBS 夹板；如屈肌受限，则调节前臂背侧矫形器，腕关节伸至中立位，掌指关节背伸 30°～45°；术后 4 周如屈曲受限严重，需去除 DBS 夹板。

3. 物理因子治疗　术后 3~4 周，选用超声波和水疗，每天 1 次，每次 10~20 分钟，主要作用为减少粘连及增加手部血液循环。

4. 注意事项

（1）继续使用背侧阻断夹板。

（2）观察 PIP 屈曲挛缩情况；必要时应用背伸夹板固定。

（3）腕关节和手指不能同时进行主动或被动背伸。

（三）术后第三阶段（7~9 周）

康复目标：到第 7 周时能完全被动活动，增加肌腱滑动性，控制粘连，ADL 能够自理。

1. 治疗措施

（1）被动活动升级，包括在腕关节从屈曲位到中立位时同时被动背伸 MP 和 IP 关节。

（2）主动腱固定活动，握复合拳、直拳、勾拳。

（3）逐渐进行主动肌腱滑动练习。

（4）单独练习指浅屈肌腱 FDS 和指深屈肌腱 FDP 的肌腱滑动练习。

（5）第 8 周腕关节在中立位时进行抗阻练习。

（6）关节僵硬者继续活动关节，肌腱受限少者继续进行主动活动，包括主动腱固定，然后逐渐进展到主动腱滑动，包括全握拳。

（7）鼓励患者用患侧手做轻微的活动，指导患者避免做有阻力的活动。轻度的活动包括基本的日常活动和桌面上活动。抵抗性活动包括捏、提、推、拉。避免患手较重的日常活动，如用患侧手做饭、搬运物品以及击球运动。可连用主动活动练习以及功能性等长抓握、捏合活动一起进行。

2. 矫形器

（1）调节前臂背侧矫形器，继续应用 PIP 和（或）DIP 背伸夹板。

（2）腕关节中立位，MP 和 IP 关节置于可能的最大背伸位。如 PIP 关节屈曲挛缩，可使用手指静态矫形器牵伸或功能性牵引。

（3）夜间可考虑应用屈肌伸展架，使屈肌腱位于最大可能的位置。

3. 物理因子治疗　对肌腱活动差者可以应用神经肌肉电刺激，或应用超声波、磁疗、音频电疗减轻肌腱的粘连。

4. 注意事项

（1）肌腱滑动好，不进行肌力训练；鼓励患手轻微活动，但避免做有阻力的活动。

（2）不做握力和肌力测试，因为做这些测试用力最大。

（四）术后第四阶段（10~16周）

康复目标：完全主动活动（无屈曲受限）；握力达到健侧75%以上；独立进行自我护理、家务活动、工作、学习、休闲活动。

1. 治疗措施

（1）进一步强化关节活动使之达到整个活动范围；

（2）运用橡皮筋手指练习器，让患指进行主动活动练习，强化患指抗阻力指屈练习；

（3）功能活动：等长抓握肌力练习，增加精细动作控制；

（4）12周时患侧手完全参与全部日常活动；

（5）增加捏、握力量练习。

2. 矫形器

（1）必要时继续应用屈肌伸展架、PIP背伸夹板；

（2）阻挡夹板：握勾拳时阻挡MP；DIP屈曲时阻挡PIP。

3. 注意事项

（1）肌腱滑动性好，不要测试握力和捏力；

（2）第12周之前，肌腱过度施力会造成肌腱的断裂；

（3）第12周前肌腱滑动性好，禁止提举重物；

（4）第16周前不能参加体育锻炼或干重活。

六、 预后影响因素

1. 影响患指活动度的因素 临床上，患指术后进行早期活动受到两种因素制约，其一是修复部位的最大抗张强度，尤其是术后第5天~2周，此阶段肌腱处于软化状态，抗张能力显著下降；并且水肿产生的黏弹性力对屈指也产生限制性影响。这对主动活动的力和矫形器动力提出更高要求，因为矫形器动力不足患指关节不能充分屈曲，术后肌腱长期处于紧张状态，动力太大不利患指充分伸展易发生指间关节挛缩，这些都不利于手功能恢复。其二是预防断裂肌腱间隙形成的修复技能，即精湛手外科技术是获得满意结果的必要条件。

2. 影响功能的因素 患指在矫形器作用下早期主动伸和被动屈的活动，尽管有较高的优良率，但仍不十分满意，这受几种因素影响，如临床上指屈肌腱修复常由缺乏经验或正受训练的医生完成；患指功能恢复需要患者密切配合及矫形器定期调节；除医患因素外，有些是由于修复肌腱移行能力较差所致。

第四节　伸肌腱损伤

一、 概述

手部指伸肌腱共8条，通常分为两组：桡侧组和尺侧组。桡侧组与拇指运动有关，有拇长、短伸肌腱2条；尺侧组与第2~5指的指伸运动有关，包括4条指伸肌腱，示指固有伸肌腱和小指固有伸肌腱。手部伸肌包括指总伸肌、腕伸肌、骨间肌、蚓状肌及各肌腱在指背构成的腱膜。指伸动作的完成并非由哪块肌肉单独收缩而为之，而是一组肌肉的协同作用。由这组协同运动的肌肉及肌腱移行构成指伸肌腱装置。

（一）指伸肌腱分区

指伸肌腱从前臂背侧到手指末节背侧，均行走于皮下，仅腕部一段肌腱位于纤维鞘和滑膜鞘内（图4-3）。

根据 Verdan 分法，将指伸肌腱分为 8 个区，拇指分为 5 个区。其中奇数区与关节对应，偶数区与骨干对应，从远至近依次为：

1. E Ⅰ 区包括远侧指间关节区（DIP），E Ⅱ 区包括远侧指间关节近端的中节指骨。

Ⅰ区末端伸肌腱主要由起自蚓状肌和骨间肌的合并侧束组成，附着于末节指骨的背侧基底。行支持带（ORL）与末端肌腱相邻，附着在末节指骨的外侧基底。

2. E Ⅲ 区包括近侧指间关节，E Ⅳ 区从近节指骨延伸到掌指关节。

指总伸肌发出中央束，远端经Ⅳ区附着于Ⅲ区的中节指骨，起到伸展近侧指间关节的作用。

指总伸肌也发出外侧束，联合骨间肌和蚓状肌的内侧束形成Ⅳ区的外侧束。

近侧指间关节屈曲时，外侧束会移向掌侧。

当中央束伸展近侧指间关节时，外侧束滑向背侧，使张力增大以协助近侧指间关节背伸。

掌板和指浅屈肌（FDS）肌腱可防止近侧指间关节过伸。

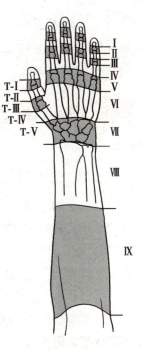

图4-3 伸肌腱分区

3. E Ⅴ 区（掌指关节区），包括掌指关节背侧面、伸肌背侧冠和来自外在伸肌系统的矢状束。矢状束对位于掌指关节中央的指总伸肌起到稳定作用。

E Ⅵ 区（掌骨区）邻近手的背侧，从掌指关节延伸到腕关节，包括指总伸肌、示指固有伸肌、小指伸肌的肌腱以及腱结合。

腱结合是掌指关节近端肌腱间的宽结合体，从环指伸肌腱向外延伸，与中指和小指的指总伸肌腱相连接。这些束可通过把力传导至相关手指来协助伸直。

4. E Ⅶ 区（腕区）和 E Ⅷ 区（前臂区）包括腕部进入背侧前臂近端的手指和腕部的伸肌腱和肌肉组织。

Ⅶ区位于腕的背侧，在这里手指和腕的伸肌腱在背侧支持带下方通过。

Ⅷ区包括前臂远端的腕部和手指伸肌的肌腱移行部。

5. 拇指分区

（1）拇指 T-Ⅰ 区包括指间关节和伸拇长肌腱附着点。

拇指 T-Ⅱ 区范围从指间关节到近节指骨，包括拇长伸肌腱。

（2）T-Ⅲ 区包括拇长伸肌和拇短伸肌的肌腱。

（3）拇指 T-Ⅴ 区损伤会累及拇短伸肌或拇长展肌。

（二）神经支配

1. **桡神经** 发自臂丛后束，含 $C_{5\sim8}$ 和 T_1 神经的纤维。它是臂丛最大的分支，在肱三头肌深面紧贴肱骨体中部后面沿桡神经沟向下外行，到肱骨外上髁前方分为浅、深支。桡神经在上臂支配肱三头肌。

2. 桡神经的分支 ①浅支：为皮支，与桡动脉伴行，至前臂下 1/3 处转向手背，分布于手背桡侧半和桡侧两个半指近节背面的皮肤；②深支：为肌支，又称骨间后神经，穿至前臂背侧，分支支配前臂所有的伸肌群。

二、 伸肌腱损伤临床特点

（一）指伸肌腱断裂的临床表现

临床上如手指和手掌部的单条伸肌腱损伤，通常不会导致伸指功能的完全障碍，但手指区域的指伸肌腱损伤有特征性的表现。

1. 如果指伸肌腱在止点断裂或者在远端指间关节（DIP）与近端指间关节（PIP）之间断裂，则不能主动伸直远端指间关节，出现锤状指畸形。在 DIP 与 PIP 关节之间断裂之初，因有周围的关节囊及周围软组织相连，故锤状指不明显。

2. 如果在掌指关节与近端指间关节之间因肌腱中央束断裂，侧束向掌侧滑移，故近端指间关节不能伸直，而掌指关节（MP）和远端指间关节仍能伸直。这种损伤在最初检查时常被忽略。

3. 如果在手背伸肌扩张部（腱帽）断裂，包括侧束完全断裂，则损伤部位以下的所有关节伸展活动均丧失。如在掌指关节近侧断裂，侧束及其相连的横纤维使两个指间关节仍能伸展，而掌指关节则不能完全伸直。如只有一指的伸肌腱断裂，因联合腱的作用，患指仍能部分或完全伸直。

4. 如拇长伸肌腱断裂，当固定掌指关节时，指间关节不能伸直。临床上拇长伸肌腱常被疏忽，主要是拇短伸肌与拇长伸肌之间的相互关系，但单独拇短伸肌不能伸拇指间关节。

（二）桡神经损伤表现

1. **变形** 桡神经损伤的特点是腕下垂、前臂旋前畸形。屈肘时，手悬于屈曲位。

2. **运动障碍** 伸肘功能减弱，前臂旋后功能减弱。由于桡侧腕长、短伸肌和尺侧腕伸肌麻痹，腕不能伸展，手不能外展（桡侧偏斜）；手内收（尺侧偏斜）功能减弱，尺偏时伴以腕屈曲。由于指伸肌、示指和小指伸肌麻痹，当把持腕于中立位时，掌指关节不能伸展。如强力屈腕时，掌指关节则能伸展。由于拇长伸肌的麻痹，拇指末节伸展障碍；由于拇长展肌和拇短伸肌的麻痹，拇指不能外展。

3. **感觉障碍** 手背侧桡侧尤以虎口部皮肤麻木为显著，手背桡侧伴桡侧 2 个半指、上臂及前臂后部感觉障碍最为显著。

三、 康复评定

指关节活动角度测量与指屈肌腱评定方法相同。指总体主动活动（TAM）和总体被动活动（TPM）测量法与指屈肌腱评定方法相同。

评定注意事项：与指屈肌腱评定方法注意事项相同。

四、 康复治疗

指伸肌腱损伤后的康复与屈肌腱类似，若处理不当会损害手的功能。不同区域伸肌腱具有不同特征，因而治疗也不尽相同。修复伸肌腱愈合过程中固定、松动术及控制力大小和作用的时间，受各区肌腱营养和移动距离的影响。康复治疗前治疗师应向手外科医师了解肌腱修复质量，肌腱长度变化，组织完整性，邻近组织状况及可能改变治疗方案的其他病理情况。

伸肌腱修复术后掌侧矫形器使腕掌关节背伸 30°~40° 位，掌指关节 0° 位，同时用橡皮筋牵拉伸直所有指间关节。掌侧矫形器可以防止 MP 关节屈曲。

（一）单纯指伸肌腱损伤后的康复

示指和小指固有伸肌腱简单损伤只需使修复部位制动，但指总伸肌腱某部分损伤一定要考虑联合腱。以中指伸肌腱损伤为例，若修复部位在指总伸肌联合腱的近端，矫形器使所有指处于伸展位；若修复部位在伸肌联合腱的远端，矫形器使邻近指（示指、环指）处于 25°~30° 屈曲位，患指 MP 关节处于 0° 位。这有助于减少吻合处张力，同时维持指侧副韧带的正常位置。

如果示指固有伸肌腱和指总伸肌腱同时受损，修复后，使示指伸直，在活动阶段通过主动或被动运动使中、环、小指完全屈曲，能实现两肌腱差异性滑动。当手休息和所有指伸展时，示指指总伸肌腱平行位于示指固有伸肌外侧（桡侧），示指与中指指总伸肌联合腱位于示指固有伸肌表面。随中指 MP 关节屈曲，示指指总伸肌联合腱牵向示指固有伸肌腱内侧（尺侧），因而使两伸肌腱产生差异性滑动。

（二）复杂指伸肌腱损伤后的康复

复杂性指伸肌腱损伤通常是指肌腱损伤累及骨膜、伸肌支持带或相邻软组织损伤。这种损伤导致成纤维细胞增生、粘连和瘢痕，妨碍肌腱的滑动，限制手功能恢复，是康复治疗的一个难题。

复杂指伸肌腱损伤多发生在手部 V、VI、VII区，伸肌腱损伤修复后的制动容易引起肌腱粘连、伸肌运动障碍及关节挛缩。为了预防制动后并发症，需制订指 V、VI、VII区和拇IV、V区伸肌腱损伤修复后控制范围的活动方案。

传统上，指伸肌腱修复术后通常采用患手固定的方法。近年来研究证明，伸肌腱修复术后（IV~VII区）早期在控制范围内进行屈曲活动有助于瘢痕组织重新塑形，使肌腱有较大的滑行范围，也可防止肌腱粘连。

指伸肌腱在 V、VI、VII区和拇IV、V区损伤修复术后即可使用矫形器，为使修复部位放松以及预防伸肌腱延迟愈合，在应用矫形器牵引时通常腕伸 40°~45°，MP 和 IP 关节 0° 位。控制力作用于愈合中伸肌腱，让其在前臂背侧动力伸展矫形器内滑动 5mm，掌侧锁定矫形器仅允许 MP 关节在预先确定的角度范围内运动。患者主动屈 MP 关节直至指触及掌侧挡板，然后放松手指，在动力矫形器弹力作用下指返回 0° 伸展位。患者白天每小时重复练习 10 次。为了减少指肿胀和预防关节粘连，在更换敷料时，应对 PIP 关节实施被动活动练习。

早期治疗应使腕最大伸展，MP 关节 0° 位，被动活动每个 IP 关节。当指伸肌腱在不同区域损伤时，IP 关节相应活动范围为 V 区 45°、VI 区 60°、VII 区 80°。

拇长伸肌腱（EPL）动力牵伸矫形器使腕伸展，腕掌关节中立位，MP 关节 0° 位，IP 处于 0° 休息位，但允许 60° 主动屈曲。

指间关节 0° 休息位能预防伸肌腱延迟愈合。控制力能影响肌腱内在愈合、代谢活动、张力及移动。MP 关节运动能预防挛缩，有助于维持侧副韧带完整。这种控制关节固有屈曲方式，能促进背侧皮肤紧张，有益于静脉和淋巴回流，从而减轻水肿，增加局部营养。

（三）指伸肌腱康复

1. Ⅰ区和Ⅱ区损伤

（1）康复目标：预防 DIP 伸肌受限，保护正在愈合的伸肌腱；6~12 周达到远端指间关节的 0°主动伸直，70°主动屈曲。

（2）治疗措施

1）1~4 周：未受累关节的主动活动，但不能进行远端指间关节的主动和被动活动。可进行轻度的日常生活活动，全时间戴上夹板。

2）5~8 周：远侧指间关节能够主动屈曲／伸直 0°~25°；远侧指间关节主动／被动屈曲／伸直 0°~35°；轻度肌腱滑动：握平拳、直拳、勾拳、全握拳。

3）9~12 周：逐步增加远侧指间关节伸直／屈曲至 0°~70°。

增加复合握拳运动，促进肌腱滑动。

增加抓握活动和手部精细动作协调练习。

如果没有伸肌受限，可不使用夹板做轻度日常生活活动。

在夹板固定下进行轻度日常生活活动直到伸肌受限解决之后。

4）12 周以后可以不使用夹板恢复全部日常生活活动；16 周后可从事较为繁重的手部劳动。

（3）矫形器应用

1）静态远侧指间关节背伸夹板固定，非手术治疗者至少持续固定 6 周，手术治疗者至少持续固定 5 周。如果存在伸肌受限，在练习之间和夜间可持续使用夹板。

2）夹板跨过远侧指间关节背侧，包括末节指骨的掌侧和背侧，保持远端指间关节过伸 0°~10°。

3）如锤状指伴近侧指间关节过伸者，可佩戴静态远端指间关节伸直和近端指间关节屈曲夹板（8 字形设计），以保证远端指间关节伸直 0°~10°，近端指间关节屈曲 30°~45°。

4）远端指间关节单独屈曲者可佩戴静态掌侧支撑掌指关节和近侧指间关节伸直阻断夹板；静态掌侧支撑掌指关节伸直阻断夹板可用于握勾拳。

（4）注意事项

1）0~6 周夹板固定，预防 DIP 伸肌受限，并指导患者正确佩戴夹板保护正在愈合的伸肌腱；定期检查夹板松紧度，确保远端指间关节始终处于轻度过伸位。

2）不要用夹板将远侧指间关节固定于过伸位，防止掌侧末节指骨处发白的缺血症状。

3）手术治疗的患者，第 5 周前不要做远侧指间关节主动或被动活动。

4）非手术治疗患者，第 6 周前不要做远侧指间关节主动或被动活动。

5）第 12 周前避免中重度日常生活活动。

2. Ⅲ和Ⅳ区损伤

（1）康复目标：近侧指间关节和远侧指间关节达到全范围主动背伸和屈曲；在日常生活中能应用受损的手指；能独立完成伤前的日常生活活动。

（2）矫形器应用

1）制动夹板：在近侧指间关节和远侧指间关节 0°伸直时应用静态伸直夹板（图 4-4）。术后需制动 5~6 周。

2）训练用夹板：屈曲训练夹板保持 DIP 25°、PIP 30°屈曲（图 4-5）；伸直阻挡夹板限定 PIP 伸直，以便使 DIP 能主动屈曲（图 4-6）。

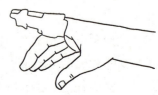

图 4-4 静态伸直夹板

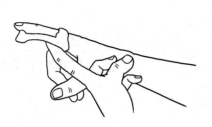

图4-5　屈曲训练夹板

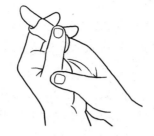

图4-6　伸直阻挡夹板

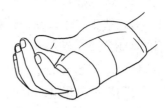

图4-7　静态渐进性近侧指间关节屈曲夹板

3）在第4周之前不得使用静态渐进性或动态PIP屈曲夹板（图4-7），4周后间断使用以降低关节僵硬。

（3）治疗措施

1）术后1周

佩戴屈曲训练夹板主动屈曲PIP、DIP到限定的范围，然后主动伸直到0°；

如侧束未受累，佩戴伸直阻挡夹板，主动全范围屈曲DIP；

如侧束修复，DIP主动屈曲30°~35°；

以上动作分别重复练习20次，每次保持3秒。

2）2~3周

佩戴屈曲训练夹板主动屈曲PIP、DIP到40°，然后主动伸直到0°；

佩戴伸直阻挡夹板，主动全范围屈曲DIP；

如侧束修复，DIP主动屈曲增加至45°。

3）4~5周

从第4周开始把屈曲训练夹板的屈曲角度增加到50°；到第5周末持续增加到80°；

佩戴伸直阻挡夹板，主动全范围屈曲DIP；

单独进行所有关节被动活动，一个关节活动时，其他关节保持在受保护位置。

4）5周后

去除训练夹板，MP保持在0°伸直位，进行PIP和DIP的单独和联合主动活动；

开始进行肌腱滑动练习，5周握勾拳，6周握直拳和复合拳；

去除夹板后用患手进行轻度日常生活活动，以增加PIP屈曲；

先等长后等张抓握肌力训练，掌指关节和腕关节的主动活动。

5）第8周：去除夹板从事轻度日常生活活动；增加静态抓握和协调性活动训练。

6）第10周：去除夹板从事中度日常生活运动，在治疗中加入动态抓握和协调性活动。

7）第12周：恢复全部日常生活活动。

8）第16周：允许进行繁重劳动和运动。

（4）注意事项

1）受累肌腱未经手术修复不得应用此治疗方案；

2）避免在伸直训练时强调屈曲度的增加；

3）术后6周进行主动指间关节活动时，应保持腕关节屈曲30°，MP关节处于0°位。

3. V和Ⅵ区损伤

（1）康复目标：远侧指间关节和近侧指间关节能全范围主动伸直和屈曲，损伤手指能参与日常生活活动，独立完成损伤前的日常生活活动。

（2）矫形器应用

1）静态掌侧前臂夹板，腕关节位于 40°~45° 伸直位；掌指关节位于 15°~20° 屈曲位；指间关节和拇指能够自由活动；

2）1~6 周内全时间佩戴；6~8 周夜间佩戴；8 周后停止使用；

3）夜间用可拆卸掌侧指间关节伸直夹板，指间关节位于 0° 伸直位；

4）术后第 4 周，佩戴静态渐进性掌指关节屈曲夹板。

（3）治疗措施

1）1~2 周：

定位保持练习（腕关节被动腱固定练习）：掌指关节被动屈曲 40°，腕关节完全被动伸直；掌指关节被动伸直 0° 时，腕关节被动屈曲 20°；

腕关节屈曲 20°，掌指关节和指间关节主动保持在 0° 伸直位；

保护下掌指关节主动伸直练习：腕关节屈曲 20° 位，掌指关节从屈曲 30° 主动伸直到 0°；

用夹板支撑掌指关节和腕关节进行主动握勾拳练习。

2）术后第 3 周

继续进行定位保持练习；

继续进行保护下主动伸直，但要增加运动弧度 10°~20°；

腕从 60° 屈曲位主动伸直到 0°，则可以停止定位保持练习；继续进行腕关节被动腱固定。

3）术后第 4 周

腕关节腱固定由被动改为主动；

加入腕关节中立位的掌指关节和指间关节联合分级屈曲；

加入腕关节伸直位的肌腱滑动练习；

增加腕关节中立位的指总伸肌腱滑动和手指外展／内收练习。

4）术后第 5 周：增加被动屈曲各个手指关节和腕关节练习。

5）术后第 6 周：增加掌指关节、指间关节和腕关节的分级联合屈曲练习；增加腕关节屈曲／伸直和前臂旋前／旋后的分级肌力训练。

6）术后 7~9 周：去除夹板进行轻度日常生活活动及静态抓握练习。

7）术后 10~12 周：去除夹板进行中度日常生活活动练习及动态抓握练习。

8）术后 12 周后恢复无限制参与全部日常生活活动。

9）术后 16 周后允许进行繁重劳动和运动。

（4）注意事项

1）受累肌腱未经手术修复不得使用此治疗方案；

2）避免在伸直练习的同时增大屈曲度；

3）如果掌指关节在任何时刻出现背伸受限，治疗要放慢进行。

4. Ⅶ和Ⅷ区损伤

（1）康复目标：远侧指间关节和近侧指间关节能完全主动伸直和屈曲；患手指能参与日常生活活动；独立完成受伤前的日常生活活动。

（2）矫形器应用：静态掌侧前臂支持夹板，保持腕关节伸直 40°，掌指关节屈曲 30°；除训练时可拆除外，应持续佩戴；指伸肌腱修复佩戴 5~6 周，腕伸肌修复佩戴 8 周。

（3）治疗措施

1）术后 1~3 周

腕关节被动腱固定，掌指关节被动屈曲 40° 时腕关节被动完全伸直。

掌指关节被动伸直 0° 时腕关节被动屈曲 20°。

指伸肌腱修复后，腕关节屈曲 20°，掌指关节和指间关节伸直 0°；逐步增加掌指关节屈曲度数，并从屈曲位伸直到 0° 位。

腕伸肌腱修复后，腕关节背伸 0°~20°，掌指关节和指间关节伸直 0°；逐步增加掌指关节屈曲度数，并从屈曲位伸直到 0° 位。

2）术后第 4 周：腕关节保持完全伸直位，MP 屈曲 40°~60°，随后主动辅助伸直掌指关节到 0°。在无重力作用下腕关节主动伸直和尺偏；指总伸肌滑动和手指内收（外展）练习。

3）术后 5~8 周：开始腕关节主动屈曲 15° 练习；逐渐增加腕关节屈曲范围，每周增加 10°~15°；开始腕关节主动伸直和抗重力尺偏（桡偏）练习。

4）术后 6~8 周：去除夹板进行轻度日常生活活动及静态抓握练习。

5）术后 9~12 周：去除夹板进行中度日常生活活动练习及动态抓握练习。

6）术后 12 周恢复无限制参与全部日常生活活动；术后 16 周允许进行繁重劳动和运动。

（4）注意事项

1）受伤的肌腱未进行手术修复之前不得使用此计划；

2）腕伸肌腱修复后 3~4 周内不能让腕关节屈曲超过中立位；

3）避免在伸直练习时强调屈曲度增加；

4）如果在任一时刻出现掌指关节或腕背伸受限，应放缓治疗进度；

5）术后 1~3 周掌指关节主动运动时的腕关节的位置取决于指伸肌腱或腕伸肌腱是否被修复。

5. 拇指伸肌腱康复计划 拇指伸肌腱损伤术后治疗方案所遵循的原则与其他手指相同。适当的方案选择取决于损伤平面。

（1）T-Ⅰ区不管是手术治疗还是保守治疗都要采用制动治疗方案；

（2）T-Ⅲ 和 T-Ⅳ 区应采用控制下的被动活动进行治疗；

（3）T-Ⅱ 和 T-Ⅴ 区如果肌腱经手术修复，应采用早期主动活动方案。

所有各区均应在术后第 6 周开始各关节被动活动范围练习。

所有拇指伸肌腱损伤都应用矫形器固定，使 IP 关节和 MP 关节 0° 伸直位，腕关节背伸 30°~45°。制动时间长短根据每个区而不同。

如果 IP 关节或 MP 关节水平存在伸肌受限，矫形器固定应再延续 2 周。

（四）手指肌腱粘连松解术后康复

肌腱修复后，往往因制动或早期活动延迟使修复肌腱与周围组织发生粘连，影响手功能恢复。此时需进行肌腱粘连松解术。

为了使肌腱松解达到预期的目标，首先术前应使关节被动活动尽可能达最大范围，其次术中肌腱松解应完全彻底。肌腱松解术成功的关键是术后立即开始手部康复程序。早期康复治疗能够减少瘢痕再形成的机会。以指屈肌腱为例说明如下：

1. 术后第一阶段 炎症期（第 1 周）。

（1）控制水肿：尽可能抬高患肢。

（2）减轻疼痛：冷疗法。

（3）促进伤口愈合：伤口护理，加压包扎，尽可能减少伤口张力，但不要妨碍肌腱活动。

（4）矫形器：夜间戴上前臂掌侧矫形器，腕关节背伸 15°，所有手指位于可能的最大背伸位，以防止屈曲挛缩。矫形器仅晚上使用，白天鼓励患者主动活动患手。

（5）达到或维持术中获得的 AROM/PROM：术后当天开始关节单独或联合伸展练习，受累关节进行轻度被动活动范围练习，维持未累及关节的 ROM。

此阶段避免疼痛和炎症恶化，避免神经血管损伤，预防屈曲挛缩。

2. 术后第二阶段 纤维形成期（2~3周）。

通过 AROM 练习和矫形器伸展固定，使瘢痕按期望的方向塑形，防止限制性粘连形成。

（1）瘢痕护理：一旦伤口闭合，便开始瘢痕深层摩擦按摩和压迫等。

（2）矫形器：一般白天不用，夜间使用。但如果关节僵硬或软组织过紧，白天需用静态渐进性矫形器固定。

（3）肌腱滑动练习：通过勾拳、直拳和混合拳，促进 FDS 和 FDP 分离性滑动练习。

（4）关节活动范围练习：PROM 练习前湿热敷可以增加组织伸展性，使主动活动达到最大限度。如松解术后没有肌腱滑动，可在术后 48 小时开始给予功能性电刺激。

（5）开始灵巧性练习和功能活动：此阶段观察肌腱是否有粘连征象，主被动活动范围是否存在明显差异。如果粘连明显，应改进主动活动范围练习。

3. 术后第三阶段 瘢痕成熟期（4~10周）。

通过增加训练强度和教会患者瘢痕处理，尽最大努力重塑瘢痕，促使瘢痕沿肌腱走行方向进行重塑。增加练习频度和强度，开始等长抓握练习，逐步进行抗阻力抓握练习。

此阶段如果存在关节挛缩，其治疗包括 PROM、关节松解、低负荷长时间伸展和静态渐进性矫形器固定。

思考题

1. 手外伤后早期康复的措施有哪些？
2. 屈肌腱损伤术后多长时间可以主动运动？
3. 简述手部骨折和脱位康复中的常见问题及处理方案。
4. 简述手指肌腱粘连松解术后康复治疗原则。

（胡文清　石丽宏）

第五章
下肢创伤康复

下肢创伤中，股骨颈及粗隆间骨折多好发于老年人，髋关节脱位多合并其他部位创伤或神经、血供等损伤，股骨干、膝部、胫腓骨骨折、踝部骨折常为高能量损伤，如高处坠落伤、交通事故等。创伤后正常的解剖结构、活动度、功能、稳定性等的恢复是尤需重点关注的问题。

第一节　髋部骨折与脱位

一、概述

髋部常见的创伤包括髋关节部位的骨折与脱位。在髋关节骨折中股骨颈骨折和股骨粗隆间骨折比较常见。此类患者的年龄以 50~70 岁者居多，而高龄患者常因轻微的外伤如跌倒而导致髋关节骨折。随着社会经济发展，人均预期寿命增加，其发生率也呈增高趋势。老年人髋部骨折后因其常伴有基础疾病，加上骨折后卧床时间较长而导致并发症的出现。

老年人髋部发生骨折由两方面因素导致：内因由于骨质疏松所致的骨强度下降；另外老年人髋周肌群退变、神经肌肉反应和协调能力下降、居住条件、饮酒、长期服用镇静或抗焦虑药物等原因引起跌倒的发生率增加。而青壮年的髋部骨折常因严重的车祸或高处跌落致伤，并常合并胸、腹、颅脑和四肢等其他部位的损伤；偶有因过度过久负重劳动或行走而导致疲劳性骨折。此外，股骨上段为转移性肿瘤的好发部位，易引发病理性骨折。

二、临床特点

（一）临床表现及诊断

1. **症状**　伤后患者出现髋部疼痛、不能站立、肢体活动困难、但是也有一部分无移位的线性骨折或嵌插骨折患者，伤后局部疼痛轻微，肢体活动不受限，仍能够行走。

2. **体征**　①畸形，患肢多有轻度屈髋屈膝、内收及外旋畸形。部分移位骨折，远端受肌群牵拉而向上移位，出现患肢缩短，髋关节后脱位患者也会出现患肢缩短。②疼痛，在腹股沟中点处有压痛、大粗隆部位有叩击痛，下肢纵轴有叩击痛。③功能障碍，移位骨折或髋关节脱位患者在伤后就不能站立和行走，有一部分无移位的线性骨折或嵌插骨折患者，伤后肢体活动不受限，对这些患者要特别注意。

3. **影像学检查**　一般的骨折和脱位，常规拍摄 X 线片即可做出诊断，但某些老年人髋部无移位的骨折或嵌插骨折难以立即在 X 线片上发现。疑有骨折者可当时行 CT 检查或 MRI 检查以明确诊断，或卧床和避免负重，2~3周后再次摄片检查，这时骨折处部分骨质发生吸收现象，骨折线才能清楚地显示出来。CT 检查及图像三维重建有助于对骨折的全面了解，并特别适用于髋关节脱位伴发髋臼和股骨头骨折的诊断。

（二）临床处理

1. **股骨颈骨折**　股骨颈骨折中大部分为移位型，只要通过满意的手法复位和内固定可获得80%~90% 的愈合率，因此股骨颈骨折的治疗原则是：早期闭合复位，合理多钉固定，早期康复。人工髋关节置换术只适用于 65 岁以上，Garden Ⅲ、Ⅳ型骨折，并且能耐受手术麻醉者。

闭合复位通常采用的方法有 Whitman 法、Leadbetter 法和 Flymn 法，主要是通过牵引患肢，待肢体原长度恢复后再施以内旋外展复位，通过这些方法，多数患者可达到满意的复位，可以作为首选的方法。闭合复位失败或需要同时植骨者采用切开复位。内固定方法多用空心加压螺纹钉内固定和多枚斯氏针内固定。无移位骨折采用卧床休息辅以患肢牵引，是应用已久的传统疗法。由于部分患者可转变成移位型骨折，因而近年来越来越多的人主张以早期内固定为妥。可以使用经皮穿针的简单方法防止骨折发生移位，并能达到早期活动、防止并发症及顺利愈合的目的，利多弊少。发生骨折不愈合可用截骨术加植骨术处理。人工髋关节置换术在股骨颈骨折的治疗中有一定的应用价值，提供了一个可供选择的新方法，主要适应证包括：①55~65 岁合并严重的骨质疏松，骨折不能得到满意复位和内固定者；②65 岁以上的头下骨折、Garden Ⅲ、Ⅳ型骨折；③60 岁以上的陈旧性股骨颈骨折未愈合者，或基础疾病较多、一般情况差，不能耐受第二次手术者。

2. **股骨粗隆间骨折**　又名股骨转子间骨折，随着内固定器械的不断革新和手术技术的提高，临床越来越趋向于手术治疗。常用的手术方法包括：闭合复位空心加压螺丝钉固定，加压滑动鹅头钉（DHS）又称为 Richard 钉固定，髓内固定。对于存在骨质疏松的高龄股骨粗隆间骨折患者，为避免内固定困难和畸形愈合，可以选择人工髋关节置换术。

3. **股骨大粗隆、小粗隆骨折**　单独大粗隆骨折罕见，预后较好。对于骨折块较大，且移位明显者，可行切开复位内固定治疗。单独小粗隆骨折罕见，伤后于髋内侧有疼痛及压痛，髋关节无明显功能障碍。只需卧床休息数日，不需要其他处理，预后较好。

4. **股骨粗隆下骨折**　粗隆下骨折一般指小粗隆上缘至股骨狭窄部之间的骨折。既可单独发生，也可与粗隆间骨折伴发。非手术治疗采用Delee骨牵引方法。手术方法通常可选用滑动髋螺钉（DHS）或重建髓内钉技术。

5. **髋关节脱位**　髋关节脱位是一种严重损伤，由于髋关节周围肌群丰厚，解剖结构十分稳固，一般外力不易导致脱位。一旦发生脱位，则说明外力相当强大，因而在脱位的同时，软组织损伤亦较严重，且往往合并其他部位或多发损伤，如骨折、神经损伤和血管损伤。对这种损伤均应按急症处理，复位越早，疗效越好。

髋关节脱位一般可分为三种类型：后脱位、前脱位及中心脱位。后脱位是髋关节脱位中最常见的类型。对于单纯脱位的治疗意见是完全一致的，以急症闭合复位为原则，闭合复位失败者应行切开复位以防对股骨头进一步损伤。对于合并有骨折的治疗意见则不完全一致，其中多数人皆主张早期手术切开复位和内固定。

三、　康复评定

评定须在详细了解病史，特别是手术和固定的情况，要在全面检查患者的基础上进行。评定要在治疗前、中、后分别进行。在康复治疗的不同阶段，康复评定的内容有所侧重和调整。

1. 肢体长度及周径测量 髋部骨折或脱位后，肢体的长度和周径可能发生变化，测量肢体长度和周径可以了解骨折和脱位的移位情况以及肌肉萎缩、肢体肿胀的程度。

（1）肢体长度的测量：临床常使用的测量下肢长度的方法有两种：一是测量髂前上棘至内踝（最高点）的最短距离，二是测量股骨大粗隆至外踝的距离。测量时可以测量整个下肢长度，也可分段测量大腿长度和小腿长度。大腿长度测量从髂前上棘至膝关节内侧间隙或者股骨大粗隆至膝关节外侧间隙的距离。小腿长度是测量从膝关节内侧间隙至内踝的距离。

（2）肢体周径的测量：通过肢体周径的测量可以了解肌肉萎缩和肢体肿胀的情况。进行肢体周径测量时，必须选择两侧肢体相对应的部位进行测量，以测量肌腹部位为佳。测量时用皮尺环绕肢体已确定的部位一周，记取肢体周径的长度。患肢与健肢同时测量进行对比，并记录测量的日期，以作为康复治疗前后疗效的对照。测量大腿周径时取髌骨上方10cm处，也可以从髌骨上缘向大腿中段方向每隔5cm测量一次并记录测量部位，测量小腿周径时，取髌骨下方10cm或小腿最粗处测量。

2. 肌力评定 骨折脱位后，由于肢体运动减少或者合并神经损伤，可发生肌肉萎缩，肌力下降。肌力检查是判定神经、肌肉功能状态的重要指标，常用徒手肌力评定法（MMT），主要检查髋周肌群、股四头肌、腘绳肌、胫前肌、小腿三头肌肌力。也可采用等速肌力测试。

3. 关节活动度评定 检查患者关节活动范围是康复评定主要内容之一，检查方法常用量角器法，测量髋、膝、踝关节各方向的主、被动关节活动度。

4. 步态分析 髋部骨折后，极易影响下肢步行功能，应对患者施行步态分析检查。步态分析的方法有临床分析和实验室分析。临床分析多用观察法、测量法等；实验室分析包括运动学分析和动力学分析。

5. 下肢功能评定 重点是评估步行、负重等功能。可用Hoffer步行能力分级、Holden的功能步行分类。

6. 神经功能评定 常检查的项目有感觉功能检查、反射检查、肌张力评定。

7. 疼痛评定 通常用VAS法评定疼痛的程度。

8. 平衡功能评定 常用的量表主要有Berg平衡量表，Tinnetti量表，以及"站起-走"计时测试。

9. 日常生活活动能力评定 常用改良Barthel指数进行评定。

10. 髋关节功能评定 常用Harris髋关节等级评分系统进行评定。

11. 膝关节功能评定 常用Hohl膝关节功能评定量表和Merchan膝关节功能评定标准进行评定。

12. 骨折愈合情况 包括骨折对位对线、骨痂生长情况，有无愈合延迟或不愈合或畸形愈合。主要通过X线检查完成，必要时CT检查。

四、康复治疗

髋部骨折后的致残率和致死率较高。为预防并发症、促进骨折愈合和避免功能障碍，应早期开始康复治疗。

（一）康复治疗的目标

1. 屈髋>90°，外展>30°。

2. 肌力达4级以上。

3. 稳定的无辅助下步行 20~30 分钟。

4. 上 2~3 层楼梯。

（二）术前训练

1. 非急症处理的患者入院后首先向其宣传康复治疗的意义，使其充分认识功能锻炼的重要性，消除思想顾虑，主动进行训练。

2. 进行患肢牵引的同时教患者做卧位保健操，尽量活动健康肢体。

3. 指导患者做患肢股四头肌的等长收缩练习，收缩时要求保持 10~15 秒，共做 15 次，同时配合双上肢及健侧下肢的屈伸活动，每日 3 次。双上肢可利用床上吊环进行引体向上运动。

4. 体位指导，告诉患者患肢置于外展 10°~15° 中立位，使踝关节保持在 90° 背伸位，注意保护足跟部。避免侧卧、盘腿、负重及主动抬腿。

5. 非手术治疗一般需持续牵引 8 周或 8 周以上，部分患者手术治疗前通常也需牵引 1~2 周。

6. 指导患者如何使用拐杖或助行器进行不负重触地式步行，为术后持拐步行作准备。

（三）术后康复程序

1. 股骨颈骨折

（1）若是牵引患者，则：①利用床上吊环，屈曲健侧膝关节，用健足蹬床，保持患肢在牵引下抬高臀部运动，每次 5 遍，要求保持整个臀部平衡，不能歪斜，抬离床面 15°~30°。②利用床上吊环抬高上身及扩胸运动，每组 10 次，胸背部抬离床面 30° 以上，训练每天 3~4 组，由治疗师演示、指导、协助完成。

（2）内固定术后患肢保持伸直中立位，可穿丁字形矫形鞋，以防止患肢旋转；或长形沙袋固定于患侧下肢两侧，也可用外展夹板或者枕头放在两腿之间，防止患肢内收。如果伤口周围疼痛、肿胀严重可行冷敷，每次 20~30 分钟，每日 2 次。

（3）术后第 1 天开始进行深呼吸和咳嗽练习，以增加肺活量，减少呼吸道感染的发生。每次 3~5 分钟，每日 2~3 次；患肢股四头肌和臀大肌等长收缩练习，保持 10 秒，放松 5 秒，由每天 10 组开始，每组 15~20 次，逐渐增加。足趾伸、屈及踝关节跖屈、背伸运动，特别要加强踝泵运动，预防下肢深静脉血栓形成。健侧下肢和双上肢各关节的主动活动及抗阻运动，每天 3~4 次，每次 10~15 分钟，或有轻度疲劳感为度。

（4）术后第 2 天：重复第 1 天内容。鼓励患者行患肢足、踝、膝关节主动运动。同时可以行 CPM 髋、膝关节的被动运动，从 30° 开始逐渐增加到 90°，每日 2 次，每次 1~2 小时。行臀大肌、腘绳肌等长收缩训练，每组重复 10~20 次，每日 2~3 组。

（5）术后第 3~7 天：继续第 2 天动作。仰卧位主动屈、伸髋膝关节，0°~30° 膝关节屈伸练习，末端保持 10 秒。屈髋不超过 90°，每组重复 10~20 次，每日 2~3 组。鼓励患者半卧位，以防坠积性肺炎及心肺功能障碍，每次 20~30 分钟，每日 2~3 次，注意监测血压、心率。

在髋外展位行髋内收肌群及外展肌群的等长收缩训练，保持 10 秒，放松 5 秒，每组重复 10~20 次，每日 2~3 组。

坐位水平移动训练　向患侧移动时先外展患肢，再用双手及健足支撑向患侧移动臀部，向健侧移动时相反。治疗师注意协助患者保持患肢外展位且屈髋 <90°。每组重复 5~10 遍，每日练习 2~3 组。

（6）术后第 2~4 周：2 周后改为主动活动为主，活动范围逐渐增大，术后 4 周时接近正常活动范围。①外展训练，由被动 - 助力 - 完全主动。注意髋关节不可内旋，末端保持 10 秒。②屈髋、屈膝训练，屈髋 <90°，不可内旋。③髋后伸训练，不可内旋，末端保持 10 秒。

（7）术后第 5 周~3 个月：行 X 线检查，根据骨折愈合和内固定情况：①继续增加髋与膝的主动屈伸运动，但在锻炼过程中避免引起明显疼痛；②进行髋关节周围肌力锻炼、关节活动范围训练及生活自理能力训练；③进行负重及平衡功能训练，负重量从 1/4 体重开始，逐渐过渡到全体重，鼓励患者使用助行器行走，宜采用渐进式，早期不宜久站，下肢使用弹力绷带包扎。内固定患者若扶双拐，则采用四点步训练，可足尖点地步行，每次 50~100 米，每日 2~3 次。情况良好者可单拐三点步训练和上、下楼梯训练：上楼梯时顺序为健肢、患肢及拐；下楼梯时患肢、拐、健肢。使用穿袜器及拾物器的训练，给予家庭环境改造的建议。

（8）4~6 个月：①逐渐增加下肢内收、外展的主动运动，股四头肌抗阻力练习，恢复膝关节屈伸活动的练习；②增加静蹲练习，每次 2 分钟、休息 10 秒，每组 5 次，每日练习 2~3 组；③进行本体感觉和功率自行车的训练。

视骨折愈合情况，从双杖而后用单杖作为部分负重的步行训练，至大部分负重行走。待 X 线摄片显示骨折已愈合，无股骨头坏死，方可弃杖行走。

（9）心理指导：把心理康复作为功能康复的枢纽，以心理康复促进和推动功能康复。

2. 髋部其他骨折 髋部其他骨折的康复方案可参照股骨颈骨折的康复方案进行。患肢负重根据内固定的种类、骨折愈合情况从部分负重至完全负重，总的来说，负重时间比股骨颈骨折要早。

（四）注意事项

1. 不要坐低椅、沙发及低的马桶。睡觉时应采用仰卧姿势，患肢外展位，避免侧卧，在床铺上休息时亦同样。如果要侧卧应将两枕头放于两腿之间。若仰卧时，不要将双足重叠在一起。坐位时，不要双腿或双足交叉。起立时，应依照正确方法去做，由卧位转变坐位时亦同样。站起时脚尖不能向内。当拾取地面物品时，不应过分弯曲髋关节。穿鞋袜时，也应注意。建议在日常生活中使用穿袜器及拾物器、加高马桶及座椅。勿蹲在地上。当沐浴时，应取站立位，并防止滑倒。

2. 日常生活中的健康教育 不宜进行激烈运动或劳损性高的运动，例如跑步及过度剧烈的球类活动。若发现手术后髋关节有红肿、疼痛现象，应主动就诊。

3. 随诊 数日内拍 X 线片复查，然后约每 2~3 个月复查摄片一次。一般愈合时间约需 4~6 个月。骨折愈合后仍应继续随诊，每 6~12 个月复查一次，直至术后 5 年，以便早期发现股骨头缺血坏死和塌陷。

第二节 股骨干骨折

一、 概述

股骨干是指股骨小转子下 2~5cm 到股骨髁上 2~4cm 之间的部分。股骨干骨折是临床上常见的骨折，其发生率略低于粗隆间骨折和股骨颈骨折，约占全身骨折的 6%，其好发年龄为 20~40 岁的青壮年，10 岁以下的儿童及老年人也时有发生，儿童的股骨干骨折可能为不全或青枝骨折。

成人股骨干骨折通常由高强度的直接暴力所致，如机动车辆的直接碾压或撞击、机械挤压、重物打击及火器伤等均可引起。一部分骨折由间接暴力所致，如高处坠落、杠杆及扭曲传导暴力导致股骨干骨折。儿童股骨干骨折通常为直接暴力引起，且多为闭合性损伤，也包括产伤。神经损伤更常见于直接的贯通伤（如火器伤和切割伤），股骨干下 1/3 骨折时，骨折远端向后方倾斜，也可导致动静脉和神经的压迫和损伤。

骨折的类型依据暴力的性质和作用方向决定，直接暴力垂直作用于骨的长轴可产生横断或短斜形的骨折，有局部软组织损伤，如沿着股骨长轴的暴力损伤，可引起髋和膝关节的损伤。老年人的损伤常是旋转暴力引起，形成一个长斜形或螺旋形骨折，并有轻度的粉碎，股骨骨折粉碎的程度，常与损伤时直接作用在股骨的能量有关。

股骨是人体最长最大的管状骨。股骨的强度大，可承受较大的应力，对负重、行走、跑跳等下肢活动起重要的传导和支撑作用，如果治疗和康复不当，可能会导致下肢的畸形和功能障碍，所以在治疗上必须要恢复肢体的力线和长度，无旋转，尽量保护骨折局部的血供促进骨折愈合，同时早期行康复治疗，减少并发症，促进下肢功能恢复。

二、 临床特点

（一）临床表现

1. **症状**　受伤后肢体剧烈疼痛，活动困难，局部肿胀明显。股骨干骨折多由于严重的外伤引起，出血量较大，闭合性骨折估计出血量在 500~1000ml，开放性骨折则更多，在骨折数小时后可能出现休克表现。挤压伤所导致的股骨干骨折，则有可能引起挤压综合征。

2. **体征**　局部肿胀、成角畸形、异常活动、肢体功能受限及纵向叩击痛或骨擦音。如合并有神经、血管损伤，足背动脉可无搏动或搏动轻微，伤肢有循环异常的表现，也可有浅感觉异常或远端被支配肌肉肌力异常。

3. **检查**　一般于正、侧位 X 线片上能够显示骨折的类型、特点及骨折移位方向。X 线片应包括股骨的全长及上下髋膝关节。

根据外伤史再结合临床表现及 X 线所示，一般可明确诊断。股骨干骨折的患者常可能有合并损伤，必须做全面体格检查。如患者同时主诉髋和背或骨盆部位的疼痛，表明该部位有脱位或骨折的可能，应完善相关检查以明确诊断，防止漏诊。

（二）分类

股骨干骨折传统的分类包括开放性或闭合性骨折；稳定型或不稳定型骨折，其中横形、嵌入型及不全骨折属于稳定骨折。按 AO 分型：A 型为简单骨折（A1 螺旋骨折、A2 斜行骨折、A3 横行骨折），B 型为楔形骨折（B1 螺旋楔形骨折、B2 折弯楔形骨折、B3 粉碎楔形骨折），C 型为复杂骨折（C1 螺旋骨折、C2 多节段骨折、C3 不规则骨折）。

（三）临床处理

1. **股骨干骨折**　股骨干骨折按部位可分为上 1/3、中 1/3 和下 1/3 骨折。受暴力的作用、不同部位肌肉的牵拉和下肢重力的影响骨折端的移位不同。

（1）非手术治疗：成人股骨干骨折的非手术疗法主要是骨牵引疗法，这种疗法需要长期卧床，并发症多，因此临床单独应用较少，多作为术前准备使用。儿童股骨干骨折由于愈合快，塑形能力强，以非手术治疗为主。小夹板固定法适用于无移位或移位较少的新生儿产伤骨折，而皮牵引法适用于3~8岁的患儿，8~12岁的患儿多采用骨牵引法。在治疗中要纠正成角和旋转畸形，轻度缩短可自行矫正。

（2）手术治疗：①髓内钉内固定：髓内固定对骨膜血运的破坏较小，采用中心固定、弹性固定、应力分散避免应力遮挡作用，有利于骨折愈合，同时可以早期功能锻炼和负重减少并发症的发生。髓内固定包括普通髓内钉和锁式髓内钉，普通髓内钉的抗螺旋和抗短缩能力有限，故其适应证主要为股骨干峡部的横形、短斜形和短螺旋形骨折，锁式髓内钉保留普通髓内钉优点，同时通过横穿的锁钉防止旋转和短缩移位，除普通髓内钉的适应证外，还适用于粉碎性、长斜形与螺旋形骨折及股骨两端骨折和多段骨折。②钢板螺丝钉固定：适用于股骨上、中、下1/3横断与短缩型骨折，因其钢板不需要通过骨骺线，不影响股骨的生长发育，还适用于儿童股骨干骨折的手术治疗。但是钢板螺丝钉内固定手术切口大，骨膜剥离较广泛，钢板对骨折处产生应力遮挡，骨折处得不到生理性的应力刺激，骨折愈合较慢。

2. 股骨干骨折合并髋关节骨折脱位 股骨干骨折同时合并有髋关节骨折脱位的处理顺序，应视具体情况而定。可先切开复位内固定，然后手法整复复位，这样有利于早期功能锻炼。复位方法，可在腰麻或全麻下以手法闭合复位髋关节，同时注意保持患肢沿股骨力线的牵引；也有人主张用一斯氏针穿过股骨粗隆部，或用一螺钉装置拧入股骨近端，以牵引复位。髋关节脱位经手法复位失败或合并髋臼、股骨头骨折，或股骨干骨折为开放性，或合并有神经血管的损伤，或合并严重并发症者，也可考虑两者同时进行手术治疗。

三、 康复评定

评定内容同本章第一节。

四、 康复治疗

（一）股骨干骨折的康复

1. 术后1~2周 此期康复治疗的主要作用是改善患肢血液循环，促进患肢血肿、炎性渗出物的吸收，以防止粘连；通过肌肉收缩训练防止失用性肌萎缩，同时增加骨折断端的轴向生理压力，促进骨折愈合；利用关节运动牵伸关节囊及韧带等软组织，防止发生关节挛缩；改善患者身心状态，积极训练，防止并发症的发生。

（1）运动疗法

1）在麻醉清醒后即指导患者进行患肢的足趾及踝关节主动屈伸活动并进行髌骨的被动活动，以促进肢体的肿胀消退、骨折断端紧密接触，并可预防关节挛缩畸形。该活动训练至少每日3次，每次5~10分钟。

2）术后次日开始行患肢肌肉的等长收缩练习，主要是股四头肌和腘绳肌群的等长收缩训练。训练量从每日3次，每次5~10分钟，根据患者的恢复情况逐渐增加运动量，每次训练量以不引起肌肉过劳为度，即练习完后稍感肌肉酸痛，但休息后次日疼痛消失，不觉劳累。

3）膝关节活动度的练习：行手术治疗的患者，进行股四头肌等长收缩练习3~5天后可以逐渐过渡到小范围的膝关节主动伸屈练习，每天 1~2 次。无外固定者可在膝下垫枕，逐渐加高，以增加膝关节的活动范围。术后早期使膝关节活动范围超过 90° 或屈伸范围接近正常。非手术治疗的患者去除外固定后开始膝关节活动度的练习。

4）CPM 治疗：手术治疗的患者术后第 2 天即可开始使用 CPM 训练，膝关节活动在患者无痛或微痛的范围内进行，CPM 训练结束后立即进行冰敷。根据患者耐受程度每日增加 5°~10°。1 周内增加至 90°，每天的训练时间不少于 2 小时。

5）对健肢和躯干应尽可能维持其正常活动，尤其是年老体弱者。在患肢的炎症水肿基本消除后，若无其他限制情况，患者可扶双拐下地，进行患肢不负重行走练习。

（2）物理因子治疗：

1）温热疗法：在患肢伤口无明显渗出后即可开始温热治疗，常用红外线疗法。若有石膏外固定时则应在石膏上开窗或在外固定的两端进行治疗。

2）超短波疗法：骨折断端对置法，微热量，每次 10~15 分钟，每日 1 次，10 次为 1 疗程。此法可在石膏外进行，但有金属内固定物时禁用。

3）超声波疗法：患肢伤口拆线后，可在骨折局部应用。接触固定法，剂量小于 $1.0W/cm^2$；或移动法，剂量 $1.0~1.5W/cm^2$。每次治疗 5~10 分钟，10 次为 1 个疗程。此疗法消肿作用明显，并可促进骨痂生长。

2. 术后 3~4 周 此期康复治疗的主要作用是通过肌肉的主动收缩训练，防治失用性肌萎缩，促进肌力恢复，加快骨折愈合，同时通过主动的关节活动度练习，增加髋、膝关节活动度。

（1）运动疗法

1）主动肌力训练：屈髋肌群肌力训练：直腿抬高练习，每组 10~15 次，每天 3~4 组；伸髋肌群肌力训练：俯卧位向后抬腿练习，每组 10~15 次，每天 3~4 组；腘绳肌群肌力训练：俯卧位向后勾小腿练习，每组 10~15 次，每天 3~4 组。

2）主动关节屈伸训练：如骨折愈合良好，可行髋、膝关节主动屈伸练习，每天练习 2~3 组，每组 10~20 次。

（2）物理因子治疗：同术后 1~2 周。

3. 术后 5~12 周 在此期间的病理变化主要是骨痂形成，化骨过程活跃。临床上疼痛和肿胀多已消失，但易发生肌肉萎缩，组织粘连以及膝关节僵硬。此期康复治疗的主要作用是促进骨痂形成、恢复关节活动范围、增加肌肉收缩力量、提高肢体运动能力。

（1）运动疗法：此期骨折端已形成纤维骨痂，骨折已相对稳定，不易发生错位，故可以适当加大运动量，增加运动时间。因骨折固定肢体时间较长，易发生关节挛缩和失用性肌萎缩，此期重点应为恢复关节活动度训练和增强肌力训练。训练方法除继续进行前述训练，可进行功率自行车训练和抗阻伸膝训练，每日上下午各 1 次，每次时间 20~30 分钟。注意此期进行肌力训练时不可在股骨远端施加压力，以免骨折处应力过高，发生再次骨折。

（2）物理因子疗法：此期重点在于防治瘢痕形成及组织粘连，尤其防治踝关节挛缩，除前述方法外尚可配合水疗。

（3）步行训练：此期可进行适当的负重和步行训练，提高患者的生活能力和肢体运动功能，以训练站立和肢体负重为主。开始时进行患肢不着地的双拐单足站立和平行杆中健肢站立练习；X 线片上显示有明显骨痂形成时可扶双拐下地行走，患肢从负重 1/4 开始，逐渐过渡到 1/2 负重、3/4 负重、全负重，即从足尖着地开始，逐渐过渡到前足着地，再渐过渡到大部分足着地至全足着地，扶双腋拐步行。

4. 术后 3~6 月 此期病理变化是骨痂经改造已逐渐成熟为板状骨。临床上骨折端已较稳定,此期康复治疗重点在于骨折后并发症的处理,如防治瘢痕、组织粘连等,并最大限度地恢复关节活动范围和肌肉收缩力量,提高患者日常生活活动能力和工作能力。

(1)运动疗法:主要目的是增加关节活动度,促进肌力恢复和患侧膝关节本体感觉的恢复。训练方法以主动运动为主,根据需要可辅以被动运动和抗阻运动。

1)自重训练:此期可以开始进行静蹲练习,利用自身的体重作为向下的压力,既可以增加髋、膝关节的关节活动度,又可以促进髋部及下肢肌力的恢复。下蹲的幅度逐渐增大,以不引起明显疼痛为度,每次 2 分钟,每组练习 8~10 次,每日练习 2~3 组。

2)关节活动度训练:患侧的髋、膝、踝关节进行各方向的全范围主动活动,尽量牵伸挛缩、粘连的软组织、增加关节活动度。若患者膝关节僵硬明显,单纯行关节松动手法治疗关节活动度改善不明显时可进行关节功能牵引治疗。固定膝关节近端,通过牵引装置施加适当力量的牵引,一般采用俯卧位,在患侧踝关节处加牵引力。牵引重量以引起患者可耐受的酸痛感觉,又不产生肌肉痉挛为宜,通常 5~15kg,每次 20 分钟左右,每日 1~2 次。在热疗后进行或牵引同时给予热疗效果更好,如果牵引后关节疼痛,可行局部冰敷 10~15 分钟。

3)肌力训练:此期因骨折端已比较稳定,可以加大肌力训练的强度。恢复肌力的有效方法就是逐步增强肌肉的负荷量,引起肌肉的适度疲劳。以主动运动为主。肌力达 4 级时进行抗阻运动,如利用股四头肌训练椅进行肌力练习、下蹲练习等,以促进肌力最大限度的恢复。

(2)物理因子疗法:其方法有:①蜡疗、红外线、短波、湿热敷等疗法,促进血液循环,改善关节活动功能;②直流电碘离子导入、超声波、音频电流等,软化瘢痕、松解粘连;③如合并周围神经损伤时,可应用直流电碘离子导入、低中频电疗等疗法。

(3)站立行走训练:此期可以进行斜板站立练习、跨越障碍物练习、上下斜坡及上下楼梯等练习,以提高患者生活自理能力,尽早回归家庭和参与社会生活。

(二)股骨干骨折合并髋关节骨折脱位的康复

股骨干骨折合并髋关节骨折脱位后其康复治疗程序基本上同单纯的髋关节骨折脱位,只是因为同时合并有股骨干骨折,要注意以下几个方面的问题:

1. 在股骨干骨折没有出现比较稳定的骨痂前,非手术治疗者,禁止做直腿抬高的练习;在坚强内固定术后,则可考虑做直腿抬高练习。如骨折愈合较慢,应使髓内钉动力化,并适当负重。

2. 由于股骨干骨折愈合时间相对较长,患肢负重的时间要适当推迟。

3. 术后早期开始患肢股四头肌等长收缩练习,以及患侧膝关节关节活动度训练,以防止发生膝关节功能障碍。

(三)注意事项

1. **禁做的活动** 半年内禁止侧卧、盘腿坐,以防患肢内收、外旋、造成不良后果;日常生活中洗澡用淋浴而不用浴缸,如厕用坐式而不用蹲式,不坐矮椅或沙发,不要弯腰拾物,禁止爬坡。

2. **日常生活中的健康教育** 不宜进行激烈运动、劳损性高的运动,例如跑步及过度剧烈的球类活动。避免增加关节负荷的运动,如体重增加、长时间的行走和跑步等。如果发现手术后局部有红肿、疼痛现象,应主动就诊。

3. **随诊** 数日内拍 X 线片复查,然后约每 2~3 个月复查摄片一次。一般愈合时间约需 4~6 个月,待骨折完全愈合后方可去掉内固定。

第三节 膝部骨折

一、 概述

膝关节是身体中结构最复杂、最大，受杠杆作用力最强的一个关节，起着承重、传递载荷的作用。膝关节主要是伸屈运动，在屈曲位兼有旋转运动，同时有很小范围的内外翻被动运动。

膝关节包括由股骨下端和胫骨上端构成的胫股关节，以及由髌骨和股骨滑车构成的髌股关节。膝关节的关节囊及韧带起到保护及稳定关节的重要作用。在膝关节内、外及后侧有胫、腓侧副韧带和腘斜韧带保护和加强。交叉韧带是稳定膝关节的重要组织。夹于股骨、胫骨内髁及股骨、胫骨外髁之间的内、外侧半月板是一纤维软骨组织，起到传导负荷、维持关节稳定、缓冲震荡的作用。

膝部常见的骨折包括股骨远端骨折、髌骨骨折和胫骨平台骨折。

二、 临床特点

（一）股骨远端骨折

股骨远端是指股骨干骺端和股骨髁的区域，股骨远端骨折包括股骨髁上骨折和股骨髁间骨折，这类骨折约占股骨骨折的 8%。股骨髁上骨折受腓肠肌牵拉骨折远端向后移位，容易引起血管和神经的损伤。在处理上视骨折的部位及类型不同而难易不一，预后亦相差较大。

1. 损伤机制　引起股骨髁部骨折的常见原因包括直接暴力和间接暴力，直接暴力多为来自横向的外力直接作用于股骨髁上部，引起髁上骨折。间接暴力多见于高处坠下时，膝关节处于屈曲位时，亦可引起股骨远端骨折，此种暴力更易引起髁间骨折。直接暴力多引起髁部的粉碎骨折，而间接暴力则易产生 V 形、Y 形或 T 形骨折，亦易合并膝关节内韧带及半月板损伤。

2. 分型　AO 分型法，按骨折部位及程度，将骨折分为 A、B、C 三型。A 型为关节外骨折，可分为 3 个亚型：A1 型简单两部分骨折、A2 型干骺端楔形骨折、A3 型粉碎骨折。B 型为单髁骨折（不完全关节内骨折），可分为 B1 外髁矢状面骨折、B2 内髁矢状面骨折、B3 额状面骨折三个亚型。C 型为双髁骨折（完全关节内骨折），又可分为 C1 无粉碎股骨远端骨折（T 形或 Y 形）、C2 远端粉碎骨折、C3 远端粉碎骨折和髁间粉碎骨折三个亚型。

3. 临床表现　股骨髁骨折后膝部出现明显肿胀、股骨髁部增宽、可见畸形。在做膝关节主动或被动活动时，经常可触及骨擦感。除摄正侧位 X 线片外，还需摄斜位片作为诊断参考。

此处骨折在诊断上多无困难，除外伤史及症状外，要特别注意足背动脉有无搏动及其强度，并与健侧对比。同时，注意足趾的活动与感觉，以确定腘部的血管及神经有无被累及。

4. 临床处理

（1）治疗原则：无移位或复位后稳定的 A1 型股骨髁部骨折可保守治疗，复位后不稳定者应手术治疗。A2、A3 型骨折为不稳定骨折，B、C 型骨折为关节内骨折，均以手术治疗为宜。

（2）非手术治疗：包括闭合复位骨折，管型石膏固定和骨牵引。

（3）手术治疗：手术治疗能使骨折得到解剖复位和稳定的内固定，能早期进行膝关节康复锻炼。常用内固定方法有：①AO动力髁螺钉固定；②AO股骨髁钢板内固定；③髁上交锁髓内钉固定；④微创固定系统固定。

（二）髌骨骨折

髌骨是人体中最大的籽骨，是膝关节的重要组成部分，它能起到保护膝关节、增加股四头肌力矩、膝关节伸直最后10°~15°的滑车作用。其骨折类型主要取决于受伤机制。髌骨骨折可分为四个基本类型，即横断、粉碎、纵形和撕脱型。

1. **损伤机制**　髌骨骨折是膝部最常见的骨折。髌骨位于膝前皮下，易受直接或间接暴力损伤。直接暴力如膝前着地的摔伤、膝部撞击伤等；间接暴力如股四头肌剧烈收缩在髌骨上的瞬时应力集中所造成的骨折并伴有内侧和外侧关节囊扩张部广泛撕裂。大多数因间接暴力而致的是横形骨折，直接暴力所致的为粉碎性骨折。髌骨骨折的最大影响是膝关节伸膝装置失去连续性和髌股关节的动作不协调。

2. **分型**　髌骨横形骨折及髌骨下极横形骨折；可复位的髌骨粉碎骨折；髌骨纵形骨折。

3. **临床表现**　伤后膝部肿胀疼痛明显、不能主动伸膝。髌骨骨折为关节内骨折，骨折后关节内可出现大量积血，可见浮髌试验阳性，有移位的骨折可触及髌骨断端或骨折裂隙。通过病史、体检以及正侧位X线片检查，诊断无困难。对于怀疑为髌骨纵行骨折或者边缘骨折的患者，要行轴位X线拍片检查，必要时行CT检查以明确诊断。

4. **临床处理**

（1）治疗原则：尽可能保留髌骨；尽量使骨折解剖复位、恢复关节面的平整；牢固的内固定；早期锻炼股四头肌，早期行膝关节伸屈训练；防止创伤性关节炎的发生。

（2）非手术治疗：适用于无移位的髌骨骨折，可先穿刺抽出积血、包扎，然后使用长腿前后石膏托或管型石膏固定膝关节于伸直位4~6周。

（3）手术治疗：改良AO张力带钢丝固定，适用于：①髌骨横形骨折及髌骨下极横形骨折；②可复位的髌骨粉碎骨折；③髌骨纵形骨折。改良AO张力带钢丝固定牢固，术后不需外固定，术后第二天即可进行等长收缩训练。髌骨部分切除，适用于髌骨上、下极的粉碎骨折。髌骨全切除术：适用于不能复位、不能进行部分切除术的严重髌骨粉碎性骨折。

（三）胫骨平台骨折

1. **损伤机制**　胫骨平台骨折是膝关节最常见的骨折之一。膝关节遭受撞击或高处坠落等高能量损伤可导致胫骨平台骨折，而对于老年患者，摔倒等低能量损伤也可导致胫骨平台骨折。由于胫骨平台骨折是典型的关节内骨折且波及负重关节面，并且常常伴有关节软骨、膝关节韧带或半月板的损伤，处理不当可造成膝关节畸形、力线或稳定问题，甚至导致关节功能的障碍。

2. **分型**　胫骨平台骨折的分型方法很多。Roberts分型法将平台骨折分为无移位骨折、压缩骨折及劈裂-压缩骨折。Hohl分型法将胫骨髁部骨折按照骨折部位和程度分为6种类型。

3. **临床表现**　常见症状是患膝疼痛、肿胀，膝关节保持在屈曲位，任何伸膝的动作均可导致剧痛。患者常不能用患肢行走。体检可发现有张力性关节积血，并有明显的活动受限。骨折无移位者症状较轻，在临床检查时，骨折部位常有明显压痛，结合X线片即可做出诊断。有移位的骨折，骨折部常有明显血肿，渗入至关节腔及其周围肌肉、筋膜和皮下组织中，造成膝关节和小腿上段严重肿胀，并伴有广泛瘀斑。由于严重肿胀，皮肤可产生张力性水疱。骨折若移位可见局部畸形，有时甚至可触及骨擦感。

胫骨平台骨折可合并严重的软组织损伤，如半月板、侧副韧带和交叉韧带的撕裂。外侧平台骨折很少合并神经和血管损伤，而内侧平台的损伤，由于经受的暴力较大，常有膝关节脱位，虽脱位已复位，常合并腓总神经或腘部血管损伤，须检查小腿的神经功能状态，特别是腓总神经的功能。

X线平片可明确诊断及了解骨折的类型和严重性，骨折的实际损伤一般较X线片所显示的更为严重。常规摄前后及侧位X线片，通常可发现胫骨平台骨折。CT片则更有利于判断骨折块粉碎及塌陷的程度和部位。CT在轴状位、冠状位及矢状位的扫描和三维重建可明确关节面受累程度，但对软组织损伤的情况了解很有限。MRI检查能清楚地显示合并的韧带或半月板损伤。

4. 临床处理

（1）治疗原则：对胫骨平台骨折的处理关键是恢复胫骨关节面平整和膝关节的稳定性。

（2）非手术治疗：适用于低能量损伤所致的胫骨平台骨折，骨折无移位或轻度移位，无关节不稳定，包括闭合复位、骨牵引或石膏复位。

（3）手术治疗：手术时机一般应在受伤后的12小时内或延迟5~7天在水肿及软组织反应消失后进行。手术方式多采用切开复位，空心螺钉或支撑钢板固定，也可以采用外固定支架或微创内固定系统固定。

三、 康复评定

评定内容同本章第一节。

四、 康复治疗

（一）股骨远端骨折

1. 术后第1天 术后将患肢抬高以利于肢体肿胀消退。术后即可进行患肢股四头肌和臀大肌的等长收缩练习及患肢足趾和踝关节的主动屈伸运动。

2. 术后第2天~1周 开始在CPM机上进行膝关节屈曲练习，要缓慢、逐渐均匀地增加患肢的屈膝度数，CPM要在患者无痛或者微痛的范围内进行。将患肢置于膝关节CPM机上，初次训练膝关节屈曲角度0°~30°，以后每天增加5°~10°，每天2次，每次60分钟，保证术后1周达90°。运动由慢至快，先重复前一日运动程序再增大运动角度。

3. 术后第2~4周 术后第2周开始行直腿抬高训练，直腿抬高训练遵循从被动到主动的原则，逐渐将腿抬高至最高点，停留10~15秒缓慢放下，每组练习10~15次，每天练习3~5组。同时进行足背伸、跖屈活动及踝关节的全范围活动。此时可开始辅助关节主动屈曲活动度训练，患者俯卧位，患侧膝尽量屈曲，健肢踝交叉放在患肢踝前方，健侧足将患侧足轻轻地向后拉靠近臀部；对于难以完成上述动作的患者采用俯卧位，由治疗师辅以屈膝的推压，坚持循序渐进的原则。练习患肢的同时，也要进行双上肢和健肢的主动活动练习，以免长时间不动而发生失用性肌萎缩、关节畸形，影响功能活动。治疗师对患者进行髌骨松动，以维持髌骨活动度，防止伸膝装置挛缩、粘连。

4. **术后第 5 周~3 月**　根据内固定及骨折愈合情况，术后 4~6 周开始扶拐部分负重行走，患肢从负重 1/4 开始，逐渐过渡到 1/2 负重、3/4 负重、全负重，一般术后 3 月可达到完全负重。达到完全负重后可行平衡功能训练。下肢肌力训练，可以行抗阻伸膝和屈膝训练。

（二）髌骨骨折

髌骨骨折经手术治疗后，适当的康复治疗可提高膝关节活动功能，促进恢复。

1. 术后第 1 天

（1）抬高患肢：肢体置于垫枕上，抬高患肢 20°~30°，这样有利于静脉回流消除肿胀。

（2）股四头肌和腘绳肌群等长收缩锻炼：术后第 1 天开始，并坚持于康复全过程中。每小时做 40~50 次，分 2~3 次进行。目的在于促进静脉血和淋巴液回流，加速渗出液的吸收，以防止股四头肌粘连、萎缩、伸膝无力。

（3）踝泵运动：足趾、踝关节的主动活动。踝关节的活动要求完成屈伸及环绕运动各 40~50 次左右，并尽量做到全幅运动，每天 3~4 次，每次 20~30 分钟。

2. 术后第 2 天~2 周

（1）术后第 2 天，开始以 CPM 机持续被动运动，由无痛或微痛的活动度开始，每日增 5°，每次 1~2 小时，每天 1~2 次，练习要始终保持在无痛或微痛的范围内进行，练习后马上冰敷 10~20 分钟。

（2）下肢内收外展及俯卧位后抬腿练习，每天 3~4 组，每组 20~30 次。

（3）仰卧位或坐位垂腿练习，小腿下垂至最大角度后保持 10~15 分钟，每天练习 1 次。

（4）行走和负重平衡练习，对于横断稳定骨折，1 周后扶拐下地逐渐负重开始行走训练，术后 10~12 天开始在床旁双足站立，过渡到患肢单足站立。并在站立位练习直腿抬高和膝关节伸屈活动。

3. 术后 3~6 周

（1）直腿抬高训练：应在不加重关节疼痛的情况下进行，以增加股四头肌的肌力。方法是仰卧，患肢屈髋伸膝，做直腿抬高，抬高过程中患膝保持伸直。

（2）坐位或仰卧位垂腿训练：膝关节屈曲角度超过 90° 后可行抱膝练习，膝关节屈曲至最大角度后保持 10~15 分钟，每天练习 1 次。

（3）负重、平衡训练：3 周后可逐步进行患肢不负重、部分负重及充分负重的站立、步行练习，但必须避免摔倒及不正确的过度活动。可以用平衡板或者平衡垫行平衡功能训练，同时可以行前后、侧向跨步练习，每天 3~4 组，每组 10~15 次。

4. 术后 4 周~3 个月

（1）俯卧位屈膝牵伸：膝关节屈曲至最大角度后保持 10~15 分钟，每天治疗 1 次。

（2）下蹲练习：静蹲练习，逐渐增加下蹲角度，最大角度不超过 90°，保持 2 分钟，每组练习 5~10 次，每天 3~4 组。保护下行患侧单腿蹲起练习，每天 2~3 组，每组 20~30 次。保护下行完全下蹲练习，保持 2 分钟，每组练习 5~10 次，每天 2~3 组。

（3）上下楼梯训练：指导患者行上下楼梯的锻炼，早、中、晚每次半小时左右。

（4）其他：功率自行车训练、本体感觉训练、慢跑等训练。

（三）胫骨平台骨折

1. 术后第 1 天　进行股四头肌的等长收缩练习，保持肌肉张力，每日 3 次，每次在 15 分钟内，

每块大肌肉收缩10~15次；同时足趾和踝关节主动运动。可开始行持续被动运动（CPM）训练。如果肿胀较重、渗出较多或伤口存在张力，CPM的使用应延迟至肿胀消退，一般为术后48~72小时。CPM应用时，去除包扎伤口的大敷料，将下肢放置在CPM机上，从30°开始，角度逐渐加大，以患者能耐受伤口疼痛为标准，每天加大5°~10°，每日2次，每次1小时，每个屈伸动作约45秒。

2. **术后1~7周** 进行主动屈曲膝关节的练习，或者由治疗师帮助活动，但动作要轻巧。伤口愈合后，主动的或辅助主动的膝关节活动范围的训练可加大，根据情况加用关节功能牵引。在膝关节运动训练的同时进行股四头肌、髋关节周围肌力的训练，防止肌肉萎缩。合并半月板损伤患者的训练同单纯骨折患者，而合并韧带损伤患者的肌力锻炼在术后即开始。

3. **术后8~14周** 患肢负重训练 患肢肿胀消退后即可在双拐的帮助下患肢不负重行走。为防止负重使关节面塌陷，对于所有的骨折类型，必须严格保持6~8周患肢不负重，根据X线片骨折愈合的情况决定负重量。一般骨折6~8周后，在双拐的帮助下，患肢可逐渐负重50%，术后12~14周可全负重。

非手术治疗患者的康复方案可参照手术治疗者进行，伤后1~2天进行股四头肌的等长收缩练习，每日3次，每次在15分钟内，每块大肌肉收缩10~15次；同时足趾和踝关节主动运动。患肢抬高。固定2~3周后取下外固定装置，进行膝关节不负重的主动运动。配合超短波等理疗，有利于消肿、止痛。根据骨折愈合情况，进一步恢复膝关节的活动度和股四头肌肌力。负重不宜过早，8周后在双拐的帮助下，患肢可逐渐负重25%~50%，术后12~14周根据骨折愈合情况可全负重。

（四）注意事项

1. **避免的姿势与体位** "四不"：不过重负重；不做盘腿动作；不坐矮凳；不下蹲；"四避免"：避免重体力活动和奔跑等大范围剧烈活动的项目；避免在髋关节内收、内旋时从座位上站起；避免在双膝并拢双足分开的情况下，身体向术侧倾斜取物或接电话；避免在不平整或湿滑的路面上行走。

2. **日常生活中的健康教育** 不宜进行激烈运动、劳损性高的运动，例如跑步、跳高、篮球、长时间的行走等。如果发现手术后局部有红肿、疼痛现象，应主动就诊。

3. **随诊** 数日内拍X线片复查，然后约每2~3个月复查摄片一次。一般愈合时间约需4~6个月，待骨折完全愈合后方可去掉内固定。

第四节 胫腓骨骨折

一、概述

胫腓骨肩负着行走和负重的功能，是人体中的主要负重骨骼。胫腓骨处于人体的低位，在日常工作和生活中容易遭受损伤。胫腓骨骨折在全身长骨骨折中发生率最高，占人体骨折的10%~13%，且多数为开放性骨折，并发症多，其中以胫腓骨双骨折最多见，次为胫骨干骨折，而单独腓骨骨折最少见，且多为直接暴力所致。

胫腓骨骨折的常见原因有：①直接暴力，指外力直接撞击所致，多见于交通事故、工矿事故、地震及战伤情况下。一般多属开放性及粉碎性骨折。骨折线呈横断型、短斜形或粉碎型。胫腓骨双骨折线多在同一平面，骨折端多有重叠、成角、旋转移位。如胫骨中下 1/3 处发生骨折时，由于骨的滋养血管损伤，血运较差，加上覆盖少，以致感染率高。所以，该处骨折易发生骨的延迟愈合及不愈合。②间接暴力，主要为扭曲暴力，多见于生活及运动伤，骨折多为螺旋形或斜形，以闭合性骨折常见，如从高处坠落、强力旋转扭伤等所致的骨折。

（一）损伤机制

胫骨居小腿内侧，传达由上而下的重力，是支持体重的主要骨骼。两端抗压能力差，胫骨骨干为密质骨，内有髓腔，抗压能力强。在中 1/3 和下 1/3 交接处，骨形转变，易发生骨折，此处发生骨折时，滋养动脉容易断裂，且由于周围没有肌肉包绕，从骨膜来的血液供应不足，容易引起骨折延迟愈合。腓骨为细长管状骨，是小腿肌肉附着的重要骨骼。腓骨头下方的细小部位为腓骨颈，此处有腓总神经绕过，为腓总神经损伤的好发部位。腓骨的血供来自三种动脉：滋养动脉、干骺端动脉、骨膜动脉。胫腓骨之间有坚韧的骨间膜相连，其周缘又有较坚实的深筋膜包绕，一旦骨筋膜室内压力增高，缓冲余地很少，很容易发生骨筋膜室综合征。

（二）分型

一般依据骨折发生后局部是否稳定分为稳定型和不稳定型。临床治疗的目的是最大限度地恢复下肢的负重功能，保持胫骨的稳定性，恢复其对位对线，消除旋转、短缩、成角畸形，避免成角、对位欠佳。即使只有 1/4 横向错位，愈合后也会造成踝关节载荷传导紊乱而导致创伤性骨关节炎。此外选择治疗方法必须考虑到软组织损伤和对软组织造成的进一步损伤，故一般要求在冠状面上向前成角畸形不应超过 5°，向后成角对功能影响较大，应予纠正，短缩畸形应在 1cm 以内。

二、 临床特点

（一）临床表现及诊断

1. **症状**　胫腓骨骨折一般有较为明显的外伤史，伤后局部症状明显，包括伤肢疼痛并出现肿胀，活动受限，小腿畸形等。

2. **体征**　①畸形，损伤局部异常活动、骨擦音，骨折处形成内/外成角或旋转移位的畸形。正常情况下，足趾内缘、内踝和髌骨内缘应在同一直线上，并与健肢对比，当胫腓骨折发生移位时，则此正常关系丧失。②疼痛，压痛是反映骨折存在部位的基本体征。如已有局部异常活动，乃至出现畸形时则无需再查压痛，只需摄 X 线片了解骨折的特点就可。③功能障碍，检查时应注意有无重要血管神经的损伤，每个胫腓骨骨折的患者需记录踝关节背伸、跖屈，足趾的背伸、跖屈以及足的皮肤感觉等神经系统的情况，须检查足背动脉和胫后动脉有无搏动。并要注意小腿软组织的肿胀程度，尤其是触诊张力大、牵拉相关肌肉引起疼痛时，应立即行骨筋膜室压力的检测及监测，以及时发现骨筋膜室综合征并予以解除。

3. **影像学检查**　小腿骨折要常规做小腿的正、侧位 X 线摄片。X 线片应包括相应的膝、踝关节，以了解上下关节面的关系，尤其是在复位后。长度不够的 X 线片有时可能遗漏高位的腓骨骨折。

疑有血管损伤时，可做下肢血管造影以明确诊断。疑有腓总神经损伤时，应做肌电图或其他无损伤性电生理检查。

（二）临床处理

1. **治疗原则**　最大限度地恢复下肢的负重功能，保持胫骨的稳定性，恢复其对位对线，消除旋转、短缩、成角畸形，避免成角、对位欠佳。

2. **非手术治疗**　适用于稳定性骨折，手法复位后予石膏固定，骨折位置较高者可采用长腿石膏固定，中下 1/3 者采用 U 形石膏固定。

3. **手术治疗**　对手法复位失败，严重不稳定骨折或多段骨折则需行切开复位，可选用带锁髓内钉、加压钢板和外固定器，外固定器种类繁多，在使用时应注意外露针端局部皮肤坏死与感染，尽量不使针穿过肌肉，避免成角畸形。开放性骨折治疗成功的关键是系统、彻底地清除全部异物和失活的软组织及骨组织，早期关闭伤口，选择合适的固定系统，合理应用抗生素。

三、 康复评定

1. **膝关节活动范围测定**　膝关节屈曲 - 伸展：$0°\sim135°$。

2. **肌力评定**　①膝关节屈曲主要动作肌：股二头肌、半腱肌、半膜肌；②膝关节伸展主要动作肌：股四头肌：股直肌、股中间肌、股内侧肌、股外侧肌。

3. **神经支配**　①膝关节屈曲支配神经：胫神经 $L_4\sim S_3$、腓总神经 $L_4\sim S_2$；②膝关节伸展支配神经：股神经 $L_2\sim L_4$、腓总神经 $L_4\sim S_2$。

4. 另外，还要进行步态分析、下肢功能评定、疼痛评定、平衡功能评定、日常生活活动能力评定及骨折愈合情况等评定。

四、 康复治疗

胫腓骨骨折的康复治疗目的是促进骨折的愈合，恢复胫腓骨负重、行走的功能。原则是在维持骨折端固定的前提下，早期进行功能训练，防止肌肉萎缩、肌腱挛缩、骨质疏松、关节僵硬。康复治疗必须在康复医师的指导下进行，避免由于康复动作不规范造成整复不良、成角畸形以致膝、踝关节面不平行，肢体负重线不正，以及骨不连者增加的现象。

（一）运动疗法

运动疗法有被动活动、主动辅助活动、主动活动、抗阻力活动等，其中以主动活动为主，其他方式的活动是主动活动的补充和准备。

骨折后由于创伤反应和肢体长期固定不动或不运动，使静脉和淋巴回流受阻，患肢组织中浆液性纤维渗出物和纤维蛋白沉积，使关节内外发生粘连，导致关节僵硬；肢体因失用而发生萎缩和肌力下降，骨折局部功能受抑；骨钙、体液钙和血浆钙的交换形成负平衡，形成骨质疏松。因此骨折复位后应及时功能锻炼，可以改善局部血运，促进骨折愈合，改善关节活动度，提高肌力。

1. **术后 1~2 周**

（1）控制肢体肿胀：抬高患肢，向心性淋巴引流。

（2）主动关节活动度训练：术后 0~3 天，尽早开始髋、膝、踝关节辅助下的主动关节活动度练习，每个关节 5 分钟，每小时 1 组。

（3）肌力训练：疼痛稍减轻后就应尽可能开始臀肌、股四头肌和腓肠肌的等长收缩、膝关节和踝关节的被动活动以及足部、跖趾关节和趾间关节的活动，为日后的步行做好准备。

（4）关节活动训练：1 周后增加踝屈伸静力性收缩练习和趾屈伸抗阻练习，并做髋部抗阻练习。运动治疗应选取对骨折愈合有促进作用的动作，而一些不利于骨折愈合的动作则尽量避免。要注意臀肌、股四头肌和腓肠肌的肌力改善和保持踝关节活动度。

2. 术后 3~6 周

（1）继续主动膝、踝关节活动度练习：无阻力功率自行车，每次 10 分钟，每日 2 次。

（2）对有石膏外固定的患者，尽量避免做直腿抬高，因为股四头肌收缩产生的力与骨折远端肢体的重力形成剪应力，不利于骨折愈合。

（3）渐进性负重及步态训练：根据 X 线显示，在骨折愈合程度允许的情况下，可在拐杖的辅助下进行渐进性负重及步态练习。患侧下肢从 1/4 体重开始，让患者体会部分负重的感觉。每次 5 分钟，每日 2 次，练习中如出现疼痛需停止训练。

（4）肌力训练：股四头肌、腘绳肌、踝跖屈、背伸肌渐进性抗阻练习，每组 10 次，每次 10~15 秒，每次间隔 5 秒，4~6 组连续练习，组间休息 30 秒。

（5）跟骨连续牵引者，除注意避免牵引过度会造成愈合延迟外，适当配合进行双手支撑床面臀部抬起法进行肌肉等长收缩练习，即练习用双手支撑，臀部抬离床面，并将健侧下肢足蹬床面辅助抬起臀部，用力绷紧患侧腿部肌肉，空蹬患侧足跟，然后放松，一蹬一松，反复练习，一般每日在石膏内做 300 次以上，直至石膏拆除。但要注意伤肢不要单独用力伸膝，以免受牵引力的影响使骨折向前成角。

（6）行石膏外固定者，可利用自身重量进行膝关节屈伸练习，当下肢肌力可支撑身体时，可做蹲、起运动。可扶椅子或床头。逐渐增大角度、训练时间，既可以增强下肢肌力，又加强了膝关节的稳定性。

（7）在伤后早期，切开复位内固定或夹板固定，患者可早期练习膝关节屈伸和踝关节内外摆动的活动。方法是用力使踝关节背伸、跖屈及伸、屈足趾，每日 300 次以上，同时做踝关节按摩，活动踝、足趾关节。可早期下地扶拐不负重行走，至完全负重行走。但要注意在膝关节伸直的情况下禁止旋转大腿。

3. 术后 7~12 周

（1）负重训练：根据骨折愈合程度，渐进性负重逐渐达到完全负重。若训练中没有疼痛，可以去除拐杖辅助。

（2）渐进性静蹲练习：患者可以完全负重后，在保护下（双手抓住前方的栏杆，患者背部与墙之间夹一个 Bobath 球，后方放一个凳子以防患者突然支持不住坐倒）进行静蹲训练。自患者可耐受的小角度开始，逐渐增大下蹲角度。每组 10 次，每次 10~15 秒，每次间隔 5 秒，2~3 组连续练习，组间休息 30 秒。

（3）辅助上下台阶训练：从练习上 10cm 的台阶开始，患者可以在辅助或无辅助下双腿交替连续上 2 级台阶后（并非将两只脚置于同一台阶后再上另一台阶），开始下台阶训练。都能完成后将台阶高度增加到 20cm 以加大训练难度。

（4）平衡训练：平面上（由稳定到最不稳定）练习单足站；加入外界干扰或其他的动态稳定练习，如抛接球训练；在运动平板上逆向行走。通过速度和干扰强度的变化增加难度。每次 10~20 分钟，每天 1~2 次。

（5）注意石膏拆除后的髋关节、膝关节、踝关节的关节训练，不要过急、过重，小幅度，小次数开始，循序渐进。对于胫骨中下 1/3 处粉碎性骨折的患者视骨折愈合情况而定。

（二）物理因子治疗

1. **紫外线**　根据应用的目的及时期不同，选择不同的剂量。对于开放性损伤术后局部有感染者，可在病灶中心用超强红斑量，病灶周围 10~15cm 照射用中红斑量。为促进伤口肉芽生长，用弱红斑量。骨折局部或伤口照射，每日或隔日一次，3~5 次为一疗程。

2. **超短波**　采取患部对置法，骨折 1 周内用无热量，1 周以上微热量，每次 10~15 分钟，每日 1 次，10~15 次为一疗程。有金属内固定物者禁用。

3. **经皮神经肌肉电刺激疗法**　起镇痛的作用并能防止失用性肌萎缩。

4. **干扰电疗法**　根据病情选择不同的差频，每次治疗选择 1~3 种差频，每种 10~15 分钟，总治疗时间为 20~30 分钟，电流强度以患者能耐受为准。

（三）步态训练

下肢骨折后患肢肌力不足、失衡，步行乏力，可能导致一些异常步态。在训练前，应对步态进行评定，除了解步态的一般情况，如步速、步宽、步频等，还要仔细观察患者的站立相和摆动相步态。不同的原因如关节僵硬、肌肉挛缩、肌肉群平衡性的破坏；患肢臀肌、股四头肌和腓肠肌的软弱无力等造成的步态是不同的。

最常见的错误步态有以下两种：由于患肢支撑相缩短，使得两腿支撑时间不等，步速较快，称为急促步态，其原因是患肢肌力不足或缺乏信心；步行时患肢僵硬，髋关节没有充分伸展，或膝关节丧失了一伸一屈的节奏，从而产生倾斜步态或硬膝步态。

步态训练应从患肢不负重开始训练，逐步过渡到患肢部分负重，至全负重。训练时要保持躯干正、直；髋、膝、踝关节伸展和屈曲运动协调；当身体的重心落在一腿时，该腿的髋、膝关节必须完全伸直，当重心转移到另一腿后，膝关节再屈曲；足尖指向正前方，重力由足跟转移至足趾上；步速规律，步幅均匀。

（四）拐杖的使用

胫腓骨骨折用拐杖是暂时的。根据不同类型患者的需要，选用手杖、臂杖和腋杖。所有下肢骨折患者在骨痂形成期后开始离床下地锻炼均应扶双拐，进行不负重或轻负重行走；步幅不宜过大，速度不宜过快，每分钟不超过 25 步；小腿骨折有轻度向外成角者，应先去患侧拐，以保持在行走时患肢外展，纠正和防止成角加大。

骨折愈合后应该及时弃拐。弃拐的原则是骨折部位达到骨性愈合。当患肢肌力较差时，可使用两根腋杖练习走路，以后逐渐改为两根手杖，注意不要只用一条，以免造成不平衡的行走习惯，只有在患肢肌力已经充分增强，步态正确时，才能弃拐行走，以免造成因支撑力不够而形成日后难以纠正的错误步态。

然而在实际工作中发现部分患者弃拐过早，导致骨折畸形，影响患者的康复，甚至需要再次手术。也有部分患者对骨折愈合存有顾虑，不敢弃拐，时间久了，可能造成双下肢肌力不平衡而不利于患肢的康复。

第五节　足踝部骨折与脱位

一、概述

（一）发病率

足踝部骨折的发生率占全身骨折的 10% 左右，踝关节的损伤多为旋转、平移及轴向的间接暴力引起。其中以跖骨、趾骨及跟骨为多见，三者相加达足部骨折的 90% 以上。距骨由踝穴向外脱位或半脱位，导致复杂的骨折。

（二）解剖特点

踝关节的运动主要是屈伸运动，正常踝关节屈伸活动范围为 60°~70°，其中背伸活动约为 20°，跖屈活动为 40°~50°。正常步态时踝关节背伸 10° 左右，跖屈 15°~20° 左右，约 30° 活动范围。使踝关节跖屈的肌肉主要是腓肠肌与比目鱼肌，其次是胫后肌、屈踇长肌和腓骨长肌。踝关节背伸肌有胫前肌、趾伸长肌、踇伸长肌和第三腓骨肌，它们所做的功只相当于跖屈肌的 1/5~1/4。

维持踝关节稳定的结构通常分为三个结构复合体，下胫腓联合复合体、内侧结构复合体和外侧结构复合体。

足弓按形态分为纵弓和横弓，纵弓又分为内、外纵弓，其中内侧纵弓由跟骨、距骨、足舟骨、3 个楔骨和第 1~3 跖骨组成，足舟骨位于最高点，为关键足骨，此弓的曲度较大，弹性较强，有缓冲震荡的作用，又称弹性足弓，为足弓的主要运动部分，并能传递负荷；外侧纵弓由跟骨、骰骨及第 4~5 跖骨组成，骰骨位于弓的顶点，是关键足骨，整个外侧纵弓常接触地面，参与维持直立姿势，又称支撑足弓；横弓由各跖骨的基底部和前部的跗骨构成。足纵弓和横弓使足呈半穹隆形，保护足底的神经、血管免受压迫。

足骨、韧带和肌肉构成了足弓的三要素，只有在下肢力线正常，骨骼、肌肉和韧带保持均衡时，足弓才有弹性，任何一要素改变，都会引起足部的病变。距骨支撑身体并将上方的负荷分配给足底，它与胫、腓、跟和足舟骨形成五个关节面，占骨面积的 75%，骨表面大多为关节软骨覆盖，无肌肉附着，血供较差，不易愈合，缺血性坏死较多见。人在站立时，以跟骨结节，第 1、5 跖骨头为支点，负荷体重。

（三）分型

1. 韧带联合下腓骨骨折（A 型踝关节骨折）　胫距关节水平下的横形撕脱性骨折，胫腓韧带完整，与足受伤时的位置、力的方向有关，踝穴的稳定呈旋后 - 外展。

2. 经韧带联合腓骨骨折（B 型踝关节骨折）　螺旋性骨折起于胫距关节水平，近端骨间韧带通常是完整的，前后下胫腓韧带可能撕脱。

3. 联合韧带上腓骨骨折（C 型踝关节骨折）　骨折在胫距韧带连合之上，韧带连合撕脱，踝穴不稳定。和 A 型、B 型骨折一样，C 型骨折也要首先处理腓骨。

4. 距骨骨折脱位　对无移位的骨折或移位小于 2mm 的距骨中部稳定骨折

5. 跟骨骨折　分型一般分为两型：关节外型和关节型骨折。

6. 跖骨骨折。

7. 趾骨骨折。

8. 跖趾关节脱位。

二、临床特点

1. **症状**　踝部剧烈疼痛，畸形，继而出现肿胀和皮下淤血等。

2. **体征**

（1）畸形：踝部肿胀，经韧带联合腓骨骨折是外旋、后方移位和短缩畸形；呈旋后 - 外翻，联合韧带上腓骨骨折呈旋前 - 外翻，或旋前 - 外展畸形。

（2）疼痛：压痛点多处于踝关节下方，伤处触痛，常规检查将加剧疼痛，查体手法宜轻柔。

（3）功能障碍：患者不能行走，严重时足部出现循环障碍。

3. **检查**　局部肿胀、压痛和功能障碍是踝关节骨折的主要临床表现。诊断时须拍三个方位的踝关节 X 线片，包括踝关节前后位片、踝关节内旋 20° 的前后位片及踝关节侧位片。此外，踝关节骨折多合并韧带损伤，必要时可行踝关节 MRI 检查，以明确诊断。

三、康复评定

1. **踝关节活动度测量**　参考范围值：踝背屈：0°~20°；跖屈：0°~50°；内翻：0°~35°；外翻：0°~15°；足拇指掌趾关节屈曲 - 伸展：屈曲 0°~45°，伸展 0°~70°；足拇指趾间关节屈曲 - 伸展：屈曲 0°~90°，伸展 0°；足指掌趾关节屈曲 - 伸展：屈曲 0°~40°，伸展 0°~40°；近端足趾趾关节屈曲 - 伸展：屈曲 0°~35°，伸展 0°；远端足趾趾关节屈曲 - 伸展：屈曲 0°~60°，伸展 0°。

2. **肌力评定**　评定踝关节主要动作肌的肌力。

踝关节跖屈主要动作肌：腓肠肌、比目鱼肌。

踝关节背屈与内翻主要动作肌：胫前肌。

足内翻主要动作肌：胫后肌。

足外翻主要动作肌：腓骨长肌、腓骨短肌。

足拇趾和足趾跖趾关节屈曲主要动作肌：拇短屈肌、蚓状肌。

足拇趾和足趾趾间关节屈曲主要动作肌：趾长屈肌、拇长屈肌。

拇趾和足趾的跖趾关节、趾间关节伸展主要动作肌：趾长伸肌、趾短伸肌、拇长伸肌。

3. **神经检查**　评定踝关节主要动作肌的支配神经。

踝关节跖屈支配神经：胫神经，$L_{2\sim5}$。

踝关节背屈与内翻支配神经：腓深神经，$L_4\sim S_2$。

足内翻支配神经：胫后神经，$L_5\sim S_1$。

足外翻支配神经：腓浅神经，$L_4\sim S_1$。

足拇趾和足趾跖趾关节屈曲支配神经：外侧足底神经：第 2~4 蚓状肌 $S_2\sim S_3$，内侧足底神经：拇短屈肌 $S_1\sim S_2$，第 1 蚓状肌 $L_5\sim S_1$。

足拇趾和足趾趾间关节屈曲支配神经：胫骨神经 $L_5\sim S_2$、内侧足底神经 $S_1\sim S_2$。

踇趾和足趾的跖趾关节、趾间关节伸展支配神经：腓深神经，$L_5\sim S_1$。

4. 另外，步态分析、平衡功能评定、疼痛评定、日常生活活动能力评定、骨折愈合情况评定等骨折康复评定的详细方法参见《康复评定学》。

四、 康复治疗

（一）非手术治疗康复方法

1. I期（1~3周）

（1）控制水肿：包括患肢抬高、冰敷、电刺激治疗。

（2）主动关节活动度练习：包括髋、膝、跖趾关节和趾间关节的屈伸练习。

（3）肌力训练：术侧髋、膝关节周围肌群的主动或和缓的阻力运动。各平面各方向的直腿抬高训练，俯卧位后伸、侧卧位外展、仰卧位前屈、内收或外展。每组 20 次，持续 2~4 组，中间休息 1 分钟，每天 2~3 次。膝关节开链模式下的屈伸练习，每次 5~20 分钟，每天 1~2 次。

（4）在辅助工具保护下无负重的步态练习。

2. II期（4~6周）

（1）术后 4 周，可取下石膏进行足踝关节活动度练习，其余时间仍需石膏固定。关节活动包括踝关节的屈、伸、内、外翻和旋转。根据患者疼痛和肿胀程度，逐渐加大踝关节活动。

（2）运动训练前可使用具有热效应的理疗，促进血液循环，松解粘连。

（3）除髋、膝周围肌群的渐进性抗阻练习之外，可以进行踝关节周围肌肉的亚极量等长肌力训练。每次 10~15 分钟，每天 2~3 次。

（4）关节活动训练后关节如出现红肿发热，即刻冰敷，15~20 分钟 1 次，可重复 2~3 次直到皮温恢复。

3. III期（7~9周）

（1）踝关节渐进性可耐受负重。

（2）踝关节主动或抗阻活动度练习，每组 30 次，中间停 30 秒，连续 2~4 组，每日 2~3 次。

（3）肌力训练：下肢肌力训练，髋关节开链模式下抗阻训练，保护下的小角度压球下蹲。踝周围肌群，外翻肌、内翻肌、背伸肌和跖屈肌等长练习和渐进性抗阻练习。

足内在肌：足趾毛巾抓握、足趾拈石头等练习。

（4）肌力耐力训练：治疗阶梯训练，踏步机训练。

（5）柔韧性维持训练：坚持腓肠肌和比目鱼肌的牵伸，在治疗师手法帮助下的足部软组织和筋膜的放松。

（6）双侧本体感觉训练：振动平板、本体感觉平板，平衡系统上主动维持平衡训练。

4. IV期（10~12周）

（1）增加以上各项活动的运动量、阻力和强度。

（2）逐渐恢复各项日常生活和文体活动。

（二）手术后康复治疗

1. I期（1~2周）

（1）控制水肿：患肢抬高、冰敷、电刺激治疗。

（2）关节活动度练习：术后 1~3 天，开始主动关节活动度训练，包括髋、膝、跖趾关节和趾间关节的屈伸练习，每次 5 分钟，每天 4~5 次。

（3）肌力训练：术后 1~3 天，可以开始各平面各方向的直腿抬高训练，俯卧位后伸、侧卧位外展、仰卧位前屈、内收或外展。每组 20 次，持续 2~4 组，中间休息 1 分钟，每天 2~3 次。膝关节开链模式下的屈伸练习，每次 15~20 分钟，每天 2~3 次。

（4）在辅助工具保护下无负重的步态练习。

2. Ⅱ期（3~4 周）

（1）内固定稳定者，去除石膏。

（2）关节活动度练习，患者进行踝关节的被动和主动关节活动度训练。包括踝关节的屈、伸、内、外翻和旋转。根据患者疼痛和肿胀程度，逐渐加大踝关节活动。

（3）关节活动训练后关节出现红肿发热，即刻冰敷，15~20 分钟 1 次，可重复 2~3 次直到皮温恢复。

3. Ⅲ期（5~8 周）

（1）踝关节全范围活动度练习。

（2）踝关节渐进性可耐受负重练习。

（3）肌力训练：下肢肌力训练，髋关节开链模式下抗阻训练，保护下的小角度压球下蹲；踝周围肌群：外翻肌、内翻肌、背伸肌和跖屈肌等长练习和渐进性抗阻练习；足内在肌：毛巾抓握、拈石头等练习。

（4）柔韧性维持训练：坚持腓肠肌和比目鱼肌的牵伸，在治疗师手法帮助下的足部软组织和筋膜的放松。

（5）双侧本体感觉训练：振动平板、本体感觉平板，平衡系统上主动维持平衡训练。

（6）冰敷。

4. Ⅳ期（9~12 周）

（1）踝关节和下肢肌力练习。

（2）半蹲练习：保护下完全下蹲，充分恢复踝关节背伸活动度和跟腱柔韧度，每次 3~5 分钟，每日 2~3 次。

（3）提踵练习和上下台阶练习。

（4）本体感觉训练：在本体感觉平板、振动平板、泡沫滚筒上单足站立；在外加干扰或其他模式的动态稳定性练习 / 多任务练习，抛球练习。

（5）肌耐力训练：治疗阶梯训练，踏步机训练。

5. Ⅴ期（12 周以后）

（1）肌力训练：增加运动量、阻力和强度。

（2）耐力训练：跳绳双足跳，交替跳，然后单足跳。

（3）本体感觉训练：平面上单足站（由稳定到最不稳定）；加入外界干扰或其他的动态稳定性练习 / 多任务练习，抛球、接球、走、慢跑，在速度和干扰强度变化下进行。

（4）功能性活动恢复训练：单双足跳跃、连续跳、定点跳。

（三）矫形器

足底垫板或用踝足矫形器可以预防足下垂、内旋、外翻。对已发生踝关节挛缩者可使用系列塑形矫形器，此时阻力极大，可逐次增加关节的活动范围，最后达到完全矫正挛缩。对于严重的挛缩可行跟腱延长手术治疗。

（四）出院指导

患者出院后的功能锻炼应予特别重视，应在患者出院前指导患者进行患足的伸屈和内外翻锻炼，有利于足部消肿和关节功能的恢复。

思考题

1. 简述下肢创伤后主要的康复程序。
2. 简述下肢创伤后康复评定中，各评定量表使用中的注意事项。
3. 支具及矫形器在下肢创伤后如何选择？

（王　刚　石丽宏）

第六章
脊柱脊髓损伤和骨盆骨折康复

第一节　寰枢关节半脱位

一、概述

　　寰枢关节由寰椎下关节面和枢椎上关节面连接构成，关节面近乎水平位，关节囊松弛，这种结构有利于寰枢椎间最大限度的旋转。头颈部的旋转运动主要在寰枢关节，占整个颈部旋转运动的一半；除旋转活动外，寰枢椎关节在颈椎屈曲活动时有15°左右的活动范围。寰椎无椎体，压缩负荷全部由寰枢椎外侧关节承受，又因该关节有较大幅度的活动，易引起反复损伤，从而加剧了退行性改变。

二、临床特点

（一）临床表现

　　1. 多数患者有明确的外伤史，也有少数患者无明确的外伤史。

　　2. 症状　患者最常见的临床症状表现为颈部疼痛，疼痛可波及枕部或半侧头部；头痛、眩晕严重者出现恶心、呕吐，部分患者有耳鸣、视物模糊等症状。

　　3. 体征　患者表现颈项强直，头颈向一侧倾斜，颈部活动明显受限，不能平卧。体查可出现患侧颈部明显肌肉紧张，枢椎横突部压痛，有明显的隆凸感，两侧不对称。严重者可出现上臂及手指麻木，四肢乏力，步态不稳等，甚至可出现四肢不完全瘫。

（二）临床类型

　　根据患者受伤时外力的方向不同，将寰枢关节半脱位分为以下四种类型。

　　1. 寰椎前脱位　多为寰椎横韧带断裂或部分断裂，导致寰椎失稳前移，齿状突向后移。正常情况下，寰齿前间隙（atlanto-dental interval，ADI）是成人≤2mm，儿童≤3mm，若超过此范围即为寰椎横韧带断裂，若达到4mm，则确诊为前脱位。

　　2. 寰椎侧向脱位　寰椎向侧方移位，使双侧的齿侧间隙形成一侧宽、一侧窄的不对称现象。若双侧的齿侧间隙宽度差>3mm时，可诊断寰枢关节侧向脱位。

　　3. 旋转脱位　在临床上较常见，可分为寰椎旋转或枢椎旋转。寰椎旋转可带动头部一起旋转，X线片上可见寰椎的两侧块不对称，呈现一侧宽、一侧窄的现象。枢椎旋转时X线片可出现棘突偏向一侧，双侧的椎弓根位置不对称。

4. 寰椎垂直脱位 表现为寰枢椎在垂直方向上的位置改变，此类脱位在临床上不常见。

三、 康复评定

1. 疼痛评定 寰枢关节半脱位患者常表现为颈部疼痛不适，疼痛的评定通常采用视觉模拟评分法（visual analogue scale，VAS），以确定患者疼痛的程度，并根据评分结果采取必要的治疗（具体的评分方法见相关章节）。

2. 颈椎关节活动度评定 由于寰枢关节半脱位，患者常表现为颈部活动受限，头颈部呈现强迫体位，严重影响颈椎的关节活动度，评定时主要测量患者寰枕关节和整个颈椎的活动度。

3. 影像学评定

（1）X 线片评定：寰枢椎半脱位的类型不同，其 X 线片的表现也各异，通过正侧位、张口位及枕颈位可以进行诊断。如：寰齿前间隙（ADI）>2mm，双侧的齿侧间隙差 >3mm，寰椎前弓结节向上或向下移位超过正常范围，寰椎或枢椎明显旋转改变等。

（2）CT/MRI 评定：CT 及其三维重建能清晰显示骨结构，对了解寰枢椎半脱位情况有很大的帮助。MRI 能直观显示关节囊、韧带及颈髓情况，能显示病变软组织、血管翳及血肿、肿瘤，因而在寰枢区疾病诊断中有重要价值，且有广阔的发展前景，故 CT 与 MRI 的结合能为病变提供更多的诊断信息。

四、 康复治疗

1. 颈椎牵引 用枕颌吊带进行坐位牵引，使用电动牵引仪，采用颈椎间歇式牵引，牵引重量为体重的10%~15%，牵引角度为颈椎中立位，牵引时间为20分钟。每日1次，10次为1个疗程（图6-1）。

治疗作用：①限制颈椎活动，解除颈部肌肉痉挛；②在牵引力的作用下，通过使头颈部置于生理曲线状态，随着时间的延长，寰枢关节结构恢复正常；③有利于减轻局部的创伤性反应。在寰枢关节紊乱情况下，尤其是急性期，局部多伴有创伤性反应，表现为水肿、充血、渗出增加等，通过牵引可使其较迅速地消退。对年龄偏大，尤其是伴有心脑血管疾病或其他颈椎间隙病变的患者，牵引时要小心谨慎，血压控制稳定后，应从小重量（3kg 左右）开始牵引，有不适感可缩短治疗时间，待患者适应后逐渐增加重量（≤15kg）和延长治疗时间（≤30 分钟）。

2. 手法复位 手法治疗在寰枢关节半脱位的治疗中起到一定作用，有助于矫正椎间关节的不稳定，缓解肌肉痉挛；但此种方法也具有一定的危险性，需要有经验的操作者进行。复位前需充分放松颈部肌肉，并取得患者的信任、理解与配合，不可盲目追求弹响声（图6-2）。

3. 颈托固定 进行手法复位或颈椎牵引后，要用颈托加以固定，以保持颈椎的固定性，尤其在患者坐位、站位或行走时使用（图6-3）。

4. 物理因子治疗 物理因子治疗包括中频电刺激、脉冲磁、低周波、超短波等（图6-4）。

治疗作用：①镇痛；②促进血液循环和淋巴回流，有利于炎症消散；③调制中频电疗法具有锻炼骨骼肌，提高平滑肌张力

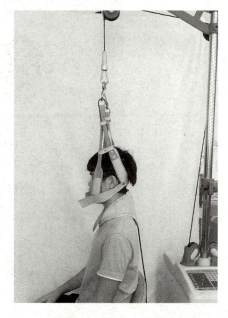

图6-1 颈椎中立位牵引

的作用；④作用于神经节或神经节段时可产生区域反射作用，调节自主神经功能。调制中频电刺激可根据患者治疗需求合理地调节刺激参数，每次脉冲刺激均可引起神经肌肉兴奋1次，刺激粗神经纤维兴奋，进而引发"闸门"关闭效应，切断痛觉传导通道，从而发挥镇痛作用；同时还可产生明显的揉、搓、拍、颤等节律性脉冲电刺激，有效地改善组织血液及营养供应，加速代谢产物排出，从而发挥止痛效应。

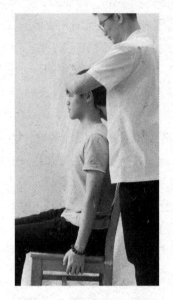

图6-2　寰枢椎手法复位

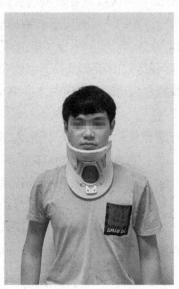

图6-3　颈托固定

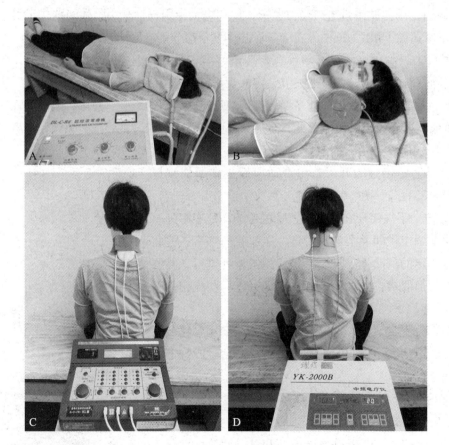

图6-4　物理因子治疗
A.超短波治疗；B.脉冲磁治疗；C.低周波治疗；D.中频电治疗

5. **等长抗阻训练** 患者取坐位，下颌稍内收，治疗师掌根分别置于患者枕后方、痛侧侧后方及侧方、健侧侧方，缓缓用力对抗，持续 10 秒，其中最初及最后 2 秒较缓慢的增加及降低张力，中间 6 秒做持续的高强度等长收缩，即治疗师和患者相互用力的方向约 45°。枕后部、痛侧侧后部及侧方肌力训练各 5~10 次，健侧侧方肌力训练 2~3 次（图 6-5）。

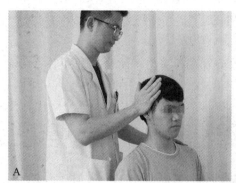
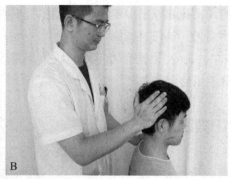
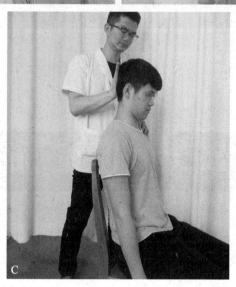

图 6-5 等长抗阻训练
A. 抗阻练习 1；B. 抗阻练习 2；C. 抗阻练习 3

等长抗阻训练是运用外源性的颈部肌力来调整内源性的寰枢关节紊乱状态，治疗师与患者相对用力的角度均在 45°，水平分力加强颈部力量，垂直分力增大颈椎间隙、缓解肌肉痉挛和关节错位，且不产生明显的关节运动，从而保证颈椎制动的同时加强颈部肌力和稳定性。

6. **局部注射治疗** 局部注射是直接把药物用到病变点，起到消炎镇痛的作用，在药物治疗的同时有利于肌肉放松。具体方法：患者骑坐在治疗椅上，双前臂重叠放在椅背枕上，额部置于前臂上。应用超声定位，以双侧寰枢外侧关节内缘为进针点。用 5 号针头经进针点垂直皮面快速穿过皮肤后，向外倾斜 5°~10°，超声显示针尖至寰枢外侧关节，注射镇痛液约 3ml。如有患侧肌痉挛、痛点，可在肌肉局部注射镇痛液 1ml（图 6-6）。

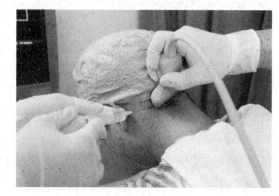

图 6-6 局部注射治疗

五、 手术治疗

（1）适应证：①寰枢椎脱位，有脊髓压迫症状者；②寰枢椎脱位，虽无脊髓压迫症状，但持续颈部疼痛不减轻、有交感神经症状（如头晕、视物模糊、睁眼无力、胸闷而心电图正常等）者；③寰枢椎脱位，ADI≥5mm或非手术治疗中发现ADI增加。

（2）手术目的：复位、减压、稳定。

（3）术式的选择：根据患者不同的脱位类型可分别选择寰枢椎融合、寰椎后弓切除、枕颈融合和齿突切除等手术治疗。

六、 健康教育

1. 睡眠时枕头高度要适中，保持颈椎的正常生理曲度，做颈椎"米"字保健操。
2. 避免长时间低头伏案工作及快速转头等不良习惯。
3. 积极治疗咽部炎症等疾患。
4. 加强颈项肌肉功能的锻炼。
5. 预防颈部外伤。

第二节 挥 鞭 伤

一、 概述

挥鞭样损伤是一种特殊的颈椎、颈髓损伤，指由于身体剧烈加速或减速运动而头部的运动不同步，致颈椎连续过度伸屈而造成的颈髓损伤。最常见的就是高速行驶的汽车追尾，或者急刹车等。机动车辆事故后的挥鞭样损伤患者在几周之内大多可以完全恢复，但是其中有相当一部分（14%~42%）人遗留长期的进行性疼痛，10%为持续性疼痛。

二、 临床特点

1. **头痛** 头痛在挥鞭伤中是极常见的，有时甚至是最为明显的症状。其典型表现为枕部或枕下疼痛，并可向前放射至颞部、眼眶及头顶部。

2. **肌肉损伤及肌筋膜疼痛综合征** 挥鞭伤最常累及是胸锁乳突肌和斜角肌，其次是斜方肌和肩胛提肌。枕下肌群（头后大/小直肌、头上/下斜肌）、颈后部中间层（头夹肌、颈夹肌）、深层肌肉（头半棘肌、颈半棘肌）也容易在颈部加速减速中受到快速牵拉，肌纤维没有足够时间松弛，从而导致肌肉及筋膜结构的断裂和损伤；如此损伤没有得到及时治疗，局部形成肌纤维条索硬化的"触发点"及引起的牵涉痛等，肌筋膜疼痛综合征的症状。小部分患者会累及肩袖肌肉（冈上肌、冈下肌、小圆肌等），出现肩部疼痛和活动受限。

在损伤早期，主要表现为受损肌肉局部疼痛和明显的压痛，颈部活动受限等，也可表现为头痛。随后几天，部分早期处理不当患者，会出现肌肉损伤早期痛点（触发点）远处的牵涉痛，表现为稳定、钝性的深部疼痛。

3. 认知及心理异常 挥鞭伤可造成记忆、思维等方面的能力下降，患者在日常生活和工作中容易疲劳和神经过敏。

4. 其他 其他的症状包括：吞咽困难、头晕、视力障碍、脑神经损伤、自主神经系统损害、颞下颌关节功能障碍以及斜颈、前胸痛等。

三、 康复评定

挥鞭伤的临床评估应是一个评估、干预、再评估和反馈的连续过程。

1. 疼痛评定 疼痛的评定通常采用视觉模拟评分法（VAS），以确定患者疼痛的程度，并根据评分结果采取必要的治疗。还需进行疼痛图评估，记录肌肉触发点和牵涉痛情况。

2. 颈椎关节活动度评定 由于疼痛，患者常表现为颈部活动受限，严重影响颈椎的关节活动度，评定时主要应用倾斜计测量患者颈椎的主动活动度。注意不要加重损伤和避免引起患者剧烈疼痛。

3. 神经学评估 为了判断是否存在颈髓损伤，需进行颈部屈/伸肌力、胸锁乳突肌和斜方肌肌力、上肢肌力评估，及颈部、上肢的感觉评估，上肢反射检查。

4. 影像学评定

（1）X线平片：挥鞭伤患者行 X 线平片检查时常无明显异常发现。部分病例在侧位片上可见椎前软组织阴影增宽。

（2）CT 扫描：CT 检查可显示椎管退变。如椎管狭窄及椎间盘突出，不能显示其他软组织及脊髓的改变。

（3）MRI 检查：MRI 可显示脊髓内信号改变和椎间盘突出退变情况，有利于对患者预后做出判断。

5. 心理学评估 对于慢性期患者，或疼痛图和神经解剖分布模式不一致患者，需进行相关心理学评估，如汉密尔顿抑郁/焦虑量表、明尼苏达人格测试和睡眠评估等。

根据 Quebec Task Force（QTF）的挥鞭损伤相关疾病（WADs）分类用来规范 WAD 的诊断与处理相关的术语（表 6-1），Sterling 建议根据运动，感觉以及心理障碍情况，在 WAD Ⅱ级下再分三级（表 6-2）。

四、 康复治疗

1. 药物治疗 主要包括：苯二氮䓬类、肌肉松弛剂和非甾体类抗炎药，慢性期患者可加抗焦虑、抑郁药物。

2. 制动 可短时间应用软/硬的颈托予制动。

3. 物理治疗 急性损伤可予局部冰敷。物理因子治疗主要包括：超声波、经皮神经电刺激、牵引等。对于触发点可给予缺血性压迫、干针针刺疗法、激光治疗。根据患者情况，可酌情予肌肉牵伸、关节松动和肌肉主动等长收缩锻炼等。

4. 认知治疗 主要包括放松训练、强调健康行为方式、减少疼痛行为，处理能力训练和重建患者可以控制疼痛的信心。

表 6-1　挥鞭样损伤相关疾病 Quebec Task Force 分类

Quebec Task Force 分类等级	临床表现
0	无颈痛症状 无体征
I	仅有颈部疼痛，僵硬或压痛症状 无体征
II	颈部症状 骨骼肌肉体征： • 活动度下降 • 压痛点
III	颈部症状 骨骼肌肉体征 神经体征： • 深层腱反射降低 • 肌力减弱 • 感觉减退
IV	颈部症状，骨折或脱位

表 6-2　Sterling 推荐细分的 WAD II

WAD II A	颈痛 运动障碍 • 活动度降低（ROM） • 肌肉募集模式改变（CCFT） 感觉障碍 • 局限性颈部机械性痛觉过敏
WAD II B	颈痛 运动障碍 • 活动度降低（ROM） • 肌肉募集模式改变（CCFT） 感觉障碍 • 局限性颈部机械性痛觉过敏 心理障碍 • 心理不良应激反应增多
WAD II C	颈痛 运动障碍 • 活动度降低（ROM） • 肌肉募集模式改变（CCFT） • 关节位置觉障碍 感觉障碍 • 局限性颈部机械性痛觉过敏 • 广泛性痛觉过敏（机械，热，双侧 ULND 测试 1 受限） • 部分患者表现出交感神经症状 心理障碍 • 心理不良应激反应增多 • 急性创伤后应激的水平提高

五、 健康教育

预防挥鞭伤包括各种车辆的设计和头枕的应用。研究显示，合适的头枕对于挥鞭伤的一级预防非常重要，尤其是女性。

研究表明，对于急性期颈痛患者来说，教育视频、动员和肌肉主动锻炼比物理因子治疗能更有效缓解症状。

第三节 脊柱损伤

一、 概述

脊柱骨折（fracture of the spine）约占全身骨折的 5%~6%，其中胸腰段脊柱骨折最多见。脊柱骨折可以并发脊髓或马尾神经损伤，特别是颈椎骨折 - 脱位合并有脊髓损伤或臂丛损伤者，能严重致残甚至丧失生命。脊柱损伤常见的原因有交通事故，高空坠落，重物撞击，因塌方事件被泥土、矿石掩埋等。

脊柱由颈胸腰骶 4 个生理弯曲组成，其中，颈曲、腰曲凸向前，胸曲、骶曲凸向后。每块椎骨分为椎体与附件两部分。可以将整个脊柱分成前、中、后三柱，前柱包括椎体的前 2/3，纤维环的前半部分和前纵韧带；中柱包括椎体的后 1/3，纤维环的后半部分和后纵韧带；后柱包括后关节囊、黄韧带、椎弓、棘上韧带、棘间韧带和关节突关节。中柱和后柱包裹了脊髓和马尾神经，该区的损伤可以累及神经系统，特别是中柱的损伤，碎骨片或髓核组织可以突入椎管的前半部，损伤脊髓，因此对每个脊柱骨折病例都必须了解有无中柱损伤。胸腰段脊柱（T_{10}~L_2）处于两个生理弧度的交汇处，是应力集中之处，因此该处骨折十分常见。颈椎骨折在临床上也十分常见，特别是伴有颈髓损伤者，若临床处理不当，可伤及颈髓出现高位截瘫或四肢瘫，严重者会影响患者心肺功能，危及生命。

二、 临床特点

脊柱损伤后的主要表现为局部疼痛、活动受限、四肢功能障碍、大小便功能障碍，站立及翻身困难等。当腹膜后血肿刺激腹腔神经节，使肠蠕动减慢，常出现腹痛、腹胀甚至出现肠麻痹症状。检查时要详细询问病史、受伤方式、受伤时姿势、伤后搬运转移情况等，以便正确判断。

脊柱骨折后为了全面了解脊柱损伤的类型和程度，除反复详尽的临床检查外，还需必要的辅助检查。临床上常用以下检查：

1. X 线检查 脊柱骨折后 X 线检查的目的是明确椎体骨折是何种类型，如楔形骨折或爆裂型骨折。对楔形骨折应明确压缩程度如何，有无脱位及脱位的程度，测量椎管矢径，测量脊椎后突的度数，明确有无棘上、棘间韧带损伤，有无椎板、关节突、横突、棘突骨折，必要时摄损伤节段的前屈与后伸位片，了解脊柱的稳定性。

2. CT 检查 对于脊柱骨折，CT 检查可以显示出 X 线片显示不出的问题，如椎体骨折是否移位，特别是椎体后缘骨折块，向椎管内移位程度，关节突骨折移位和椎板骨折下陷突入椎管的程度等。在 CT 片上可以测量椎管狭窄的程度并能清楚显示椎管周壁，了解脊髓损伤的情况。

3. MRI 检查　可以从矢状位和冠状位了解脊柱和脊髓的改变。在矢状位上不但清楚显示出椎体椎板骨折移位压迫脊髓的情况，而且能清楚显示脊髓损伤情况，可以区分脊髓软化与创伤后脊髓囊肿，显示创伤后空洞的形状、范围。MRI 还可以显示脊髓创伤后粘连及慢性期出现的血管改变，亦可清楚显示脊髓萎缩情况。

4. 躯体感觉诱发电位（SEP）检查　体感诱发电位用于检查脊髓损伤最主要的目的是确定脊髓损伤的程度，如能在皮层引出诱发电位，伴潜伏期延长和（或）波幅降低者为不完全脊髓损伤。潜伏期延长的程度及波幅降低的程度，大致可代表脊髓不完全损伤的程度，尤以波幅降低更有意义。完全性脊髓损伤的 SEP 一般表现为一条直线，即无诱发电位波形出现，SEP 可反映脊髓感觉通道损伤情况。

根据脊柱损伤的部位不同，临床上可分为颈椎骨折和胸腰骶椎骨折，又根据暴力的方向不同，可将脊柱骨折进一步分为垂直压缩、屈曲和过伸等损伤类型。具体分类如下：

1. 颈椎骨折的分类　临床上常用的分类包括：①屈曲型损伤包括前方半脱位（过屈型扭伤）、双侧椎间关节脱位、单纯性楔形（压缩性）骨折；②垂直压缩所致损伤包括第一颈椎双侧性前、后弓骨折和爆裂型骨折；③过伸损伤包括过伸性脱位和损伤性枢椎椎弓骨折；④机制尚不清的骨折（如齿状突骨折等）。

2. 胸腰椎骨折的分类　临床上常用的分类包括：①单纯性楔形压缩性骨折；②稳定性爆裂型骨折；③不稳定性爆裂型骨折；④ Chance 骨折；⑤屈曲 - 牵拉型损伤；⑥脊柱骨折 - 脱位；⑦单纯性附件骨折。

三、康复评定

脊柱骨折后功能状况的评定包括脊柱活动度评定，颈背腰部肌肉肌力评定，脊柱稳定性评定和 ADL 评定等。

（一）脊柱活动度评定

包括颈椎、胸腰椎前屈、后伸、侧屈以及旋转活动度评定，以了解骨折（或内固定）术后脊柱活动情况，同时也可作为康复治疗前后的疗效评定。

（二）颈背腰部肌力评定

采取徒手肌力评定法进行评定（具体评定方法参见有关章节内容）。

（三）脊柱稳定性评定

通过 X 线摄片，了解脊柱稳定性，通常采用脊柱正侧位片，必要时加摄脊柱过伸或过屈位片。

（四）ADL 评定

采用改良 Barthel 指数对患者的 ADL 进行评定（具体评定方法参见有关章节内容）。

四、康复治疗

急性脊柱骨折合并有其他严重多发伤者，应优先治疗其他损伤，如及时发现处理颅脑损伤，胸腹部复合伤等，以挽救患者的生命为主，然后再根据患者不同的损伤类型进行针对性处理。

（一）颈椎骨折的治疗

1. 对稳定型颈椎骨折，如轻度压缩性骨折可采用颌枕带卧位牵引复位，佩戴颈托或颈胸椎矫形器。压缩明显、C1 前后弓骨折和双侧椎间关节脱位者可以采用持续颅骨牵引复位再以头颈胸石膏固定，经摄 X 线片复查，如已复位，可于牵引 2~3 周后用头颈胸石膏固定，固定时间约 3 个月。有四肢瘫痪者和牵引失败者须行手术复位。

2. 单侧小关节脱位者，如没有神经损伤症状，可以先用持续骨牵引复位，牵引重量逐渐增加，从 1.5kg 开始，最多不能超过 10kg，牵引时间约 8 小时。在牵引过程中不宜手法复位，以免加重神经损伤，复位困难者以手术治疗为宜。

3. 对爆裂型骨折有神经损伤者，原则上应该早期手术，对有严重并发伤者，必要时需待情况稳定后手术。

4. 对过伸性损伤，大都采用非手术治疗，及早采用颅骨或颌枕吊带行持续牵引。牵引力线略向前屈，一般为 5°~10°，切勿仰伸。有移位者应手术治疗。有椎管狭窄或脊髓受压者一般在伤后 2~3 周时做椎管减压术。

（二）胸腰椎骨折的治疗

1. 单纯性压缩性骨折

（1）椎体压缩不到 1/5 者，或年老体弱不能耐受复位及固定者可仰卧于硬板床上，骨折部位垫厚枕，使脊柱过伸，同时嘱患者 3 日后开始进行腰背部肌锻炼。开始时臀部左右移动，接着要求做背伸动作，即进行桥式运动锻炼，使臀部离开床面，随着背肌力量的增加，臀部离开床面的高度逐日增加（图 6-7）。2 个月后骨折已基本愈合，第 3 个月内可以下地稍许活动，但仍以卧床休息为主。在卧床期间应加强四肢的功能锻炼，3 个月后逐渐增加下地活动时间。

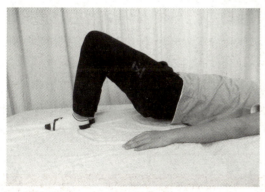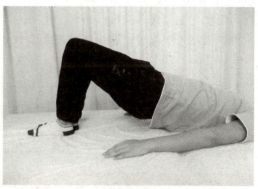

图6-7 双桥训练

（2）椎体压缩高度超过 1/5 的青少年及中年患者经手法复位后即在此位置以过伸位石膏或支具背心固定，固定时间约 3 个月。在固定期间，鼓励伤员起床活动，每天坚持做腰背肌锻炼，并逐日增加锻炼时间，同时加强四肢的功能锻炼。

2. 爆裂型骨折

对不伴神经损伤的爆裂型骨折患者，经 CT 证实没有骨块挤入椎管内者，可以采用双踝悬吊法复位，因其纵向牵引力较大，比较安全，但需小心谨慎。对有神经损伤和有骨折块挤入椎管内者，不宜复位，以手术治疗为主，后柱有损伤者必要时还需做后路内固定术。3 个月后逐渐增加下地活动时间，并进行腰背肌锻炼和四肢功能锻炼治疗，以促进患者恢复。

3. 横突骨折 横突骨折多见于腰椎，一般为一侧性，可单发或多发，多因腰部突然侧屈所致，自楼上滚下或跌下时常见，由于附着其上的肌肉强烈收缩而将横突撕裂。胸椎由于两侧肋骨所构成的胸廓起固定与制动作用而使其活动度明显减少，因而横突骨折发生较少。第3腰椎横突骨折较为多见，因该横突较长，附着肌肉较多，受力面积及强度较大。主要表现为腰椎患侧局部压痛及向健侧弯腰活动受限。肿胀大多轻微，不仔细观察难以发现，且不易与对侧比较，传导叩痛大多阴性或轻度。治疗上卧硬板床休息4周，或佩戴腰围下地活动；疼痛消失后加强腰背肌训练。移位者可自动复位，一般不需手术复位及内固定。

脊柱损伤患者恢复期的康复，脊柱损伤患者经非手术或手术治疗后病情稳定者，应尽早开始康复治疗。对单纯椎体骨折无脊髓及周围神经损伤者，采取非固定部位功能锻炼，包括四肢和手部等的主动运动和抗阻练习，以保持肢体正常的关节活动度，增强肌力。对伴周围神经（如颈、腰丛）损伤者，应按周围神经损伤原则康复，对伴有脊髓损伤者按脊髓损伤患者康复程序治疗和功能锻炼。同时给予物理因子治疗和按摩治疗等。

其中，核心肌群训练对稳定脊柱及周围的结构十分有效。核心肌群（core muscles）是指负责脊柱稳定，支撑脊椎的肌群，位置是横膈膜以下（包括膈肌）到骨盆底部（包括盆底肌）之间的肌肉，环绕着腰腹，躯干中心的肌群。维持脊柱稳定性主要包括局部稳定肌群和整体稳定肌群。局部稳定肌群包括多裂肌、腹横肌、膈肌和盆底肌，其特点是分布于单一的腰椎节段，肌肉体积小，收缩力较表面肌群力量明显减弱，但在维持腰椎稳定性并且参与腰椎功能动作的控制方面有至关重要的作用，其中最重要是腹横肌和多裂肌，两者共同收缩产生维持腰部脊柱节段稳定的力量。整体稳定肌群包括腹直肌、腹内斜肌、腹外斜肌、竖脊肌、腰方肌和臀部肌群，它们相对于局部稳定肌群而言，其特点是跨过多个腰椎节段，收缩时可以控制脊椎的运动方向并产生较大的力量，对抗作用于脊柱的外力，从而维持脊柱在运动中的稳定性。局部稳定肌群是第一道稳定防线，在躯干或四肢活动之前接到神经控制系统发出的指令保持腰椎稳定，在整体运动肌活动之前收缩，整体稳定性肌群是第二道稳定防线，避免脊柱在活动中失去平衡，两者共同作用，相互维持脊柱的稳定。

在骨折早期，应在保持脊柱严格制动下进行核心肌群训练，如仰卧位腹肌等长收缩练习和背伸肌练习。定期影像学检查以确定骨折情况及制定下一步治疗方案。开始坐、站训练应以患者无明显不适为原则，逐步进行。核心训练指的是针对人体躯干部位的核心肌群，利用心理控制生理的技巧，运用徒手或搭配器械的训练方式，强调动作控制及身心平衡的一种功能性训练。训练过程中要注意使用腹式呼吸，吐气时腹部内缩，增加腹压，对脊柱提供支撑与保护；加强核心肌群的收缩以保护脊柱，做动作时确定脊椎在中立的位置，动作都要连续、缓慢、稳定且流畅地完成。

第四节　脊髓损伤康复

一、概述

脊髓损伤（spinal cord injury，SCI）是由于脊髓受到外伤或疾病等因素的作用，引起受损平面以下的运动、感觉和自主神经功能障碍。脊髓损伤的原因有很多，其中外伤是常见的原因，包括车祸，意外的暴力损伤，从高处跌落等。脊髓的炎症、结核和肿瘤转移压迫也可引起脊髓损伤。常常以男性多见，年龄在 16~30 岁。根据外力作用的部位不同，可出现以下类型的损伤：屈曲性损伤，过伸性损伤，压缩性损伤和旋转性损伤等，本章主要讨论外伤引起的脊髓损伤。

二、 解剖特点

脊髓是脑干向下延伸的部分，其上段与延髓在枕骨大孔处相连，下端形成脊髓圆锥至第 1 腰椎的下缘，占据椎管的 2/3，全长 42~45cm。分 31 个节段，自上而下共发出 31 对脊神经，包括颈段 8 对，胸段 12 对，腰段 5 对，骶段 5 对，尾神经 1 对，由于脊髓的长度和椎管的长度不一致，脊髓节段与椎骨序数的对应关系也不尽一致。脊髓有两个膨大，即颈膨大和腰膨大，分别发出支配上肢和下肢的神经根，颈膨大相当于 C_5~T_2 水平，腰膨大相当于 L_1~S_2 水平。

三、 病理生理

脊髓损伤后的病理改变表现为：中央灰质内出现出血点，扩大融合，累及白质。组织学变化主要表现为伤后数分钟即有伤区水肿、炎症、巨噬细胞浸润，约 72 小时达高峰，可持续 2~3 周。巨噬细胞清除坏死细胞残余，使伤区出现囊性溶解区，可上下延及多个节段。以后开始反应性胶质细胞增生及纤维增生，修复过程可持续 2 年以上。

脊髓损伤后神经功能的恢复可能有以下几种途径：早期由于局部水肿消退，消除了神经轴索受压引起的传导阻滞，以及神经失用（neuropraxia）的恢复；后期可能由于神经轴突再生，轴突末梢发芽（sprouting），使邻近失神经支配的肌肉重获支配，以及尚有功能的肌纤维因负荷增加而产生适应性肥大。由于暴力直接损伤及继发的神经缺血坏死区域常无截然的边界而成犬牙交错状，即使是完全性损伤，也在损伤节段附近存在神经功能的部分保留带（zone of partial preservation，ZPP），部分保留带的功能恢复，可使脊髓损伤水平下降 1 个甚至 2 个节段。

脊髓恢复的神经可塑性，脊髓损伤后双下肢功能有不同程度的恢复是由于存在于腰段脊髓中被称为中枢型发生器（center pattern generator，CPG）的结构的作用。横断胸段脊髓后，CPG 可发生结构和功能重组，产生冲动，支配下肢。脊髓中兴奋性递质（肾上腺素、5-羟色胺和谷氨酸等）和抑制性递质（γ-氨基丁酸）对 CPG 的调节作用可能是脊髓损伤后功能改变的主要机制。

四、 临床特点

脊髓损伤患者在急性期由于出现脊髓休克，在损伤平面以下出现感觉、运动和自主神经功能完全丧失。随着休克期消失，损伤平面以下逐渐出现不同程度的感觉、运动以及大小便功能恢复。临床上根据脊髓损伤的程度和类型不同，将脊髓损伤分为以下几种类型：

1. **脊髓震荡（spinal cord concussion）** 系脊髓的功能性损害，脊髓实质在光镜下无明显改变或有少量渗出甚至出血。伤后早期表现为不完全截瘫，24 小时内开始恢复，且在 3~6 周完全恢复者称之为脊髓震荡。由于早期其表现与不完全性截瘫难于鉴别，故为一回顾性诊断，即在 6 周后获得完全恢复者的最后诊断。

2. **脊髓休克（spinal shock）** 脊髓被阻断与高级中枢失去联系后，平面以下的脊髓暂时丧失反射活动，处于无反应状态，这种现象称为脊髓休克。主要表现：在平面以下脊髓所支配的骨骼肌紧张性减退或消失，外周血管扩张，血压下降，括约肌功能障碍及发汗反射消失，这表明断面以下躯体和内脏反射均减退或消失。脊髓休克只是暂时现象，损伤后不久可逐渐恢复，人类需要数周至数月。脊髓休克恢复顺序：①先是一些比较原始简单的反射，如屈肌反射，腱反射的恢复；②以后是一些比较复杂的如对侧伸肌反射，搔爬反射等逐渐恢复；③反射恢复后，血压可上升到一定水平，内脏反射活动也有一定的恢复。

3. 脊髓不完全性损伤　开始时出现脊髓休克，反射活动恢复时则与完全横断有不同。反射活动包括：①伸肌推进反射：患者卧位，被动屈曲下肢，用手掌推压患者的足，股四头肌及小腿后肌强烈收缩，肢体伸直；②给予患者足底伤害性刺激可出现屈肌反射，但较小而且只达到膝部。与此同时，常出现对侧肢体强烈伸展；③轻度屈曲一侧肢体能引出对侧肢体伸展，屈曲肢体随后伸展，两对侧肢体屈曲，每侧肢体交互变化，犹如跨越步态。

4. 完全性脊髓损伤　临床标准为损伤平面以下：①深浅感觉完全丧失，包括鞍区感觉及震颤感丧失；②运动完全瘫痪，一块肌肉的主动收缩也不存在；③浅反射消失，深反射消失或亢进。以上症状持续24小时以上，或在同期两次体感诱发电位（SEP）均为阴性，即为完全性脊髓损伤。

5. 特殊类型的脊髓损伤综合征包括以下几种。

（1）中央损伤综合征（traumatic central cord syndrome）：颈椎过伸型损伤可引起颈脊髓中央索损伤，损伤多为不完全性。血管损伤时，脊髓中央先开始受累，上肢的运动神经偏于脊髓中央，下肢的运动神经偏于脊髓的周围，所以上肢瘫痪重于下肢。

（2）半切综合征（Brown-Sequard syndrome）：常见于刀伤或枪伤，脊髓结构只损伤一半。由于痛温觉纤维在脊髓交叉，因此造成同侧运动功能或本体感觉丧失而对侧的痛温觉丧失。

（3）前束综合征：脊髓前部结构损伤，造成损伤平面以下不同程度的运动和痛温觉丧失而本体感觉存在。

（4）后束综合征：脊髓后部结构损伤，损伤平面以下本体感觉丧失，而运动和痛温觉存在。

（5）圆锥综合征：脊髓圆锥损伤可致膀胱、肠道和下肢反射消失、会阴区感觉丧失，而下肢运动与感觉功能存在。

（6）马尾综合征（cauda equina syndrome）：表现为相应节段肌肉的弛缓性瘫痪及膀胱、肛门括约肌和下肢反射消失。

五、　康复评定

脊髓损伤后为了解患者的功能状况，需要进行感觉、运动和自主神经功能的评定，以便进一步了解患者残存的功能水平。

（一）评定常用术语

1. 四肢瘫　指由于椎管内的脊髓神经组织受损而造成颈段运动和感觉的损害和丧失。四肢瘫导致上肢、躯干、下肢及盆腔器官的功能损害，但不包括臂丛损伤或者椎管外的周围神经损伤。

2. 截瘫　指脊髓胸段、腰段或骶段椎管内脊髓损伤之后，造成运动和感觉功能的损害或丧失。截瘫时，上肢功能不受累，但是根据具体的损伤水平，躯干、下肢及盆腔脏器可能受累。本术语包括马尾和圆锥损伤，但不包括腰骶丛病变或者椎管外周围神经的损伤。

3. 皮节和肌节　皮节是指每个脊髓节段感觉神经轴突所支配的相应皮肤区域。肌节是指受每个脊髓节段运动神经轴突所支配的相应的一组肌群。

4. **神经平面、感觉平面和运动平面** 神经平面是指在身体两侧有正常的感觉和运动功能的最低脊髓节段。感觉平面是指身体两侧具有正常感觉功能的最低脊髓节段。运动平面的概念与此相似，指身体两侧正常运动功能的最低脊髓节段。

5. **椎骨平面** 指 X 线检查发现损伤最严重的脊椎节段。

（二）脊髓损伤神经功能分类

目前，国际上通常采用脊髓损伤神经学分类国际标准（2013 年修订）（美国脊髓损伤学会 America Spinal cord Injury Association，ASIA）（表 6-3）。

该标准的详细评定内容包括：

1. **感觉功能评定** 感觉检查必查项目是检查身体两侧各自的 28 个皮节的关键点（表 6-3）。每个关键点要检查 2 种感觉，即针刺觉和轻触觉，并按 3 个等级分别评定打分：①0 表示感觉缺失；②1 表示感觉障碍（部分障碍或感觉改变，包括感觉过敏）；③2 表示感觉正常；④NT 表示无法检查。因此，正常时一侧感觉总分是：轻触觉 56 分，针刺觉 56 分，两侧总分是 112 分 +112 分 =224 分。

除对这些两侧关键点进行检查外，还要求做肛门周围感觉检查，感觉分为存在或缺失（即在患者的总表上记录有或无）。鞍区存在任何感觉，都说明患者的感觉是不完全性损伤。

针刺觉检查时常用一次性安全针，轻触觉检查时用棉花。在针刺觉检查时，不能区别钝性和锐性刺激的感觉应评为 0 分。

在脊髓损伤的评定中，建议将位置觉和深压觉或痛觉检查列入选择性检查。检查时建议用缺失、障碍和正常来分级，同时建议每一肢体只查 1 个关节。即左右侧的示指和趾。

感觉评分：每个皮节感觉检查项目有 4 种状况，即：右侧针刺觉、右侧轻触觉、左侧针刺觉和左侧轻触觉。按表 6-3 所示，把身体每侧的皮区评分相加，即产生 2 个总的感觉评分，即针刺觉评分和轻触觉评分，并用感觉评分表示感觉功能的变化。此外，通过必查项目的检查可以判断神经平面（感觉平面）、部分保留带。

2. **运动功能评定** 主要采用代表脊髓有关节段的神经运动功能肌肉的徒手肌力测试法（MMT）进行评定。运动检查必查项目为检查身体两侧各自 10 个肌节中的关键肌，检查顺序为从上而下。上肢包括屈肘、伸腕、伸肘、屈指及小指外展肌群的肌力测试，分别代表 C_5、C_6、C_7、C_8 及 T_1 节段。两侧分别按 0~5 级评分，得上肢运动分，正常时每侧满分为 50 分，两侧满分 100 分；下肢包括屈髋、伸膝、踝背伸、趾伸及踝跖屈肌力测定，分别代表 L_2、L_3、L_4、L_5 及 S_1 节段，得下肢运动分，正常时每侧满分为 50 分，两侧满分 100 分，对于无法检查的肌群用 NT 表示。除对以上这些肌肉进行两侧检查外，还要检查肛门括约肌，以肛门指检感觉括约肌收缩情况，评定为存在或缺失（即在患者总表上填有或无）。如果肛门括约肌存在自主收缩，则患者的运动损伤为不完全性。

运动检查选择项目包括其他肌肉，但并不用来确定运动分数或运动平面，常进行评定的肌肉包括：①膈肌（通过透视）；②三角肌；③腹肌；④腘绳肌；⑤髋内收肌。肌力按无、减弱、正常来记录。

3. **神经平面的确定**

（1）感觉平面确定：是指感觉平面正常（针刺觉评分和轻触觉评分）的最低脊髓节段。

（2）运动平面确定：由于邻近神经节段对同一肌肉的重叠支配，如果 1 块肌肉肌力在 3 级以上，则该肌节的上一个肌节存在完整的神经支配。在确定运动平面时，相邻的上一个关键肌肌力必定是 5 级，因为预计这块肌肉受 2 个完整的神经节段支配，可判定损伤平面在肌力为 3 级的这一节段。例

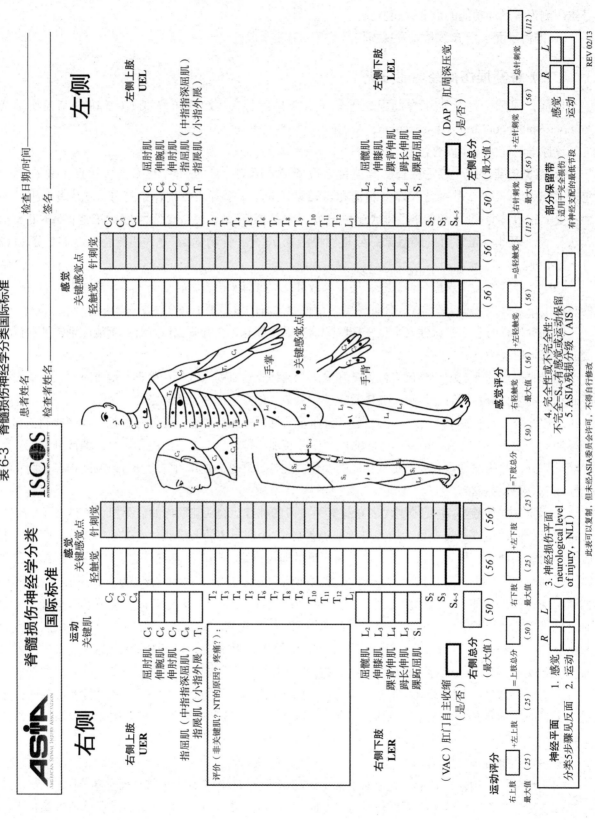

表6-3 脊髓损伤神经学分类国际标准

如，C_7 支配的关键肌无任何活动，C_6 支配的肌肉肌力为 3 级，若 C_5 支配的肌肉肌力为 5 级，那么，该侧的运动平面在 C_6。由于两侧损伤平面也可能不一致，有时须左右分别记录。运动与感觉水平也可能不一致，一般以运动平面为主做记录。

总之，运动平面应根据肌力至少为 3 级的那块关键肌来确定，要求该平面以上的节段支配的关键肌肌力必须是正常的（5 级）。

（3）特殊节段损伤平面确定：对于应用徒手肌力检查法无法检查的肌节，如 $C_{1\sim4}$、$T_2\sim L_1$，及 $S_2\sim S_5$，运动平面可参考感觉平面来确定。如果这些节段的感觉是正常的，则认为该节段的运动功能正常；如果感觉有损害，则认为运动功能亦有损害。

（4）部分保留带（zone of partial preservation，ZPP）：此术语只用于完全损伤，指感觉和运动平面以下一些皮节和肌节保留部分神经支配。保留感觉和（或）运动功能的最低节段即为感觉和运动 ZPP 的范围，应分为 4 个平面分别记录（R- 感觉、L- 感觉、R- 运动和 L- 运动）。

（三）相关评定

临床常用的有肌张力和关节活动度的评定。

1. 肌张力评定　脊髓损伤平面以下会出现不同程度的肌张力增高。临床上评定肌张力常采用 Ashworth 痉挛量表和改良 Ashworth 量表（Modified Ashworth Scale，MAS），两者具有良好的效度和信度。二者的区别在改良 Ashworth 量表在 1 与 2 等级之间增加了一个 1+ 等级，其他完全相同。虽然肌张力增高、痉挛出现会不同程度地影响关节活动度，但下肢肌张力增高时可将膝关节被动伸直，有助于患者站立。

2. 关节活动度（ROM）评定　脊髓损伤患者由于卧床时间长，往往容易出现受累肢体关节活动受限，加上痉挛的出现，进一步加重关节活动受限，甚至出现关节挛缩，严重影响关节功能，因此，脊髓损伤后需进行受累关节的活动度评定。

3. 步行运动指数（ambulatory motor index，AMI）　是对截瘫患者步行能力的预测。肌力评定方法是：0- 无；1- 差；2- 尚可；3- 良；4- 正常标准。评定髋屈肌、髋外展肌、髋伸肌、膝伸肌、膝屈肌 5 个肌群的肌力，每肌群正常时得 4 分，5 个肌群最高可得 20 分，此即为 AMI 的最高分。AMI 达 6 分才有可能步行；达 12 分才有可能在社区内步行；大于 6 分但小于 8 分时需用 KAFO+ 双拐才能步行。

（四）脊髓损伤程度及预后评定

1. 脊髓损伤程度评定　包括完全或不完全损伤和部分保留带的评定。

（1）不完全性损伤：如果在神经平面以下包括最低位的骶段（$S_{4\sim5}$）保留部分感觉或运动，则此损伤被定义为不完全性损伤。骶部感觉包括肛门黏膜皮肤交界处和肛门深部的感觉。骶部运动功能检查是通过肛门指检发现肛门外括约肌有无自主收缩。

（2）完全性损伤：指骶段（$S_{4\sim5}$）的感觉和运动功能完全消失。所谓骶部保留（sacral sparing），是骶部神经传导束幸免损伤，是不完全损伤的重要特征。是由于皮质脊髓束下行到骶部的纤维最靠近外侧，骶部保留证明骶反射的存在，注意该项检查必须在脊髓休克期度过以后进行。

（3）部分保留带：此术语只用于完全性损伤，指在神经平面以下一些皮节和肌节保留部分神经支配。有部分感觉和运动功能的节段范围称为部分保留带，它们应按照身体两侧感觉和运动功能分别记录。例如，如果右侧感觉平面是 C_5，$C_{5\sim8}$ 存在部分感觉，那么 C_8 应被记录为右侧感觉部分保留带。

2. 损伤平面与功能预后 神经损伤平面的评定：由于脊髓节段与脊椎节段在解剖位置上不一致，脊髓损伤水平不能根据脊椎损伤水平判断，而需根据各节段脊髓所支配肌肉的肌力检查及皮肤感觉检查来判定，代表脊髓各节段肌肉及该节段功能保留时的活动功能恢复的预计（表6-4）。

表6-4 脊髓不同节段的运动、感觉平面及损伤时的功能预后

损伤水平	代表肌肉	运动功能	移动功能	生活自理能力	感觉平面
$C_{1\sim3}$	胸锁乳突肌	颈屈曲、旋转	电动轮椅	若干呼吸器，完全依赖	颈部
C_4	膈肌	呼吸	同上	完全依赖	肩锁关节
C_5	斜方肌 三角肌 肱二头肌	肩胛上提 肩屈曲外展 肘屈	轮椅驱动	大部分依赖	肘前外侧
C_6	胸大肌 桡侧腕伸肌	肩内收前屈 腕背伸	轮椅使用	中度依赖	拇指
C_7	肱三头肌 桡侧腕屈肌	肘伸 腕掌屈	轮椅使用 床、轮椅转移	轮椅上基本自理	中指
$C_8\sim T_1$	屈指肌 手内在肌	手指屈 手指灵活运动	轮椅使用 驾驶汽车	轮椅上基本自理	小指
T_6	上部肋间肌 上部背肌	上体稳定	轮椅使用 戴支具扶拐步行	基本自理	第6肋间
T_{12}	腹肌 胸部背肌	操纵骨盆	轮椅使用 戴支具扶拐步行上下阶梯	基本自理	腹股沟上缘
L_2	髂腰肌	屈髋	轮椅使用 戴支具扶拐步行上下阶梯	自理	股前中部
L_3	股四头肌	伸膝	不用轮椅，戴短腿支架步行	自理	膝上内侧
L_4	胫前肌	踝背伸	不用轮椅，戴短腿支架步行	自理	内踝
L_5	拇长伸肌	伸趾	不用轮椅，戴短腿支架步行	自理	足背
S_1	腓肠肌 比目鱼肌	踝屈	正常步行	自理	足跟外侧

3. 损伤程度的（ASIA）分级（表6-5）

表6-5 ASIA损伤程度分级

	级别	指标
A	完全损伤	鞍区（$S_{4\sim5}$）无任何感觉或运动功能保留
B	不完全感觉损伤	神经平面以下包括鞍区 $S_{4\sim5}$ 无运动但有感觉功能保留，且身体任何一侧运动平面以下无3个节段以上的运动功能保留
C	不完全运动损伤	神经平面以下存在运动功能保留，且单个神经损伤平面以下超过一半的关键肌肌力小于3级（0~2级）
D	不完全运动损伤	神经平面以下存在运动功能保留，且神经损伤平面以下至少有一半以上（一半或更多）的关键肌肌力大于或等于3级
E	正常	所有节段感觉或运动功能正常，且患者既往有神经功能障碍，则分级为E。既往无SCI者不能评为E级

4. 非关键肌的功能及其所代表的平面（表6-6） 2013版ASIA明确了非关键肌的检查对象为B级的残存非关键肌功能患者，用于区分是B级还是C级时，在每侧运动平面以下至少3个节段的非关键肌需要被检查。值得注意的是，目前并没有一个标准的方式来检查非关键肌功能。

表6-6　非关键肌的功能及其所代表的平面

平面	运动
C_5	肩关节：屈、伸、内收、外展、外旋、内旋 肘关节：旋后
C_6	肘关节：旋前 腕关节：屈曲
C_7	手指：近端指间关节的屈、伸 拇指：桡侧外展、屈曲、伸展
C_8	手指：掌指关节屈曲 拇指：垂直于手掌的对掌、内收、外展
T_1	手指：示指的外展
L_2	髋关节：内收
L_3	髋关节：外旋
L_4	髋关节：伸展、外展、内旋 膝关节：屈曲 踝关节：内翻、外翻 脚趾：跖趾和趾间关节的伸展
L_5	踇趾和其余四趾：远侧趾间关节和近侧趾间关节的屈曲和外展
S_1	踇趾：内收

（五）心理和综合功能评定

1. 心理评定 脊髓损伤后患者会产生感知觉、情感和性格等方面的变化。感知觉表现为损伤平面以下感知觉的部分或全部丧失，对躯体的感受与控制发生困难，并由此产生一系列的心理问题；情感方面表现主要为孤独感、自卑感以及过度敏感反应。脊髓损伤后患者会产生一系列心理变化，一般要经历五个不同的心理过程：

（1）震惊阶段：表现情感上的麻木、震惊，对如此巨大的打击表现沉默或无明显反应，一般持续数分钟或几天。

（2）否定阶段：表现为对自己病情和可能终身残疾的可怕后果缺乏认识，没有足够的心理准备，而是认为自己还能够完全恢复，否认他们会终身残疾的现实，此阶段可持续数周或数月不等。

（3）抑郁或焦虑反应阶段：此阶段是患者逐渐意识到自己可能会终身残疾，患者会出现极度痛苦失去希望，孤独无助，失眠乏力，自卑感油然而生，表现为抑郁或焦虑反应，有时表现为极度愤怒和自杀倾向，此阶段一般持续数周或数月不等。

（4）对抗独立阶段：当患者意识到自身的残疾后，有时会出现心理和行为的倒退，表现为生活上过多地依赖他人，不能积极配合康复功能训练，不愿出院。因为他们没有勇气坦然地面对家庭和社会，缺乏积极独立谋生的心理和行为。

（5）适应阶段：经过上述几个阶段后，患者逐渐认识到残疾的现实，并且从心理到行为逐渐开始适应，表现为悲观情绪的好转，积极参与康复功能训练，努力争取生活自理。并积极想办法回归社会，患者达到此阶段需要一个长期过程。

以上 5 个阶段中，抑郁或焦虑反应阶段对患者的影响最大，因此也是治疗的重点。抑郁评定常用的量表包括：Beck 抑郁问卷（BDI）、自评抑郁量表（SDS）、抑郁状态问卷（DSI）、汉密尔顿抑郁量表（HRSD）等。焦虑评定的量表包括：①焦虑自评量表（SAS）；②汉密尔顿焦虑量表（HAMA）。

2. 综合功能评定　包括截瘫患者的 ADL 评定（采用 Barthel 指数进行评定）和四肢瘫患者的 ADL 评定，采用四肢瘫功能指数（quadriplegic index of function，QIF）的评定（参见有关章节内容）。

六、康复治疗

脊髓损伤的患者经过早期治疗，脊柱恢复稳定后，应早期进行康复介入。对于神经受损严重者，虽然神经功能不再恢复，但其运动功能仍然可以有明显改善，而且康复治疗可以减少并发症的发生。

（一）康复训练的原则

1. 早期开始　神经系统功能下降，肌肉萎缩，骨质疏松，关节活动度因瘫痪日久而逐渐下降。功能锻炼愈早开始愈易恢复，愈晚进行则功能恢复所需的时间愈长。

2. 循序渐进，从易到难。

3. 从功能需要进行锻炼，达到恢复该功能的目的。不论对于神经系统，还是肌肉本身，只有进行该项功能所需的动作训练，才能达到康复的要求。例如行走功能，只有进行行走所需的各项功能训练，才能学会行走。

4. 力量与耐力训练　肌肉力量的增长是渐进的，只有坚持不懈的锻炼，才能逐渐增强。达到一定力量之后，才能完成某项功能要求的动作。

（二）康复训练的方法

主要进行运动功能的训练，增强损伤平面以下残留肌力训练和未损伤肌群肌力的强化训练，以及增强代偿功能，训练内容主要包括：①肌力训练；②ROM 训练；③抑制痉挛的训练等。

（三）早期康复

为进一步明确脊髓损伤患者所处的阶段及功能水平，临床上采用不同的康复手段，以便充分发挥患者的功能。

"早期"是指脊髓损伤发生后到骨科情况允许患者伤区脊柱适当负重以采取直立位的这一段时间。一般是发病后 6~8 周内，此阶段压疮、挛缩、上呼吸道问题的预防是最重要的。ADL 训练可以启动，神经损伤水平变化的监测也是日常治疗的一部分。此时患者处于卧床阶段，应采取以下措施，防止患者在卧床期间出现的各种并发症，包括保持呼吸道清洁与畅通；保持 ROM 和瘫痪肌肉长度；加强失神经瘫痪肌及膈肌的力量；加强皮肤护理，预防压疮，保持会阴部清洁，预防泌尿系感染。

1. 呼吸道护理　深呼吸、震动、叩击、间歇性正压呼吸、辅助咳嗽技术等。

2. 主动或被动活动关节　适当的关节活动是预防压疮，关节挛缩，呼吸道问题的重要措施。当患者躺在床上和翻身架上时，全范围 ROM 训练应每天进行。被动 ROM 活动时，动作应轻柔、缓慢，尽可能在各轴向生理活动范围内进行。如情况允许，ROM 应分别在仰卧和俯卧位下进行（图 6-8）。

3. 维持关节功能活动　采用功能性夹板使腕、手关节保持在一定功能位。为了功能性活动或以后安装动力性夹板，维持手指、拇指和腕的线性关系。对于高位脊髓损伤者，手腕应处于中立位，手指屈曲。如果腕伸肌有功能，C形棒或短对掌夹板已足够。踝靴或夹板可预防足跟部压疮，足下垂及跟腱紧张挛缩。大转子处放毛巾卷可以维持髋处于中立位。避免外展、外旋位。

4. 体位 骨折稳定后，提倡患者仰卧，侧卧及俯卧位变换，并逐步增加俯卧位的耐力。即使对佩戴颈部支撑架的患者，在胸部放上1~2个枕头也可尝试俯卧位，并逐渐增加俯卧位的耐力，争取达到整夜或部分时间在这种体位下安睡。此种体位可使髋伸，膝踝屈曲90°，可有效地预防身体后部的压疮、髋膝屈肌紧张的产生，有效地促进膀胱排空。

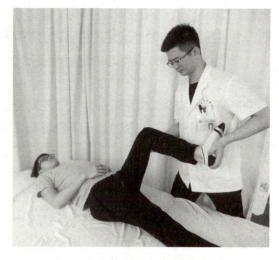

图6-8 被动活动关节

5. 选择性肌力训练 在康复进程中，所有健存的骨骼肌都希望达到最大力量。但在急性卧床期，某些肌群的肌力训练应特别小心，避免对骨折部位的影响。损伤后头几周，四肢瘫的患者应避免进行肩胛及肩部肌肉的抗阻力训练；截瘫患者应避免进行髋部及躯干肌肉的抗阻力训练。急性期应强调双侧上肢肌群活动，这将避免脊柱的不对称及旋转，在此期间，下述几种方法比较适合：①双侧徒手抗阻活动；②双侧PNF模式；③使用沙包及哑铃的渐进性抗阻训练。

对于四肢瘫患者，肌力训练的重点应放在三角肌前部，肩伸肌、肱二头肌、斜方肌下部，如果有主动活动，桡侧腕伸肌、肱三头肌、胸大肌也应纳入训练之中，这些肌肉在改善功能性能力方面将起重要作用。

对于截瘫患者，所有上肢骨骼肌都应训练，重点放在肩部肌群、肱三头肌、背阔肌，转移及扶杖行走时这些肌肉将发挥重要作用。

6. 直立活动 一旦X线检查确定骨折已趋稳定或早期对骨折进行充分的内固定，患者应当直立活动，为了防止体位性低血压，采取渐进性适应最有效，常用方法如下：①利用摇床，逐步抬高床头角度，当患者有不适时即放下，维持时间逐步延长；②利用斜板或电动斜床，逐步让患者处于直立位。站立初期，双下肢可采用弹性绷带包扎或穿弹力袜，加速下肢静脉淋巴回流。对于佩戴颈部支撑架或进行外科脊柱固定的患者，不应局限于斜躺体位，可采用同样的方式逐步过渡到直立位（图6-9）。

7. 日常生活活动训练 当患者仍躺在床上时，简单的ADL应开始，如借助棱镜式望远镜，翻书页器等设备可增加四肢瘫患者的阅读能力，在倾斜台上安装托盘有助于这些患者在站位下活动上肢及平视电视。

（四）中后期康复

一般指发病后8~12周。此期目标、评估方法基本

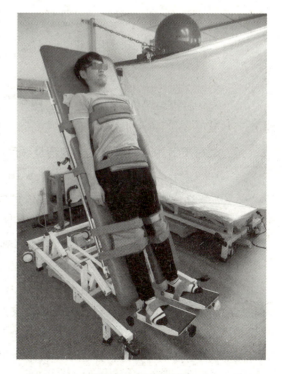

图6-9 起立床训练

同前，训练重点是获得姿势控制和平衡能力。功能训练的主要内容主要在以下几个方面：

1. 四肢瘫患者功能锻炼的主要内容及顺序

（1）卧床训练：截瘫患者经过康复锻炼，可以达到站立及行走的功能。但四肢瘫的患者，除不完全瘫之外，很难恢复站立及行走功能。因此主要是卧床训练及坐位功能锻炼。在卧床锻炼中以手部活动捏物，握物及其力量锻炼为主，还需充分锻炼未瘫痪的屈肘及伸肘等上肢各肌力，进而练习依靠自己的臂力弯曲下肢及翻身，上下轮椅也是依靠自己的臂力，但手指有无握紧轮椅走路的能力，则需视颈髓损伤的水平而异。

（2）坐位练习：基本上也是卧位练习的内容，但强调：①依靠上肢的肌力，自己起坐能力的锻炼；②坐稳及久坐一定的时间，在一个高位截瘫患者，坐稳及久坐，就需要相当努力的锻炼，久坐后可能继发脊柱侧凸，尤其是躯干两侧的肌肉力量不平衡者。除颈椎脊髓损伤高位截瘫之外，T_4以上的截瘫，也可以发生脊柱侧凸。因此要防止在训练过程中发生脊柱侧凸，保持脊柱的稳定性；③早期坐位训练可以改善患者的基本生活活动功能，例如穿脱衣服，扣纽扣，洗脸、刷牙、吃饭等；④能否驱动轮椅进行活动，需视手部功能及轮椅的自动活动功能如何而异。

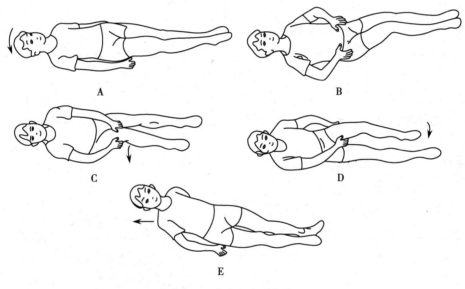

图6-10　截瘫患者卧位练习

2. 截瘫患者功能锻炼的主要内容及顺序

（1）卧位练习（具体训练步骤见图6-10）。

（2）翻身练习：具体训练步骤参见《物理治疗学》。

（3）由卧位到坐位练习（图6-11）：具体训练步骤参见《物理治疗学》。

（4）坐位平衡练习（图6-12）：具体训练步骤见图6-13。

（5）坐位移动练习：具体训练步骤参见《物理治疗学》。

（6）斜床站立治疗：是预防肺炎、压疮和尿路感染等并发症，维持脊柱骨盆及下肢的应力负荷，防止骨质脱钙的重要及有效手段。对改善心理状态也有重要作用。在骨科情况允许的情况下，应尽早开始，并坚持进行。每日站立时间宜在2小时以上。治疗性站立一般应在电动斜床上进行，逐渐增加斜床角度直至垂直位，并逐渐延长站立时间，同时可在斜床上进行上肢活动及作业治疗，斜床的角度应逐渐增加以免出现体位性低血压。

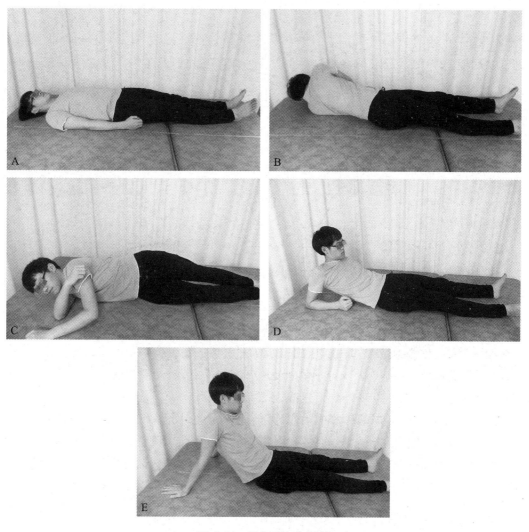

图 6-11 卧位到坐位训练

A. 起始位：平卧位；B. 先向左侧翻身；C. 再向右侧翻身，用右肘将上半身撑起；D. 左肘也支撑在床上，变成双肘共同支撑；E. 重心转移至右肘上，使左肘伸直，同样方法将右肘伸直，变成双上肢共同支撑

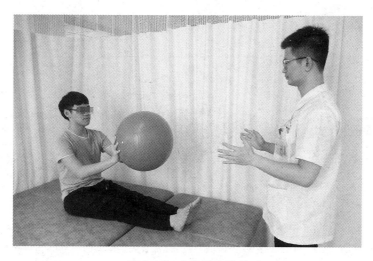

图 6-12 坐位平衡练习

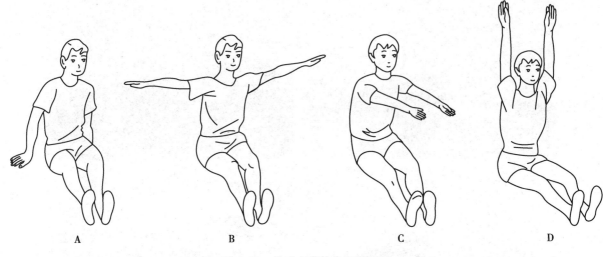

图 6-13　截瘫患者坐位平衡练习

（7）平衡杠内练习：具体训练步骤参见《物理治疗学》。

（8）步行训练：脊髓损伤后，可以应用的步法有三种：摆至步，四点步，摆过步。一般情况首先进行四点步行的训练，训练中要先分别单独使用一侧的背阔肌，然后两侧一起使用，这样比较容易掌握。

1）四点步训练：以左腿向前迈步的动作为例说明：①右手沿平行杠向前伸出 15cm 距离，左手置于髋关节稍前处；②重心移到右腿，使右髋关节与同侧足、膝和踝部在同一垂直线上；③左肩稍前伸，左手支撑并使左肩下降，将左下肢向上提起；④左下肢上提后向前摆动，迈出的步子足够大后，就将左下肢放下（开始训练时步子要小，但迈出的脚一定要落在手的位置之前）；⑤将重心移至左腿；⑥左手沿平行杠向前移动，做好迈出右腿的准备。在训练过程中要注意避免骨盆的旋转偏移（图 6-14）。

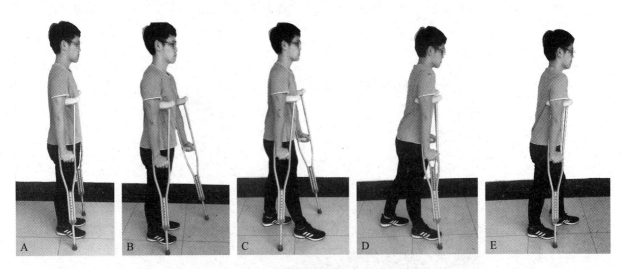

图 6-14　腋拐下四点步训练

A. 平衡站姿；B. 左侧拐杖向前，重心转移至双拐和左腿上；C. 身体扭向左侧，通过提髋，提起右侧腿，一旦提起，即把右腿如钟摆一样向前摆动；D. 重心转移至左拐和双脚上，把右侧拐杖提向前；E. 重心转移至双拐和右脚上，把左腿摆向前

2）摆至步训练：训练步骤大致如下：①首先躯干在过伸位保持平衡；②两手分别或同时沿平行杠内向前伸出距脚趾大约 15cm；③身体前倾，使头和肩位于手的上方，然后提起双脚，并向前摆动使双腿正好落在手的后方。完成这一动作时，双腿提起后要很快放下，否则摆动距离太大，双腿会落在两手之间或之前的位置（图 6-15）。

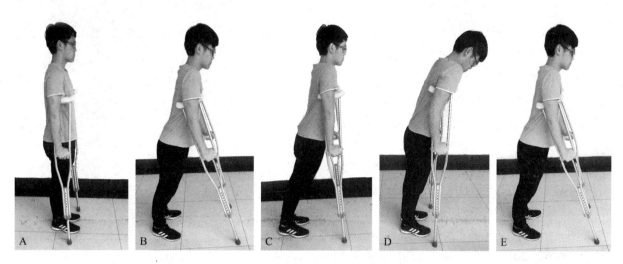

图 6-15 腋拐下摆至步训练

A. 平衡站姿；B. 双拐前置；C. 通过伸肘、压低和伸展肩胛骨等动作来提腿和骨盆；D. 双腿摆至而不摆过双拐，重新获得平衡；E. 双拐迅速前置，以获得更大的稳定性

3）摆过步训练：患者掌握这种步行，需要较高的平衡能力，但这是行走最快最实用的方法，训练步骤大致如下：①将双手沿平行杠向前伸，与摆至步时相同；②身体前倾，双手持重；③在平行杠上做支撑动作，肩胛带下降，将双下肢提起并向前摆动，双脚落在手的前方，离手的距离大约等于摆动前与手之间的距离；④做支撑动作并向前摆动下肢时，要保持髋关节过伸，头部伸展，双肩后缩；⑤要靠双手支撑向前移动躯干，同时肘关节伸展，双肩内收。当双脚稳定地持重之后，双手沿平行杠向前移动，准备迈出下一步（图 6-16）。

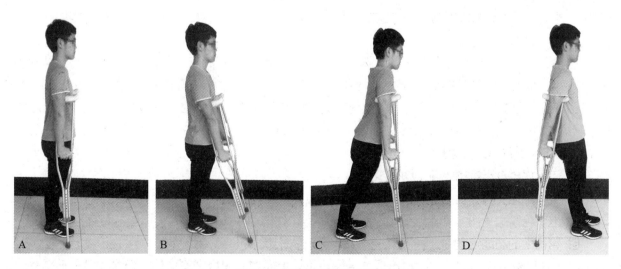

图 6-16 腋拐下摆过步训练

A. 平衡站姿；B. 双拐前置；C. 通过双肘伸展、压低和伸展肩胛骨等动作来提腿和骨盆；D. 一旦提起，躯干和腿即如钟摆一样向前摆动并摆过双拐，脚跟着地，通过抬头，收缩肩胛骨和推动骨盆向前，重新获得平衡

在平行杠内步行训练开始阶段，治疗师要站在患者身后，双手控制住骨盆，确保每一个动作都能准确完成，必要时上提时给予提拉，落地后加压，保证平稳站立。

（9）站立练习：具体训练步骤参见《物理治疗学》。

（10）拐杖步行：具体训练步骤参见《物理治疗学》。

（11）减重支持训练（partial weight support，PWS）：PWS是利用悬吊装置不同程度地减少上身体重对下肢的负荷，在理论上有利于支撑能力不足的患者早期进行各种步行训练。PWS的理论基础是脊髓中枢模式激动源理论。脊髓损伤后早期进行减重训练目的在于促进感觉反馈对步行动作的调节作用，通过减轻身体负重，以促进步行。另一方面负重本身可以促进下肢伸肌群的活动。利用减重步态训练系统可以均匀地将一部分体重从患者的双腿上移去，从而使患者有能力支持自己余下部分的体重，这样患者就可以进行站立功能的训练。随着患者患侧下肢的功能不断提高，减去的重量也越来越少，最终患者不需要任何帮助就可以安全地站立和行走（图6-17）。

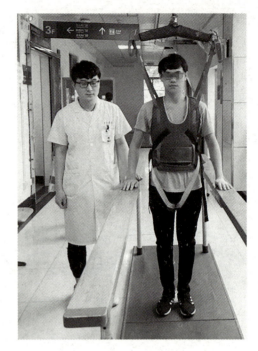

图6-17　减重训练

（五）轮椅训练

经过前述垫（床）上训练后，患者应逐步适应并学会操作轮椅，借助轮椅完成各种活动，尤其对于T_{10}以上脊髓损伤患者。此期康复目标主要是学会安全使用轮椅及在轮椅上完成各种转移活动，轮椅训练一般在伤后3~6个月内完成。

根据脊髓损伤的程度不同，患者所使用轮椅的种类也有差异。高位脊髓损伤患者出现四肢瘫痪，一般情况下需选择电动轮椅。C_4及其以上平面损伤的所有患者建议使用电动轮椅，C_5损伤的患者也应选择使用电动轮椅，特别是长距离旅行者。电动轮椅包括舌控、颏控、颊控、气控、手控、带呼吸机、可倾斜靠背、头托、手托板等类型可供不同的患者选择。C_5以下脊髓损伤患者可选择标准普通轮椅，患者所使用的轮椅都应配备一个防压疮坐垫，临床上最常使用的是标准普通轮椅。患者要正确、熟练掌握轮椅操作技巧，必须经过严格的训练指导。下面介绍轮椅操作的要领和技巧。

1. **转移训练**　包括：①使患者能从床、椅或坐便器到轮椅的转移。需用滑板辅助练；②从地到轮椅转移，可使患者从轮椅到地上或从地上移回轮椅。具备此能力能使患者可以在地板上与孩子们玩耍，在草地上野餐等，从而丰富患者的生活。同时，独立完成从地到轮椅转移也是极重要的自救措施。当患者不慎从轮椅上摔下来后，他就必须应用此技术才能从地板上、大街上、篮球场上回到轮椅上，否则只能等待别人的救护。

2. **使用拐杖进出轮椅练习**（图6-18）。

3. **平衡练习**　具体训练步骤参见《物理治疗学》。

4. **上下台阶**　见图6-19。

5. **轮椅上的功能活动**

（1）从地板上拾起物品：此动作是靠身体在轮椅上向侧面探出来完成的。但身体不能向前探并超出脚踏板，因为这种姿势不稳定，容易摔倒，因而很危险。①侧面探身动作：以向左侧探身动作为例，具体方法如下：将轮椅的左侧靠近要拾起的物品旁边，右侧肘部钩在右面轮椅把手后面，身体从

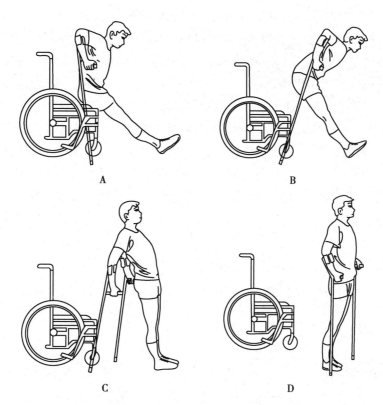

图 6-18 使用拐杖进出轮椅练习

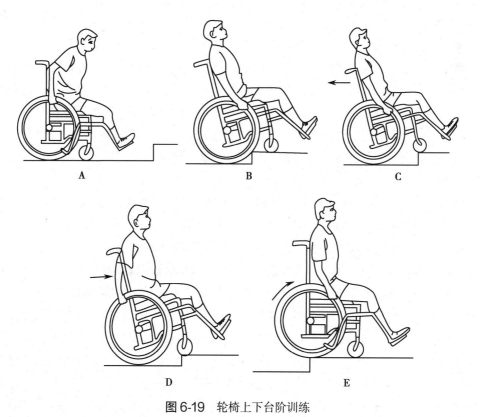

图 6-19 轮椅上下台阶训练

左侧的扶手上面探出。右侧探身重复相反动作，这一姿势每次只能持续几秒钟，以避免左肘部过度受压，身材矮小的患者，可将左侧扶手卸掉，以便够到要捡起的物品；②恢复直立坐动作：恢复直立坐位时，要用右肘把身体拉回。肱三头肌有神经支配者，还可用不能背伸的右手腕钩住扶手的外缘，以保持身体的平衡和恢复直立坐位姿势。

（2）用手向下够到脚踏板：这一姿势对患者固定脚趾带，调节脚踏板，更换贮尿袋以及更衣等动作是必不可少的，适用于截瘫且躯干平衡较好者。具体步骤如下：①患者双肘支撑在扶手上，身体向前倾；②依次改变两臂的位置，使两前臂撑在大腿上，身体保持前倾；③依次将手向下挪到脚上，身体前倾，胸部压在大腿上；④恢复直立坐位，肱三头肌力较差的患者必须：①将力量较强的一侧上肢甩到靠背后面，腕关节背伸，钩住轮椅扶手；②靠腕关节背伸和肘关节屈曲的力量，把躯干拉回到直立坐位。肱三头肌功能良好的患者，可用单侧或双侧背伸的手腕钩在扶手上部的外缘，将身体拉成直立坐位。

（3）减压动作：教会患者在坐位下的减压技术，每坐 5~10 分钟减压 10 至 15 秒应成为日常生活的一部分，预防避免压疮的发生。常见的减压方法包括：①在轮椅完成坐位支撑动作，使臀部离开椅面；②一侧肘或手腕勾住靠背把手，另侧手撑在大车轮上，身体向对侧轮子侧倾；③用肘或手腕钩住靠背把手，身体向前倾。

（六）矫形器的使用

根据患者残存功能的不同，可采用不同类型的矫形器，包括颈部、手部和下肢足托、髋-膝-踝矫形器等。对于四肢瘫患者，可使用颈托和手部矫形器，以利于固定颈部和改善手部功能。对于截瘫患者，根据下肢损伤程度不同，可采用足托、髋-膝-踝矫形器等。

近年来，智能化截瘫行走器的问世，更加有利于提高截瘫患者的步行能力。目前常用的截瘫行走器包括 RGO、WALKABOUT 和 REWALK 三类。RGO 适用于 T_5 高位的胸段脊髓损伤患者，而 WALKABOUT 适用于 T_{10} 或 T_{10} 以下完全性截瘫或部分高位不完全性截瘫。它们的设计原理是利用钟摆工作的原理，在互动式铰链装置的帮助下，患者通过重心的移动来实现截瘫肢体被动移动，并防止行走时双下肢缠绕在一起。互动式行走器又称为中部固定髋关节矫正器，主要由 2 个部分组成：①双侧带关节的膝踝足矫形器（KAFO），用于支撑双下肢；②互动式铰链装置，连接双侧 KAFO，帮助双下肢交替移动。REWALK 还处于研发阶段，其原理是将产生特定电脉冲的电极片和化学药品植入到脊髓底部，将电极产生的脉冲信号与大脑信号相互关联，通过信号启动电刺激触发腿部肌肉运动，具有良好的应用前景。

另外，目前人体外骨骼系统也在研发之中，相信不久的将来会面世，为偏瘫、截瘫患者带来福音。

佩戴截瘫行走器的患者要经过严格、系统的运动功能训练，特别要强调加强上肢肌力和耐力的训练，以保持足够的力量维持躯干平衡，因此需要治疗师指导训练。以患者先迈右腿为例：首先通过躯干运动将重心向左侧倾斜，使右下肢在行走器帮助下离开地面，然后再将身体重心前移，使悬空的右下肢在重力作用下，依靠行走器的互动式铰链跟着重心前移，并在惯性作用下向前摆腿，完成迈出右腿的动作。右脚着地后，同样的过程将重心向右侧及前侧移动，从而完成交替迈腿步行的动作；坐下时事先打开两侧膝关节锁，使膝关节屈曲，完成从站立位到坐位的过渡，位于患者双腿之间的互动式铰链可以通过一个按钮很容易将双腿分开，便于单肢动作。

佩戴截瘫行走器禁忌证：上肢或下肢严重的挛缩或畸形，并且限制了功能的使用；脊柱不稳定并且无法通过矫形器治疗；坐立时缺乏应有的平衡能力。

（七）物理因子治疗

物理治疗对脊髓损伤患者的功能恢复过程起到辅助和促进作用，并能预防和减轻并发症。

1. **功能性电刺激**（functional electrical stimulation，FES） 将电刺激用于兴奋损伤肢体的神经或肌肉，不但起到治疗作用，并且有利于功能恢复（具体方法参阅有关章节内容）。

2. **其他物理因子治疗** 对脊髓损伤患者可根据需要进行适当的理疗，如超声波，低中高频电疗，磁疗、光疗和蜡疗、经颅磁刺激治疗等（具体方法参阅有关章节内容）。

（八）高压氧治疗

脊髓损伤后，由于受损的脊髓出血水肿、微循环障碍，脊髓组织处于缺血缺氧状态。高压氧治疗可提高脊髓损伤节段的血氧含量，提高血氧分压，增加血氧弥散量，提高组织氧储量。在高压氧下，血液内氧分子数量增加，血氧分压升高，氧从毛细血管向组织弥散的范围扩大，促进侧支循环的生成。根据脊髓损伤的病理，在脊髓发生中心坏死前突击进行。如果患者全身情况许可，应于伤后尽早进行。具体方法：在早期，可每天用 2 个大气压高压氧治疗 2 小时，一天进行 2~3 次，2 次间隔时间约 6 小时，连续治疗 10 天，主要适用于完全性脊髓损伤和较严重的不完全性脊髓损伤。

（九）作业治疗

脊髓损伤患者进行康复的目的，不仅是使其恢复部分甚至全部生活自理能力，而且应当进一步使其恢复某种职业工作能力。作业治疗应当根据患者功能恢复的等级及患者的兴趣来选择。对截瘫患者，主要选择手能从事的职业工作，其工作范围还是很大的，各种手工制作，手工修理，打字，绘图，著作等。对于手部瘫痪的患者，可以学会一种简单操作的新职业，可以进行该职业的训练。对儿童脊髓损伤患者，在康复期间还应进行合适其年龄的教育，使其在康复完成之后能继续学习（具体方法参阅有关章节内容）。

（十）中医传统疗法

1. **按摩治疗** 脊髓损伤的肢体如果长久在一个位置上不动，就会引起肌肉、关节和韧带的挛缩，这种情况通过适当的按摩和牵伸，可以改善关节的活动范围。

2. **针灸治疗** 对预防肌肉萎缩，增强肌力，减缓疼痛等有良好的疗效。

（十一）并发症防治

脊髓损伤后各阶段都有可能发生并发症，是导致患者死亡的重要因素。因此，要采取综合性防治措施，特别是加强康复功能训练。脊髓损伤患者常见的并发症有很多种，如压疮、呼吸系统、泌尿系统、心血管系统及代谢紊乱等。

1. **压疮** 脊髓损伤患者皮肤及软组织受压时，组织内血流停滞，持续一段时间即可引起组织坏死，产生压疮。国外报道，每年脊髓损伤患者的压疮发生率是 10.2%~31%。压疮的好发部位：卧位时枕部、棘突、骶尾部、坐骨结节、股骨大转子、足跟、臀部、背部发生压疮最多，坐位时发生部位以坐骨结节部、骶尾部、足部最多。

脊髓损伤患者压疮的临床特征为：①无痛；②边缘硬而干燥，轮廓常呈圆形或火山口状；③从表皮扩延到皮下及深部组织，有潜行或窦道；④压疮伤口肉芽组织常呈灰白色，伴继发感染时有恶臭分泌物或脓性分泌物流出，穿入深部组织，使肌腱和骨膜出现炎性改变、增厚、硬化，并可破坏其骨质及关节。

压疮的分级方法有多种，如美国压疮协会的压疮分级法、Shea 分级、美国芝加哥脊髓损伤中心提出的 Yarkony-Kirk 分级等。目前，国内一般采用美国压疮协会的压疮分级法（图6-20），内容：Ⅰ期，局部皮肤有红斑但皮肤完整；Ⅱ期，损害涉及皮肤表层或真皮层可见皮损或水疱；Ⅲ期，损害涉及皮肤全层及皮下脂肪交界处可见较深创面；Ⅳ期，损害涉及肌肉、骨骼或结缔组织（肌腱、关节、关节囊等）。

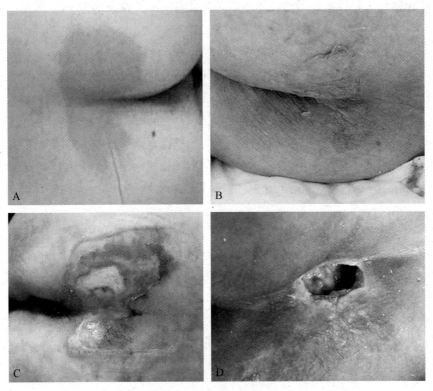

图6-20 压疮分级

A.压疮 1 期；B.压疮 2 期；C.压疮 3 期；D.压疮 4 期

压疮的治疗：包括全身治疗和局部治疗两个方面。全身治疗主要是加强营养和定时翻身；局部治疗如下：

（1）Ⅰ期压疮：使用液体敷料，在发红的皮肤区域喷涂 1~2 滴，用手指轻轻环形涂抹均匀，每天喷涂 3~4 次。

（2）Ⅱ期压疮：直径小于 2cm 的水疱通常在局部受压解除后可以自行吸收；直径大于 2cm 的水疱需抽吸出液体后，表面粘贴透明敷料、泡沫敷料或水胶体油纱 + 方纱，每 3~7 天更换一次。浅层溃疡：渗液较少时，选用薄的水胶体或泡沫敷料，2~3 天更换一次；渗液中等量时，选择厚的水胶体敷料或泡沫敷料，每 3~5 天更换一次。

（3）Ⅲ期、Ⅳ期压疮：①清创坏死组织：目的是将患者伤口上黄色及黑色的坏死组织清除干净，为正常红色肉芽组织的生长腾出空间。②控制感染：通常合并压疮感染的压疮伤口会呈现出红、肿、热、痛、臭、渗液非常多等 1 个或多个特征，应先在伤口上取一些分泌物做细菌培养和药敏试验，确定是否存在伤口感染。存在细菌感染的伤口局部可以使用银离子抗菌敷料，全身根据病情特点和药敏结果选择合适的抗生素治疗。③伤口渗液的处理：根据伤口大部分组织的颜色、有无凹陷以及渗出液等情况选择合适的敷料或负压吸引治疗。黑色焦痂覆盖的干燥伤口：可以选择水凝胶 + 水胶体，2~3

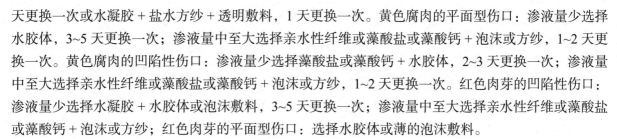

天更换一次或水凝胶＋盐水方纱＋透明敷料，1 天更换一次。黄色腐肉的平面型伤口：渗液量少选择水胶体，3~5 天更换一次；渗液量中至大选择亲水性纤维或藻酸盐或藻酸钙＋泡沫或方纱，1~2 天更换一次。黄色腐肉的凹陷性伤口：渗液量少选择藻酸盐或藻酸钙＋水胶体，2~3 天更换一次；渗液量中至大选择亲水性纤维或藻酸盐或藻酸钙＋泡沫或方纱，1~2 天更换一次。红色肉芽的凹陷性伤口：渗液量少选择水凝胶＋水胶体或泡沫敷料，3~5 天更换一次；渗液量中至大选择亲水性纤维或藻酸盐或藻酸钙＋泡沫或方纱；红色肉芽的平面型伤口：选择水胶体或薄的泡沫敷料。

2. **呼吸道感染** 脊髓损伤患者长期卧床，膈肌萎缩，肺循环不畅，支气管及喉内的分泌物不易排出，又因患者对寒冷的抵抗力很低，容易发生上呼吸道感染，引起肺炎。有时因痰量较多，不能咳出，甚至窒息而死亡。常用的方法包括让患者注意保暖，每 2 小时翻身 1 次，鼓励患者咳嗽及咳痰，经常做深呼吸运动及上肢外展扩胸动作。每次翻身时可轻轻叩击背部及胸部。对痰液较多而难以排出者，可应用抗生素及糜蛋白酶混合液进行雾化吸入，并进行体位引流。适当地变换仰卧位、侧卧位和俯卧位伴头高或头低位，借助重力将特殊肺段中的分泌物引流出来。在四肢瘫患者，呼吸困难是最常见并发症，由于肋间肌瘫痪，患者最初出现通气不足，如损伤在第 4 颈椎水平或以上，膈肌亦发生瘫痪。正常呼吸功能不能维持，胸廓不能做扩展及收缩运动。患者很快出现缺氧，即使应用人工呼吸机辅助呼吸，如管理不善或吸痰不及时，也很容易发生肺不张及肺炎，终致死亡。因此，膈肌和肋间肌功能训练十分重要。

3. **泌尿系统感染** 脊髓损伤后最常出现的并发症是尿路感染和尿路结石，其预防主要方法是积极处理神经源性膀胱，改善排尿机制，使残余尿少于 80ml，排尿间隔大于 2 小时。每日多饮水，可使血钙及尿钙浓度迅速下降，同时尿量也增加，起到冲洗尿路的作用。间歇性导尿是预防尿路感染比较有效的方法。

4. **骨骼系统并发症**

（1）异位骨化：脊髓损伤后发生的异位骨化属于神经源性，髋关节最易累及，继以膝肩肘及脊柱，一般发生在伤后 1~4 个月。异位骨化开始时表现为软组织炎性反应，肢体肿胀，发热，几天内在水肿区可摸到一局限坚实的肿块，而关节被动运动范围亦逐渐减少。临床生化指标显示碱性磷酸酶升高，在出现症状 7~10 日内，常规 X 线片不能发现。骨扫描有助于早期诊断。异位骨化的治疗常用非类固醇消炎药以抑制早期反应，可做关节活动度练习，引起严重活动障碍的异位骨化可在骨扫描和碱性磷酸酶恢复正常后 6 个月进行手术切除。

（2）骨质疏松症：脊髓损伤后瘫痪区域骨骼因失用而致骨质吸收，骨质流失，同时有失用性高血钙及高尿钙。临床上主要表现为疼痛、身长缩短、畸形、骨折等。X 线检查可观察骨密度，骨皮质形态，骨小梁数量、形态、分布等。骨密度测定更能简单有效地测定骨的相对密度。

治疗骨质疏松的主要措施是对瘫痪区域骨骼保持应力刺激。药物疗法、运动疗法和饮食调节是防治骨质疏松症的三大原则。因此，宜及早采用坐位及斜床站立训练，尽早进行支架帮助下的站立行走训练。

5. **疼痛** 脊髓损伤后疼痛属于中枢性疼痛的范畴，不论是完全断离性损伤还是部分损伤都可出现中枢性疼痛，但两者的临床表现有所不同。完全性损伤患者在损伤平面以下，感觉完全消失的同时可有幻肢痛（或幻体痛），患者常描述为持续性烧灼样、束带紧箍样或挤压样疼痛，疼痛程度在昼夜当中有波动，多于傍晚或夜间加重，而对其远端肢体给予机械或温热刺激时，疼痛却不加重。此外，患者常有损伤平面以下内脏胀痛或异常不适感。不完全损伤患者受累肢体在感觉减退的同时，常伴有痛觉过敏，患者拒绝触摸甚至拒绝盖被子，自发性疼痛常为刀割样或放电样剧痛，部分患者在疼痛发作时喜欢接受肢体按摩等粗大刺激以减缓疼痛。脊髓损伤后中枢性疼痛的评估，主要采用视觉模拟评分法（VAS），以确定患者疼痛的程度，并根据评分结果采取必要的治疗。脊髓损伤后中枢性疼痛的治疗主要包括：合理应用阿片类药物、非甾体类药物以及抗抑郁药物等。

6. 痉挛

（1）治疗目的：减少痉挛或疼痛，减少挛缩和畸形，改善关节活动能力或功能受限，减少患者受照顾的程度，改善姿势，改善穿戴矫形器，延缓或避免做手术。

（2）治疗方法：

1）体位治疗：①良姿位：急性期保持抗痉挛的良好体位可以预防痉挛的产生，如果痉挛已经产生，良好的抗痉挛体位具有缓解痉挛的作用，避免各种可以加重痉挛的体位；②负重体位：对痉挛的肢体给予负重训练，如站立或斜床站立，可以较好地抑制下肢（髋、膝、踝关节）的痉挛；③肢体活动：在抗痉挛体位上活动痉挛的肢体，可以有效地抑制痉挛。通过持续性被动活动治疗（CPM）缓慢持续地活动痉挛的肢体，达到缓解痉挛的目的。

2）矫形器的使用：如果肢体痉挛已经产生，可以通过各类矫形器来减轻痉挛：①充气夹板：将痉挛的肢体固定在良姿位，借助于充气夹板所产生的压力，持续性牵拉痉挛的肢体，达到治疗目的；②矫形器：利用低温热塑板材制作各种类型的矫形器，如踝足矫形器可以控制踝关节的痉挛；功能位矫形器可以保持使前臂、腕、手关节保持在功能位，下肢外展楔形垫、坐位分腿垫可以控制下肢的伸肌痉挛模式。

3）手法治疗：①手法牵拉：对痉挛肢体的关节实施手法牵拉，可以缓解肌肉的痉挛，改善关节的活动范围（图6-21）；②痉挛肌肌力训练：痉挛可导致痉挛肌本身和其拮抗肌肌力减弱。肌力训练

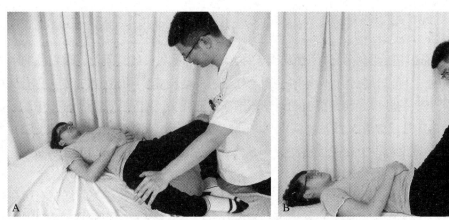

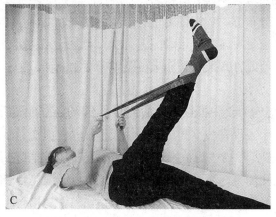

图6-21 手法牵伸
A. 被动牵拉；B. 被动牵拉；C. 自主牵拉

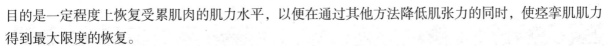

目的是一定程度上恢复受累肌肉的肌力水平，以便在通过其他方法降低肌张力的同时，使痉挛肌肌力得到最大限度的恢复。

4）物理因子：①冷疗：将手放在冰水中浸泡 10 秒左右后取出，反复多次，可以缓解手的屈曲痉挛；用冰敷小腿三头肌，可以缓解足的跖屈痉挛；②温热疗法：各种传导热（砂、中药外敷），辐射热（红外线），内生热（微波、超短波）等；③电刺激：各种类型的直流电刺激，特别是痉挛肌群和其拮抗肌群的交替电刺激，肌电生物反馈刺激，脊髓通电等，对降低痉挛肌群肌张力均有较好的疗效。

5）药物治疗：目前最常用的药物是巴氯芬，临床应用剂量应个体化，成人 5mg×3 次 / 日，3 天调整一次剂量，每 3 天增加 5mg，直至起作用，保持此剂量。老年患者剂量宜从 2.5mg×3 次 / 日开始。剂量一般不应超过 80mg/ 日。对痉挛严重、口服药不良反应比较大或其他治疗效果不理想的患者，可以考虑采用鞘内注射。

6）神经传导阻滞：常用药物为无水酒精和石炭酸（5%~6%，Phenol，酚）。利用肌电图准确地找出运动终板的所在处，将无水酒精和石炭酸注入即可。

7）肉毒毒素注射：临床上使用的是 A 型肉毒毒素，注射剂量应个体化，根据患者肢体痉挛的程度和肌肉体积确定剂量。通常在注射后 3~5 天内见效，持续 4 个月到半年。此后，由于神经发芽及神经 - 肌肉传导的重建，限制了毒素的活性的发挥。

8）手术治疗：当各种非手术治疗方法均不能有效地控制痉挛时，可以考虑手术。常用手术方式为神经切断、高选择性脊神经后根切断，肌腱切断或延长等。

7. 体位性低血压 脊髓损伤患者早期站立训练时会出现体位性低血压，特别是颈髓损伤时。因交感神经反应丧失，静脉扩张，腹肌瘫痪致腹内压下降，在站立或坐起时儿茶酚胺、皮质醇和醛固酮等释放不足或过缓，致血压不能及时随体位而调整，造成脑部一过性缺血，致眩晕或晕厥。此现象多数经逐步体位训练而消失。训练方法主要是逐步将患者从卧位过渡到直立位的适应性训练。早期时可摇高床头，床上半坐卧位，床上坐位，床边坐位再过渡到斜床站立，及穿弹力袜等。

8. 深静脉血栓形成 脊髓损伤患者由于缺少运动易发生静脉血栓。临床上如出现瘫痪肢体肿胀，又伴有原因不明的发热及白细胞计数增高，应疑有静脉血栓形成，通过血管彩超可明确诊断。血栓多发生于髂静脉、股静脉或腘静脉。深静脉血栓重在预防，应经常测量肢体的周径，观察有无肿胀，平时应鼓励患者积极进行肢体的主动或被动运动，一旦血栓形成应制动，以防止血栓脱落引起肺栓塞而致猝死。

9. 神经性膀胱 理想的神经源性膀胱分类标准应包含以下内容：①尿动力学结果应是神经源性膀胱分类的基础；②分类应反映临床症状；③分类应反映相应的神经系统病变。目前尚无理想统一的神经源性膀胱分类方法。国际尿控协会（ICS）将下尿路功能障碍分为储尿期和排尿期两部分描述，并基于尿动力学结果针对患者储尿期和排尿期的功能提出一个分类系统（表 6-7），该分类可以较好反映膀胱尿道的功能及临床症状，但需要补充相应的神经系统病变的诊断。

（1）膀胱功能训练：膀胱恢复期训练应按时饮水及间歇开放导尿管，一般白天应每隔 2 小时饮水 200ml 左右，并开放导尿管一次，入睡后可持续引流。间歇导尿的优点是使膀胱有节律地充盈与排空，防止痉挛，避免膀胱容积过小，有利于向反射性膀胱发展。间歇导尿术包括间歇无菌导尿术和间歇清洁导尿术。间歇无菌导尿术需：①严格无菌操作；②间隔时间 4~8 小时；③饮水量控制在 1600~2000ml/d，125ml/h。间歇清洁导尿术所需物品包括导尿管、K-Y jelly 和生理盐水、棉花球、湿纸巾、量杯、污物袋和镜子（女性患者）；操作程序是肥皂洗手→适当体位→湿纸巾抹手→尿道口清洗→取尿管、涂凝胶→插管→引流小便→记录小便量。

（2）药物治疗：包括①增强逼尿肌收缩的药物，如氯贝胆碱、溴吡斯的明；②抑制逼尿肌收缩

表6-7　ICS下尿路功能障碍分类

储尿期	排尿期	储尿期	排尿期
膀胱功能	膀胱功能	膀胱容量	
逼尿肌活动性	逼尿肌收缩性	正常	
正常或稳定	正常	高	
过度活动	低下	低	
特发性	无收缩	顺应性	
神经源性		正常	
膀胱感觉		高	
正常		低	
增强或过度敏感		尿道功能	尿道功能
减弱或感觉低下		正常	正常
缺失		不全	梗阻
非特异性			过度活动
			机械梗阻

的药物如索利那辛、托特罗定等；③增强膀胱颈及尿道收缩力的药物有米多君；④抑制膀胱颈及尿道收缩力的药物有α-受体激动剂，如坦索罗辛、阿夫唑嗪、特拉唑嗪等；⑤巴氯芬；⑥肉毒毒素膀胱逼尿肌多点注射，适用于逼尿肌功能亢进者。

（3）电刺激治疗：临床上常用：①盆底肌肉直接电刺激，刺激部位可在肛门外，近肛门外括约肌处或者肛门电极插入肛门内，以直接刺激尿道周围括约肌，增加盆底肌肉和尿道外括约肌收缩，改善尿失禁；②膀胱腔内电刺激（IVS），通过带有刺激电极的尿管插入膀胱内，电极以生理盐水作为介质刺激逼尿肌，通过逼尿肌与中枢间尚存的传入神经联系通路，诱导膀胱排尿时的感觉，从而继发性增加传出通路神经冲动，促进排尿或提高控尿能力。IVS适应证为神经源性膀胱感觉减退合并收缩力低下的患者。

（4）手术治疗：手术目的是保护和改善肾脏功能，尽可能恢复排尿功能，达到贮尿与排尿之间的平衡。神经源性膀胱的手术治疗方法分为治疗储尿功能障碍的术式、治疗排尿功能障碍的术式、同时治疗储尿和排尿功能障碍的术式和尿流改道术式四大类。重建储尿功能可以通过扩大膀胱容量和（或）增加尿道控尿能力两条途径实现，重建排尿功能可以通过增加膀胱收缩力和（或）降低尿道阻力两条途径实现。①扩大膀胱容量的术式：A型肉毒毒素膀胱壁注射术、自体膀胱扩大术（逼尿肌切除术）、肠道膀胱扩大术；②增加尿道控尿能力的术式：填充剂注射术、尿道吊带术、人工尿道括约肌植入术；③增加膀胱收缩力的术式：骶神经前根刺激术、逼尿肌成形术；④降低尿道阻力的术式：A型肉毒毒素尿道括约肌注射术、尿道外括约肌切断术、膀胱颈切开术等。

10. 神经源性直肠　脊髓损伤后由于自主神经功能紊乱，也会出现大便控制障碍，主要表现为便秘，有时出现腹泻，或两者交替。

合理的营养调配可以改善便秘的情况。营养治疗原则主要通过饮食调节，以增加粪便量，刺激肠蠕动，增强排便能力。应采用多渣饮食为主食，并多摄入富有纤维素的食品，每日摄入食物纤维量在10g以上，必要时可食用一些琼脂类食品。多用产气类的食品，利用其产气增加肠蠕动，有利于排便。适当多进食脂肪、植物油，维生素B_1不足可影响神经传导，减缓胃肠蠕动，可补充维生素B_1，必要时可服用维生素B_1制剂15mg/d。每天清晨可饮用温开水、淡盐开水、菜汤、果汁、豆浆等以保持肠道中粪便的水分，使大便软润，有利于排出。少吃过于精细的食物、辛辣刺激性食物以及不饮烈性酒等。

药物治疗包括：①蓬松剂：麦麸等；②渗透性通便剂：乳果糖等；③刺激性泻剂：果导、番泻叶和蓖麻油等；④促动力剂：西沙必利或莫沙必利等；⑤栓剂：开塞露、甘油等。

11. 自主神经过反射（autonomic dysreflexia，AD） AD 是 T_6 以上脊髓损伤患者对内脏的恶性刺激和来自损伤水平下的其他不良刺激而发生高血压、心动过缓、大汗、面潮红和头痛等症状的阵发性综合征。其发生机制是来自损伤平面以下的刺激，引起交感神经反应过度，患者出现大汗，同时心脏输出量增加，周围血管收缩，出现血压上升，患者有头痛的表现。血压升高又刺激颈动脉窦和主动弓的压力感受器，使副交感神经活动增高，出现心动过缓和损伤平面以上的血管扩张。临床上如果发现 T_6 以上脊髓损伤患者，突然感到双颞侧有跳动性猛击样的头痛、损伤平面以上大出汗、皮肤潮红、焦虑不安，体检时发现心动过缓或过速，血压比基础血压高出 40mmHg，甚至高达 300/160mmHg，应立即按此综合征处理，不然会引起脑血管意外或失明。

处理方法：①让患者取直坐位，双下肢垂于床边，使静脉血集于下肢和足部，降低心输出量；②降血压治疗：用快速降压制剂，如哌唑嗪 0.5~1mg，每日 3 次；③尽快找出和消除诱因：首先检查膀胱是否过度充盈，导尿管是否通畅，直肠内有无大量或嵌顿的便块，有无嵌甲、压疮、痉挛、局部有无感染等，然后检查衣着、鞋袜、矫形器有无压迫或不适，并立即予以解决。

12. 心理障碍 脊髓损伤患者心理康复的主要内容包括损伤部位以下感觉与知觉的康复，心理和情绪方面的康复，性心理障碍及其调节和帮助患者协调医患、家庭和社会关系，促进其回归社会。

13. 性功能障碍 脊髓损伤后的性功能障碍是康复过程中极为重要的问题，涉及生理、心理、生育等。损伤平面及严重程度与性功能障碍的关系是 T_{10}~L_2 平面以上完全性脊髓损伤使男女生殖器感觉全部丧失，但直接刺激可以使阴茎反射性勃起或阴唇反射性充血，阴道润滑，阴蒂肿胀，产生这一现象的原因是损伤平面以下存在的交感和副交感神经反射。S_2~S_4 平面的完全性损伤者生殖器感觉完全丧失，男性丧失勃起和射精能力，不可能通过生殖器刺激获得性高潮。L_2~S_1 平面的完全性损伤者出现分离反应，即男性可以有生殖器触摸和心理性勃起，但不能协调一致，男女均不能通过生殖器刺激获得性高潮。男女性功能障碍的治疗措施有所不同。

第五节　骨盆骨折

一、概述

骨盆骨折（pelvic fracture）是一种常见骨折，多由直接暴力挤压骨盆所致，其发病率较高，约占全部骨骼损伤的 3%。最多见的原因是机动车辆事故、行人被车辆撞伤以及高处坠落伤。主要表现为局部疼痛、肿胀，会阴部、腹股沟或腰骶部出现皮下瘀斑，下肢活动和翻身困难，患侧下肢可有短缩畸形，包括发生在骶骨、尾骨、髂骨、耻骨、坐骨等部位的骨折。

骨盆由两侧髋骨及骶尾骨构成，在前正中线以耻骨联合相连接；在后面借助骶骨关节面与左右两侧髂骨关节面形成骶髂关节。骨盆环有两个承重主弓：在直立位，重力线经骶髂关节至两侧髋关节，为骶股弓；坐位时，重力线经骶髂关节至两侧坐骨结节，为骶坐弓。另外有两个联结副弓起增强主弓的作用。一个经耻骨体及耻骨水平支的副弓连接骶股弓两端，另一个副弓经耻骨及坐骨连接骶坐弓。骨盆遭受暴力时，副弓大多同时有骨折，骨盆骨折对盆腔内脏器也常造成严重损伤。

康复治疗在骨盆骨折的治疗过程中占有十分重要的地位，手术只是治疗过程的一部分，如果没有术后康复，想要恢复满意的功能是很困难的。骨盆骨折在手术治疗结束后或在保守治疗期间（无手术指征者），即应开始施行有效的康复治疗措施，使原发损伤达到尽可能理想的愈合，并尽可能地减少后遗症。在骨折急性期，确定治疗方案的同时应考虑康复问题，根据病情和治疗方法考虑制订康复计划并尽可能早期开始康复训练，这对于恢复髋关节的正常功能、防止髋关节内及关节周围粘连，防止肌肉萎缩和骨质疏松以及其他并发症的发生等都有十分重要的意义。

二、临床特点

　　骨盆骨折一般由创伤等因素引起，可同时伴有其他脏器损伤。骨盆骨折时常常会出现骨折部位疼痛、髋关节活动受限，严重者会出现盆腔脏器出血，尿道损伤和周围神经或脊神经根损伤。骨盆骨折的恢复期或后遗症期，由于骨折内固定或髋关节制动的因素，会出现髋关节周围肌肉不同程度萎缩。骨盆骨折的分类有很多种，临床上最常用的分类是 AO 分类：

　　A. 稳定，后环完整：A1. 后环完整，无名骨骨折（撕脱）；A2. 后环完整，无名骨骨折（直接暴力）；A3. 后环完整，骶尾部到 S_2 的横行骨折。

　　B. 后环不完全破裂，部分稳定，旋转：B1. 外侧旋转不稳，翻书样损伤，单侧；B2. 后环不完全破裂，单侧，内旋转（外侧压力）；B3. 后环不完全破裂，双侧。

　　C. 后环完全破裂，不稳定：C1. 后环完全破裂，单侧；C2. 双侧损伤，一侧旋转不稳，一侧垂直不稳；C3. 双侧损伤，双侧完全不稳。

三、康复评定

（一）髋关节活动范围的评定

　　包括髋关节的屈 / 伸、内收 / 外展和内旋 / 外旋活动（具体评定方法参见有关章节内容）。

（二）髋关节周围肌肉功能的评定

　　包括肌肉体积的评定和肌力的评定：

　　1. 髋关节周围肌肉体积的评定　骨盆骨折后由于长时间的制动，髋关节周围肌肉会出现不同程度的萎缩，受影响最大的是患侧臀部和大腿的肌肉。通过两侧臀部和大腿肌肉饱满程度的对比，可以评定患侧肌肉萎缩的程度，包括大腿围度、小腿围度和臀围的测量。

　　2. 髋关节周围肌肉肌力的评定　采用徒手肌力检查法分别评定髋关节周围髂腰肌、臀大中小肌、内收肌群、外展肌群、内外旋肌群以及股四头肌和腘绳肌的肌力。

（三）下肢长度测量

　　主要了解骨折后该侧下肢整体长度。具体测量方法是：患者仰卧，骨盆摆正，如一侧畸形，则健侧下肢应放在与患侧下肢相同的位置上。相对长度为脐至内踝尖的距离，绝对长度为髂前上棘到内踝处，正常两侧误差不到 1cm。通过步态分析，了解患者下肢功能状态，为康复训练提供指导。

（四）步态分析

　　骨盆骨折后由于早期卧床制动出现髋膝关节活动受限以及臀部和下肢肌肉的萎缩，肌肉无力引起的步态异常。

四、 康复治疗

骨盆骨折经复位和内固定后，根据患者不同情况，采取不同的康复治疗方案。具体训练方法如下：

（一）髋关节活动度训练

根据髋关节不同的活动受限类型分别采取不同的训练方法。

1. 被动运动

（1）关节可动范围运动：根据髋膝关节运动学原理完成的关节各个方向的活动，具有维持关节现有的活动范围，预防关节挛缩的作用。

（2）持续性被动活动：利用机械或电动装置，使手术肢体在术后能进行早期、持续性、无疼痛范围内的被动活动，主要用于四肢关节术后及关节挛缩的治疗。

2. 主动助力运动 常用的有器械练习和悬吊练习。

（1）悬吊练习：利用挂钩、绳索和吊带将拟活动的肢体悬吊起来，使其在去除肢体重力的前提下进行主动活动，类似于钟摆样运动（图6-22）。

（2）滑轮练习：利用滑轮和绳索装置进行髋膝关节的屈伸练习。

（3）器械练习：借助杠杆原理，利用器械为助力，带动活动受限的关节进行活动。应用时应根据病情及治疗目的，选择相应的器械，如股四头肌训练器等针对性训练。

3. 主动运动 根据患者髋膝关节活动受限的方向和程度，设计一些有针对性的动作，以改善髋关节的活动范围。

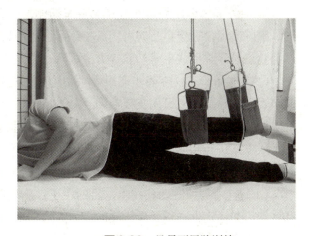

图6-22 悬吊下屈髋训练

4. 关节牵引 是应用力学中作用力与反作用力的原理，通过器械或电动牵引装置，使关节和软组织得到持续的牵伸，从而达到复位、固定，解除肌肉痉挛和挛缩，纠正关节畸形的目的。

5. 关节松动技术 主要利用关节的生理运动和附属运动被动地活动患者关节，以达到维持或改善关节活动范围，缓解疼痛的目的。常用手法包括关节的牵引、滑动、滚动、挤压、旋转等。

（二）髋关节周围肌群肌力训练

增强肌力的方法很多，根据肌肉的收缩方式可以分为等长运动和等张运动；根据是否施加阻力分为非抗阻力运动和抗阻力运动。非抗阻力运动包括主动运动和主动助力运动，抗阻力运动包括等张性（向心性、离心性）、等长性、等速性抗阻力运动。

1. 主动助力运动 根据助力来源分徒手助力和悬吊助力运动。

（1）徒手助力：当肌力为1级或2级时，治疗师帮助患者进行主动锻炼。随着主动运动能力的改善，治疗师逐渐减少帮助。患者也借助于滑轮悬吊带、滑板、水的浮力等减轻重力来运动。

（2）悬吊助力：当肌力为2~3级时，可以采用范围较大的主动助力运动。助力可以来自通过滑轮的重物或治疗师徒手施加，助力大小根据患者肢体的肌力而定。悬吊是一种比较理想的方法，利用绳索、挂钩、滑轮等简单装置，将运动肢体悬吊起来，以减轻肢体的自身重量，然后在水平面上进行运动锻炼。通过肌肉的主动收缩可以维持关节的活动范围，延缓肌肉萎缩，提高肌力。

2. 主动运动　当肌力达到 2+ 级、3- 级或 3 级时，可以让患者将需要训练的肢体放在抗重力的位置上，进行主动运动。

3. 抗阻力运动　当肌力增至 3 级或以上时，可以进行抗阻运动，同时进行速度、耐力、协调性和平衡性的训练。多用哑铃、沙袋、弹力带，也可用组合器械来抗阻负重。增加肌力的抗阻运动方法有：渐进抗阻运动、短暂最大负载等长收缩练习、等速练习，原则是大重量、少重复。

（三）腹肌和腰背肌训练

包括仰卧位抬头，仰卧起坐，俯卧位抬头和抬高上体等方法，加强腹肌和腰背肌以稳定骨盆。

（四）平衡功能和步态训练

1. 异常步态的矫治　骨盆骨折后，患者常会出现以下异常步态。

（1）短腿步态：短腿步态患者须用矫形术或矫形鞋来平衡两下肢的长度。

（2）关节挛缩或强直步态：关节挛缩畸形时，须通过关节活动度锻炼或矫形手术改善关节活动度，消除畸形。肌肉痉挛时可用放松练习，也可用肌电反馈练习、按摩、被动牵伸、热敷或冷敷、解痉药物、神经注射或手术切除等方法缓解、消除痉挛。

（3）疼痛步态：疼痛步态患者须用理疗、局封、按摩、药物等治疗消除疼痛。因关节不稳或骨关节炎引起疼痛时，可用支架帮助。

（4）肌无力步态：肌无力步态患者可通过肌肉锻炼得到加强。锻炼难以收效时，考虑肌肉重建手术或支架进行功能替代。

2. 行走前的训练方案　一个典型的训练方案应包括下列全部或部分内容。

（1）应用各种活动和技术，目的在于：①增加肌力，协调性和关节活动度；②促进本体反馈；③增加姿势稳定性；④发展活动的控制能力；⑤发展动态平衡的控制活动及技能。

（2）平行杠内训练：训练从坐到站，从站到坐的活动以及训练站立平衡和体重转移的各种活动：①体重转移（侧方、前后方向）；②改变手的位置、前后变化、左右手交替（如右手握住左侧平行杆），两手离开平行杆，肩前屈外展，上肢摆过中线等；③如果需要的话，可练习高抬腿（屈髋）活动；④站立位，上肢用力支撑体重；⑤向前迈步、向后迈步、向前行走、转身。

（3）平行杠内动态活动：①侧方行走、后退；②从地上拾起物体；③交叉步：一条腿跨过另一条腿前方，侧向行走；④抗阻力行走；⑤上下楼梯。

（4）室内活动：使用助行器在平地行走、上下楼梯、走斜坡、开门等。

（5）室外活动：在平地行走，在不平整的地面及斜坡上行走，上下台阶、斜坡、横穿马路、乘坐公共汽车等交通工具（图 6-23）。

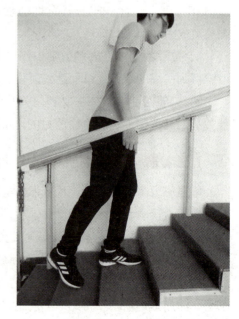

图 6-23　台阶训练

3. **使用助行杖行走**　助行杖是指帮助人体稳定站立和行走的工具，通常分为手杖、腋杖和前臂杖三种。

（1）手杖步行：有两点支持步行和两点、一点交替支持步行两种。

（2）腋杖步行：常用的有三点步、四点步、摆至步、摆过步（具体训练方法参见第四节脊髓损伤康复）。

（3）前臂杖：如果是单杖，使用可参考手杖步行，若是双杖，可参考腋杖的使用方法。

4. **注意事项**　患者骨折术后，可以患肢不负重、部分负重或完全负重，是否负重将决定于手术过程、骨折、韧带或肌腱的愈合情况。

（五）骨盆骨折的康复步骤

骨盆骨折后（包括手术后）的康复步骤一般分 3 个阶段。

1. **早期**　指伤后 2 周内，此时患肢肿胀、疼痛，骨折断端不稳定，容易发生再移位。此期康复训练的主要目的是促进患肢血液循环，以利于消肿和固定。而消除水肿最有效、最可行的方法是进行主动运动。由股四头肌及髋部肌肉等长收缩运动开始，以后随着疼痛的逐渐减轻，逐步增加轻度的舒张收缩、助力运动和髋关节持续被动活动以及患肢踝、膝关节的主动运动，然后再配合一定的物理疗法，如光疗、电疗等，以消除患处水肿，防治肌肉萎缩和髋关节粘连（图 6-24）。

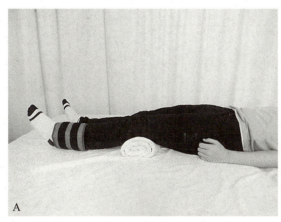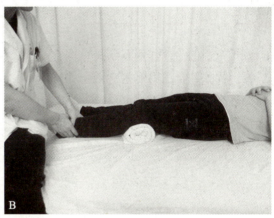

图 6-24　股四头肌等长收缩训练

A. 股四头肌等长收缩 - 负重抗阻；B. 股四头肌等长收缩 - 徒手抗阻

2. **中期**　指伤后 2 周至骨折的临床愈合。此期患者患肢肿胀逐渐消退，疼痛减轻或消失，骨折处日趋稳定。此期除继续做患肢股四头肌肌肉收缩及髋关节持续被动活动外，逐渐由被动活动转为主动活动，若骨折较轻，应尽早起床进行全身活动。伤后 5~6 周，骨折处有足够的骨痂形成，可进一步扩大活动的范围和力量，由一个关节到多个关节，逐渐增加关节的主动屈伸及各向活动，防止肌肉萎缩，避免关节僵硬。在卧床治疗期间，应每日做床上保健操，以改善全身状况，防止并发症的发生。为改善血液循环、消炎消肿、减轻疼痛、减少粘连、防止肌肉萎缩以及促进骨折愈合，应及时采取合理的物理治疗并配合针灸、推拿、按摩等传统康复治疗技术。如用超声波疗法或磁疗可以使骨再生区代谢过程加强，经治疗后纤维细胞和成骨细胞出现早，而骨盆骨折因骨折部位较深，更适合于超短波治疗。为防止肌肉萎缩，可用低中频电流（电疗法）刺激骨折部位两端的肌肉。为减少瘢痕与粘连，可采用音频或超声波治疗（图 6-25）。

3. 后期 指骨折已达到临床愈合或已去除外固定后的时期。此时 X 线显示骨性骨痂已明显形成，骨骼有了一定的支撑力，但多存在髋关节及邻近关节的活动度下降、肌肉萎缩等功能障碍。因此，此期康复治疗的主要目的是恢复受累关节的活动度、增强肌肉的力量，使肢体功能恢复正常。功能锻炼的主要形式是加强患肢关节的主动活动和负重练习，使各关节迅速恢复到正常活动范围，同时最大限度地恢复肌力，恢复肢体的正常力量。在此基础上，恢复日常生活活动能力与工作能力。

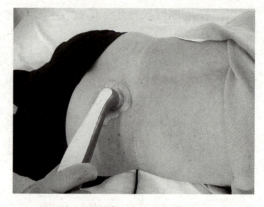

图6-25 超声波治疗

（六）骨盆骨折后（或骨折术后）常见并发症的康复与预防

骨盆骨折后（或骨折术后）常见并发症的康复包括（具体的康复措施参见有关章节）：①神经损伤的康复；②压疮的康复；③深静脉血栓形成；④心肺功能的康复；⑤胃肠道功能的康复；⑥骨化性肌炎的康复等。

思考题

1. 颈椎牵引的治疗作用有哪些？
2. 脊髓损伤综合征有哪些？
3. 简述脊髓损伤程度评定及预后评估。
4. 简述脊髓损伤常见并发症及防治措施。
5. 骨盆骨折的康复治疗包括哪些内容？

（马 超）

第七章
颈椎病康复

第一节 概　　述

随着信息社会的发展与人类生活方式的改变，如今长期伏案者不断增多，颈椎病的患病率逐年增高。伴随着年龄的增长，颈肩痛的发病率呈递增趋势，虽然从颈部疼痛的自然病史看，预后良好，但复发率和转变为慢性病的概率很高。颈椎病可引起颈部疼痛、手麻、上肢无力，甚至四肢功能障碍，极大地影响人们的生活。

一、定义

颈椎病（cervical spondylosis）是指颈椎椎间盘组织退行性改变及其继发病理改变累及其周围组织结构（神经根、脊髓、椎动脉、交感神经及脊髓前中央动脉等），并出现与影像学改变相应的临床表现。这一定义包含 4 个基本内容：颈椎间盘退变或椎间关节退变；累及周围组织；出现相应的临床表现；相应的影像学改变。

二、流行病学

我国颈椎病患病率约为 3.8%~17.6%，男性患者多于女性。伴随着年龄的增长，颈肩痛的发病率呈递增趋势，并以 50 岁左右的中年女性最为常见。有研究报道，30% 的颈部疼痛患者将会出现一些慢性症状，对于那些曾经出现颈部疼痛的人群来说，其中 14% 的人受影响时间超过 6 个月。此外，调查表明，37% 患有颈部疼痛的人至少在 12 个月内都会伴有持久性的颈部疼痛，5% 患有颈部疼痛的成年人群将因为疼痛而丧失部分功能，表明这是一个群体性的健康问题。

三、病因

颈椎病的诱发因素很多，如不良的睡姿、不当的工作姿势、不当的锻炼、头颈部外伤、咽喉部炎症、寒冷潮湿的气候等。颈椎间盘退行性变及由此继发的椎间关节退变是本病的发病基础。在颈椎退变过程中，首先改变的是椎间盘，然后累及关节突关节和钩椎关节。人的颈椎间盘变性从 20 岁就可能开始，30 岁以后退变明显，随着其累积性损伤，椎间盘的纤维环变性、肿胀、断裂，使裂隙形成，导致椎间盘膨出或突出，椎间隙变窄。颈椎受累的节段以 $C_{5~6}$、$C_{6~7}$ 最为常见，其次是 $C_{4~5}$。椎间盘退变较明显时，椎体上、下缘韧带附着处产生牵拉性骨赘，这些骨赘和突出的椎间盘、增生的关节突关节、钩椎关节可刺激或压迫神经根、脊髓、椎动脉，严重者则会造成脊髓或神经根损害，出现相应临床症状和体征。生物力学研究表明，颈椎前屈时，脊髓被拉长，脊髓变细，其横断面积减小；同样，颈椎后伸时椎管横断面积减少 11%~17%。所以，若椎管狭窄造成脊髓受压时，不要做大范围的颈椎活动及旋扳手法治疗。

四、 病理生理

颈椎位于较为固定的胸椎和头颅之间，在承重的情况下既要经常活动，又需要保持头部的平衡，颈椎椎体在脊柱中的体积最小，但活动度最大，容易产生劳损。其中第 4~5 椎间和第 5~6 椎间活动度最大，应力集中，最容易发生退行性变。从生物力学来讲，颈椎有 5 个关节复合体：1 个椎间盘、2 个关节突关节和 2 个钩椎关节。神经根与钩椎关节和椎间盘相邻，很容易受两者退变的影响，从而产生相应的临床症状和体征。

由于纤维环外周纤维的牵拉作用，椎体上下缘韧带附着部的骨膜发生牵伸性骨膜下血肿，血肿先软骨化，随之骨化而形成骨赘。颈椎先天畸形、发育性椎管狭窄也是颈椎病的病因。交通意外、颈部过伸过屈运动、不得法的牵引或按摩等造成颈部损伤也是发病的重要因素。

椎体后缘增生及突出的椎间盘组织可以压迫硬脊膜、脊髓前动脉、脊髓及神经根、根动脉、椎动脉及其伴行的交感神经。

第二节 临床特点

一、 病史

重点了解患者职业及工作姿势、生活习惯，是否从事长期低头或长时间保持一个姿势的工作，如会计、作家、秘书、司机、厨师等；生活习惯与爱好，有否经常卧床看书、睡高枕或低枕，有否颈项部运动损伤。病史和全面体格检查在颈椎病的诊断中非常重要，尤其是在首诊时，医生必须全心地对待患者，并用足够长的时间去获得患者的信任。有事实表明，合适的临床治疗可以缓解患者疼痛，同时也可减轻患者的恐惧感。

二、 临床分型

目前，对于颈椎病的临床分型及相应的诊断标准尚未统一，争议亦较多。按照颈椎病的病理解剖、病理生理、受累组织和结构与临床表现的不同，可分为：颈型（又称软组织型）、神经根型、脊髓型、椎动脉型、交感神经型，如果两种以上类型同时存在，称为"混合型"。

（一）软组织型颈椎病

软组织型颈椎病患者多较年轻，为颈椎病早期型。该型是在颈部肌肉、韧带、关节囊急、慢性损伤，椎间盘退化变性，椎体移位，小关节错位等的基础上，机体受风寒侵袭、感冒、疲劳、睡眠姿势不当或枕高不适宜，使颈椎过伸或过屈，颈项部某些肌肉、韧带、神经受到牵张或压迫所致。多在夜间或晨起时发病，有自然缓解和反复发作的倾向。

1. 症状 主要表现为颈项强直、疼痛，可有整个肩背疼痛发僵，约半数患者颈部活动受限或强迫体位。少数患者可出现反射性肩臂手疼痛、胀麻，咳嗽或打喷嚏时症状不加重。颈部活动时可闻关节响声。

2. 临床检查 可见颈椎活动受限，颈椎旁肌、$T_{1\sim7}$椎旁或斜方肌、胸锁乳突肌压痛，冈上肌、冈下肌也可有压痛。X线片正常体位（正、侧位）一般无异常，或可有颈椎曲度变直。

（二）神经根型颈椎病

神经根型颈椎病是由于椎间盘突出、关节突移位、骨质增生或骨赘形成等原因在椎管内或椎间孔处刺激和压迫颈神经根所致。在各型中发病率最高，占60%~70%，是临床上最常见的类型，好发于$C_{5\sim6}$和$C_{6\sim7}$间隙。一般起病缓慢，多为单侧、单根发病，但是也有双侧、多根发病者。多见于30~50岁者，多数患者无明显外伤史。

1. 症状 颈痛和颈部发僵常是最早出现的症状。有些患者还有肩部及肩胛骨内侧缘疼痛。

上肢放射性疼痛或麻木，患侧上肢感觉沉重、握力减退，有时出现持物坠落。晚期可以出现肌肉萎缩。这种疼痛和麻木沿着受累神经根的走行和支配区放射，具有特征性，因此称为根性疼痛。疼痛或麻木可以呈发作性，也可以呈持续性。有时症状的出现与缓解和患者颈部的位置和姿势有明显关系。颈部活动、咳嗽、打喷嚏、用力及深呼吸等，可以造成症状的加重。

2. 临床检查 查体可见颈部僵直、活动受限。患侧颈部肌肉紧张，棘突、棘突旁、肩胛骨内侧缘以及受累神经根所支配的肌肉压痛。C_6神经根受累时拇指痛觉减退，肱二头肌肌力减弱，肱二头肌反射减弱或消失。C_7或C_8神经根受累则中、小指痛觉减退，肱三头肌肌力减弱，握力差，手内在肌萎缩，肱三头肌反射消失。C_5神经根受累时，前臂外侧痛觉减退，三角肌肌力减弱。椎间孔挤压试验（压头试验）及臂丛神经牵拉试验常出现阳性。X线片可出现颈椎生理曲度异常、椎间孔狭窄、钩椎关节增生等。

（三）脊髓型颈椎病

该型较少见，主要由于脊髓受到压迫或刺激而出现感觉、运动和反射障碍，特别是出现双下肢的肌力减弱是诊断脊髓型颈椎病的重要依据。由于可造成单瘫、截瘫或四肢瘫痪，因而致残率高。本型通常起病缓慢，以40~60岁的中年人多见，多数患者无颈部外伤史。

1. 症状

（1）下肢无力：双腿发紧、抬步沉重感，渐而出现跛行、易跪倒、足尖不能离地、步态拙笨等。

（2）肢体麻木：主要由于脊髓丘脑束受累所致。出现一侧或双侧上肢麻木、疼痛，双手无力、不灵活，写字、系扣、持筷等精细动作难以完成，持物易落。躯干部出现感觉异常，患者常感觉在胸部、腹部或双下肢有如皮带样的捆绑感，称为"束带感"。同时，下肢可有烧灼感、冰凉感。

（3）膀胱和直肠功能障碍：如排尿无力、尿频、尿急、尿不尽、尿失禁或尿潴留等排尿障碍，大便秘结，性功能减退。

2. 临床检查颈部多无体征 上肢或躯干部出现节段性分布的浅感觉障碍区，深感觉多正常，肌力下降，双手握力下降。四肢肌张力增高，可有折刀感；反射障碍，肱二头肌反射、肱三头肌反射和桡反射、下肢的膝反射和跟腱反射早期活跃，后期减弱和消失。髌阵挛和踝阵挛阳性。病理反射阳性，以Hoffmann反射阳性率为高，其次是髌、踝阵挛及Babinski征。浅反射如腹壁反射、提睾反射减弱或消失。屈颈试验阳性，X线可见椎管有效矢状径减小、椎体后缘明显骨赘形成、后纵韧带骨化等征象。

（四）椎动脉型颈椎病

该型是由于各种机械性与动力性因素致使椎动脉遭受刺激或压迫，以致血管狭窄、折曲而造成以椎 - 基底动脉供血不足为主要综合征的一类疾病。正常人头向一侧歪曲或扭动时，其同侧椎动脉受压、椎动脉血流减少，但是对侧的椎动脉可以代偿，从而保证椎 - 基底动脉血流不受太大的影响。当颈椎出现节段性不稳定和椎间隙狭窄时，可以造成椎动脉扭曲并受到挤压；椎体边缘以及钩椎关节等处的骨赘可以直接刺激或压迫椎动脉周围的交感神经纤维，使椎动脉痉挛而出现椎动脉血流瞬间变化，导致椎 - 基底动脉系统供血不足而出现症状，因此不伴有椎动脉系统以外的症状。

1. 症状 ①发作性眩晕，复视伴有眼震。有时伴随恶心、呕吐、耳鸣或听力下降。这些症状与颈部位置改变有关。②下肢突然无力猝倒，但是意识清醒，多在头颈处于某一位置时发生。③偏头痛常因头颈部突然旋转而诱发，以颞部为剧，多呈跳痛或刺痛，一般为单侧。④偶有肢体麻木、感觉异常。可出现一过性瘫痪，发作性昏迷。

2. 临床检查 患者头部转向健侧时头晕或耳鸣加重，严重者可出现猝倒。X线片可见钩椎关节增生、椎间孔狭小（斜位片）或颈椎节段性不稳。

（五）交感型颈椎病

该型是由于椎间盘退变或外力作用导致颈椎出现节段性不稳定，从而对颈部的交感神经节以及颈椎周围的交感神经末梢造成刺激，产生交感神经功能紊乱。该型症状繁多，多数表现为交感神经兴奋症状，少数为交感神经抑制症状。由于椎动脉表面富含交感神经纤维，当交感神经功能紊乱时常常累及椎动脉，导致椎动脉的舒缩功能异常，因此交感型颈椎病在出现全身多个系统症状的同时，常常伴有椎 - 基底动脉系统供血不足的表现。

1. 症状

（1）头部症状：如头晕或眩晕、头痛或偏头痛、头沉、枕部痛，睡眠欠佳、记忆力减退、注意力不易集中等。偶有因头晕而跌倒者。

（2）眼部症状：眼胀、干涩、视力变化、视物不清、视野内冒金星等。

（3）耳鼻咽喉部症状：耳鸣、听力下降、鼻塞、咽部异物感、口干、声带疲劳等。

（4）胃肠道症状：恶心、呕吐、腹胀、腹泻、消化不良、嗳气以及咽部异物感等。

（5）心血管症状：心悸、胸闷、心率变化、心律失常、血压变化等。

（6）神经症状：面部或某一肢体多汗、无汗、畏寒或发热，有时感觉疼痛、麻木但不按神经节段或走行分布。

以上症状往往与颈部活动有明显关系，坐位或站立时加重，卧位时减轻或消失。颈部活动多、长时间低头，如在电脑前工作时间过长或劳累时明显，休息后好转。

2. 临床检查颈部活动多正常，有棘突位移征、颈椎棘突间或椎旁小关节周围的软组织压痛，膝反射活跃等。有时还可伴有心率、心律、血压等的变化。

（六）混合型颈椎病

在实际临床工作中，混合型颈椎病也比较常见。常以某一类型为主，其他类型不同程度地合并出现，病变范围不同，其临床表现也各异。

第三节 康复评定

由于颈椎病的表现多样化、较多主观性现象，因此症状与功能评估难度较大。尽管如此，国内外学者还是制定了一些综合的症状与功能评估量表。

一、颈部功能障碍评定

颈部功能障碍评定多数指南推荐采用颈部功能不良指数（the neck disability index，NDI）评定（表7-1），询问患者颈椎病对其生活的影响程度，包括疼痛强度、自理能力、提物、阅读、头痛状况、注意力集中程度、工作、驾车或乘车、睡眠和娱乐十项内容，每项评分为6级评分法（0~5分），分值越高表示失能越严重，最终分值的计算为：回答项目评分总和÷（5×回答项目数量）×100%。研究表明该量表具有良好的效度和信度，适用于多种类型的颈椎病，对于判断患者病情轻重、选择合理治疗方案均有重要意义。

表 7-1 颈部功能不良指数（NDI）

疼痛强度	注意力集中
□ 目前我没有疼痛	□ 我能充分地集中注意力且没有困难
□ 我有轻微的疼痛	□ 我能充分地集中注意力但有轻微的困难
□ 疼痛时有时无，属中等程度的疼痛	□ 我在集中注意力时有相当程度的困难
□ 一直有中等程度的疼痛	□ 我在集中注意力时有较多的困难
□ 疼痛是严重的，但时有时无	□ 我很难集中注意力
□ 一直有严重程度的疼痛	□ 我根本不能集中注意力

自我护理（擦洗、穿衣等）	工作
□ 我能自理且不会导致额外的疼痛	□ 我能做我想做的工作
□ 我能正常照料自己，但会导致额外的疼痛	□ 我仅能做我通常做的工作，但不能更多
□ 照料自己时有疼痛，我只能较慢和小心地做	□ 我仅能做部分我通常做的工作，不能更多
□ 需一些帮助，但大部分的个人护理能自理	□ 我不能做我通常做的工作
□ 每天大部分的个人护理我都需要帮助	□ 我几乎不做任何工作
□ 我不能穿衣，洗漱困难并待在床上	□ 我根本不能做任何工作

提物	乘车/驾车
□ 我能提重物，不会产生额外的疼痛	□ 我能乘车/驾车，且没有颈痛
□ 我能提重物，但会产生额外的疼痛	□ 我乘车/驾车时有轻微的颈痛
□ 疼痛妨碍我从地上提起重物，但如果物体在适当的位置（如桌上）则能提起	□ 我乘车/驾车时有中度的颈痛
□ 疼痛妨碍我提起重物，但在适当的位置我能提起轻的或中等的物体	□ 因为有中度程度的颈痛，我不能乘车/驾车
□ 我只能提起非常轻的物体	□ 因为有严重的颈痛，我几乎不能乘车/驾车
□ 我不能提起或搬运任何物体	□ 我根本不能乘车/驾车

续表

阅读	睡眠
□我想看书就看，不会产生颈痛	□我没有睡眠困难
□我想看书就看，会产生轻微的颈痛	□我的睡眠有轻微的困难（失眠少于1h）
□我想看书就看，会产生中度程度的颈痛	□我的睡眠有些困难（失眠1-2h）
□因为颈部有中度疼痛，我不能随意看书	□我的睡眠有中度困难（失眠2-3h）
□因为颈部有严重疼痛，我不能随意看书	□我的睡眠非常困难（失眠3-5h）
□我不能阅读任何书籍	□我的睡眠完全的困难（失眠5-7h）
头痛	消遣，娱乐
□我没有任何头痛	□我能参加所有的娱乐活动，不会产生颈痛
□我有轻微的头痛且很少发生	□我能参加所有的娱乐活动，但会产生一些颈痛
□我有中度的头痛且很少发生	□因为颈痛我只能参加大部分的娱乐活动
□我有中度的头痛且经常发生	□因为颈痛我只能参加一些通常的娱乐活动
□我有严重的头痛且经常发生	□因为颈痛我几乎不能参加任何娱乐活动
□我一直头痛	□我根本不能参加任何娱乐活动

二、 疼痛评定

疼痛是最常见的症状，疼痛的部位与病变的类型和部位有关，一般有颈后部和肩部的疼痛，神经根受到压迫或刺激时，疼痛可放射到患侧上肢及手部。若头半棘肌痉挛，可刺激枕大神经，引起偏头痛，疼痛评定多数指南推荐采用视觉模拟评分法（visual analog scale，VAS）。

三、 颈椎活动范围评定

颈椎的屈曲与伸展的活动度，枕寰关节占50%，旋转度寰枢关节占50%，所以，上颈椎的疾病最易引起颈椎活动度受限。神经根水肿或受压时，颈部出现强迫性姿势，影响颈椎的活动范围。

（一）旋转

嘱患者在尽可能舒服的情况下向一侧转头，然后再向另一侧转头。旋转的范围约70°。肌紧张定位明确提示肌肉张力增高，疼痛弥散提示软组织受刺激或炎症，局限性剧痛提示关节突综合征或关节囊受刺激。

（二）伸展

嘱患者在尽可能舒服的情况下向上看。在颈椎主动伸直过程中，患者应能在感觉很舒服的情况下看到天花板。伸展使关节突关节间隙及椎间孔截面积减小，如果存在关节突关节固定或关节囊刺激，则会引发局限性疼痛。伸展时枕骨下肌群紧张，会引起枕骨下区疼痛；如果颈前肌群已受损，则会引起颈前区疼痛。肩头区或肩胛区的牵涉痛提示关节受刺激。臂或手相应皮节的牵涉剧痛提示神经根疾患。

（三）屈曲

嘱患者在尽可能的情况下屈头至前胸部。在颈椎主动屈曲时，下颌与前胸间有两个手指尖宽的距离属于正常范围。屈曲时，椎骨关节突关节张开，使关节疾患得到缓解。然而，屈曲会拉伸包括颈椎伸肌与斜方肌在内的颈背部与肩部的肌肉，引起牵拉感和疼痛。

（四）侧屈

嘱患者使耳朵尽可能地向肩部靠。正常侧屈范围约45°，即头与肩成角的一半。侧屈时同侧疼痛通常提示关节疾患，对侧疼痛或紧张通常提示肌肉损伤或肌张力增加。侧屈使同侧关节突关节间隙和椎间孔截面积减小，可引发肩头的弥散性牵涉痛。如果有关节刺激，则疼痛可牵涉至肩胛区。若有神经根刺激，侧屈可引发臂或手相应皮节的剧痛、麻木或麻刺感。颈部侧屈受限则提示关节囊纤维化或退变性关节病。

四、 肌力评定

（一）徒手肌力评定

以徒手肌力评定法对易受累及的肌肉进行肌力评定，并与健侧对照。常评定的肌肉有：

1. 冈上肌（冈上神经 C_3） 作用为外展、外旋肩关节。
2. 三角肌（腋神经 C_5、C_6） 作用为屈曲、外展、后伸、外旋、内旋肩关节。
3. 胸大肌（胸内、外神经 C_5~T_1） 作用为肩关节屈曲、内收、内旋。
4. 肱二头肌（肌皮神经 C_5、C_6） 作用为肘关节屈曲、前臂旋后。
5. 肱三头肌（桡神经 C_5、C_6） 作用为肘关节伸展。
6. 伸腕肌（桡神经 C_6、C_7） 作用为腕关节伸展。
7. 骨间肌（尺神经 C_8~T_1） 作用为手指内收、外展。

（二）握力测定

使用握力计进行测定，测试姿势为上肢在体侧下垂，用力握 2~3 次，取最大值。反映屈指肌肌力。正常值为体重的 50%。

五、 特征性检查

（一）前屈旋颈试验

令患者颈部前屈、嘱其向左右旋转活动。如颈椎处出现疼痛，阳性结果一般提示颈椎小关节有退变。

（二）椎间孔挤压试验（spurling test）

又称压头试验或压颈试验，患者坐位，用双手重叠按压患者头顶，并控制颈椎在不同角度下进行按压，如引起颈部疼痛和放射痛者为阳性，说明颈神经根受压。典型神经根型颈椎病患者一般为阳性。

（三）臂丛牵拉试验（Eaton test）

患者颈部前屈，以一手抵住患侧头部，一手握患肢腕部，反方向牵拉。如患者出现麻木或放射痛时，则为阳性，表明有神经根型颈椎病的可能。

（四）旋颈试验

又称椎动脉扭曲试验，主要用于判定椎动脉状态。患者坐位，头略后仰，并自动向左、右作旋颈动作。如患者出现头昏、头痛、视力模糊症状，提示为椎动脉型颈椎病。因为转动头部时椎动脉受到扭曲，加重了椎 - 基底动脉供血不足，头部停止转动，症状亦随即消失。该试验有时可引起患者呕吐或猝倒，故检查者应密切观察以防意外。

（五）病理反射检查

常用的病理反射检查有霍夫曼（Hoffmann）征、罗索利莫（Rossolimo）征、巴宾斯基（Babinski）征等。在进行病理反射检查时，要注意观察深、浅反射是否同时有异常，对于霍夫曼征，要注意少数正常人也可出现阳性，只有明显的阳性或两侧不对称时，才具有临床意义。

六、 影像学检查

（一）X 线检查

是诊断颈椎损伤及某些疾患的重要手段，也是颈部最基本最常用的检查技术。

X 线平片可为判断损伤疾患的严重程度、治疗方法选择、治疗评价等提供影像学基础。常拍摄全颈椎正侧位 X 线片，颈椎伸屈动态侧位 X 线片，斜位摄片，必要时拍摄 $C_{1~2}$ 开口位 X 线片和断层 X 线片。正位 X 线片可见钩椎关节变尖或横向增生、椎间隙狭窄；侧位 X 线片见颈椎序列改变、反曲、椎间隙狭窄、椎体前后缘骨赘形成、椎体上下缘骨质硬化、发育性颈椎管狭窄等；过屈、过伸侧位 X 线片可有节段性不稳定；左、右斜位 X 线片可见椎间孔缩小、变形，并可分析椎间孔变形狭窄的原因是椎体缘增生所致还是关节突移位所造成，有利于采用相应的治疗措施。有时还可见到在椎体后缘有高密度的条状阴影即颈椎后纵韧带骨化。

节段性不稳定在交感型颈椎病的诊断上有重要意义，测量方法即在颈椎过屈过伸侧位 X 线片上，于滑移椎下一椎的椎体后缘做一连线并延长之，分别测量过伸过屈使滑移椎体的后下缘与此线之距离，两者相加若≥2mm，椎体间成角 >11° 即可诊断为节段性不稳定。

（二）CT 检查

可以显示椎间盘突出的位置、大小、椎管的有效矢状径，关节突增生的程度，神经根压迫的情况，以及后纵韧带、黄韧带肥厚或骨化对椎管的侵占程度；脊髓造影配合 CT 检查可显示硬膜囊、脊髓和神经根受压的情况（图 7-1）。

（三）MRI 检查

可以清晰地显示出椎管内、脊髓内部的改变及脊髓受压部位及形态改变，对于颈椎损伤、颈

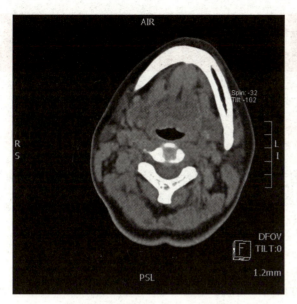
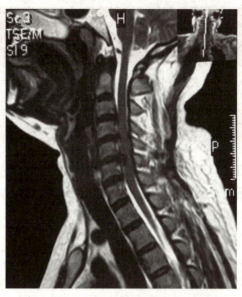

图 7-1　颈椎间盘突出 CT 影像　　　　图 7-2　脊髓型颈椎病 MRI 影像

椎病及肿瘤的诊断具有重要价值。当颈椎间盘退变后，其信号强度亦随之降低，无论在矢状面或横断面，都能准确诊断椎间盘突出。磁共振成像在颈椎疾病诊断中，不仅能显示椎间盘突出向后压迫硬脊膜囊的范围和程度，而且尚可反映脊髓损伤后的病理变化。脊髓内出血或实质性损害一般在 T_2 加权图像上表现为暗淡和灰暗影像。而脊髓水肿常以密度均匀的条索状或梭形信号出现（图 7-2）。

（四）经颅彩色多普勒、数字减影血管造影（digital subtraction angiography，DSA）、磁共振血管造影（magnetic resonance angiography，MRA）

上述检查可探查基底动脉血流、椎动脉颅内血流，推测椎动脉缺血情况，是检查椎动脉供血不足的有效手段，也是临床诊断颈椎病，尤其是椎动脉型颈椎病的常用检查手段。椎动脉造影和椎动脉 B 超对诊断有一定帮助。

七、　电生理评定

有助于鉴别神经源性还是肌源性肌肉萎缩，了解神经损伤的部位、范围、程度和再生情况。对于进行了体格检查和 MRI 检查后，不能确诊是否患有神经根型颈椎病的患者，可采用肌电图检查。

软组织型颈椎病仅可见疼痛侧颈竖脊肌、斜方肌上支肌电的平均振幅值降低。神经根性颈椎病肌肉松弛时出现纤颤电位，严重者可出现电位异常或电静息。正常收缩电位，低电压时会出现单纯相或干扰相。脊髓型颈椎病既有运动神经传导速度和动作电位降低及末梢潜伏期延长，也有感觉神经传导速度减慢，但肌电图检查对脊髓型颈椎病的诊断无特异性，仅可以用来排除症状混淆的周围神经病或合并嵌压性周围神经病。

第四节 康复治疗

一、治疗原则

目前，国内外治疗颈椎病的方法很多，我国多采用中西医综合疗法治疗颈椎病，大多数患者通过非手术疗法可获得较好的疗效。只有极少数病例，神经、血管、脊髓受压症状进行性加重或反复发作，严重影响工作和生活，才需手术治疗。

（一）软组织型颈椎病的治疗原则

以非手术治疗为主。牵引、按摩、理疗、针灸均可选用。

（二）神经根型颈椎病的治疗原则

以非手术治疗为主。牵引有明显的疗效，理疗、药物治疗也较明显。

（三）脊髓型颈椎病的治疗原则

部分患者虽 MRI 显示脊髓压迫明显，但脊髓损害症状较轻或有明显症状而无明显体征，应当先行非手术治疗并严密观察、定期复查。非手术治疗后症状、体征缓解者可继续康复治疗。非手术治疗 3~6 周后症状、体征不缓解或加重者可考虑手术治疗。该类型较重者禁用牵引治疗，特别是大重量牵引，手法治疗多视为禁忌证。

（四）椎动脉型和交感型颈椎病的治疗原则

以非手术治疗为主。90% 的病例均可获得满意疗效。具有以下情况者可考虑手术：有明显的颈性眩晕或猝倒发作；经非手术治疗无效者；经动脉造影证实者。

（五）混合型颈椎病的治疗原则

混合型颈椎病临床表现复杂，但常以某种类型为主要表现，除比较严重的脊髓受压的情况外，其他表现应以非手术治疗为主。

二、治疗方法

（一）非手术治疗

1. **卧床休息** 可减少颈椎的负荷，有利于症状的减轻或消除。注意选择合适的枕头和颈部姿势。注意卧床时间不宜过久，以免发生肌肉萎缩，肌肉、韧带、关节囊粘连，关节僵硬等变化，造成慢性疼痛及功能障碍，不易恢复。还需强调的是在各型颈椎病的间歇期和慢性期，除症状较重的脊髓型患者外，应根据患者的具体情况，安排适当的工作，不需长期卧床休息。

2. **矫形支具治疗** 颈椎的矫形支具主要用于固定和保护颈椎，矫正颈椎的异常力学关系，减轻颈部疼痛，防止颈椎过伸、过屈、过度转动，避免造成脊髓、神经的进一步受损，减轻脊髓水肿，减轻椎关节间创伤性反应，有助于组织的修复和症状的缓解，配合其他治疗方法同时进行，可巩固疗效，防止复发。

最常用的有颈围、颈托，可应用于各型颈椎病急性期或症状严重的患者。颈托也多用于颈椎骨折、脱位，经早期治疗仍有椎间不稳定或半脱位的患者。但应避免不合理长期使用，以免导致颈肌无力及颈椎活动度不良。

3. **药物治疗** 药物在颈椎病的治疗中可以起到辅助的对症治疗作用，常用的药物有：非甾体类消炎止痛药（NSAID），扩张血管药物，营养和调节神经系统的药物，解痉类药物，中成药，外用药。

4. **颈椎牵引治疗** 颈椎牵引疗法对颈椎病是较为有效且应用广泛的一种治疗方法，必须掌握牵引力的方向、重量和牵引时间三大要素，以保证牵引的最佳治疗效果。此疗法适用于各型颈椎病，对早期病例更为有效。对病程较久的脊髓型颈椎病进行颈椎牵引，有时可使症状加重，故较少应用。

（1）颈椎牵引的方法：通常采用枕颌布带牵引法。通过枕颌牵引力进行牵引，患者可以坐位或卧位，衣领松开，自然放松。操作者将牵引带的长带托于下颌，短带托于枕部，调整牵引带的松紧，用尼龙搭扣固定，通过重锤、杠杆、滑轮、电动机等装置牵拉。轻症患者采用间断牵引，重症者可行持续牵引。每日 1 次，15~20 次为一个疗程。

（2）颈椎牵引的参数选择

1）牵引时间：从生物力学的观点来看，颈椎牵引是给颈椎施加牵张力，使其发生应变，椎间隙加宽，椎间盘压力减小，缓解神经根、脊髓和血管受压，调整颈椎血管和神经之间的关系，改善颈椎的生理功能。相对于椎间盘和韧带，椎体为刚性物体，在受到应力作用时，几乎不产生应变，而椎间盘属于黏弹性物质，所以牵引时主要是椎间盘和韧带发生蠕变。根据蠕变方程拟合曲线和实际测量的结果，在蠕变曲线最初的 10~20 分钟内，椎间盘的应变随时间上升得较快，然后逐渐减慢，30 分钟后，即使时间再延长，应变也不增加。说明颈椎牵引时间以 20~30 分钟较合适。

2）牵引角度：关于牵引角度，虽然报道不一，但大多认为以颈椎屈曲 0°~30° 较合适。当牵引力向前倾斜一个小角度时，牵引力与颈椎的横截面垂直，能均匀加宽前后椎间隙，致使椎间孔与椎管均匀扩大，以减轻或消除颈肩部疼痛。前倾 8°~10° 的牵引力，对牵离被嵌顿的小关节也有作用，并使扭曲于横突孔中的椎动脉得以伸展，改善头部的缺血状况，使头晕、头痛得以减轻或消失。有观察表明，最大牵引力作用的位置与牵引的角度有关。颈椎前倾角度小时，牵引力作用于上颈椎，随颈椎前倾角度加大，作用力的位置下移。根据累及节段选择牵引角度可参考以下标准：C_{1-4} 节段选择 0°，C_{5-6} 段选择 15°，C_{6-7} 段选择 20°，$C_7~T_1$ 节段选择 25°。有学者提出，应根据颈椎病的类型确定牵引的角度，颈型颈椎病牵引时颈椎宜前倾 10°~20°，神经根型颈椎病前倾 20°~30°，脊髓型颈椎病后仰 10°~15°，在牵引过程中还应根据患者的反应做适当调整。

3）牵引重量：从小重量开始，参考值为 4~6kg，逐渐可增加至 10~15kg。牵引重量与患者的年龄、身体状况、牵引时间、牵引方式等有很大的关系。若牵引时间短，患者身体状况好，牵引的重量可适当增加，若牵引时间长，牵引重量要小些。在牵引时，可根据患者的反应做适当调整。牵引 1~3 次，可有颈部或患上肢酸胀或疼痛轻度增加的情况，这是局部组织或神经根受到牵拉刺激的反应。若牵引后疼痛明显增加或头晕，应调整牵引参数或停止牵引治疗。

5. **物理因子治疗** 在颈椎病的治疗中，物理因子治疗可起到多种作用，也是较为有效和常用的治疗方法。物理因子治疗可以消除神经根及周围软组织的炎症、水肿，改善脊髓、神经根及颈部的血液供应和营养状态，缓解颈部肌肉痉挛，延缓或减轻椎间关节、关节囊、韧带的钙化和骨化过程，增强肌肉张力，改善小关节功能，改善全身钙磷代谢及自主神经系统功能。常用的方法有直流电离子导入疗法、低中频电疗、高频电疗法、石蜡疗法、磁疗、超声波、光疗、水疗、泥疗等。

（1）直流电离子导入疗法：应用直流电导入各种中、西药物治疗颈椎病，有一定治疗效果。但要用能电离的药物，并明确药物离子的电性，因药物离子是根据"同性相斥"的原理导入皮肤的。可导入的药物有中药制剂（如乌头碱提取物）、维生素类药物、镇痛药等，作用极置于颈后部，非作用极置于患侧上肢或腰骶部，电流密度为 0.08~0.1mA/cm²，每次 20 分钟，每日 1 次，7~10 次为一个疗程。

（2）高频电疗法：常用的有短波、超短波及微波疗法，通过其深部透热作用，改善脊髓、神经根、椎动脉等组织的血液循环，促进功能恢复。超短波及短波治疗时，颈后单极或颈后、患侧前臂斜对置，微热量，每次 10~15 分钟，每日 1 次，7~10 次为一个疗程。微波治疗时，将微波辐射电极置于颈部照射，微热量，每次 10~12 分钟，每日 1 次，7~10 次为一个疗程。

（3）低频调制中频电疗法：电极于颈后并置或颈后、患侧上肢斜对置，根据不同病情选择相应处方，如止痛处方、调节神经功能处方、促进血液循环处方，每次 20 分钟，每日 1 次，7~10 次为一个疗程。

（4）超声波疗法：作用于颈后及肩背部，常用接触移动法，0.8~1.0W/cm²，每次治疗 8~10 分钟，每日 1 次，7~10 次为一个疗程。可加用药物透入，常用维生素 B、氢化可的松、双氯芬酸等。

（5）磁疗：即利用磁场治疗疾病的方法。常用脉冲电磁疗，磁圈放置于颈部和（或）患侧上肢，每次 20 分钟，每日 1 次，10 次为一个疗程。

（6）红外线照射疗法：红外线灯于颈后照射，照射距离 30~40cm，温热量，每次 20~30 分钟，每日 1 次，7~10 次为一个疗程。

（7）石蜡疗法：石蜡的比热大，导热系数小，融化时吸收大量的热量，冷却时慢慢将热量放出，热作用时间长、加热均匀。另外，石蜡有良好的可塑性、黏滞性和延伸性，可与治疗部位密切接触。将加热后的石蜡敷贴于患处，使局部组织受热、血管扩张，循环加快，细胞通透性增加，由于石蜡的热作用持续时间较长，故有利于深部组织水肿消散、消炎、镇痛。常用颈后盘蜡法，温度 42℃，每次治疗 30 分钟，每日 1 次，7~10 次为一个疗程。

6. 针灸治疗　针灸疗法包括针法与灸法。针法就是用精制的金属针刺入人体的一定部位中，可根据病症辨证选穴和经络触诊检查出阳性反应的穴位，也可以寻找准确的压痛点，用适当的手法进行刺激。而灸法则是用艾条或艾炷点燃后熏烤穴位进行刺激，通过刺激来达到调整人体经络脏腑气血的功能，防治疾病的目的。针灸疗法对颈椎病的治疗可取得明显疗效，而且设备简单、易行。

针法常取绝骨穴和后溪穴，再配以局部穴位的大椎、风府、天脊、天目、天柱等，一般每日一次，每次留针 20~30 分钟，2 周为一个疗程。因为绝骨穴属足少阳胆经，是足三阳络，为髓之会穴；后溪穴属太阳小肠经，是八脉交会穴之一，通过督脉。而颈后部正是督脉，是足太阳膀胱经、足少阳胆经必经之路；而侧颈部有手太阳小肠经和手少阳三焦经通过，所以能起到疏通经络、调理气血、舒筋止痛等功效。

7. 推拿和手法治疗　是根据颈椎骨关节的解剖及生物力学的原理为治疗基础，针对其病理改变，对脊椎及脊椎小关节进行推动、牵拉、旋转等手法进行被动活动治疗，以调整脊椎的解剖及生物力学关系，同时对脊椎相关肌肉、软组织进行松解、理顺，达到改善关节功能、缓解痉挛、减轻疼痛的目的。但手法治疗和正脊疗法对神经根型颈椎病的疗效目前并不明确，可能会导致症状加重或严重的并发症，所以在使用之前需慎重考虑，同时，治疗前的影像检查可有效降低风险。

常用的方法有中式手法及西式手法。中式手法指中国传统的按摩推拿手法，一般包括骨关节复位手法及软组织按摩手法。西式手法在我国常用的有麦肯基（Mckenzie）方法、关节松动手法（Maitland 手法），脊椎矫正术（chiropractic）等。

（1）推拿治疗大致可分为两类：传统的按摩、推拿手法和旋转复位手法。

1）传统的按摩、推拿手法：治疗前对患者的病情应有全面的了解，手法要得当，切忌粗暴。在颈、肩及背部施用揉、拿、捏、推等手法，对神经根型颈椎病施行推拿手法时还应包括患侧上肢，椎动脉型和交感型颈椎病应包括头部。推拿治疗颈椎病对手技的要求高，不同类型的颈椎病，其方法、手法差异较大。

2）旋转复位手法：应用于颈椎小关节紊乱、颈椎半脱位等疾患。该法难度较大，若操作不熟练则存在一定风险。

（2）Mckenzie 技术认为颈椎疾患与过长时间的坐姿和频繁的颈部屈曲相关，通过一定形式的训练可增加活动的范围，形成一种节律性的牵张，基本方法包括颈部伸展运动、颈部侧弯运动、颈部转动运动、颈部弯曲运动等。

8. 运动疗法 运动疗法可增强颈与肩胛带肌肉的肌力，保持颈椎的稳定，改善颈椎各关节功能，防止颈部僵硬，矫正不良体姿或脊柱畸形，促进机体的适应代偿能力，防止肌肉萎缩、恢复功能、巩固疗效、减少复发。故在颈椎病的防治中运动疗法起着重要的作用。

（1）颈椎被动活动训练：颈椎病可致关节活动受限，以伸展、侧屈、旋转受限显著。被动活动训练包括被动活动度训练和被动活动对抗训练。

（2）颈椎主动活动度训练：次数以不明显增加患者的疼痛为标准，一般由患者自己进行，必要时应由医师指导保护。主动活动度训练常与康复训练中的徒手体操同时进行。

（3）颈部肌肉等长等张收缩训练：等长收缩可维持和恢复颈部肌肉力量，对于佩戴支具或围领的患者尤为重要。以手掌的压力为手法阻力与头的一侧对抗 5 秒，间歇 5 秒，重复 6 遍，每天 2~3 次。

（4）颈部悬吊训练：颈部悬吊训练是有效增加颈部肌力，特别是颈部局部稳定肌肌力，增加颈椎稳定性的有效方法。适用于颈型颈椎病和神经根型颈椎病的恢复期。训练时患者仰卧，使用专用宽吊带将枕部悬吊。根据患者情况可采用开链运动、静态/动态闭链训练。

（二）手术治疗

无论哪一型颈椎病，其治疗的基本原则都是遵循先非手术治疗，无效后再手术治疗这一基本原则。这不仅是由于手术本身所带来的痛苦和易引起损伤及并发症，更为重要的是颈椎病本身绝大多数可以通过非手术疗法使其缓解和停止发展、好转甚至临床痊愈。除非具有明确手术适应证的病例，一般均应先从正规的非手术疗法开始，并持续 3~4 周，一般均可显效。对呈进行性发展者，则需要及早进行手术。手术术式分颈前路和颈后路手术两种。

术后注意事项：术后早期患者佩戴颈托活动，术后 6 周可去除颈托，开始颈椎功能锻炼，包括旋转及屈伸活动，但范围不能太大。12 周后，患者可以逐渐恢复至术前工作状态。颈椎前路椎间盘置换术后可佩戴颈托 2 周，两周后不要再佩戴颈托。长时间的固定可使人工椎间盘前方骨痂生长，影响人工颈椎间盘的活动程度。

（三）医疗体操

无任何症状者，可以每日早、晚各数次进行颈椎保健操。

（1）与颈争力：站立，两足分开与肩同宽，两手叉腰，抬头望天，低头看地，自然呼吸。

（2）前伸探海：头颈前伸并转向右下方，双目前下视，似向海底窥视，然后还原向左。

（3）回头望月：头颈向右后上方尽力转，双目转视右后上方，似向天空望月亮一样，头颈转向左后上方，双目望月。

（4）往后观瞧：头颈向右后转，目视右方；头颈向左后转，目视左方。

（5）金狮摇头：头颈向左、右各环绕数周。缓慢屈、伸、左右侧屈及旋转颈部的运动。加强颈背肌肉等长抗阻收缩锻炼。

三、 康复教育与颈椎病的预防

随着年龄的增长，颈椎椎间盘发生退行性变几乎是不可避免的。但是，如果在生活和工作中注意避免促进椎间盘退行性变的一些因素，则有助于防止颈椎退行性变的发生与发展。

（一）明确认识

正确认识颈椎病，树立战胜疾病的信心。颈椎病病程比较长，椎间盘的退变、骨赘的生长、韧带钙化等与年龄增长、机体老化有关。病情常有反复，发作时症状可能比较重，影响日常生活和休息。因此，一方面要消除恐惧悲观心理，另一方面要防止得过且过的心态，放弃积极治疗。

（二）建立良好的生活习惯

1. **戒烟酒** 颈椎病患者戒烟或减少吸烟对其缓解症状、逐步康复意义重大。饮酒要适量，最好每餐饮酒不超过白酒 2 两。避免过度劳累而致咽喉部的反复感染炎症，避免过度负重和人体震动进而减少对椎间盘的冲击。

2. **良好姿势** 避免长期低头姿势，要避免长时间低头或固定一个方向工作，银行与财会专业人士、办公室伏案工作、电脑操作等人员，这种体位使颈部肌肉、韧带长时间受到牵拉而劳损，促使颈椎椎间盘发生退变。应在工作 1 小时左右后改变一下体位。改变不良的工作和生活习惯：如卧床阅读、看电视，无意识的甩头动作等。

3. **避免颈部外伤** 乘车外出应系好安全带并避免在车上睡觉，以免急刹车时因颈部肌肉松弛而损伤颈椎。不要互做拧头搂颈地开玩笑，以免拧伤颈椎。出现颈肩臂痛时，在明确诊断并除外颈椎管狭窄后，可行轻柔按摩，避免过重的旋转手法，以免损伤椎间盘。

4. **避免风寒、潮湿** 夏天要注意避免风扇，特别是空调直接吹向颈部。出汗后不要直接吹冷风，或用冷水冲洗头颈部，或在凉枕上睡觉。注意颈部的保暖。

5. **选择合适的枕头** 枕头的合适高度是自己拳头的 1.5 倍高。枕芯填充物不要太软，最好用荞麦皮、稻壳、绿豆壳等透气好、经济实惠的物质作为枕芯。

（三）重视青少年颈椎健康

随着青少年学业竞争压力的加剧，长时间的看书学习对广大青少年的颈椎健康造成了极大的伤害，从而出现颈椎病发病低龄化的趋势。应在青少年中宣传有关颈椎的保健知识，教育学生们树立颈椎的保健意识，重视颈椎健康，树立科学学习、健康学习的理念，从源头上堵截颈椎病。

四、 颈椎病的预后

颈型颈椎病的预后大多数较好。神经根型颈椎病的预后，单纯髓核轻度突出者，及时治疗，大多可痊愈。髓核突出较重，病程较长，突出物与周围组织有粘连者，残留一定的后遗症。钩椎关节增生，早期治疗，恢复满意。多节段椎体退行性变，骨质增生广泛者，预后较差。脊髓型颈椎病的预后，单纯椎间盘突出，造成硬膜囊受压，经非手术治疗后，恢复满意。因椎间盘突出造成脊髓压迫者预后较差。椎管矢状径明显变小并伴骨质增生、后纵韧带钙化者预后较差。椎动脉型颈椎病多因椎节不稳所致，非手术治疗后，预后较好。

思考题

1. 颈椎病分几种类型，其临床特征是什么？
2. 简述颈椎病的评定方法。
3. 颈椎病的治疗方法及应用原则有哪些？

（张 杨　岳寿伟）

第八章
腰痛康复

　　腰痛表现为腰骶臀部的疼痛症状，伴有或不伴有下肢的症状。腰痛病因复杂，可能是局部的骨骼、肌肉、椎间盘、软组织等受到激惹所致。作为一种症状诊断，临床上有时很难准确判定腰痛真正的病变位置和起因，而且影像学检查与患者的临床症状的相关性也有差距。

第一节　概　　述

一、定义

　　腰痛（low back pain，LBP）不是一个单独的疾病诊断，而是以腰部疼痛为代表的一组综合征或症候群，其表现为腰骶臀部的疼痛，伴或不伴有下肢的症状。有关腰痛的诊断命名国内尚未统一，如"腰痛""下腰痛""腰背痛"等不同译名一直在使用，但根据《疾病和有关健康问题的国际统计分类》（ICD-10），其规范术语应为"腰痛"。腰痛病因复杂，可能是局部的骨骼、肌肉、椎间盘、软组织等受到激惹所致。在现在的医疗模式中，LBP 被视为一种生物心理社会综合征。

二、流行病学

　　腰痛非常普遍，90% 的人一生中都曾有过腰痛的体验。美国一项抽样调查（10 404 例）结果显示，在非工业人口中腰痛的发生率为 14.5%，其中单纯腰痛持续 2 周以上者为 13.0%，腰痛伴坐骨神经痛者为 1.5%。据统计，90% 的腰痛在 6 周内自行缓解，但复发率较高。据估计全部腰痛患者中 7%~11% 可转为慢性腰痛，持续疼痛时间超过 12 周。在发达国家，慢性腰痛（持续 6 个月以上）的年发生率约为 5%，终身流行率通常为 50%~70%。另外，造成活动受限的腰痛经常复发，复发率在 24%~33%。

　　社会各阶层人群中腰痛患者很常见。其发病基础有众多因素，如性别、年龄、教育和职业等。女性较男性发病趋势更高，尽管文献报道的差异很大。年龄增加也与腰痛的发病率增高有关。腰痛的严重程度随年龄的增加而增加，到 60~65 岁整体发病率增加。教育水平较低与腰痛发病率增加、病程延长和预后不良有关。

　　关于职业差异与腰痛发病率的关系也有报道，对身体素质要求较高的职业与腰痛的发病率有关。有研究报道，材料工腰痛发病率为 39%，而伏案工作者发病率为 18.3%。

三、 分型

（一）病因学分型

根据引起腰痛的原因可将腰痛分型如下。

1. 特异性腰痛　由于肿瘤、感染、骨折等具体的病理变化引起的腰痛。

2. 非特异性腰痛　引起疼痛的具体病理部位不能十分肯定，涵盖了以往的腰肌劳损、腰肌筋膜炎等急慢性腰部病变。

3. 根性腰痛　又称坐骨神经痛，由于坐骨神经或神经根受到压迫、刺激所致，多数由腰椎间盘突出引起。

在所有腰痛患者中，特异性腰痛临床发生率低，仅占腰痛的 0.2%。特异性腰痛因病理不同而有各自不同的诊断、治疗方法，因此在泛指的腰痛的诊断治疗中不包括这一类腰痛患者，而只包括非特异性腰痛和根性腰痛。

（二）发病时间分型

临床根据发病时间，一般将腰痛分为急性腰痛（acute low back pain）和慢性腰痛（chronic low back pain）。

1. 急性腰痛　发病突然，疼痛剧烈，随活动加重，经休息后多有缓解，常伴有明显活动受限和功能障碍。经过积极正规治疗，多数患者可以基本痊愈。但在急性腰痛的处理及康复中，首先应鉴别一些继发性腰痛（如脊柱病理骨折引起的急性腰痛）及牵涉性腰痛（如肾绞痛）等情况。急性腰痛病程一般在 30 天以内，30~90 天为亚急性期。

2. 慢性腰痛　部分急性腰痛未经有效治疗或早期治疗失误，或治愈后没有注意预防，疼痛反复发作及慢性损伤慢慢发生，即转为慢性腰痛。慢性腰痛临床常见，病程一般大于 3 个月，多有职业特点。慢性腰痛多无明显剧烈疼痛，但更多的影响日常生活活动和导致患者心理障碍。慢性腰痛可因某些诱因出现急性发作。

四、 病因病理

造成腰痛的原因很多，最常见的有以下几种。

（一）脊柱骨关节及周围软组织引起的腰痛

1. 软组织损伤。
2. 肌筋膜疼痛综合征。
3. 腰椎小关节紊乱。

（二）脊椎病变引起的腰痛

1. 腰椎骨折。
2. 腰椎滑脱症。
3. 强直性脊柱炎。

4. 脊柱畸形。

5. 脊柱结核。

6. 脊柱肿瘤。

7. 第三腰椎横突综合征。

8. 骶髂关节功能紊乱。

9. 腰椎退行性病变　①腰椎骨关节退行性变；②腰椎间盘突出；③腰椎管狭窄；④脊柱骨质疏松。

（三）脊髓和脊椎神经疾患引起的腰痛

如脊髓压迫、急性脊髓炎、神经根炎等。

（四）内脏器官疾患引起的腰痛

如病毒感染、肾炎、泌尿系感染、结石、胃溃疡、附件炎、盆腔炎等。

（五）心理因素

第二节　临床特点

病史和全面体格检查在腰痛的诊断中非常重要，尤其是在首诊时，医生必须全心地对待患者，并用足够长的时间去获得患者的信任。有事实表明，合适的临床治疗可以缓解患者疼痛，同时也可减轻患者的恐惧感。

一、软组织损伤

（一）急性腰扭伤

因劳动或运动时，腰部肌肉、筋膜和韧带承受超负荷活动引起不同程度的纤维断裂，出现一系列临床症状称为急性腰扭伤。

急性腰扭伤病因较多，患者往往能陈述致病原因及状态，弯腰搬取重物，姿势不当，突然失足踏空，腰部急剧扭转，乃至咳嗽、打喷嚏，几人抬物动作不协调或一人滑倒，都可成为致伤因素。腰部肌肉以骶棘肌最易受累而引起损伤，早期局部可出现充血、水肿、渗出，此时如腰部制动及时，可获得正常功能状态的修复；如局部未行固定或损伤面积过大，则易出现愈合不良，演变成慢性腰痛。

临床上男性多见，有的伴有腰部断裂感或撕裂声，重者既可出现腰背疼痛而不能活动，也有当时症状不明显，但次晨因疼痛加剧而不能起床或活动。腰部可有压痛点，肌肉痉挛，脊柱可出现肌痉挛性侧凸，双下肢无神经阳性体征。X线可发现脊柱变直或保护性侧凸。

（二）棘上、棘间韧带损伤

腰部韧带甚多，在临床上最易损伤的主要是棘突上的棘上韧带和两个棘突之间的棘间韧带。

1. 棘上韧带损伤 自枕外隆突向下达 L_4 棘突上均有棘上韧带相连，其纤维较长，在颈部较为粗厚又称项韧带，对枕颈部的稳定起重要的作用，腰部 $L_5\sim S_1$ 处较为薄弱或缺如，以致易引起其深部的棘间韧带损伤。多因使脊柱突然向前屈曲的暴力所致，断裂时患者可听到响声，下腰部较薄弱，因此是好发部位。

临床上患者常诉局部剧烈疼痛，尤以前屈时重，腰部活动受限，断裂局部可有两棘间空虚感和压痛，有时可有韧带剥离感。诊断主要依靠外伤史和临床表现。治疗一般采用腰部固定，重者可采用手术修补。

2. 棘间韧带损伤 棘间韧带位于相邻两个棘突之间，其纤维较短而弱，易受损伤。$L_5\sim S_1$ 处棘上韧带缺如，加之该处应力较集中，因此最易断裂。其主要为屈曲暴力所致，在 L_4 以上多与棘上韧带同时断裂。临床特点与棘上韧带损伤相似，唯其好发部位多在 $L_5\sim S_1$ 处，压痛点在上下棘突之间，且较深在。诊断主要依靠外伤史和临床特点。治疗同棘上韧带损伤。

（三）腰背肌筋膜炎

腰背肌筋膜炎亦称肌筋膜疼痛综合征或肌纤维组织炎，是指因寒冷、潮湿、慢性劳损而使腰背部肌筋膜及肌组织发生水肿、渗出及纤维性变，而出现的一系列临床症状。为腰痛常见原因，以长期反复发作性腰部疼痛为主要表现，常常是对没有器质性改变的慢性腰背痛的总称。临床上患者常诉腰骶部酸痛、钝痛，休息时轻，劳累后重；晨起时重，经常改变体位时轻。阴雨天气潮湿环境或感受风寒，疼痛常常加重。不能坚持弯腰工作，症状重时可波及臀部及大腿后，久站后出现腰部下坠，无下肢放射痛。诊断肌筋膜炎的关键，在于正确确认激痛点，并且找到其位置。下肢无神经受累的表现，直腿抬高试验阴性，腰背部活动范围一般正常，脊柱生理曲度改变不明显，肌肉轻度萎缩。X 线平片大部分正常。

（四）腰椎小关节紊乱

椎间小关节的作用是维持脊柱稳定和起一定范围的导向作用，负重较少。椎间小关节系滑膜关节，外有关节囊包绕，为保证腰椎前屈后伸的活动度，关节囊相对松弛。当小关节退变时，关节内的滑膜皱襞增大，变得不光滑，关节囊松弛，关节半脱位。当突然转身或弯腰拾物，关节间隙增大，卡住滑膜，产生剧烈疼痛。

临床上多为青壮年，常在弯腰后突然直腰过程中发作腰部疼痛，腰椎活动受限，或扭身时突然发生，多无剧烈外伤史，咳嗽震动都会使疼痛加重，无明显下肢放射性疼痛。为减少疼痛，患者腰椎可侧凸、椎旁肌痉挛，滑膜嵌顿后可通过脊神经后支反射性引起神经根疼痛。在 $L_{4\sim5}$ 或 $L_5\sim S_1$ 棘突旁有明显压痛点，棘突偏歪及小关节压痛。直腿抬高试验可因骨盆旋转引起腰痛而受限，但加强试验多为阴性，双下肢运动感觉正常。腰椎正侧位 X 线片示腰椎生理曲度变直，或腰椎侧弯，腰椎间隙改变，腰椎轻度骨质增生，无腰椎后关节脱位及后关节间隙增宽现象。局部小关节囊经封闭止痛，可有助于与其他疾病鉴别。

（五）坐骨神经盆腔出口狭窄及梨状肌综合征

坐骨神经盆腔出口狭窄症指坐骨神经自骶丛分开后到达臀部大粗隆后窝处之前所行经的骨纤维管道，因管道周围的病变造成坐骨神经嵌压，常见于臀部外伤、慢性劳损及长期在寒冷与潮湿的环境下工作者。

梨状肌综合征系坐骨神经在肌纤维管道走行中受外来物嵌压所致，主要原因是梨状肌劳损、受凉出现痉挛、增生、变性、纤维粘连，导致坐骨神经受压迫引起的症状。

两者的临床表现相似，均系坐骨神经干性受累症状，表现为坐骨神经出口处压痛并沿坐骨神经走行出现放射痛。小腿内侧、足背及足底的感觉障碍、足背伸踻屈肌及小腿三头肌持续不同程度的功能障碍。臀部与健侧对比存在不同程度的肌萎缩。梨状肌紧张试验和直腿抬高试验一般为阳性。诊断可依据临床表现结合肌电图的检查，X线一般无阳性所见。

二、第三腰椎横突综合征

第三腰椎横突综合征也是引起腰痛的疾患之一，在临床上并非少见。在解剖上由于第三腰椎横突最长，而且是腰部受力中心，因此在其上所附着的韧带、肌肉、筋膜等最易受到损伤；又由于臀上皮神经来自$L_{1~3}$神经根，走行于各个横突的背面，可因局部肌肉的痉挛或横突的直接刺激，出现臀上皮神经痛。

本病好发于从事体力劳动的青壮年，常诉有轻重不等的腰部外伤史。主要症状为腰部疼痛，症状重者还有沿着大腿向下放射的疼痛，可至膝关节以上，极少数病例疼痛可放射至小腿的外侧，但并不因腹压增高而增加疼痛症状。在第三腰椎横突尖端有明显的局部压痛，定位固定，是本综合征的特点。有长期随访的患者可观察到在早期臀部、腰部稍显丰满，晚期则可显示臀肌萎缩，对比所见有诊断意义。有些患者于第三腰椎横突尖端处可触及活动的肌肉痉挛结节，于臀大肌的前缘可触及隆起的索条状物，为紧张痉挛的臀中肌。股内收肌也可出现紧张。行第三腰椎横突尖局部封闭后疼痛立即消失，是有价值的鉴别方法。

三、骶髂关节功能紊乱

骶髂关节功能紊乱又称骶髂关节半脱位，骶髂关节错动，是引起腰痛的原因之一，但在临床诊断和治疗中常被忽视。发病原因多与急性扭伤或长时间在不利姿势下劳动有关，常见病因如女性月经期，孕产妇由于激素变化，骨盆韧带松弛等。骶髂关节功能紊乱多为伤后负重痛、弯腰痛，妇女月经期疼痛加重。疼痛部位主要是腰、臀及大腿前、后部。患者多表现患侧骶髂关节处疼痛，髂骨分离试验、Gaenslen试验多呈阳性表现。另外，骶髂关节半脱位患者，手法整修后疼痛立即减轻或消失，为最好的诊断依据。急性骶髂关节紊乱X线摄片常无异常表现。慢性扭伤或劳损者可有骨性关节炎改变，关节边缘骨质密度增加。

四、腰椎间盘突出症

（一）概述

腰椎间盘突出症（lumbar disc herniation，LDH）主要是指腰椎间盘纤维环破裂和髓核组织突出压迫和刺激相应水平的一侧和双侧坐骨神经所引起的一系列症状和体征。在腰椎间盘突出症的患者中，$L_{4~5}$、$L_5~S_1$突出占90%以上，年龄以20~50岁多发，随年龄增大，$L_{3~4}$、$L_{2~3}$发生突出的危险性增加。诱发因素有退行性变、职业、吸烟、心理因素、医源性损伤、体育活动，以及寒冷、肥胖等。

腰椎是脊柱运动的枢纽，腰椎间盘和后方的小关节组成三关节复合体，对腰椎骨性结构的稳定性起决定作用。一般认为，在三关节复合体中腰椎间盘的退变最早，在腰椎退行性变中起主导作用。椎间盘的生理退变从20岁即开始，退变最早始于软骨终板，表现为软骨终板变薄且不完整，纤维环失去附着点而变薄，促进了纤维环和髓核的变性和退变。纤维环虽坚固，但过度承载可引起邻层纤维环交叉处相互摩擦，导致纤维环变性和透明变性，纤维环由内向外发生环状和放射状裂隙，纤维环松弛，弹性降低，当椎体受外力冲击时，变性的纤维环可部分地呈环形或放射形断裂，髓核内容物可由裂缝突出。如表浅纤维仍保持完整，髓核由裂缝中突出，顶着未断裂的纤维板层而呈一丘状突起；如后侧纤维环板层完全断裂，髓核可突入椎管；如纤维环部分撕裂，脱落的碎片也进入椎管，这都可挤压或刺激脊神经产生症状。

（二）临床特点

1. 病史 腰椎间盘突出症多发生于中青年，20~50 岁之间，男性多于女性，多有搬重物或扭伤史。

2. 症状 临床表现为腰背痛、下肢放射性神经痛、下肢麻木感、腰椎活动受限。咳嗽、打喷嚏或腹部用力时症状加重，卧床休息症状减轻，站立时症状较轻，坐位症状较重。腰椎间盘突出较重者，常伴有患下肢的肌萎缩，以趾背屈肌力减弱多见。中央型巨大椎间盘突出时可发生大小便异常或失禁、鞍区麻木、足下垂。部分患者有下肢发凉的症状。整个病程可反复发作，间歇期间可无任何症状。

3. 体征 腰椎前凸减小，腰部平坦，可有侧凸畸形。腰椎活动度明显受限，且活动时症状明显加重，尤以前屈受限为多见。病变部位棘突、棘突间隙及棘旁压痛，慢性患者棘上韧带可有指下滚动感，对诊断腰椎间盘突出症有价值。压痛点也可出现在受累神经分支或神经干上，如臀部、坐骨切迹、腘窝正中、小腿后侧等。可出现肌肉萎缩和肌力下降。疼痛较重者步态为跛行，又称减痛步态，其特点是尽量缩短患肢支撑期，重心迅速从患下肢移向健下肢，并且患腿常以足尖着地，避免足跟着地震动疼痛，坐骨神经被拉紧。

腰椎间盘突出症患者常出现腰椎曲度变直，侧凸和腰骶角的变化，这是为避免神经根受压机体自我调节造成的，患者越年轻，其自我调节能力越强，脊柱侧凸、平直或后凸的程度就越重。

部分腰椎间盘突出的患者有下肢麻木表现，感觉障碍区域按神经受累区域分布，股外侧和小腿外侧、外踝、足底为常见受累部位。

腰椎间盘突出压迫神经根较重时出现下肢的肌肉萎缩，常见胫前肌、腓肠肌、趾长伸肌肌力减弱，引起足下垂。

直腿抬高试验及加强试验阳性多见。$L_{3~4}$ 椎间盘突出时，股神经牵拉试验可能阳性。根据受累神经支配范围可出现相应部位的感觉改变和腱反射的降低或消失。

4. 影像学检查

（1）X 线片：①脊柱腰段外形的改变，正位 X 线片上可见腰椎侧弯、椎体偏歪、旋转、小关节对合不良。侧位 X 线片腰椎生理前凸明显减小、消失，甚至反常后凸，腰骶角小。②椎体外形的改变，椎体下缘后半部浅弧形压迹。③椎间隙的改变，正位 X 线片可见椎间隙左右不等宽，侧位 X 线片椎间隙前后等宽甚至前窄后宽。

（2）CT：①突出物征象：突出的椎间盘超出椎体边缘，与椎间盘密度相同或稍低于椎间盘的密度，结节或不规则块，当碎块较小而外面有后缘韧带包裹时，软组织块影与椎间盘影相连续。当突出块较大时，在椎间盘平面以外的层面上也可显示软组织密度影，当碎块已穿破后纵韧带时，与椎间盘失去连续性，除了在一个层面移动外，还可上下迁移。②压迫征象：硬膜囊和神经根受压变形、移位、消失。③伴发征象：黄韧带肥厚、椎体后缘骨赘、小关节突增生、中央椎管及侧隐窝狭窄（图 8-1）。

（3）MRI：①椎间盘突出物与原髓核在几个相邻矢状层面上都能显示分离影像；②突出物超过椎体后缘重者呈游离状；③突出物的顶端缺乏纤维环形成的线条状信号区，与硬膜及其外方脂肪的界

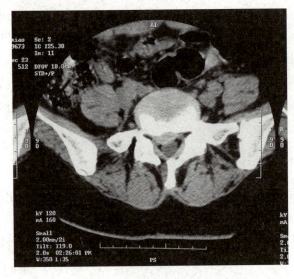

图 8-1　腰椎间盘突出 CT 影像

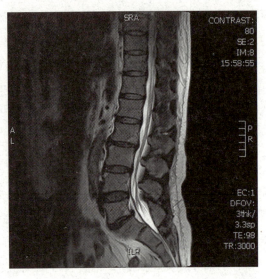

图 8-2　腰椎间盘突出 MRI 影像

限不清；④突出物脱离原间盘移位到椎体后缘上或下方。如有钙化，其信号强度明显减低（图 8-2）。

<h2>五、　腰椎管狭窄症</h2>

腰椎管狭窄症（lumbar spinal stenosis）分先天性和继发性两大类。先天性腰椎管狭窄症系由于先天椎管发育不全，以致椎管本身或根管矢状径狭窄，致使脊神经根或马尾神经遭受刺激或压迫，并出现一系列临床症状者。而继发性腰椎管狭窄症系由于后天各种因素如退变、外伤、失稳、新生物、炎症、手术等造成腰椎椎管内径小于正常，并产生一系列症状与体征者。

临床上腰椎管狭窄症的发生往往是先天性和继发性因素相互作用的结果，即在椎管已有发育性狭小的基础上，又因退变增生或其他因素导致椎管进一步狭小，压迫了位于椎管中的马尾神经产生症状。椎管狭窄又分为中央椎管狭窄和腰椎侧隐窝狭窄。中央椎管狭窄表现为椎弓根短，关节突肥大内聚，椎管矢状径短小。腰椎侧隐窝狭窄表现为椎管呈三叶草形，侧隐窝较深，前后径小，导致神经根周围间隙变小，神经根受压。

临床上除少数先天性椎管狭窄外，大多发生于中年以上的男性。主要症状为长期腰痛、腿痛、间歇性跛行，腰痛常诉下腰及骶部疼痛，站立行走时重，坐位或侧卧屈髋时轻。行走时出现下肢疼痛麻木，行走距离越远症状越重，休息后症状减轻或消失。

检查时多数病例阳性体征较少，重者可见脊柱平直，脊柱后伸时可出现下肢痛麻，较重者可出现受累神经支配区感觉、运动障碍，腱反射减弱或消失。X 线平片可见腰椎诸骨退行性改变，椎体后缘骨质增生，小关节肥大，关节间距缩小，中矢径缩小。CT 测量椎管矢状径小于 9mm，即可明确诊断（图 8-3）。

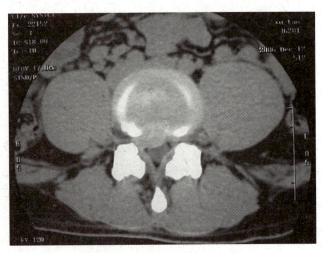

图 8-3　腰椎管狭窄症 CT 影像

六、 退行性腰椎失稳症

腰椎失稳指腰椎各节段间运动范围异常或关节脱位，可引起腰痛甚至腿痛。退变是造成腰椎失稳的常见原因。

退行性腰椎滑脱症是腰椎不稳的一种表现，腰椎退变引起椎体移位，椎弓根无崩裂，又称假性腰椎滑脱症，上一腰椎的椎体和下关节突随下一腰椎的上关节突相对向上移而向后下移位。其移位程度一般不会超过椎体矢状径的 30%。此类滑脱多发于 L_4 和 L_5 椎体间，一般合并有椎间盘突出，因此，有椎管狭窄的临床表现。

临床上腰椎失稳多发生在中年。失稳期患者有急性、亚急性或慢性腰痛，疼痛向臀部、大腿后扩散，但不过膝，亦无定位性放射痛。患者不能坚持弯腰姿势，休息后腰痛减轻。查体可见棘旁肌痉挛，腰椎生理曲度失常，棘突排列不整齐，棘旁有压痛，下肢无神经受累表现。

X 线检查：腰椎失稳多发生于下位两个椎骨间隙，椎体边缘呈磨角样，椎间隙变窄。相邻棘突或椎体边缘失去连续性，有偏歪。动力摄片可见失稳椎体有前后或左右位移。CT 只能显示两侧小关节面间隙不对称，必须结合临床分析判断，先排除其他病变（如椎弓崩裂、椎间盘突出等），而又符合临床失稳者，可定为腰椎失稳症。

七、 脊柱骨质疏松症

骨质疏松是单位体积内骨量减少、骨组织结构异常，且易发生骨折的一种系统性骨骼疾病。根据病因可分为原发性和继发性。原发性骨质疏松可分为老年型和绝经后型。继发型骨质疏松与长期用药的不良反应、膳食、生活方式以及机械负荷等因素有关。

本病患者多主诉广泛的腰背慢性痛，难以准确定位，以钝痛最多见。一般上午痛轻、下午至晚间重，卧床休息可缓解。疼痛可因腰部肌肉保护性紧张、肌肉韧带劳损所致。有的患者开始腰背痛不明显，也未发现脊柱骨质疏松，直至椎体有压缩骨折，疼痛症状才明显。骨量减少是明确本病的重要依据。骨量减少可以从以下几点判断：

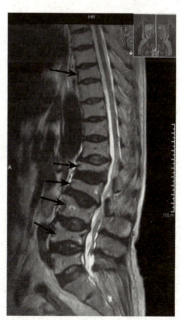

（一）MRI 检查

腰椎 MRI 检查可以显示椎体骨密度减低、形态学改变和骨小梁减少等，以判断骨量减少的程度（图 8-4）。

（二）脊椎指数

将脊椎侧位 X 线片的椎体前缘高度作为 CD 线，中央高度作为 AB 线，AB 与 CD 高度的比值乘以 100 即为脊椎指数，此指数若小于 80 即可诊断为脊柱骨质疏松症。

（三）骨量判断

用定量 CT 测出脊椎中碳酸钙的浓度，与标准骨量中碳酸钙的浓度相比较，便可诊断有无骨质疏松症及疏松的程度。

图 8-4 腰椎骨质疏松伴腰椎压缩性骨折 MRI 片

第三节 康 复 评 定

腰痛作为一种症状综合征，病因复杂，患者的临床表现不一。因此，在进行腰痛的临床治疗前，对患者进行系统的康复评定是十分必要的。

一、腰椎功能评定

腰椎功能评定量表很多，如 Oswestry 功能障碍指数问卷表（Oswestry Disability Index，ODI），Quebec 腰痛分类评定（Quebec back pain disability scale，QBPDs），日本矫形外科学会（Japanese orthopaedic association，JOA）腰痛疗效评分等。

（一）Oswestry 功能障碍指数问卷表（ODI）

Oswestry 功能障碍指数问卷表（Oswestry Dability Index，ODI）是由 10 个问题组成，包括疼痛的强度、生活自理、提物、步行、坐位、站立、干扰睡眠、性生活、社会生活、旅游 10 个方面的情况，每个问题 6 个选项，每个问题的最高得分为 5 分，选择第一个选项得分为 0 分，依次选择最后一个选项得分为 5 分，如果有 10 个问题都做了问答，记分方法是：实际得分 /50（最高可能得分）× 100%，如果有一个问题没有回答，则记分方法是：实际得分 /45（最高可能得分）×100%，如越高表明功能障碍越严重（表 8-1）。

表 8-1　Oswestry 功能障碍指数问卷表

1. 疼痛	无任何疼痛	有很轻微的痛	较明显的痛（中度）	明显的痛（相当严重）	严重的痛（非常严重）	痛得不能做任何事
2. 生活自理	日常生活完全能自理，一点也不伴腰背痛或腿痛	日常生活完全能自理，但引起腰背痛或腰痛加重	日常生活虽能自理，由于活动时腰背或腿痛加重以致动作小心、缓慢	多数日常活动可自理，有的需他人帮助	绝大多数的日常活动需要他人帮助	穿脱衣服、洗漱困难，只能躺在床上
3. 提物	提重物时并不引起腰背或腿痛加重	能提重物，但腰背或腿痛加重	由于腰背或腿痛，以致不能将地面上的重物拿起来，但是能拿起放在合适位置上的重物，比如桌面上的重物	由于腰背或腿痛，以致不能将地面上较轻的物体拿起，能拿起放在合适位置上较轻的物品，例如放在桌子上的	只能拿一点轻的东西	任何东西都提不起来或拿不动
4. 行走	腰背或腿痛，但一点也不妨碍走多远	由于腰背或腿痛，最多只能走 1000 米	由于腰背或腿痛，最多只能走 500 米	由于腰背或腿痛，最多只能走 100 米	只能借助拐杖或手杖行走	不得不躺在床上，排便也只能用便盆

续表

5. 坐	随便多高的椅子，想坐多久，就坐多久	只要椅子高矮合适，想坐多久，就坐多久	由于疼痛加重，最多只能坐1个小时	由于疼痛加重，最多只能坐半个小时	由于疼痛加重，最多只能坐10分钟	由于疼痛加重，一点也不敢坐
6. 站立	想站多久，就站多久，疼痛不会加重	想站多久，就站多久，但疼痛有些加重	由于疼痛加重，最多只能站1小时	由于疼痛加重，最多只能站半小时	由于疼痛加重，最多只能站10分钟	由于疼痛加重，一点也不敢站
7. 睡眠	半夜不会痛醒	有时晚上会被痛醒	由于疼痛，最多只能睡6个小时	由于疼痛，最多只能睡4个小时	由于疼痛，最多只能睡2个小时	由于疼痛，根本无法入睡
8. 性	性生活完全正常，决不会导致疼痛加重	性生活完全正常，但会加重疼痛	性生活基本正常，但会很痛	由于疼痛，性生活严重受限	由于疼痛，基本没有性生活	由于疼痛，根本没有性生活
9. 社会活动	社会活动完全正常，不会因此疼痛加重	社会活动完全正常，但会加重疼痛	疼痛限制剧烈活动，如运动，但对其他社会活动无明显影响	疼痛限制正常的社会活动，不能参加某些经常性活动	疼痛限制参加社会活动，只能在家从事一些社会活动	由于疼痛，根本无法从事任何社会活动
10. 旅行	能到任何地方去旅行，腰部或腿不会痛	能到任何地方去旅行，但疼痛会加重	由于疼痛，外出郊游不超过2小时	由于疼痛，外出郊游不超过1小时	由于疼痛，外出郊游不超过30分钟	由于疼痛，除了到医院，根本无法外出

（二）Quebec 腰痛分类评定

Quebec 腰痛分类评定方法是按照患者症状的部位、放射痛症状、神经检查的阳性体征、神经根受压、椎管狭窄、手术等情况将腰痛分为 11 个级别，已经被证实有良好的信度和效度，而且简单易行，是腰痛患者进行分类的常用方法（表 8-2）。

表 8-2　Quebec 腰痛分类法

级别	症状
1	背痛，无放射症状
2	背痛，并放射至肢体近端
3	背痛，并放射至肢体远端
4	背痛，并放射至肢体远端，且伴有神经检查阳性体征
5	影像检查可能有神经根受压（不稳定或骨折）
6	特殊影像检查肯定神经根受压
7	椎管狭窄
8	手术后 6 个月以内
9	手术后 6 个月以上
10	慢性疼痛综合征
11	其他诊断（恶性肿瘤转移，血管疾病，骨折等）

注：分类编号越大，表示疼痛程度越重，功能障碍越明显

二、 疼痛程度的评定

疼痛是腰痛患者的主要症状，对疼痛程度进行评定是一项基本的工作。一般有腰部和下肢的疼痛，神经根受到压迫或刺激时，疼痛可放射到患侧足部。疼痛评定多数指南推荐采用视觉模拟评分法（visual analog scale，VAS）。

三、 腰椎活动度评定

腰痛患者往往伴有腰部僵直或活动受限，因此在对腰痛症状进行评定时，有必要对腰椎关节活动度进行评定，以明确腰痛的严重程度。腰椎的运动范围较大，主要表现为屈曲、伸展、侧弯、旋转等多方向的运动形式。

（一）旋转

患者取站立位，以非旋转侧的肩峰为轴心，起始位双肩峰连线为固定臂，终点位双肩峰连线为移动臂，用量角器测量腰椎左右旋转两个方向的关节活动度。左右旋转的正常活动范围各为 0°~30°。

（二）屈伸、侧屈

患者取站立位，以第 5 腰椎棘突为轴心，与地面垂直线为固定臂，第 7 颈椎与第 5 腰椎棘突的连线为移动臂，用量角器测量腰椎屈曲、伸展、左右侧屈四个方向的关节活动度。腰椎屈曲正常活动范围为 0°~90°，伸展为 0°~30°，左右侧屈各为 0°~30°。

四、 肌力和耐力评定

腰痛症状严重者常伴有局部肌肉力量和耐力的减弱，因此有必要对患者进行肌力和耐力评定。

（一）躯干肌肉肌力评定

1. 躯干屈肌肌力评定　患者仰卧，屈髋屈膝位，双手抱头能坐起为 5 级肌力；双手平伸于体侧，能坐起为 4 级肌力；仅能抬起头和肩胛为 3 级肌力；仅能抬起头部为 2 级肌力；仅能扪及腹部肌肉收缩为 1 级肌力。

2. 躯干伸肌肌力评定　患者俯卧位，胸以上在床沿以外，固定下肢，能对抗较大的阻力抬起上身为 5 级肌力；对抗中等阻力抬起上身为 4 级肌力；仅能抬起上身不能对抗阻力为 3 级肌力；仅能抬起头为 2 级肌力；仅能扪及腰背部肌肉收缩为 1 级肌力。

（二）躯干肌肉耐力评定

1. 躯干屈肌耐力评定　患者仰卧位，双下肢伸直。并拢抬高 45°，测量能维持该体位的时间，正常值为 60 秒。

2. 躯干伸肌耐力评定　患者俯卧位，双手抱头，脐以上在床沿以外，固定下肢，测量能保持躯干水平位的时间，正常值为 60 秒。

五、 特殊检查评定

（一）直腿抬高试验

正常情况下，人类的下肢直腿抬高的幅度因年龄、性别、职业等不同而差异很大，如有的体操运动员可超过90°，有的未到达60°即有牵拉不适感，一般以60°为界限，<60°为异常。直腿抬高幅度越小，临床意义越大，阳性率为90%左右。

（二）健侧直腿抬高试验

健侧直腿抬高时坐骨神经根牵拉硬膜并进一步牵拉患侧神经根。健侧直腿抬高后患侧肢体出现放射性疼痛为阳性。腰椎间盘突出较小或位于神经根外侧时，健侧直腿抬高多为阴性。健侧直腿抬高试验阳性更有助于腰椎间盘突出症的诊断。据文献报道，该试验阳性时，近97%的患者患有腰椎间盘突出症。

（三）直腿抬高加强试验

当抬高患者下肢发生疼痛后，略降低患肢，其放射痛消失，医师一手握住患者足部背伸，如患者患肢放射疼痛、麻木加重即为阳性，该试验可区别腘绳肌、髂胫束或膝后关节紧张所造成的直腿抬高受限。

（四）屈颈试验

患者仰卧，双腿伸直，检查者一手按压胸骨，另一手置于患者后枕部托起头部，使颈椎逐渐前屈，直至下颌靠近胸部，出现腰及患肢疼痛为阳性。

（五）腘神经压迫试验

患者仰卧位，髋、膝关节各屈90°，然后抬高膝关节逐渐伸直，出现坐骨神经痛后放松膝关节至疼痛消失，然后压迫腘神经再出现放射疼痛为阳性，多见于腰椎间盘突出症，而其他腰部疾病常为阴性，因此有一定鉴别作用。

（六）股神经牵拉试验

患者于俯卧位屈膝90°，然后抬高膝关节使髋关节后伸，股神经牵拉出现疼痛为阳性提示 L_4 以上的椎间盘突出。

（七）跟臀试验

患者俯卧位，两下肢伸直尽量被动屈曲膝关节，足跟贴近臀部，正常人可稍感大腿前方紧张、无明显疼痛，若该动作引起腰部或坐骨神经分布区疼痛，或骨盆离床即为阳性。

（八）梨状肌紧张试验

患者仰卧位于检查床上，将患肢屈髋屈膝，做内收内旋动作，如坐骨神经有放射性疼痛，再迅速将患肢外展外旋，疼痛随即缓解，即为梨状肌紧张试验阳性。

（九）髂骨分离试验

又称骨盆分离试验，患者仰卧，检查者双手掌放于患者两侧髂骨的髂前上棘处，向下外用力，检查者的上肢交叉，以增加向外对骶髂韧带的牵拉，检查时应避免骨盆的运动，以保证腰椎运动最小。检查时若患者主诉臀部疼痛为阳性。

（十）骶髂关节扭转试验

患者仰卧，患侧臀部置于床边，健侧屈膝屈髋，检查者用手按住膝部以固定骨盆，另一手把患侧腿移至床边外并使之过度后伸，这时骨盆产生较强的旋转应力，若臀部疼痛即为阳性。

六、 影像学检查

参见第二节临床特点相关部分。

七、 电生理评定

观察腰部竖脊肌和下肢肌肉的表面肌电信号（surface electromyography，sEMG）可以收集到腰痛患者腰背部肌肉和下肢肌肉的电生理信息，从而对功能状态作出相应的评定。平均肌电值（average EMG，AEMG）是一段时间内瞬间肌电图振幅的平均，在一定程度上反映肌力的大小。中位频率的斜率（slope of median frequency，MFs）在肌肉疲劳时会出现绝对值增大，是测量肌肉疲劳最合适的参数。现临床也采用腰部竖脊肌表面肌电屈曲伸直比（flexion-extension ratio，FER）的指标进行评估。腰椎间盘突出症患者椎旁肌 FER 和 MFs 升高，腰部竖脊肌和腓肠肌内侧头 AEMG 降低，双侧腰部竖脊肌和下肢腓肠肌 sEMG 信号存在失衡。

八、 心理评定

慢性腰痛的发生、发展以及对各种治疗的反应与患者心理状态密切相关，因此对这类患者进行心理评定是很必要的。慢性腰痛患者常采用 Zung 抑郁自评量表（Self-rating Depression Scale，SDS）和恐惧回避心理问卷（Fear-Avoidance Beliefs Questionnaire，FABQ）。

第四节 康复治疗

一、 治疗原则

临床诊断为腰痛时，应首先区别是特异性腰痛还是非特异性腰痛。一旦出现任何可以怀疑特异性腰痛的症状或体征，应及时转至临床相关科室进行进一步诊断与治疗。如确诊为非特异性腰痛或根性腰痛，应根据不同病因寻求适宜的治疗方法。一般而言，腰痛的临床治疗原则以非手术治疗为主，如非手术治疗无效，再考虑手术治疗。不同类型的腰痛，治疗原则各有不同。急性期治疗的首要目的在于良好的疼痛控制。慢性期治疗措施主要是应用深入的认知行为干预措施，进行集中的、连续性的稳定功能训练。

（一）软组织损伤类疾病的治疗原则

本类疾病的病因为腰背部肌肉、韧带、筋膜等软组织的各种急慢性损伤。针对病因，急性期以卧床休息、口服消炎镇痛药为主，可给予局部痛点注射激素或局麻药治疗。一般不主张手法及运动疗法，但应坚持适量的日常活动；恢复期及慢性疼痛患者应配合推拿按摩、物理治疗、手法治疗、运动疗法等综合治疗。

（二）腰椎间盘突出症的治疗原则

以非手术治疗为主。急性期药物、牵引、手法治疗、理疗、针灸均可选用。恢复期，运动疗法、健康教育对腰椎间盘突出症患者的功能恢复有良好效果。

（三）腰椎退行性骨关节病、退行性腰椎失稳症及腰椎管狭窄症的治疗原则

三者均为腰椎的退行性改变引起，治疗原则相同。一般以非手术治疗为宜。可选择卧床休息、腰围制动、理疗、注射治疗、针灸、腰背肌功能锻炼等多种治疗方法。有神经根受压症状、非手术治疗无效者，考虑手术治疗。

二、治疗方法

（一）非手术治疗

1. **卧床休息**　急性腰痛患者疼痛较剧烈时，可指导患者短时间卧床休息，一般以 2~3 天为宜，不主张长期卧床。严格的卧床休息不仅对腰痛的恢复无积极治疗作用，而且会使患者产生过多的心理负担等问题而延误功能恢复，造成慢性腰痛。

2. **矫形支具治疗**　佩戴腰围可以限制腰椎的运动，特别是协助背肌限制一些不必要的前屈动作，以保证损伤组织可以局部充分休息。合理使用腰围，还可减轻腰背肌肉劳损，在松弛姿势下，减轻腰椎周围韧带负担，在一定程度上缓解和改善了椎间隙内的压力。腰围不应该长期使用，以免造成腰背部肌力下降和关节活动度降低，从而引起肌肉失用性萎缩，对腰围产生依赖性。腰围佩戴时间一般不超过 1 个月，在佩戴期间可根据患者的身体和疼痛情况，做一定强度的腰腹部肌力训练。

3. **药物治疗**　中西医药物可以缓解腰痛患者的疼痛症状，起到辅助的对症治疗作用，常用的药物有：非甾体类消炎止痛药（NSAID），肌肉松弛剂、麻醉性镇痛药，扩张血管药，营养神经药，中成药，外用药。

4. **腰椎牵引治疗**　腰椎牵引是治疗腰椎间盘突出症的有效方法。根据牵引力的大小和作用时间的长短，将牵引分为慢速牵引和快速牵引。

（1）慢速牵引：常用的为骨盆牵引。患者仰卧于牵引床上，胸部和骨盆分别固定于牵引床的头部和尾部，施加一定牵引力后，使腰椎受到牵伸，以达到治疗目的。骨盆牵引的时间与施加的牵引力大小间有一定的关系，牵引重量大时，牵引时间要短，牵引重量小时则时间要长，但牵引重量一般不小于体重的 25%，多为体重的 30%~70%。通常每次牵引时间 20~40 分钟，每日或隔日一次。

慢速牵引由于牵引重量小，作用缓慢，其不良反应较少，但由于牵引时间长，胸腹部压迫重，呼吸运动受到明显的限制，所以对老年人特别是有心肺疾病的患者应特别谨慎，另外慢速牵引重量过大也可造成神经根刺激或损害。

（2）快速牵引：多方位快速牵引又称三维多功能牵引，由中医的"拉压复位法"和"旋转复位法"发展而来。该牵引将上述两种方法结合，由计算机控制，瞬间完成。多方位快速牵引在治疗时有三个基本动作：水平牵引、腰椎屈曲或伸展、腰椎旋转。

1）快速牵引方法：患者解除腰带，俯卧于牵引床上，暴露腰部、胸部和臀部，分别固定于牵引床的胸腰板和臀腿板上，患椎间隙与床的胸腰和臀腿板间隙相对应。牵引后患者平卧于硬板床上，腰部腰围制动，卧床5~7日。一般只需一次牵引，若需再次牵引者可于牵引后1周再进行。

2）参数的选择：由于牵引床的牵引距离、屈曲度数、旋转角度在规定范围内可调，具体参数应根据患者的身高、年龄、病情而定。一般来说，女性、身体矮瘦、病情较重者稍小；男性、体壮者稍大。参数一般选择如下：牵引距离45~60mm，倾角10°~15°，左右旋转10°~18°。

3）适应证和禁忌证：临床除用于治疗轻中度的腰椎间盘突出症外，还可治疗腰椎小关节功能紊乱、早期强直性脊柱炎、退行性变引起的慢性腰痛。禁忌证：重度腰椎间盘突出、腰脊柱结核和肿瘤、骶髂关节结核、马尾肿瘤、急性化脓性脊柱炎、重度骨质疏松症、孕妇、腰脊柱畸形、较严重的高血压、心脏病，以及有出血倾向的患者。另外，对于后纵韧带骨化和突出椎间盘的骨化以及髓核摘除术后的患者都应慎用。

5. 注射疗法

（1）局部痛点封闭：在压痛点部位行局部注射缓解疼痛症状。常用药有醋酸泼尼松龙或醋酸可的松、利多卡因等，每隔5~7日治疗1次，3~5次为一个疗程。适用于各种软组织损伤类疾病。

（2）经皮阻滞疗法：适用于腰椎间盘突出症。常用骶裂孔注射阻滞疗法，该疗法是将药液经骶裂孔注射至硬膜外腔，药液在椎管内上行至患部神经根处发挥治疗作用。所用药液包括维生素 B_1、维生素 B_{12}、利多卡因、地塞米松和生理盐水，30~50ml，3~5日1次，一般注射1~3次。

6. 物理因子治疗 物理因子治疗可促进局部血液循环，缓解局部无菌性炎症，减轻水肿和充血，缓解疼痛，解除粘连，促进组织再生，兴奋神经肌肉等作用，在腰痛的非手术治疗中是不可缺少的治疗手段，在临床上广泛应用。对缓解各类疼痛，改善患部微循环，消除水肿，减轻肌肉及软组织痉挛，促进腰部及肢体功能的恢复起着非常重要的作用。临床常根据患者的症状、体征、病程等特点，选用直流电药物离子导入、低中频电疗、高频电疗、光疗、蜡疗等治疗。

（1）直流电离子导入疗法：应用直流电导入各种中西药物治疗。可用中药、维生素 B 类药物、碘离子等进行导入，作用极置于腰骶部疼痛部位，非作用极置于患侧肢体，电流密度为 0.08~0.1mA/cm^2，每次 20 分钟，每日 1 次，10~15 次为一个疗程。

（2）低频调制中频电疗法：电极于腰骶部并置或腰骶部、患侧下肢斜对置，根据不同病情选择相应处方，如止痛处方、调节神经功能处方、促进血液循环处方，每次 20 分钟，每日 1 次，15~20 次为一个疗程。

（3）高频电疗法：常用的有超短波、短波及微波等疗法，通过其深部透热作用，改善腰背部肌肉、软组织、神经根的血液循环，促进功能恢复。超短波及短波治疗时，电极于腰腹部对置或腰部、患肢并置，微热量，每次 12~15 分钟，每日 1 次，15~20 次为一个疗程。微波治疗时，将微波辐射电极置于腰背部，微热量，每次 12~15 分钟，每日 1 次，15~20 次为一个疗程。

（4）红外线照射疗法：红外线灯于腰骶部照射，照射距离 30~40cm，温热量，每次 20~30 分钟，每日 1 次，20 次为一个疗程。

（5）超声疗法：声头放于腰骶部或沿坐骨神经走行，移动法，剂量 $0.8\sim1.5\mathrm{W/cm}^2$，每次 $10\sim15$ 分钟，每日 1 次，15 次为一疗程。

（6）石蜡疗法：利用加热后的石蜡敷贴于患处，使局部组织受热、血管扩张，循环加快，细胞通透性增加，由于热能持续时间较长，故有利于深部组织水肿消散、消炎、镇痛。此法简便易行，家庭亦可采用。常用腰骶部盘蜡法，温度 42℃，每次治疗 30 分钟，每日 1 次，20 次为一个疗程。

7. 针灸治疗　针灸常用穴为肾俞、环跳、承扶、殷门、委中、阳陵泉等。备用穴为腰夹脊、承山、昆仑、悬钟、阿是穴等。每次选用 $3\sim5$ 穴，每日或隔日 1 次。以疏导经气、通经活络为治疗原则。

8. 推拿和手法治疗

（1）推拿治疗：常用的治疗手法有：肌松类、牵伸类、被动整复类。对适合推拿的患者，要根据其病情轻重、病变部位、病程、体质等选择适宜的手法，并确定其施用顺序、力量大小、动作缓急等。如急性期疼痛较剧者，施以肌松类手法，可先下肢后腰骶，先健侧后患侧，先周围后患处、痛点，循序渐进，且轻柔缓和。而初次发病但症状较轻和恢复期疼痛缓解者，继肌松类手法后可施以牵引、整复类手法。而病程迁延日久者，可适当增加整复类手法。

（2）手法治疗：是治疗腰痛的常用方法，手法的主要作用为缓解疼痛，改善脊柱的活动度。各种手法治疗都各成体系，有独特的操作方法。以 Maitland 的脊柱关节松动术和 McKenzie 脊柱力学治疗法最为常用。

McKenzie 治疗方法强调重复性运动的方向取决于患者的症状，不宜进行可导致疼痛向周围放射的重复性运动或体位。McKenzie 疗法更注重主动性，该方法除需治疗师在必要时进行一些必要的手法外，还注重指导患者在日常生活中如何保持正确的姿势。

徒手治疗 / 松动术的两个疗效指标是减轻疼痛和改善活动，疗效可概括为机械效应、神经生理效应和心理效应三个方面。基于评估结果，可选择手法松动、牵拉、脊柱稳定训练等多种手法治疗。注意手法包括脊柱中央前后按压，脊柱中央前后按压并侧向旋转，横向推压棘突，腰椎旋转，直腿抬高等。

9. 运动疗法　运动疗法对缩短病程，减少慢性腰痛的发病率，改善功能有重要作用。一般来说，腰痛的急性期疼痛较重时，患者不进行特异性的腰背活动，只是尽可能保持日常活动，尽可能坚持工作，疼痛减轻后以及慢性腰痛的患者除了进行有氧运动以外，还应该着重于腰腹肌的训练和腰及下肢的柔韧性训练。

（1）徒手运动疗法：运动前后要放松，以解除肌肉紧张。运动时动作力求柔和缓慢，每项动作重复 $5\sim10$ 次。注意穿着宜宽松舒适。训练时应循序渐进、持之以恒。

1）放松运动：仰卧位，闭上双眼，做深而慢的呼吸，让全身放松。

2）骨盆斜抬运动：仰卧位，双膝屈曲，然后臀部用力夹紧，收缩腹部，压迫下背部紧贴在地板上，再抬高臀部，可加强臀肌及腹肌的力量，使腰椎前屈减小。

3）单侧抱膝运动：仰卧位，双膝屈曲，然后臀部用力夹紧，收缩腹部，再双手抱单膝靠近胸部，然后回复原来位置，重复 5 次，换另一侧膝部。此运动可牵拉下背部及膝后方肌肉及对侧髋部肌群。

4）双侧抱膝运动：平躺屈膝，抱双膝触胸，慢慢抱紧，直到感觉背部被伸展为止。重复 5 次。此运动可牵拉下背部及膝后方肌肉，加强腹肌及屈髋肌肌力。

5）单侧直腿抬高运动：仰卧位，单膝弯曲，另一侧伸直平放，夹紧双臀，收缩腹部，将伸直的一侧下肢抬高，然后慢慢放下，重复 5 次。换另一侧肢体。可牵拉下背部及膝后方肌肉，加强腹肌及屈髋肌肌力。

6）先坐后仰运动：先坐位，屈曲双膝，两脚平放于地板上，双臂向前伸直，保持骨盆略斜姿势，使上半身慢慢后仰躺下，再慢慢坐起，重复5次。

7）坐位前屈运动：坐在椅上，双脚平放于地板上，双手与体侧自然下垂。夹紧双臀，收缩腹部，使下背部紧贴椅背，然后向前弯腰，双手着地，再回复至原来姿势。重复5次。可强化背肌，牵拉下背及膝后肌。

8）双膝下蹲运动：站在椅后，手扶椅背，夹紧双臀，收缩腹部，尽量下蹲，再慢慢站起。重复5次。可强化臀部及下肢肌力。

9）跟腱牵拉运动：双脚前后分开，然后身体向前倾，可牵拉跟腱及膝后肌群。双腿交换5次。

10）背肌强化运动：俯卧位，髋关节下置一枕头，上部躯干抬起5次，然后双膝伸直尽量上抬下肢5次。

11）腰部伸展运动：俯卧位，双手后伸置于臀部，以腹部为支撑点，胸部和双下肢同时抬起离床然后放松。重复5次，可增强腰肌力量。

（2）器械运动训练：可选用多种设备，如不稳定踏板、康复训练球、弹性阻力带。其核心要点为在遵守基本训练原则的基础上，指导患者在不稳定平面（如不稳定踏板和康复球）上进行运动训练，并根据训练的不同阶段逐渐增加训练的难度。也可选用特殊设备，如各种计算机控制的平衡训练仪、悬吊系统、大型脊柱主动康复测试与训练工作站等。

1）物理康复球训练：使用物理康复球进行训练，主要是以球为支点，可以创造一个不稳定的支点，迫使腰部的稳定肌激活以保持腰椎的稳定性（严重腰椎不稳定者不能用此方法）。可采用坐位、跪位、仰卧位等多种姿势进行训练。

2）悬吊运动治疗系统：悬吊运动治疗包括诊断和治疗系统。诊断系统可测定神经肌肉控制能力。治疗系统以闭合链运动为主，可以更好地激活和训练局部稳定肌。遵循渐进抗阻训练原则，训练开始时进行低负荷训练以激活局部稳定肌，在每次训练中，负荷逐渐递增直至患者出现疼痛或动作完成不正确为止，如此可以不断增加对神经肌肉的刺激，迅速恢复稳定肌的活力。也可在不稳定的平面上进行训练，训练中注意无痛，并保持正确的姿势，可配合使用振动技术。

10. 心理干预 腰痛患者会出现更大的社会心理问题和恐惧逃避信念，慢性背痛更易加重。当中枢敏化合并高水平的恐惧逃避或心理压力（如焦虑或抑郁）时，就需要进行心理暗示疼痛物理治疗。影响疼痛感知的主要情感和认知因素是焦虑和疼痛相关恐惧，包括害怕活动和再损伤。基于此方法的干预措施包括鼓励患者面对和克服恐惧，摒弃之前那些逃避活动的无益信念。

（二）手术治疗

无论哪种原因引起的腰痛，其治疗的基本原则都是遵循先非手术治疗，无效后再手术治疗这一基本原则。除非具有明确手术适应证的病例，一般均应先从正规的非手术疗法开始，并持续3~4周，一般均可显效。对呈进行性发展者，则需要及早进行手术。腰椎手术方式包括非融合与融合手术两类。

术后注意事项：如有金属内固定，术后3天，患者可佩戴腰围或支具坐起、下地活动。注意避免腰部过度活动或外伤，日常活动需要佩戴腰围。患者均应避免双手持拎重物及过度活动。术后3~6周，逐步减少腰围佩戴时间，开展腰背肌训练，避免疲劳及重劳动。

三、 康复教育与腰痛的预防

减少腰痛的发生，应预防重于治疗。包括良好的姿势、减少背负重物，不让腰椎及附近承受过多重力压迫，可预防肌肉、韧带、肌腱等软组织受伤。预防腰背痛要注意：

（一）健康教育

在腰痛的急性发作期就应开始对患者进行健康教育，告知患者腰痛不是一种严重疾病，多数腰痛预后良好，指导患者保持活动，逐渐增加运动量，尽早恢复工作。早期指导患者克服恐惧心理及病态行为，能够减少慢性腰痛的发病率。

（二）建立良好的生活习惯

1. 避免久坐，若需久坐时应以靠垫支撑下背，并使用高背座椅。且坐时姿势要端正。站立时应维持适当的腰椎前弯角度，久站应该经常换脚，或者利用踏脚凳调整重心。不要长时间维持同一姿势。

2. 平躺时脊椎所受的压力最小。卧床休息时应选用木板床，使腰部自然伸直，可于膝下垫一个枕头。

3. 打喷嚏、咳嗽时，很容易拉伤背肌及增加腰椎椎间盘的压力，此时将膝盖、髋关节稍微弯曲，可以避免腰椎受伤。

4. 日常生活中注意保护背部，如取物品时应将两脚分开约45cm，一脚在前，另一脚稍微在后，膝盖弯曲蹲下，保持背部平直，物品尽量靠近身体，两腿用力站直，将物品举起。避免急速前弯及旋转、身体过度向后仰等可能会伤害背部的动作。转身时，不要只扭转上半身，应尽量整个身体旋转。

5. 适当的运动可以改善及预防腰痛的症状。例如游泳、举哑铃、步行、慢跑等运动。

6. 避免身体过重　减肥5~10kg即可有效地减轻腰痛。

7. 避免风寒、潮湿　夏天要注意避免风扇，特别是空调直接吹向腰部。出汗后不要直接吹冷风，或在凉席上睡觉。注意腰背部的保暖。

四、 腰痛的预后

急性腰痛的预后非常好，在大多数情况下是自愈的，通常少于一个月。但大多数时候，急性腰痛会复发。慢性腰疼的患者很少可以完全治愈。因此，告知患者重新恢复健康有一定的难度，适当采取其他的手段治疗是很有必要的。社会心理因素比生物医学方面的因素对患者的预后更重要。工作、体力活动中恐惧逃避的观念，以及缺乏信心应对疼痛的治疗都与慢性腰痛患者的预后有着非常密切的关系。

思考题

1. 腰痛常用的分型和病因是什么？
2. 简述腰椎间盘突出症的诊断和康复评定方法。
3. 简述腰痛康复治疗方法和应用原则。

（张　杨　岳寿伟）

第九章
周围神经损伤康复

第一节　概　述

周围神经损伤是临床上的多发病之一，在骨科临床中，四肢开放性损伤伴有周围神经损伤的发病率为5%，修复后功能完全恢复者仅占10%~25%。周围神经损伤，平时战时均多见。

一、定义

周围神经损伤（peripheral nerve injuries）是指周围神经干或其分支受到外界直接或间接力量作用而发生的损伤。周围神经多为混合性神经，包括运动神经、感觉神经和自主神经。损伤后的典型表现为运动障碍、感觉障碍和自主神经功能障碍。常见的周围神经损伤有：臂丛神经损伤、尺神经损伤、桡神经损伤、正中神经损伤、胫神经损伤、腓总神经损伤等。常见的损伤类型为挤压伤、牵拉伤、切割伤、医源性损伤等。四肢神经损伤最多见的为尺神经、正中神经、桡神经、坐骨神经和腓总神经。上肢神经伤较多，占60%~70%。

二、解剖要点

周围神经分为脑神经、脊神经和自主神经，遍及全身皮肤、黏膜、肌肉、骨关节、血管及内脏等。它是神经元的细胞突起，又称神经纤维，由轴突、髓鞘和施万鞘组成。轴突（axon）构成神经纤维的中轴，内含微丝、微管、线粒体和非颗粒性内质网组成的轴浆，传导神经元和神经终末结构之间的神经冲动。髓鞘（myelin sheath）由髓磷脂和蛋白组成，包在轴突外，呈若干节段，中段部分称郎飞结（Ranvier node），神经冲动传导时，局部电流可由一个郎飞结跳跃到邻近的下一个郎飞结，这种跳跃传导的方式极大地加快了生物信息的传递。最外层即神经鞘（neurolemma）又称施万鞘（sheath of Schwann），它与施万细胞形成连续性施万管，对神经纤维再生起关键作用。而位于脑、脑干和脊髓内的神经纤维无施万鞘，因此很难再生。

三、损伤的原因

造成周围神经损伤的原因很多，可由外伤、感染、压迫、缺血、肿瘤和营养代谢障碍等引起。大多可以分为两大类：一是解剖因素，二是损伤因素。损伤因素中既有开放性又有闭合性。至于医源性、缺血性、放射性伤及电击伤等均属损伤类。

1. **解剖因素**　周围神经在解剖学通道中，有一段或一点受某些坚韧的、狭窄的组织结构压迫或肢体在活动过程中，神经不断遭受摩擦而致神经损伤。例如，斜角肌间隙狭窄压迫臂丛神经，正中神经在腕管受压、肿瘤压迫等。

2. 损伤因素 主要指外力直接或间接导致的神经损伤。主要有神经摩擦伤、切割伤、挤压伤、医源性神经损伤、电击伤、放射性伤、火器伤及缺血性神经损伤等。

四、损伤分级

（一）按解剖结构分

周围神经可因切割、牵拉、挤压等而损伤，目前采用的仍然是 1943 年 Seddon 提出的神经损伤分类。

1. 神经断裂（neurotmesis） 神经束或神经干的完全断裂，包括轴索、髓鞘和神经膜完全横断，神经功能完全丧失。常见的病因为锐器伤及牵拉伤。若神经的断端相距较近、神经断面增加、断面之间无阻隔，则近端再生的神经纤维有可能长入远端的神经膜管使神经功能恢复。反之则必须手术缝合，缝合后的神经功能可恢复或恢复不完全。

2. 神经轴突断裂（axonotmesis） 神经轴突完全断裂，但鞘膜保持完整，远端神经发生沃勒变性（Wallerian degeneration）。常见的病因是压伤、挫伤以及牵拉伤。临床表现为神经完全损伤，可表现为相应神经分布区的运动、感觉功能障碍，有肌肉萎缩和神经营养性改变，多因神经受轻度牵拉伤所致，多不需手术处理，再生轴突可长向损伤的远侧段，经过一段时间后多可自行恢复。但临床上常见的牵拉伤往往为神经完全或部分拉断，如产伤或外伤，恢复较差。

3. 神经失用（neurapraxia） 又称神经震荡，为轻型神经损伤。表现为神经纤维暂时性传导阻滞，但神经轴突和鞘膜的连续性没有发生改变。多因神经受压或挫伤引起，显微镜下改变不明显，电反应正常，神经功能传导障碍，有感觉减退，肌肉瘫痪，但营养正常。神经功能大多于数日至数周内自行恢复，不留后遗症。

（二）按损伤程度分

1968 年 Sunderland 根据神经损伤的不同程度将其分为五度，包括：

Ⅰ度损伤 传导阻滞，一般由于直接压迫神经纤维或严重局部缺血造成，神经纤维的连续性保持完整，无沃勒变性，一般可在短时间（3~4 周）内恢复。

Ⅱ度损伤 轴突中断，但神经内膜管完整，损伤远端发生沃勒变性，近端一个或多个结间段发生变性，由于神经内膜管保持完整（Schwann 细胞基底膜）为轴突再生提供了完好的解剖通道。可自行恢复，轴突以每日 1~2mm 速度向远端生长。

Ⅲ度损伤 神经纤维（包括轴突和鞘管）横断，而神经束膜完整。由于神经内膜管的破坏，导致结构紊乱。有自行恢复的可能性，但由于神经内膜瘢痕化，恢复常不完全。

Ⅳ度损伤 神经束遭到严重破坏或断裂，但神经干通过神经外膜组织保持连续。很少能自行恢复，需手术修复。

Ⅴ度损伤 整个神经干完全断裂。需手术修复。

Sunderland 分类法中的Ⅲ、Ⅳ、Ⅴ度损伤与 Seddon 分类法中的神经断裂相当，只是神经损伤程度上有所差异。

第二节　临床特点

一、周围神经损伤的临床表现

周围神经损伤后，主要临床特点为受损伤神经支配的运动、感觉、交感神经及反射等功能出现不同程度的障碍。周围神经在不同的部位损伤引起的功能障碍也是不同的，损伤越靠近端，对神经功能的影响越大，损伤平面越靠远端，对神经功能的影响相对较小，行神经修复术后效果也较好。

1. **运动功能障碍**　神经损伤，其所支配的肌肉呈弛缓性瘫痪，主动运动、肌张力及反射均消失，随着时间的延长，肌肉逐渐发生萎缩，程度和范围与神经损伤的程度和部位有关。从而导致日常生活、家务活动及工作能力下降。由于关节活动的肌力平衡失调，出现一些特殊的畸形，如桡神经损伤出现垂腕畸形，尺神经损伤出现爪形手畸形等。

2. **感觉功能障碍**　可因神经损伤的部位和程度不同而有不同的表现。如局部麻木、刺痛、灼痛、感觉过敏、感觉减退、感觉消失或实体感消失等。因直径大的纤维比直径小的纤维易受压伤，故与直径大的纤维有关的触觉、本体感觉和实体觉比直径小的纤维有关的温度觉和痛觉更易减退。痛觉增加常与损伤局部直接受压有关。

3. **疼痛**　是周围神经损伤后的主要临床特点之一，可发生在神经损伤后的各个阶段。主要表现有：灼性神经痛，刺激性神经痛，还有幻觉痛及神经瘤引起的残端疼痛等。

4. **皮肤营养性改变**　神经损伤后，其支配区皮肤无汗，光泽消失，表面粗糙并出现脱屑，指甲可发生嵴状突起。坐骨神经或胫神经损伤在足底的负重区可出现压迫性溃疡，常见于第5跖骨头的隆起部位皮肤。由于皮肤的痛觉减退或消失，易发生冻伤或烫伤。

5. **血管功能障碍**　周围神经损伤后由于交感纤维同时受到了损伤，损伤神经支配的肢体血管的收缩及舒张功能减弱，最常见于正中神经、尺神经及胫神经损伤后。最初表现为损伤神经支配区皮肤发红、干燥、发亮。数日后逐渐转为皮肤发凉，自觉怕冷。外界温度低时，患肢温度也随之下降，正常肢体浸入冷水中后，出现血管收缩现象，皮温也随之降低，但离开冷水后肢体温度很快恢复。而神经损伤的肢体浸入冷水后，很少出现血管收缩现象，皮温无明显的升降，离开冷水后皮温恢复较慢。

6. **骨质疏松**　周围神经损伤与中枢神经损伤一样，可以引起支配的肢体发生骨质疏松。最常见于周围神经的高位完全性损伤，如全臂丛神经损伤、坐骨神经高位损伤等。神经损伤的时间越长，患肢的骨质疏松越明显，主要表现为骨皮质变薄，髓腔扩大。有研究表明：感觉神经损伤后骨质改变以皮质为主，表现为骨基质胶原减少；运动神经损伤后主要以松质骨改变为主，表现为骨基质中无机盐减少。故周围神经损伤的肢体晚期易发生骨折。

二、常见周围神经损伤

1. **正中神经**　正中神经在前臂上部损伤后，桡侧屈腕肌、屈拇指中指示指肌肉功能丧失，大鱼际肌萎缩。在前臂或腕部水平损伤后，由于大鱼际肌麻痹、萎缩变平，拇指不能对掌及因第1、第2

蚓状肌麻痹致使示指与中指掌指关节过度伸展,形成"猿手"畸形。肘关节水平损伤时,临床上表现为拇指、示指屈曲功能受限。拇指、示指、中指及环指桡侧半感觉消失。若在腕部受伤,前臂肌肉功能良好,只有拇指外展和对掌功能障碍。因此,正中神经损伤将使手的精细功能受到严重影响,丧失技巧性活动的能力,如系鞋带、写字等。

2. 桡神经 桡神经损伤后,临床上出现垂腕、垂指、前臂旋前畸形、手背桡侧尤以虎口部皮肤有麻木区或感觉障碍。由肱骨干骨折或骨痂压迫所致的损伤一般均无肱三头肌麻痹。桡骨小头脱位可引起桡神经深支损伤,各伸指肌瘫痪,但桡侧腕长伸肌的功能存在,故无垂腕畸形,亦无虎口背侧皮肤感觉丧失。如果有桡神经高位损伤(肘关节以上)导致肘关节不能伸展和旋前,发生垂腕、垂指、垂拇畸形。损伤发生在前臂时,临床仅表现伸指、伸拇功能障碍。

3. 尺神经 尺神经损伤后,尺侧腕屈肌、第4与第5指指深屈肌、小鱼际肌、骨间肌、第3与第4蚓状肌功能丧失,呈爪形手。小指及环指尺侧半感觉消失。尺神经高位损伤(肘关节水平)时,尺侧腕屈肌,环指、小指指深屈肌,小指外展肌及第1背侧骨间肌均受影响,但因环指、小指指深屈肌亦麻痹,故"爪形手"畸形不明显。腕部切割伤常合并有尺神经损伤。尺神经在腕部水平损伤时,小鱼际肌、骨间肌、第3与第4蚓状肌、拇内收肌及拇短屈肌的深头均麻痹。此时由于骨间肌麻痹及环指、小指指深屈肌张力的影响,在晚期可出现"爪形手"畸形。

4. 臂丛神经 臂丛分为根、干、股、束、支五部分,终末形成腋、肌皮、桡、正中、尺神经。在根、干、束部有神经分支发出,这些分支对臂丛损伤的定位诊断有重要意义。C_5神经根主要形成腋神经,支配三角肌;C_6神经根主要形成肌皮神经,支配肱二头肌;C_7神经根主要形成桡神经,支配上肢伸肌群;C_8神经根主要形成正中神经,支配指屈肌群;T_1神经根主要形成尺神经,支配手内部肌群。臂丛神经损伤并不少见,上肢的过度牵拉、锁骨和第1肋骨骨折、肩关节脱位、锁骨上窝外伤、刀刺伤、颈部手术等,均可引起臂丛神经的全部或部分损伤。据国内统计,臂丛损伤的主要病因依次为牵拉伤、压砸伤、切割伤、医源性损伤(产伤、手术伤、药物性损伤)、火器伤、放射性损伤等。根据损伤的部位可分为根性损伤、干性损伤、束性损伤和全臂丛损伤四类。上臂丛神经损伤,包括腋、肌皮、肩胛上下神经、肩胛背神经、胸长神经麻痹,桡神经和正中神经部分麻痹。主要表现为肩不能上举,肘不能屈曲而能伸,屈腕力减弱,上肢伸面的感觉大部分缺失。三角肌和肱二头肌萎缩明显,前臂旋前亦有障碍,手指活动尚正常。下臂丛神经损伤,包括前臂及臂内侧皮神经、尺神经麻痹,正中神经和桡神经部分麻痹。表现为手功能丧失或严重障碍,肩肘腕关节活动尚好。出现患侧Horner征。检查时,可见手内部肌全部萎缩,尤以骨间肌为甚,有爪形手、扁平手畸形。前臂及手尺侧感觉缺失。全臂丛损伤的后果严重,在损伤早期,整个上肢呈弛缓性麻痹,各关节不能主动运动。由于斜方肌功能存在,有耸肩运动。上肢感觉除了臂内侧尚有部分区域存在外,其余全部丧失。上肢腱反射全部消失。肢体远端肿胀,并出现Horner综合征。

5. 腋神经 腋神经损伤后出现上肢外展困难、外旋无力,三角肌萎缩,失去肩部丰满外形,三角肌区皮肤感觉障碍。肱骨外科颈骨折时,常可损伤腋神经,表现为:肩关节外展幅度减小,三角肌区皮肤感觉障碍,三角肌萎缩,肩部失去圆形隆起的外观,肩峰突出,形成"方形肩"畸形。

6. 腓总神经 腓总神经损伤在下肢神经损伤中最多见。可见于腓骨小头或腓骨颈骨折、小腿石膏固定太紧、腘窝后方切割伤、胫腓关节后脱位等情况。周围神经损伤是常见的外伤,可以单独发生,也可与其他组织损伤合并发生。闭合性损伤,如关节脱位或骨折,可挤压或牵拉神经;骨筋膜室综合征对神经血管的压迫;锐利骨折端刺破和切割作用致伤神经;暴力冲击钝性挫伤,石膏外固定压伤浅表神经;肢体被暴力牵拉等因素致伤神经。开放性损伤,如锐器切割和火器伤致神经断裂;机器绞伤或撕脱伤等;这类神经损伤范围有时可达20~30cm,治疗困难,预后差。损伤后,胫骨前肌、趾长伸肌、趾短伸肌、腓骨长肌和腓骨短肌瘫痪，出现足和足趾不能背伸，足不能外展，足下垂并转向内侧而成为马蹄内翻足，足趾亦下垂，行走时呈"跨阈步态"。小腿前外侧及足背面感觉障碍，疼痛不多见。运动障碍比感觉障碍大。

7. **胫神经** 股骨髁上骨折和膝关节脱位是损伤胫神经的常见原因。胫神经损伤后出现小腿腓肠肌、比目鱼肌及屈趾肌和足底部肌肉瘫痪、足部感觉消失，可出现足底压疮或神经性溃疡。表现为足跖屈、足内收及内翻动作困难，呈外翻足，足趾亦不能跖屈，足弓的弹性和强度丧失，小腿消瘦。由于胫骨前肌挛缩而踝关节过度背伸，跟腱反射消失。如果损伤部位在腓肠肌和趾长屈肌分支以下时，只出现足趾运动障碍和足底感觉障碍。胫神经部分损害时，常出现灼性神经痛，并伴有出汗和营养障碍。

8. **坐骨神经** 坐骨神经是全身最大的神经，来自腰骶丛神经（L_4、L_5 和 S_1、S_3），在坐骨切迹处出骨盆，进入臀部。下行至大腿下 1/3 处分为胫神经和腓总神经。因此，坐骨神经总干的损伤远比其终支的损伤为少见。腰椎间盘突出、脊椎骨折脱位等可压迫损伤坐骨神经根。臀部肌内注射部位不当、髋关节脱位、股骨干骨折、骶骨及髂骨骨折等可损伤坐骨神经干。坐骨神经损伤部位高时，出现半腱肌、半膜肌、股二头肌及胫神经和腓总神经支配的肌肉瘫痪，小腿不能屈曲，足及足趾运动完全消失，呈"跨阈步态"。跟腱反射消失，小腿外侧感觉障碍或出现疼痛，足底感觉丧失常导致损伤和溃疡。

三、神经损伤的诊断

1. **病史** 有无明确的外伤史，注意损伤的部位，特别注意常见能引起周围神经损伤的部位，如肩关节脱位并发腋神经损伤、肱骨干骨折并发桡神经损伤、肘部损伤并发尺神经及正中神经损伤等。注意询问有无运动功能及感觉功能障碍。

2. **体征** 检查患者的运动感觉障碍的分布区域，典型的畸形如正中神经在肘上损伤可出现猿手畸形；桡神经在臂中部损伤可出现腕下垂；尺神经在前臂损伤可出现爪状指；腓总神经在腓骨颈平面损伤可出现足下垂等。

3. **特异性检查**

（1）叩击试验（Tinel 征）：即按压或叩击神经干，局部出现针刺性疼痛，并有麻痛感向神经支配区放射为阳性，表示为神经损伤的部位。或从神经修复处向远端沿神经干叩击，Tinel 征阳性则是神经恢复的表现。Tinel 征既可帮助判断神经损伤的部位，亦可检查神经修复后，再生神经纤维的生长情况。

（2）汗腺功能的检查：汗腺功能的检查对神经损伤的诊断和神经功能恢复的判断亦有重要的意义。手指触摸局部皮肤的干、湿和显微镜放大观察指端出汗情况虽然可帮助做出判断，但化学方法的检查则更为客观。

碘淀粉实验：即在患肢检查部位涂抹 2.5% 碘酒，待其干燥后再铺以淀粉，若有汗则局部变为蓝色。

茚三酮试验：即将患手指腹压在涂有茚三酮试纸上，出现蓝紫色指纹，则表示有汗。还可用固定液将指纹形态固定并将其保存，以供日后多次检查进行对比观察。无汗表示神经损伤，从无汗到有汗表示神经功能恢复，而且恢复早期为多汗。

4. **神经电生理检查** 肌电检查和体感诱发电位对于判断神经损伤的部位和程度以及帮助观察损伤神经再生及恢复情况有重要的帮助。

第三节 康复评定

一、运动功能的评定

1. 运动功能的评定
（1）视诊：皮肤是否完整、肌肉有无肿胀或萎缩、肢体有无畸形、步态和姿势有无异常。
（2）肢体周径测试。
（3）肌力和关节活动范围评定。

2. 运动功能恢复的评定　英国医学研究院（BMRC）1954 年提出神经损伤后的运动功能恢复情况分为 6 级，尤其针对高位神经损伤（表 9-1）。

表 9-1　周围神经损伤后的运动功能恢复等级

恢复等级	评定标准
0 级（M0）	肌肉无收缩
1 级（M1）	近端肌肉可见收缩
2 级（M2）	近、远端肌肉均可见收缩
3 级（M3）	所有重要肌肉能抗阻力收缩
4 级（M4）	能进行所有运动，包括独立的或协同的
5 级（M5）	完全正常

二、感觉功能评定

1. 感觉功能评定　包括触觉、痛觉、温度觉、压觉、两点辨别觉、皮肤定位觉、皮肤图形辨别觉、实体觉、运动觉、位置觉、神经干叩击试验（Tinel 征）等。

2. 感觉功能恢复评定　根据 BMRC 提出的标准，感觉功能恢复的情况也分为 6 级（表 9-2）。

表 9-2　周围神经损伤后的感觉功能恢复等级

恢复等级	评定标准
0 级（S_0）	感觉无恢复
1 级（S_1）	支配区皮肤深感觉恢复
2 级（S_2）	支配区浅感觉和触觉部分恢复
3 级（S_3）	皮肤痛觉和触觉恢复，且感觉过敏消失
4 级（S_{3+}）	感觉达到 S_3 水平外，两点辨别觉部分恢复
5 级（S_4）	完全恢复

三、 电生理评定

对周围神经病损伤，电生理学检查具有重要的诊断和功能评定价值。常用的方法有以下几种：

1. **肌电图检查**　通过针极肌电图检查，可判断神经受损的程度是神经失用或轴突断离或神经断离。评估标准：

（1）轻度失神经支配：肌电图可见自发电活动，运动单位电位波幅、时限基本正常，募集相为混合至干扰相，神经传导速度正常，波幅可下降。

（2）中度失神经支配：肌电图出现较多自发电活动，募集相为单纯至混合相，神经传导速度下降不超过 20%，波幅下降不超过 50%。

（3）重度失神经支配：肌电图出现大量自发电活动，仅见单个运动单位电位，运动单位电位波幅可增高，时限可增宽。募集相为单纯相，神经传导速度下降超过 20%，波幅下降超过 50%。

（4）完全失神经支配：肌电图出现大量自发电活动，无运动单位电位出现，电刺激神经干相应肌肉测不到复合肌肉动作电位。

2. **神经传导速度的测定**　神经传导速度的测定是利用肌电图测定神经在单位时间内传导神经冲动的距离。可判断神经损伤部位，神经再生及恢复的情况。

3. **体感诱发电位检查**　体感诱发电位（SEP）是刺激从周围神经上行到脊髓、脑干和大脑皮层感觉区时在头皮记录的电位，具有灵敏度高、对病变进行定量估计、对传导通路进行定位测定、重复性好等优点。对常规肌电图难以查出的病变，SEP 可容易做出诊断，如周围神经靠近中枢部位的损伤、在重度神经病变和吻合神经的初期测定神经的传导速度等。

四、 ADL 能力评定

ADL 是人类在生活中反复进行的最必需的基本活动。周围神经损伤后，会不同程度地出现 ADL 能力困难。ADL 评定对了解患者的能力，制订康复计划，评价治疗效果，安排重返家庭或就业都十分重要。

第四节　康复治疗

周围神经损伤康复治疗主要解决以下问题：防治并发症、促进受损神经再生、保持肌肉质量、促进神经再支配，促进运动功能与感觉功能的恢复，解除心理障碍等。治疗时，应根据不同时期、不同病情进行有针对性的处理。

一、 早期的康复

通常早期 1~2 周以内的康复主要是针对致病因素除去病因，消除炎症、水肿，减少对神经的损伤，预防挛缩畸形的发生，为神经再生准备一个好的环境。治疗时应根据不同病情进行有针对性的处理。尽早除去致病因素，减轻对神经的损伤，如为神经压迫（神经嵌压症），可用手术减压，营养代谢障碍所致者，应补充营养，纠正代谢障碍。

1. 药物治疗

（1）神经营养因子：神经营养因子（NTFs）是一组能对中枢和周围神经系统发挥营养作用的特殊物质。神经生长因子（NGF）对神经的生物效应为：保护神经元、促进神经元生长和轴突长芽、促进移植的神经组织生长。

（2）神经节苷脂 GM1：神经节苷脂 GM1 富含于神经细胞膜上，外源性神经节苷脂 GM1 能被神经细胞摄取，对维持神经细胞膜的正常功能及其稳定性起重要作用。

（3）B 族维生素（维生素 B_1、维生素 B_6、维生素 B_{12}）参与神经组织的糖和脂肪代谢，也用于周围神经病损的辅助治疗。甲钴胺是辅酶型维生素 B_{12} 的衍生物，更易进入神经元细胞器，动物实验发现其能促进轴突运输功能和轴突再生。

2. 保持功能位

周围神经病损后，为了预防关节挛缩，保留受累处最实用的功能，应将损伤部位及神经所支配的关节保持良好的姿位，在大多数情况下，应保持在功能位。

3. 运动疗法

运动疗法在周围神经损伤的康复中占有非常重要的地位，应注意在神经损伤的急性期，动作要轻柔，运动量不能过大。

（1）主动运动：如神经病损程度较轻，肌力在 2~3 级以上，在早期也可进行主动运动。注意运动量不能过大，尤其是在神经创伤、神经和肌腱缝合术后。

（2）被动运动：借助治疗师或器械的力量进行的运动为被动运动，患者用健康部位帮助患肢运动为自我被动运动。被动运动的主要作用为保持和增加关节动度，防止肌肉挛缩变形。其次能保持肌肉的生理长度和肌张力、改善局部循环。推拿按摩的主要作用是改善血液循环、防止软组织粘连，也能延缓肌肉萎缩。

0~1 级肌力，用低频电刺激疗法，诱发肌肉收缩；当肌力达到 2~3 级时，就应进行助力运动；4~5 级时，进行抗阻训练。被动运动时应注意：①只在无痛范围内进行；②在关节正常活动范围内进行，不能过度牵拉麻痹肌肉；③运动速度要慢；④周围神经和肌腱缝合术后，要在充分固定后进行。

4. 物理因子治疗

（1）高频电疗法：早期应用短波、超短波疗法，无热或微热量，每日 1 次，每次 10 分钟，注意治疗部位机体内有金属固定物时禁用，可以消除炎症、促进水肿吸收，有利于神经再生。

（2）温热疗法：应用热敷、红外线照射等，每日 1 次，每次 10~20 分钟，可改善局部血液循环、缓解疼痛、松解粘连、促进水肿吸收。治疗时要注意温度适宜，尤其是有感觉障碍和局部血液循环差时，容易发生烫伤。

（3）激光疗法：常用氦-氖激光（10~20mW）或半导体激光（200~300mW）照射病损部位或沿神经走向选取穴位照射，每部位照射 5~10 分钟，有消炎、促进神经再生的作用。

（4）水疗法：用温水浸浴、漩涡浴，可以缓解肌肉紧张，促进局部循环，松解粘连。在水中进行被动运动和主动运动，可防止肌肉挛缩。水的浮力有助于瘫痪肌肉的运动，水的阻力使在水中的运动速度较慢，防止运动损伤发生。

5. 矫形器的使用

周围神经病损特别是损伤后，由于神经修复所需的时间很长，很容易发生关节挛缩。因此，早期就应将关节固定于功能位。在周围神经病损的早期，矫形器的使用目的主要是防止挛缩等畸形发生。在恢复期，矫形器的使用目的还有矫正畸形和助动功能。若关节或肌腱已有挛缩，矫形器的牵伸作用具有矫正挛缩的功能，动力性矫形器可以提供或帮助瘫痪肌肉运动。

矫形器应合体，要注意矫形器对骨突部位特别是无感觉区的压迫，防止发生压疮。应根据患者的具体情况选择合适的矫形器，相同的神经损伤并不都用相同的矫形器，也并不是每个患者都需要矫形器，不必要的关节固定也是引起关节僵硬的原因。常见的周围神经损伤及其主要症状所适用的矫形器，见表9-3。

表9-3 常见周围神经病损及其矫形器的应用

功能障碍部位	神经损伤	矫形器
肩关节	臂丛神经	外展夹板
全上肢麻痹	臂丛神经	肩外展支架、上肢组合夹板
指间关节、腕关节	桡神经	上翘夹板、Oppenheimer 夹板
指关节伸直挛缩	正中、尺神经	正向屈指器
指关节屈曲挛缩	桡神经	反向屈指器
拇对掌受限	正中神经	对掌夹板
猿手畸形	正中神经	对指夹板、长拮抗夹板
爪形手	尺神经	短拮抗夹板、反向屈指器
下垂足、马蹄内翻足	腓总神经	足吊带、AFO、踝支具
膝关节	股神经	KAFO、KO
屈膝挛缩	股神经	KO、KAFO膝铰链伸直位制动
外翻足、踝背伸挛缩	胫神经	AFO、矫正鞋

二、 恢复期的康复

急性期炎症水肿消退后，一般在伤后1~2周，即进入恢复期。此期康复的重点在于促进神经再生和神经传导功能恢复，促进感觉和运动功能的恢复，促进肌力、耐力及运动协调性恢复，解除心理障碍，预防残障的发生。

1. 物理因子治疗

（1）低频电疗法：神经肌肉电刺激（NMES），使失神经肌肉收缩，延迟萎缩的发生，从而改善血液循环，减轻水肿或失水的发生，抑制肌肉纤维化。一般先刺激3~5分钟，肌肉收缩10~15次，休息10分钟后再刺激，反复4次，达到总收缩40~60次。失神经严重者，开始每分钟收缩1次，每次治疗收缩10~15次。病情好转后肌肉不易疲劳，可逐步增加肌肉收缩的次数，达到每回20~30次，缩短休息时间，延长刺激时间，使总收缩次数达到80~120次。每日治疗1~2次，15~20天为一疗程。

（2）中频电疗法：音频电疗法防止粘连，电极置于粘连部位或瘢痕两侧，并置法；或放于瘢痕上及其对侧部位，对置法。20分钟/次，每日一次，15~20天为一疗程。

（3）肌电生物反馈疗法：肌电生物反馈帮助患者了解在神经再支配早期阶段如何使用肌肉。一般每次先训练5分钟，休息3~5分钟后再训练，反复训练4次，共训练10~15分钟，放松或收缩75~100下，每次训练1~2次。随着神经的再支配，肌肉的功能逐渐恢复，因此电刺激的波宽和断电时间逐渐缩小，每次治疗肌肉收缩的次数逐渐增加。当肌力达到4级时，就可停止电刺激治疗，改为以抗阻运动为主。

2. 运动疗法

（1）当肌力为1~2级时，使用助力运动。可以由治疗师帮助患者做；患者健侧肢体辅助患侧肢体运动；借助滑轮悬吊带、滑板、水的浮力等减轻重力运动。

（2）当肌力为3级时，采用范围较大的助力运动、主动运动，逐渐减少辅助力量，但应避免肌肉过度疲劳。

（3）当肌力增至4级时，就进行抗阻运动，同时进行速度、耐力、协调性和平衡性的训练。多用哑铃、沙袋、弹簧、橡皮条，也可用组合器械来抗阻负重。增加肌力的抗阻运动方法有：渐进抗阻运动、短暂最大负载等长收缩练习、等速练习。原则是大重量、少重复。

3. **感觉再教育**　周围神经病损后，出现的感觉障碍主要有局部麻木、灼痛，感觉过敏，感觉缺失。不同症状采用不同的治疗方法。

（1）局部麻木感、灼痛：包括药物（镇静、镇痛剂，维生素）、交感神经节封闭（上肢做星状神经节、下肢做腰交感神经节封闭）、物理疗法（TENS、干扰电疗法、超声波疗法、磁疗、激光照射、直流电药物离子导入疗法、电针灸等）。

（2）感觉过敏：皮肤感觉过敏是神经再生的常见现象，而反复刺激敏感区可以克服敏感现象。常采用脱敏疗法，教育患者使用敏感区，在敏感区逐渐增加刺激。具体方法用漩涡浴疗法、按摩及适应性刺激。

（3）感觉丧失：在促进神经再生的治疗基础上，采用感觉重建方法治疗，将不同物体放在患者手中而不靠视力帮助，进行感觉训练。①早期训练，一旦患者对固定物体接触有感觉，应立即进行慢速适应性感觉纤维的训练，即对固定的触觉或压力的反应。如用手指接触一些钝性物体，先在直视下，然后在闭眼时练习。下一步进行快速适应性感觉纤维的训练，即对移动物体的反应。让患者先在直视下，然后在闭眼时接触、识别移动的物体。②后期训练，在直视下或闭眼时触摸各种不同形状、大小的物体，如硬币、纽扣、绒布、手表等常用物品，使患者能区分物品的大小、形状、重量、质地等。一般患者在训练4~5天后就有改善，原来没有两点辨别能力的患者在2~6周内可获得正常功能。

4. **作业治疗**　根据功能障碍的部位及程度、肌力和耐力的检测结果，编排一些有目的的活动，增加患者的肌力、耐力和协调性。针对上肢可进行手的各种主动运动训练、简单的作业治疗，必要时可采用上肢的固定性、矫形性以及功能性等矫形器，以较好的改善肢体活动功能。注意在治疗的过程中需不断增加训练的难度和时间，并防止由于感觉障碍引起的机械摩擦性损伤。

5. **心理康复**　周围神经病损患者，往往伴有心理问题，担心病损后不能恢复、就诊的经济负担、病损产生的家庭和工作等方面的问题。主要表现有急躁、焦虑、忧郁、躁狂等。可采用医学教育、心理咨询、集体治疗、患者示范等方式来消除或减轻患者的心理障碍，使其发挥主观能动性，积极地进行康复治疗。

6. **健康教育及注意事项**　必须让患者认识到单靠医生和治疗师，不能使受伤的肢体完全恢复功能，患者应积极主动地参与治疗。同时周围神经损伤的恢复过程中有许多注意事项：如早期就应在病情允许下，在肢体受限范围内尽早活动，以预防水肿、挛缩等；对于有感觉缺失的患者必须教育其不要用无感觉的部位去接触危险的物体，如运转中的机器、搬运重物，对有感觉缺失的手、手指，应经常保持清洁、戴手套保护。

7. **并发症的处理**

（1）肿胀：肿胀是由病损后循环障碍、组织液渗出增多所致，是创伤后必然出现的组织反应。慢性水肿渗出液内富有蛋白质，在组织内沉积形成胶原，引起关节挛缩、僵硬。因此，应采取措施减少水肿发生的倾向。

1）抬高患肢：将肢体抬高至心脏水平以上，可促进静脉和水肿液体回流。

2）向心性按摩和被动运动：可促进静脉和淋巴回流，减轻水肿。

3）顺序充气式四肢血液循环治疗：几个气囊按顺序依次从远端向近端充气挤压肢体，促进血液回流，对肢体肿胀疗效较好。

4）热疗：温水浴、电光浴等，必须注意温度不能太高，以免烫伤感觉缺失的部位。

5）高频透热疗法：短波、超短波、微波等，能改善局部血液循环，促进水肿吸收，但治疗部位机体内有金属固定物时禁用。

6）低中频电疗：如 NMES、干扰电疗、正弦调制中频电疗等。

7）其他：可用弹力绷带压迫，但压力不能太高。必须指出，以往大量应用的悬吊带并不是一个好的消肿方法。悬吊带的使用相应地减少了上肢的活动，会加重上肢的水肿和肌肉萎缩，增加患者的惰性而忽视功能锻炼。

（2）挛缩：在伤口愈合过程中，如果受伤处保持活动就会形成疏松结缔组织。若伤口处制动，就会形成致密瘢痕。制动使疏松结缔组织发生短缩变成致密结缔组织，失去了弹性和伸缩性能。正常关节固定4周，运动功能就会降低或丧失，受伤的关节固定2周就会导致致密结缔组织纤维融合，关节运动功能丧失。一旦发生了挛缩，治疗比较困难，所花的时间很长。因此，重点在于预防。

（3）继发性外伤：周围神经病损患者常有感觉丧失，因此失去了对疼痛的保护机制，加上运动功能障碍，无力抵抗外力，故无感觉区容易被灼伤、外伤。感觉丧失的骨突部位，如腕部、腓骨小头、外踝、足跟部位等，更易与矫形器、鞋子发生慢性磨损。一旦发生了创伤，由于伤口有营养障碍，较难愈合。

思考题

1. 简述周围神经损伤程度分级及对预后的影响。
2. 简述周围神经损伤的典型临床表现。
3. 简述桡神经、尺神经以及正中神经损伤的临床表现。
4. 简述周围神经损伤的康复评定。
5. 简述周围神经损伤的早期康复目的。

（殷　樱）

第十章
断肢与断指再植康复

第一节　断肢再植康复

一、概述

对人类而言，肢体不仅是我们的日常劳动器官，而且还是重要的感觉器官，同时也是人们参与社会活动的重要支撑，更重要的，它还是人整体美的重要组成部分。尽管当前假肢科学不断发展，已能制造出许多较为实用的假肢，但假肢仍不能代替原有肢体的所有功能，更不能弥补伤者心理上永久的精神创伤。为使离断的肢体回归人体，重新恢复其自然形态和功能，保持人体美的完整性，断肢再植多少年来一直成为创伤外科研究的一个重要课题。

目前，我国断肢再植已有半个世纪的历史，其发展经历了20世纪60年代的开拓期，70年代的发展期，80年代的成熟期，90年代的硕果期。断肢再植的康复观念亦经历了早期单纯追求成活率、后期进行必不可少的功能重建，进而发展到现在的重视早期功能康复训练。断肢再植的康复介入应和外科治疗有机结合起来，才能为患者争取最大的功能恢复。

二、临床特点

（一）断肢的分类

1. **根据肢体离断的程度**　可以分为完全性离断和大部离断两种。

（1）完全离断：一种是离断肢体远侧部分完全离体，无任何组织相连，称为完全性离断；另一种是断肢只有极小量损伤的组织与人体相连，再植手术前经过彻底清创，必须将这部分无活力的相连组织切除，实际上也变为完全性离断。

（2）大部离断：又称为不完全离断，受伤肢体局部组织大部分已离断，并有骨折或脱位，残留有活力的组织相连少于该断面软组织面积的1/4，主要血管断裂或栓塞，肢体远侧部分无血液循环或严重缺血，不吻合血管肢体必将坏死。因为大部离断往往是由钝性碾轧、挤压所致，软组织创伤范围较广泛，离断创面参差不齐，组织去留难以确定，所以其离断再植成活率并不比完全离断高。

2. **根据肢体离断的性质**　肢体离断主要是由机械损伤引起，但不同时期有不同的损伤特点。在战争时期，枪伤、爆炸伤是肢体离断的一个主要原因。在和平时期，机器损伤、交通事故等成为肢体离断的主要原因。由于致伤因素不同，病例的伤情各有特征。

根据创伤的性质进行分类，大致可分为以下类型：

（1）切割性离断：由锐器如刀、切纸机、铣床、铡刀等造成。这类损伤大都是上肢离断，伤断面较整齐，是再植条件较好的病例。

（2）碾轧性离断：这类损伤多由火车轮、汽车轮或机器齿轮等钝器所致。这类损伤可发生于上肢、下肢，所有组织虽在同一平面上离断，表面看起来似乎相连，实际上皮肤已被严重挤压，变得很薄，失去活力。手术时需要将毁损部分进行一定缩短，所以再植有一定难度，应视为完全性肢体离断。

（3）挤压性离断：这类往往是由笨重的机器、搅拌机、石块、铁板或重物挤压所致。这类损伤在上肢与下肢均可发生，离断平面不规则，组织损伤严重，常有大量异物不易清除，静脉常有血栓形成，再植难度较高。

（4）撕裂性离断：这类是由肢体被连续高速转动的机器轴、滚筒、皮带、风扇等转轴旋转离断，一般以上肢较为常见。手术时不但要缩短肢体，而且还必须将血管、神经等重要组织向两断端解剖分离一定长度，达到正常部位时才能进行吻合术，再植难度很大。

（5）枪弹伤性离断：是由枪伤或弹伤所致。这类再植需要离断肢体两断端有一定长度较完好的肢体，同时也要掌握好时机。因损伤比较严重，再植有一定困难，必须彻底清创，适当缩短。

（二）肢体离断的临床表现

肢体离断伤因其多由严重机械损伤引起，对人体的创伤较大，往往有出血量大、低血压休克，并伴有其他严重复合伤所致的昏迷、呼吸困难等临床表现。因损伤肢体完全离断或仅有少部分组织相连，所以常见有开放性骨折或多发性骨折，神经、肌腱被破坏，离断肢体无血供、无功能等。因致伤原因不同，离断肢体远端的完整性不同，有时离断肢体远端有严重毁损，创面严重污染等。

肢体离断以上肢发病率较高。离断部位越高，肢体血管的口径越大，再植手术中重建血液循环比较容易；但由于神经离断平面高，神经再生所需时间长，神经终端将逐渐发生退变萎缩，功能恢复晚且较差。同时离断部位越高所累积的肌肉组织一般亦越多，耐受缺血时间变短，再植时限相对缩短，若未及时手术再植，将造成组织坏死而影响生命。反之，如果肢体离断平面低，肌肉组织少，血管口径小、数量多，再植手术时，虽然血液循环重建比较复杂，但神经再生所需时间短，功能恢复较好。

检查肢体离断伤患者应常规做 X 线检查，了解骨折类型，以便术中处理。

（三）断肢再植的适应证及禁忌证

1. **适应证**　断肢再植属于大肢体再植，应严格选择适应证。但断肢再植适应证不是绝对的，在决定能否进行再植手术及评定手术预后时，应当详细检查，慎重考虑，周密计划，不能随便放弃再植，也不能盲目进行再植。在确保患者安全的条件下，尽量为患者争取一个有功能的肢体，这是最基本的适应证和目的。

2. **禁忌证**　断肢再植手术在严格选择适应证的同时，也应充分考虑其禁忌证：①患者因多发损伤或重要脏器损伤，不能耐受手术，此时以挽救生命为原则；②伤后时间长，断肢未冷藏，再植术后可能引起感染中毒等危及生命；③肩部或大腿高位断肢，肌肉丰富，伤后时间长或软组织挫伤重；④肢体毁损严重，软组织广泛碾挫伤，血管床破坏，或肢体缺损大，再植后无功能者。

三、 康复评定

（一）肌力评定

采用徒手肌力检查法，检测术前与术后康复各阶段患肢肌力。

（二）肌肉围度评定

主要了解断肢再植后患肢关节周围肌肉有无萎缩或肿胀。

（三）关节活动范围测定

关节活动测定是断肢再植后关节功能检查的常用评定项目之一。伤后的疼痛或者炎症粘连，继发或失用性关节挛缩，均可引起关节活动障碍。关节活动度的测定目的在于了解受累关节的活动受限程度，进而判断是否对日常生活活动产生影响。

（四）感觉评定

感觉检查包括浅感觉检查、深感觉检查和复合感觉检查（皮质感觉）检查。浅感觉包括触觉、痛觉、温度觉、压觉，深感觉包括：运动觉、位置觉、振动觉，复合感觉包括皮肤定位觉、两点辨别觉、实体觉、图形觉、重量识别觉等。检查时患者的反应有：①正常：患者反应快而准确；②消失：无反应；③减低或减退：迟钝的反应，回答的结果与所受的刺激不相符合。检查时要注意按照感觉神经所支配和分布的皮区去检查，同时注意两侧对称部位进行对比，并先检查浅感觉，然后再检查深感觉和复合感觉。

（五）疼痛评定

要注意疼痛的部位、性质、程度、加重或缓解因素、持续时间等。常用的评定方法有压力测痛法、视觉模拟评分法（VAS）、简化 McGill 疼痛问卷（SF-MPQ）、疼痛行为记录评定等。

（六）功能评定

断肢再植的成功要求再植肢体的功能达到一定的标准。陈中伟院士提出的功能评定标准，已在 1983 年被国际手外科学会联合会（IFSSH）所采用。断肢再植后的功能评定可用于鉴定疗效以及学术对比。

1. 上肢的功能评定标准

Ⅰ级：应用再植肢体能恢复原工作，合计关节活动度（包括再植平面近侧的一个关节）达到健侧的 60%；神经功能恢复良好，且能耐冷，肌力恢复达 4~5 级。

Ⅱ级：能恢复适当的工作，关节活动度超过健侧的 40%，正中神经和尺神经的恢复接近正常，并能耐受寒冷，肌力恢复达 3~4 级。

Ⅲ级：能满足日常生活需要，关节活动度超过健侧的 30%；感觉恢复不完全（如只有单一的正中神经或尺神经恢复，或正中与尺神经只恢复保护性感觉），肌力恢复达 3 级。

Ⅳ级：肢体存活，但无实用功能。

2. 下肢功能评定标准

Ⅰ级：恢复原工作，步态正常，感觉良好，膝踝关节活动度接近正常。

Ⅱ级：恢复适当工作，轻度跛行，感觉功能良好，关节活动度超过健侧的40%。

Ⅲ级：能胜任日常生活，行走需穿矫形鞋，足底稍有感觉，但无营养性溃疡。

Ⅳ级：患者需借拐助行，足底无感觉，可能存在营养性溃疡。

再植肢体一旦存活，即使功能恢复不理想，一般也不考虑再截肢，除非有下述情况：①再植肢体剧烈疼痛，经久不愈；②再植肢体并发慢性骨髓炎或化脓性关节炎，经久不愈；③下肢严重不等长和畸形，缩短的再植肢体不装假肢不能行走，而由于再植肢体的存在妨碍了合适假肢的装配。

四、 康复治疗

断肢再植的目的不单是使离断的肢体成活，更重要的是使再植的肢体恢复一定的功能和外观。这不但要求再植手术时要注意功能重建，还要求术后有良好的康复措施和适当的后期处理，以最大限度地发挥手术带来的功能潜力。

康复治疗师在进行康复治疗前首先要熟悉患者的病史以及手术方法、过程、日期等相应的资料，了解损伤性质（如碾轧伤、撕脱伤、切割伤等）、各种组织的损伤平面、骨折的固定方法和牢度、肌腱缝接方法、伤口闭合情况等。骨科医师和康复医师、康复治疗师形成一个治疗团队，密切配合，技术和知识互补，共同合作，在最佳时间内采取合适方法，积极康复治疗，使再植肢体恢复其最大功能。

（一）分期康复治疗

康复治疗提倡尽早开始，且有计划地持续进行。断肢再植术后的康复大致分为早期、中期和晚期三个阶段，每个阶段的治疗重点不尽相同，应选择合适的治疗手段。

1. 早期康复治疗（第1~4周）

（1）术后第1周：临床给予抗痉挛、抗凝血、抗炎症治疗，保持再植肢体稳定，避免各种不良刺激，以便促进各种组织修复，以保证再植肢体成活。此时注意选择适宜的外固定，一般康复不介入，为静养期。

（2）术后第2~4周：为术后肌腱等软组织愈合时期。此阶段康复介入主要是为了保证再植术后血液循环的畅通，减轻肿胀，预防感染，保持患肢各关节的功能位。一般康复治疗为：相关肌肉的等长收缩训练和按摩、神经电刺激、光疗等物理治疗，预防并发症。

2. 中期康复治疗（第5~8周） 中期康复自解除断肢的制动后开始，主要目的是控制水肿，防止关节僵硬和肌腱粘连。

（1）患肢的主动屈伸运动练习，过程中要注意动作轻柔，避免拉伤修复的组织。

（2）教会患者伤肢感觉丧失后的代偿技术，用视觉来代偿皮肤感觉的丧失。

3. 晚期康复治疗（第9~12周） 此期骨折已基本愈合，肌肉、神经和血管的愈合也已牢固，外固定支架亦已去除。此阶段康复的目的主要是促进神经功能的恢复，软化瘢痕，减少粘连，加强运动和感觉训练。

（二）康复治疗方法

1. 早期康复治疗（第1~4周） 离断的肢体一般损伤多较严重，再植术后会有不同程度的肿胀，易使关节囊、韧带或其他软组织纤维化、僵硬。此阶段康复治疗过程中由于肢体疼痛、肿胀的影响，所以动度不能大，疗效不明显，此时治疗师应在治疗前积极地做好宣教和相关治疗说明，取得患者及家属的信任和理解，为后期康复治疗循序渐进地开展打好基础。

术后第 1 周，主要以绝对卧床休息为主。同时为了减轻肿胀，要抬高患肢，也可以在离断处近端做轻柔的向心方向的按摩。为避免因制动带来的不良后果，可对非制动关节进行适当的被动活动，如上臂离断再植可被动活动腕、手关节，大腿离断再植可被动活动踝、趾关节。

术后第 2~4 周，主要以促进血液循环、减少肿胀为主。可采取以下方法：

（1）超短波电疗法：有促进深部血管扩张、改善血液循环、防止小静脉血栓形成和抑制细菌生长的作用，可加速水肿消退、控制感染。对骨折断端有金属内固定者禁用。无热量，对置法，10 分钟 / 次，每日 1 次，10~15 次为一疗程。

（2）紫外线照射：当术后伤口感染有渗出液时，可用紫外线局部照射。紫外线有杀菌作用，可控制表浅部位的感染，促进伤口愈合。弱红斑量，每日或隔日一次，5 次为一疗程。

（3）红外线照射：可使表浅血管扩张，促进渗出液吸收，保持创面干燥。注意此时患者存在肢体感觉障碍，治疗时光源应距患肢稍远，以免烫伤，照射距离 20~30cm，20 分钟 / 次，10~15 次为一疗程。

（4）微波：可使小血管扩张，加快炎性灶内代谢产物的排出，有利于组织修复，减少瘢痕形成，有金属内置物者禁用。小剂量，10 分钟 / 次，10~15 次为一疗程。

（5）运动疗法：一般条件良好的患者鼓励下床活动，对需卧床患者应加强健肢的运动，避免因长期卧床带来的并发症，如坠积性肺炎、尿路感染、静脉血栓形成及压疮等。术后患肢一般采取功能位固定，此时可抬高患肢促进血液回流以利于消肿，还应小心进行近端及远端未被固定关节的轻微伸屈被动运动，以防关节失用性萎缩。

（6）注意事项：早期康复过程中，尤其在术后第 2~3 周内，康复环境温度适宜在 25℃左右，环境温度过低，可能导致血管痉挛影响血供，同时若活动次数过多、过频，也可能会使水肿消退缓慢或加重。因为肢体神经功能尚未恢复，存在不同程度的感觉功能障碍，若环境温度过高，可能会造成烫灼伤。教育患者的自我保护意识：①再植肢体应保暖，以免受凉引起血管痉挛；②不能食用含有咖啡因的液体，以免血管收缩；③严禁吸烟，因为烟中的尼古丁会降低血液中的含氧量，危及再植肢体的血液供应；④应抬高伤肢，保持于心脏平面，以减轻水肿。在医生和治疗师的指导下运动，必须注意循序渐进，缓慢而柔和的进行关节被动和主动活动。同时应注意避免被动活动时意外损伤（血管、神经、肌腱吻接部位的断裂等）的发生。

2. **中期康复治疗（第 5~8 周）** 中期康复从术后第 5~8 周开始，此阶段软组织已基本愈合，骨折内固定良好时，主要是以解除患肢的制动为主，目的是改善血液循环防止关节的僵直和肌腱的进一步粘连，增加关节活动度。治疗师应与骨科医生沟通协商后确定行主 / 被动关节活动的方案，按照循序渐进原则进行系统康复。切忌暴力，以免缝合之神经、肌腱拉断。创口完全愈合后，可行关节松动术、按摩等以促进组织愈合，防治关节僵硬、肌腱粘连、增加关节活动度。当患肢有一定的屈伸活动时，可开始医疗运动康复，包括挛缩肌肉牵伸、患肢的弹性主动屈伸等。若选用各种支具及关节被动活动器协助训练更好。同时可配合物理因子治疗，其中物理因子治疗中常用超声波疗法，因超声波的微调按摩作用可使细胞膜通透性增加，改善血管和淋巴循环，加速神经功能恢复和骨折愈合。其次也可行超短波治疗、微波治疗以及离断处以下做肌肉电刺激及传递冲动练习。此期若骨折端愈合尚不牢固，按骨折后第一期康复的原则进行未被固定的关节运动，近端以主动运动为主，远端做被动运动。

3. **后期康复治疗（第 9~12 周）** 此时骨折已基本愈合，肌肉、神经和血管愈合也已牢固。此阶段康复重点是继续减轻水肿、软化瘢痕、改善功能活动。治疗可行被动活动、抗阻力运动、主动关节活动度练习、功能活动训练（如日常生活活动训练）、感觉再训练等。继续进行非制动关节的被动运动，在可能条件下，尤其要进行最大限度的主动运动。主动运动包括两层含义，一方面是离断肢体近端非制动关节的主动运动，如腕部离断再植后，肩、肘关节的主动活动；另一方面是局部关节的主动运动，如腕部离断再植后，手指的主动屈伸练习。同时辅以必要物理治疗。

（1）理疗：常用的有超声波治疗、音频治疗，可使瘢痕软化。进行关节主动、被动运动前，采用局部蜡疗，可软化僵硬的瘢痕和关节，有利于伤肢的功能锻炼。

（2）关节活动度练习：①主动运动：主动做关节各方向运动。动作应轻柔平稳，达到最大幅度时再适度用力，使关节区域感到紧张或轻度酸痛感。②被动运动：进行被动牵伸活动。此法牵伸力较强，但手法应轻柔，以引起关节有紧张感或酸痛感觉为度。切忌使用暴力或引起明显疼痛，以免引起新的创伤。③夹板：有静力型和动力型夹板两种。使用夹板的目的是矫正和预防畸形以及改善功能。

（3）肌力和耐力练习：可采用从轻至重的分级抗阻训练。促进肌力恢复的原则是使肌肉尽最大能力收缩，以引起适度疲劳，然后适当休息，使肌肉在恢复中发展其形态和功能。

（4）感觉再训练：自术后第4周开始，对患者再植的肢体进行综合感觉训练。①保护觉的训练：包括针刺觉、深压觉、冷热觉，训练的目的不是恢复保护觉而是教会患者代偿的能力。②定位觉的训练：自患者恢复针刺觉和深压觉时开始，治疗师用指尖或橡皮头敲击患者掌侧，令患者闭眼用健手示指指出敲击的部位，回答有误时令患者睁眼学习，如此反复进行。③形状觉的训练：令患者闭眼触摸不同大小、形状的木块并描述比较，回答有误后则睁眼再感觉一次，如此反复进行。进一步可辨别异形物体和生活中的实物。④织物觉的训练：开始让患者触摸粗细相差极大的砂纸，然后学习辨别粗细差别较小的砂纸。继而辨别不同的织物如毛皮、丝织品、羊毛、塑料等。⑤脱敏训练：手外伤后常因神经病变等引起触觉过敏，宜用脱敏疗法治疗。

（5）作业治疗：当神经再生，再植肢体出现较明显主动活动后（一般术后3个月），可进行作业疗法，目的是训练断肢的灵活性、协调性，防止肌萎缩，也可以增加关节活动范围和改善肌力。具体功能训练方法有捏夹子、组装玩具、编织、剪纸等。ADL训练有刷牙、穿衣、洗脸、系扣子等。要注意的是训练动作应由简单到复杂，循序渐进，逐渐增加负荷和精确度。

4. 心理治疗　虽然再植手术已获成功，但导致肢体离断的外伤，对患者是一个非常可怕的经历。此外，再植后肢体外形的不足和部分功能与美观丧失，不可避免地在患者心中留下阴影。患者心理的不平衡，需要一个较长时间的调整，才能真正接受现实，正确对待，积极配合治疗，获得较好的康复治疗效果。

总之，断肢再植术后康复是一系统治疗，强调在再植术前、术中及术后各环节中康复措施的实施。术后不同阶段采用不同的康复治疗方法，而晚期可针对活动度欠佳的关节行松动训练，强化日常生活训练，使患者的感觉和运动尽快得到充分的恢复。并根据患者的不同条件进行出院后的家庭指导及职业训练，结合患者的工作和将来可能的工作，选择相应的作业治疗，通过日常生活，做复杂的家务劳动，训练患肢的灵活性，为回归社会做准备。若再植的功能不再继续改善，或原有神经、肌肉等未修复时，宜进行二期功能重建术，以最大程度地恢复再植肢体的功能。

（三）断肢再植后期的功能重建

后期的功能重建：由于肢体离断时创伤的复杂性，再植手术时紧急抢救肢体的仓促性，手术处理中可能存在着力不能及的情况，以及患者所存在的个体差异，导致在后期功能恢复中可能出现某种欠缺之处，未能达到预期的效果，诸如骨骼和关节、神经、肌肉、肌腱、皮肤以及血管在愈合和恢复过程中出现的各种障碍，影响了晚期的康复治疗及患肢的功能恢复，此时应择期给予后期的功能重建。

1. 骨骼的后期修复　如果肢体再植术后4~5个月仍有骨不连或骨缺损，应适时手术处理以便康复治疗的全面开展。骨缺损的修补可切取带血供的、形态和长度合适的自体髂骨块，紧密镶嵌于缺损处，效果较好。在关节平面的骨缺损，如局部软组织许可，也可采用人造关节成形术，以恢复缺失的关节功能。

2. 肌肉与肌腱的后期修复 修复目的主要是修复承担主要功能的肌肉和肌腱，恢复肢体的主要功能。晚期肌肉与肌腱的修复方法有如下几种：①肌腱松解术。②肌腱移植术。③肌腱转移术。④肌肉转移术。

3. 神经的后期修复 肢体的主要神经干应尽可能在再植手术时一期修复。然而部分患者其主要神经未能在再植手术时修复，或虽经缝合而没有获得功能恢复者，均应考虑行后期修复术。

（1）神经松解术：神经吻合后再生过程停滞，手术探查中可见神经被瘢痕压迫或被环状索条束缚。经过松解后，神经功能常可以获得迅速的恢复。

（2）二期神经吻合术：在再植手术时，因为某种情况，难以确定切除损伤神经的范围，因而未能对肢体的主要神经进行吻合，此时应设法进行二期神经吻合术；如有短距离的神经缺损，可以采取神经游离、神经移位、屈曲关节或适当地缩短骨骼等方法来代偿神经长度的不足。若经上述方法，神经缺损仍不能达到对端缝合时，则应采取神经移植等方法来修复神经长度的缺损。

（3）不可恢复的神经损伤的治疗：出现不能用以上方法修复的神经损伤，或经神经修复而未能恢复其功能的情况时，可采用肌腱转移术代偿其失去的某些功能；或可应用肌腱固定术、关节融合术及弹性支架等，使肢体关节处于功能位，从而达到改善其部分功能的目的。

4. 后期循环障碍的处理 循环障碍也可发生在晚期，表现为动脉供血、静脉和淋巴回流的障碍，应根据情况予以处理。

（1）后期动脉供血障碍：由于血管损伤清创不彻底或缝合质量欠缺，或是在晚期发生动脉血栓形成而造成阻塞。此时，若无侧支循环形成，则会有血液循环危象的出现，此时应立即手术探查。如再植肢体在功能锻炼时仍有缺血表现，则应通过动脉造影证实后，根据栓塞部位动脉周围软组织的情况，决定是否施行血管移植术或旁路移植术。为建立丰富的侧支循环，治疗师可指导患者行体位性或被动充血性侧支循环的训练。

（2）后期淋巴回流障碍：多数断肢再植患者中，随着吻合口皮下的淋巴管自行重新愈合，在3周内肢体肿胀也随之逐渐消退。但在脱套性皮肤撕裂伤或局部环状瘢痕挛缩时，可使淋巴回流受阻，再植肢体远部出现象皮肿，此时应根据患肢的肿胀程度，切除环状挛缩的瘢痕，并行皮瓣植皮，使远侧肢体的淋巴液通过皮瓣内淋巴管的愈合与沟通，从而改善其淋巴回流。

（3）后期静脉回流障碍：可由于受压或血栓形成而造成静脉回流障碍，以由后期离断平面环状瘢痕挛缩引起静脉压迫较为多见。对此瘢痕应细心地予以切除，并做2~3处"Z"整形术，或行带蒂皮瓣植皮以松解环形的挛缩。

二期功能重建为患肢的功能进一步恢复提供了条件，而后的康复治疗应适时介入，贯穿于整个治疗环节。骨科医师、护士、康复医师、治疗师团队合作，治疗互补，为患者争取最大的功能恢复。

（四）断肢再植的健康教育

断肢再植成功与否与患者是否配合治疗密切相关。只有通过正确、合理的健康教育才可使再植患者的认知、态度、行为发生正确的变化，提高患者自我康复的维护能力，坚持康复治疗，最大限度恢复患肢功能。同时，家属渴望了解与疾病相关知识和技能，做好及时、充分的健康教育，以便能有效地使家属参与疾病的治疗和康复过程，帮助患者尽快康复。

1. 环境指导 室温控制在 20~25℃、湿度保持在 60%~70% 为宜，24 小时持续烤灯照射保暖，但在血运较差的情况下，不宜用烤灯，否则会加速局部组织新陈代谢、组织耗氧及组织变性坏死。限制陪同人员，减少不良刺激。室内禁止吸烟，吸烟诱发的微循环变化是引发再植后血栓形成的主要因素。

2. **疼痛指导**　疼痛可诱发血管痉挛，引起血管危象。治疗师宜向患者宣教疼痛的危害性，解释镇痛药的作用、使用方法、注意事项及可能出现的不良反应，让患者明白短期适量使用不会影响康复，也不会成瘾，消除其担忧。

3. **体位指导**　长时间体位不变可导致循环受压，血供减少。告知患者术后将采用烤灯局部照射保温，为保持肢体局限于烤灯照射范围内，适时改变体位非常重要，应注意避免患侧卧位。

4. **饮食指导**　由于术后扩血管药物的应用和长时间的卧床，会引起肠胀气和肠蠕动减慢，应指导患者进食高蛋白、高维生素、高热量、易消化的食物，少量多餐，多饮水，禁饮酒，忌食辛辣刺激食物。

5. **心理指导**　大多数患者担心手术会给家庭造成经济负担，而产生负面情绪，同时对手术有效性更是充满期待，迫切希望得到医护人员的尊重和理解。因此，为消除患者思想顾虑，在治疗前治疗师应向患者说明手术的必要性，介绍医生技术水平及成功病例，强调了为避免发生血管危象，术后要保持心情愉快，避免情绪紧张、激动。

第二节　断指再植康复

一、概述

手是人类劳动、生活的重要工具。手指离断不仅影响手的功能，还会由于断指暴露在外破坏其完整性而影响外观，对人的身心造成严重的伤害，因此近百年来临床医生进行了不懈的努力，试图将离断的手指再植并使其恢复原有功能。断指再植发展至今已由再植技术及成活率的研究主题转移到再植手指功能及美观的恢复与重建上。康复的介入是再植断指恢复功能的重要保证。康复治疗应在再植成活后立即进行，按术后不同时期采用相应的康复治疗方法。康复是一个长期的过程，要不间断地进行直至手指的功能恢复为止。再植的断指虽然经过康复治疗，但仍然会遗留不同程度的手功能障碍。有些患者需要择期进行Ⅱ期矫形手术，以改善功能，加快功能恢复。

二、临床特点

断指再植是指将完全离断的手指或仅有不超过手指皮肤周径 1/8 相连的手指重新吻合，使之恢复血液循环，得到成活并恢复一定功能。

（一）断指分类

1. 按解剖大体分类

（1）完全性离断：是手指两断端之间无组织相连续；或仅少许无生机的严重挫伤组织相连，清创时必须清除，从而使两断指端完全分离。

（2）不完全性离断：伤指的两断端大部分组织分离，仅有小部分皮肤或软组织相连，其残留组织不超过手指周径的1/8。

2. 根据伤情分类

（1）切割伤性离断：是手指被刀、斧、切纸机等锐器切割所致离断。此类断指断面多较整齐，两断端软组织挫伤较轻，清创后血管神经能直接对端吻合，血管、神经肌腱等重要组织均可一期修复，是再植较好的适应证，再植成功率较高。

（2）挤压伤性离断：是手指被重物或机械挤压、打击或碾轧所致离断。此类断指多伴有远、近段软组织较广泛的挤压碾挫伤，皮下淤血或皮肤剥脱，伴有指骨粉碎性骨折，甚或伴有血管神经和肌腱挤压伤；严重者可导致伤指微小动静脉和毛细血管广泛损伤，血栓形成率高。再植难度大，再植成功率较低。

（3）旋转撕脱性离断：是手指被机械性旋转扭力或强力牵拉伤所致的离断。此类断指伤情较为严重，组织损伤范围较大，污染也较严重，再植难度大。再植时往往须短缩伤指或做血管、神经、肌腱及皮肤移植，易发生血液循环危象。

（4）咬伤性离断：是手指被人、牲畜及其他动物咬伤所致离断。因动物口腔污染较重，易发生感染，故清创一定要及时和彻底。除血管、神经、肌腱须覆盖软组织外，其他可不做一期缝合。

（5）复合伤性离断：是两种以上因素所致的手指离断，常见的有热压伤、冻伤及化学伤合并机械伤等。此类断指因合并损伤，血管危象及血栓发生率高，再植成功率低，可选择其中条件较好的试行再植。

（6）爆炸伤性离断：是平时或战时的枪、弹等火器伤性断指，损伤和污染均较严重，再植成功率低，可选择条件较好的试行再植。

3. 根据离断平面分类

（1）近节离断：掌指关节到近节指骨头平面的离断。

（2）中节离断：近侧指间关节到中节指骨头平面的离断。

（3）远节离断：远侧指间关节附近的离断。

（4）指尖部离断：即甲根以远离断（完全离断）。

（5）多平面（段）离断：指一指或多指2个平面以上的离断。

（二）临床表现

手指外伤后，患者表情痛苦，伤指与主体无任何组织相连；或仅有少许挫伤组织及肌腱相连，有开放性骨、关节损伤；或伤指畸形、变扁，手指远端无血运或有严重毁损。摄片检查，可明确骨折类型，以便术中处理。

（三）断指再植的适应证及禁忌证

1. 适应证　断指是否适于再植，要将断指损伤的情况、医师的技术能力、医院条件、患者的职业、生活要求、主观意愿以及是否合并重要器官的严重损伤等结合起来，全面分析，综合评价。

2. 禁忌证　断指再植手术在严格选择适应证的同时，也应充分考虑其禁忌证，为患者的手术安全及功能愈合做充分准备。①患者有全身性疾病，体质差，或因多发伤或重要脏器伤，不能耐受手术。此时应挽救生命为主，不做再植术；②伤后时间长，断肢未冷藏，易感染中毒而危及生命的；③肩部或大腿高位断肢，肌肉丰富，伤后时间长或软组织碾挫伤严重的；④离断手指毁损严重，软组织广泛碾挫伤，血管床破坏，或组织缺损大，再植后无功能者。

三、康复评定

（一）肌力评定

采用徒手肌力检查法，检测手的握力和捏力。

（二）伤指肿胀情况评定

水置换容积法及周径测量等，水置换容积法测量仪包括有一个排水口的大容器及量杯。测量时，将肢体浸入容器中，容器有水平停止杆，使肢体进入容器中一定位置，排出的水从排水口流出，用量杯测出排水的体积。同时相同方法测量健侧肢体，两者之差即是肿胀体积。主要了解断指再植后患指有无肿胀，关节周围肌肉有无萎缩。

（三）关节活动范围评定

采用国际手外科联合推荐的手指总主动活动度（TAM）测定法。将掌指关节（MP），近位指间关节（PIP），远位指间关节（DIP）主动屈曲度之和，减去各关节主动伸直受限度之和，即为该手指总的主动活动度（TAM）。各关节伸直以 0° 为准，过伸部分不计。评定标准：①优：活动范围正常；②良：TAM >健侧的 75%；③可：TAM >健侧的 50%；④差：TAM< 健侧的 50%。

（四）感觉评定

感觉检查包括浅感觉检查、深感觉检查和复合感觉检查（皮质感觉）检查。详见本章第一节相应部分内容。

（五）疼痛评定

要注意疼痛的部位、性质、程度、加重或缓解因素、持续时间等。常用的评定方法有压力测痛法、视觉模拟评分（VAS）、简化 McGill 疼痛问卷（SF-MPQ）、疼痛行为记录评定等。

（六）功能评定

1981 年国际会议曾对断肢（指）再植的功能评定提出方案，这个方案按照工作能力、关节活动度、感觉能力的恢复和肌力 4 个方面进行评价，并把功能恢复分为 4 级：

Ⅰ级（优） 应用再植肢体能恢复原工作，合计的关节活动度（包括再植平面近侧的一个关节）超过健侧的 60%，神经恢复良好，且能耐寒冷，肌力恢复达 4~5 级。

Ⅱ级（良） 能恢复合适的工作，关节活动度超过健侧的 40%，正中神经和尺神经的恢复接近正常并能接受寒冷，肌力恢复达 3~4 级。

Ⅲ级（可） 能满足日常生活需要，关节活动度超过健侧的 30%，感觉恢复不完全（如只有单一的正中神经或尺神经恢复较好，或正中神经与尺神经只恢复保护性的感觉），肌力恢复到 3 级。

Ⅳ级（差） 肢体存活，但无实用功能。

（七）神经电生理检查

神经电生理检查对断指再植后是否有神经损伤具有重要的诊断和功能评定价值，常用的方法有肌电图、神经传导速度检查、强度 - 时间曲线检查等。

四、 康复治疗

断指再植的最终目的是恢复一个具有良好功能的手，有专家提出了断指再植与功能康复一体化的新概念，把断指再植的术前康复预防，术中功能保护以及术后康复治疗等连贯在一起，形成了一体化的治疗体系。

对于康复训练分期，目前多数学者倾向的训练原则是，在术后不同时期根据伤指功能状态，采取相应的康复手段。有将术后康复分为早期（术后 4 周内）、中期（第 5~8 周）、后期（第 9~12 周），也有将术后康复分期分为早期（术后 4 周内）、中期（第 5 周 ~3 个月）、后期（3 个月后），分期的方法和内容虽然略有差异，但治疗的原则和目的则大致相同。我们将术后康复治疗分为：

（一）早期的康复治疗（第 1~4 周）

早期的康复治疗是在再植术后 4 周内进行，此期的康复重点是预防和控制感染，为软组织的愈合创造条件，此时再植指体会有不同程度的肿胀。康复治疗的目的是保证血液循环通畅、减轻肿胀。具体方法有：

1. **物理因子治疗**　如红外线照射治疗等可使患指血管扩张，增加末梢血液循环；超短波疗法（无金属内置物者），无热量，对置法，10 分钟 / 次。

2. **运动疗法**　从术后第 2~3 周开始，此时血液循环恢复良好，行运动疗法治疗可促进静脉和淋巴回流，改善血液循环，保持关节活动范围，保持关节囊和韧带的弹性，预防失用性肌萎缩。治疗师可辅助患者行被动关节活动，也可在保护下让患者主动功能锻炼，但关节活动度要控制在 30° 以内。对未制动的关节，治疗师可指导患者进行轻微的伸屈运动，同时要求患者完成肩关节、肘关节的主动活动练习，以免因长期制动而影响其他关节的正常活动范围。

3. **教育患者自我保护意识**　指导患者对再植指进行保暖，以免受凉而引起血管痉挛。告知患者不能食用含咖啡因的食物，以免血管收缩；严禁吸烟，因为烟草中的尼古丁会降低血液中的含氧量，危及再植指体的血液供应。指导患者抬高患指，保持平于或高于心脏平面，减轻水肿的发生。关节部位勿过度屈曲，以免静脉回流受阻。

要注意的是，术后早期被动活动一直是断指再植功能康复强调的重点，但为保证断指成活，术后早期活动需谨慎，并且由于内固定方法的不同，功能训练开始的时间也不一样，微型钢板内固定指骨其优点是稳定性高、不经过关节固定，方便早期功能训练；而单根克氏针贯穿 1 或 2 个关节固定则明显限制了早期功能训练；交叉克氏针尽管避开了关节，但稳定性不如微型钢板，操作烦琐，且容易伤及关节囊及其周围韧带，去除之前早期活动也极为有限。所以，不同的内固定形式，其功能康复训练选择的时机、方法及预后也不尽相同。

（二）中期的康复治疗（第 5 周 ~3 个月）

中期的康复治疗是在术后第 5 周 ~3 个月进行，此期的康复重点是预防关节僵硬和肌腱粘连及肌肉萎缩。断指再植后会有不同程度的肿胀。若肿胀持续时间较长，易使关节囊、韧带及其他软组织纤维化，发生僵硬。此期大部分患者有感觉和运动功能的恢复不全，同时伴有肌腱粘连、神经肌腱缺损等情况。主要康复治疗为物理因子治疗和无张力下的功能训练，目的是消肿，减轻粘连，延迟或减轻肌肉萎缩，促进神经再生，加速骨折愈合。具体康复治疗方法为：

1. **物理因子治疗**　根据存在的问题选用超短波、红外线、蜡疗等。

2. **功能锻炼**　主要看存在的问题及Ⅱ期手术要求，有针对性地进行锻炼，中期康复应尽量主动活动，练习手指的伸、屈和握拳等动作。但动作宜轻柔，以免拉伤修复的组织，治疗师应正确指导患者进行练习。如关节主、被动活动、肌力训练、虎口开大训练、感觉训练等，其中感觉训练可通过针刺觉和冷热觉实施训练，要注意避免烫伤和冻伤。感觉康复训练的适应证包括以下两方面。①感觉丧失：患指完全缺乏保护性感觉的患者。②感觉减退：患指有保护觉，但缺乏两点分辨能力的患者。感觉再训练的方法：①缺乏保护觉患者的训练：对缺乏保护觉的患者，用针刺、冷热或重力的挤压等容易使患手再度损伤。训练时在一安静的室内进行，让患者闭上眼睛，物理治疗师用各种尖锐的物品轻轻刺激患手，然后让患者睁开眼看清刚才检查时的感觉是针刺或是冷热，如此反复进行训练。②有部分保护觉患者的训练：让患者观看时要触摸带花纹的棋盘或其他粗糙物品，然后让患者闭上眼睛触摸上述物品，反复训练其分辨感觉的能力。

3. **作业疗法**　作业疗法是应用经过选择的有目的作业活动促进断指功能进一步改善的重要治疗手段，常在物理因子治疗和运动疗法结束之后进行。包括：①日常生活训练，如穿衣、用餐、个人卫生、洗浴、如厕等；②治疗性作业活动，选用黏土塑像、陶土工艺、编织、刺绣及捏面人、拍皮球、绘画、弹琴等工艺治疗；③职业技巧训练，根据患者兴趣、工作性质和手功能状况，选择如木工、机缝、纺织、打字及珠算等作业，患者既可取得报酬，又得到了锻炼；④虚拟情景训练，采用计算机图形与图像技术、抠像技术让患者在屏幕上看到自己或以虚拟图形式出现，过程可结合任务性或游戏性活动，增加患者的主动参与性。

（三）后期康复治疗（3个月后）

断指再植术后3个月后，骨折已愈合，肌肉、神经和血管愈合已牢固。此期可进行被动活动和抗阻力运动，康复的重点是继续减轻水肿、软化瘢痕、增加关节活动范围、提高功能性活动（例如，日常生活活动等）和加速感觉恢复等。

1. **物理因子治疗**　软化瘢痕的超声波治疗、音频治疗。进行关节主动、被动运动前，采用局部蜡疗，软化瘢痕粘连和僵硬的关节，有利于患手的功能锻炼。

2. **运动疗法**

（1）关节活动度练习：①主动运动：关节各方向的主动运动，动作应平稳缓和，达到最大活动范围后，再适度用力，使关节区域感到紧张或轻度酸痛感；②被动运动：进行被动牵伸，牵伸以引起关节有紧张感或酸痛感为度，切忌使用暴力或引起明显疼痛，以免引起新的创伤。

（2）肌力和耐力练习：从轻至重的分级抗阻训练，促进肌力恢复的原则是使肌肉尽最大能力收缩，以引起适度的疲劳，然后再适当休息，使肌肉在随后的超量运动中，恢复并发展其形态和功能。

（3）关节松动术：对骨折及软组织已愈合但关节活动不佳的患者，可行关节松动训练。

3. **作业治疗**　主要训练手的灵活性、协调性，防止手内在肌萎缩。在关节活动范围和肌力有一定恢复时，及时开始各种日常生活活动和功能活动练习，如刷牙、穿衣、洗脸、系扣子、吃饭等。

（四）术后3~6个月功能重建

虽经积极康复治疗但仍有部分患者功能恢复不佳，需要再次行功能重建手术治疗或是辅以康复工程介入。

1. **手术方法** ①屈指肌腱粘连松解术。粘连松解后，腱鞘或腱周充填脂肪组织，并辅以早期被动活动。②肌腱缺如或变性，采用同源肌腱移植。③感觉障碍行指神经探查松解或移植术，指体缺血者行动静脉转流术。④关节强直者行关节成形术或用带血管的第2跖趾关节移植重建指间或掌指关节。

2. **康复医学工程** ①肌腱松解术后，应用指间或掌指关节伸展支具，防止关节挛缩。②断指再植后外形或长度欠佳者，可佩戴装饰指，对患者心理起安慰作用。

（五）心理康复

针对不同阶段出现的病态心理，进行心理医学咨询，介绍类似伤情典型病例的康复疗效，各种康复治疗的意义，以及坚持功能锻炼的必要性。手术治疗期，针对患者恐惧、悲观绝望心理，进行劝导和安慰，消除紧张情绪，使患者树立自信心，增加功能锻炼的机会，减轻患者的心理负担。在康复早期，向患者及其亲属讲明早期康复的重要性，使患者树立信心，战胜困难和疼痛，刻苦训练，尽早恢复手功能。晚期康复时，针对患者的文化水平和工种，个别对待，使其正确面对现实，积极配合功能重建术，充分发掘手指康复潜能，早日回归家庭，回归社会。

（六）健康教育

正确、合理的健康教育可提高患者自我康复的维护能力，增强治疗信心，最大限度恢复断指功能。同时，家属也有渴望了解与疾病相关知识和技能的需求，治疗师应及时做好充分的健康教育，以便能使家属有效地参与疾病的治疗和康复过程，帮助患者尽快康复。

1. **心理指导** 心理指导对机体功能康复起着积极作用。由于情绪的波动变化，使血管收缩的五羟色胺和儿茶酚胺一类物质分泌增多，进而使吻合的血管发生痉挛或形成血栓，导致再植手术失败。患者要努力消除紧张、焦虑、恐惧等不良心理反应，保持平常健康的心境，配合治疗。

2. **环境指导** 病房保持整洁，减少探视，保证患者休息。室温在20~25℃为宜，湿度保持在60%~70%。

3. **红外线照射指导** 术后一般第7天~10天应用红外线照射对断指进行24小时持续照射。这样既可以保暖，又利于观察血液循环情况。但在血运较差的情况下，不宜用红外线照射，否则会加速局部组织新陈代谢、组织耗氧及组织变性坏死。同时照射时应注意红外线照射距离，谨防烫伤。

4. **体位指导** 患手处于功能位，患肢抬高，略高于心脏水平，可垫软枕，抬高约10°~15°，利于缓解肿胀。注意若肢体抬高过高影响血供，过低影响静脉、淋巴回流。同时要注意长时间体位不变可导致循环受压，血供减少，所以适时改变体位非常重要，同时注意避免患侧卧位。

5. **疼痛指导** 疼痛可引起血管痉挛，诱发血管危象。对于疼痛性质明显、原因清楚的术后疼痛，应给予预防性用药，可口服长效镇痛药。

6. **饮食指导** 创伤及手术后需要大量的蛋白质促进伤口愈合，患者进食高蛋白、高维生素、高热量、易消化的食物，少量多餐，多饮水，禁饮酒，忌食辛辣刺激食物。

思考题

1. 简述影响断肢后肢体功能恢复的可能原因。
2. 断肢再植康复治疗分期与康复目标是什么？

3. 断肢再植的健康教育包括哪些内容？

4. 早期断指再植康复治疗重点是什么？

5. 简述断指再植患者康复治疗中心理指导的内容及其意义。

（周　云）

第十一章
运动创伤康复

第一节 概 述

运动创伤通常是指在体育运动中发生的创伤。随着竞技体育水平的提高，以及全民健身、体育休闲的广泛开展，运动创伤越来越多见。运动创伤中骨折、关节脱位等急性严重创伤较少，两者合计约占运动创伤的3%，大量的是韧带、肌肉、肌腱、关节囊及关节软骨的损伤和其他慢性软组织的微小创伤。本章主要介绍肌肉、肌腱、韧带及关节软骨等软组织损伤的康复。

对运动创伤的正确处理，首先要了解创伤的基本病理过程。组织损伤后，断裂处出血，在创伤局部形成大小不等的血肿。随后出现炎症反应，毛细血管扩张，通透性增加，渗出液增加，出现组织水肿。损伤部位成纤维细胞增生形成肉芽组织，肉芽机化最后形成瘢痕。上述病理过程可分为四个阶段：①组织损伤及出血；②炎症反应及肿胀；③肉芽组织机化；④瘢痕形成。

相应地，运动创伤康复治疗的基本原则主要有分期治疗原则及功能恢复的针对性原则。

一、 分期治疗原则

按照不同的病理过程进行分期处理，分别为：

1. **急性期** 肌肉、韧带损伤初期，治疗重点是止痛、止血，防止肿胀。应用"RICE"常规（rest、ice、compression、elevation）治疗，即局部休息、冰敷、加压包扎及抬高患肢。损伤后尽快局部外垫棉花，弹力绷带加压包扎，然后冰敷30分钟，这样的初期处理可以止痛、止血，防止肿胀，十分重要而且有效。对于有骨折或韧带、肌肉、肌腱断裂的患者应做适当的外固定。

2. **稳定期** 伤后48小时，出血停止，治疗重点是血肿及渗出液的吸收。可使用物理治疗、按摩、中药外敷等方法促进创伤恢复。支具保护，局部制动至创伤愈合。

3. **恢复期** 局部肿痛消失后，渐进进行损伤肢体肌力、关节活动度、平衡及协调性、柔韧性的训练。辅以物理治疗，促进瘢痕软化，防止瘢痕挛缩。

二、 针对性原则

运动创伤的康复应针对患者的不同而有所区别，对于一般非专业运动员的患者，功能恢复的重点是恢复日常生活、工作能力。但对于专业运动员，要求是不一样的，要做到尽快治愈，以便尽快恢复正规训练，使患肢功能尽可能完全恢复。对于专项运动员，针对某些运动素质、肌肉功能及柔韧性的特殊要求，进行专项运动所需要的平衡、协调性的训练，即所谓SAID（specific adaptation to imposed demands）原则。

（一）骨骼肌损伤治疗原则

骨骼肌损伤的处理原则是尽可能不在局部形成大的瘢痕。如果损伤比较轻微，出血较少，一般不需采取手术治疗。但是，如果损伤较重，出血较多，则必须及时行手术清理血肿，结扎出血的血管，缝合修复损伤的肌肉使损伤部位尽量不留空腔，术后加压包扎。

对于轻微的骨骼肌损伤，可以采取保守治疗，急性期可以采用冰敷、制动和加压包扎等处理措施。急性期过去以后，可采用活血化瘀的治疗方法。后期主要是采用一些软化瘢痕的治疗，比如超声波治疗、蜡疗等。同时尽可能地加强未受伤部位肌肉力量和肢体的功能锻炼，以改善全身状态，避免再次损伤。

骨骼肌损伤后常见的并发症包括缺血性骨骼肌变性坏死机化和骨化性肌炎。缺血性骨骼肌变性坏死机化是比较难以治疗的，因此临床早期介入，避免骨骼肌长期处于缺血状态是治疗的关键，否则一旦肌肉坏死，形成瘢痕组织挛缩；骨化性肌炎，又称异位骨化，是指骨骼肌中出现骨化现象。骨化性肌炎急性发作期患者局部红肿等症状明显，但是等到异位骨化形成，局部炎症会逐渐消失，此时就到达了静止期。如果异位骨化影响关节功能，可以在静止期采用手术切除的方法治疗。但是当骨化性肌炎处于活动期，是不能进行手术治疗的。

（二）韧带损伤的治疗原则

韧带的主要成分是胶原纤维，其内分布有大量的本体感觉装置，用于反馈关节活动状态。当韧带损伤后未能及时处理导致韧带愈合在拉长位置，这些本体感觉装置反馈关节活动状态将发生延误，从而使机体不能及时通过相应肌肉收缩来保持关节的正确位置，从而发生关节的反复扭伤。

韧带止点是典型的末端结构，在解剖上是相对薄弱的部位，因此韧带断裂多数在止点部位而不是在韧带中间。在重建韧带或缝合韧带时，由于末端形成过程较慢，大约需要6~8周才能够承受张力，而一个末端的解剖重建有时需要3~6个月甚至更长，需要在手术后给予缝合部位充分的固定时间，在制定康复程序时要特别关注末端重建。

韧带断裂如果不进行及时处理，断端部位常常不能在原来的解剖位置愈合，会导致关节不稳。有些韧带的功能极其重要，一旦断裂可能导致关节的严重不稳，在治疗时应采取手术重建。但有些韧带断裂后不一定造成关节的严重不稳，这种情况可以采取保守治疗，比如外固定加局部肌力及本体感觉训练。康复训练也是以恢复关节的稳定为主要目的。

韧带断裂的康复程序必须要兼顾以下几个因素：一是尽可能恢复原有韧带的张力；二是保持关节的正常活动范围；三是恢复肌肉力量；最后是恢复关节的本体感觉。

（三）肌腱损伤的治疗原则

肌腱连接肌肉和骨骼，传递骨骼肌收缩力，使效应骨产生位移做功。肌腱由胶原纤维组成，具有强大的抗张能力。肌腱在效应骨的止点称为末端。由于末端结构承受外力的能力与肌腱及骨相比较差，是比较容易受伤的部位。肌腱止点部位受力大，血液循环欠丰富，易发生变性，导致末端病。末端病是肌腱或者韧带在效应骨止点部位发生劳损性炎症改变的统称。

（四）软骨损伤的治疗原则

因软骨组织不具备自身修复能力，所以关节软骨损伤是不可自愈的。目前对于关节软骨损伤的治疗可以分为早期阶段的保守治疗和晚期的手术治疗。康复治疗对减轻症状、延缓骨关节炎发展起到重要作用。

保守治疗的主要目的是减轻滑膜炎症，减少炎症因子的分泌，保护关节软骨不发生或者延缓发生继发损坏。方法包括理疗、药物等。手术治疗包括微骨折、软骨细胞移植、软骨组织移植、关节置换等。无论是保守治疗还是手术治疗，都应该强调增加关节周围肌肉力量的训练，以稳定关节，改善关节功能。

第二节　肌肉损伤

肌肉损伤，包括肌肉的拉伤、挫伤和断裂等，合理的处理有赖于正确的诊断。在损伤的即刻，伤部尚未肿胀，而且由于反向性的肌肉松弛与感觉神经的传导暂停，疼痛较轻，一旦肿胀和疼痛加重，或肌肉发生痉挛，则检查困难。因此伤后应尽早检查，以便明确诊断。

在运动员中，较多见肌腱断裂，而肌肉断裂，特别是肌肉的完全断裂则比较少见。如果出现肌肉的断裂或局部血肿，应及时手术修补或清除，术后的康复应尽早开始。

一、 分期治疗原则

一般的肌肉损伤根据损伤的病理发展过程，其治疗大致可分为早、中、后三个时期。

1. **早期**　指伤后 24 或 48 小时以内，组织出血和局部出现红、肿、热、痛、功能障碍等征象的急性炎症期。这一时期的处理原则主要是制动、止血、防止肿胀、镇痛和减轻炎症。治疗方法可根据具体情况选用 RICE 原则中的一种或数种：R 休息，I 冷敷，C 加压包扎，E 抬高患肢。一般是先冷敷，受伤之后每 2 小时用一个冰袋冷敷大约 15 分钟。对于一般性的损伤，每天用一个干毛巾包裹的冰袋敷 2~3 次，再用适当厚度的棉花或海绵放于患部，然后用绷带稍加压力进行加压包扎，原则上加压包扎的肌肉应处于拉长位，使肌肉纤维不致因瘢痕挛缩而变短，导致运动时正常肌肉部分不能用力，而伤部肌纤维却处于受牵拉状态。包扎后应经常注意包扎部位的情况，若有过松或过紧的现象，必须重新正确包扎。加压包扎 24 小时后即可拆除，根据伤部情况做进一步处理。使用无热量微波电疗或外敷型伤药也可达到迅速消肿止痛、减轻急性炎症的效果。此外，疼痛较重者可服非甾体类抗炎药。这一时期，伤部不宜做按摩，否则会加重出血和组织液渗出，使肿胀加重。

2. **中期**　指受伤 24 小时至两周左右，出血已经停止，急性炎症逐渐消退，但局部仍有淤血和肿胀，但开始吸收，组织处于修复期。处理原则主要是改善血液和淋巴循环，促进组织的新陈代谢，加速组织修复。治疗面可采用热疗、电疗、按摩和功能训练等。此期可直接按摩伤部，根据损伤的性质和部位，选用适当的手法，用力宜轻，以免引起异位骨化，以后可逐渐加重。功能训练一般以受累关节的被动运动以及肌肉肌腱的牵伸练习为主。

3. **后期**　肌肉损伤基本修复，肿胀、压痛等局部征象也消除，但功能尚未完全恢复，锻炼时仍感疼痛，酸软无力。有些严重病例，由于粘连或瘢痕收缩，出现伤部僵硬、活动受限等情况。此时的处理原则是增强和恢复肌肉、关节的功能。治疗方法以按摩、电疗、功能锻炼为主。电疗可运用中频电等，以帮助松解粘连及瘢痕组织。超声波在损伤的慢性期对软化瘢痕有良好的作用。功能训练应遵循循序渐进的肌力训练原则，从原先的被动运动和牵伸练习为主，逐渐过渡到避免重力的主动运动，视患者肌力恢复和疼痛减轻的情况，进行主动运动与抗阻运动。等速运动是目前肌肉损伤后恢复肌力的较先进而有效的训练方法之一，也是运动员重返训练场前较安全而客观的训练手段。肌肉损伤后1个月左右，运动员可逐步开始常规训练。

二、 股四头肌挫伤

（一）概述

股四头肌挫伤是外力冲撞所致，由于股四头肌全长与股骨接触，使得其易遭受挤压应力，由于股直肌位于最前方，是最常损伤的肌肉。撞击使肌纤维和结缔组织断裂，若损伤了股骨前方的横行动静脉或肌肉断裂会产生股四头肌下血肿，股四头肌严重挫伤的病例晚期常继发骨化性肌炎。

（二）临床特点

有创伤史，伤后出现大腿前方疼痛，特别是负重和膝关节屈曲时疼痛。24小时后，出现肿胀、僵硬、功能障碍和关节活动受限。查体可及大腿前侧触痛、张力性肿块，大腿围度可能增加。股四头肌下血肿在受伤当时多无剧烈疼痛，随着出血的增多，肿胀明显，大腿间隔的内压增大，疼痛加重，膝关节活动受限明显。

按症状分轻、中、重三型：

1. **轻度挫伤** 压痛局限，膝可屈至90°位，轻度跛行。
2. **中度挫伤** 局部明显肿胀，可以摸到肿块，膝不能屈到90°位，跛行，上楼或起立时疼痛。
3. **严重挫伤** 广泛肿胀，摸不到股四头肌的轮廓，膝屈曲小于35°，跛行明显，需拄拐行走，可有膝关节积液。

（三）康复评定

1. **肌力评定** 常用徒手肌力评定法进行下肢肌力评定，也可使用特殊器械进行肌群的等张肌力测定及等速肌力测定。
2. **肢体围度测量** 髌骨上缘10cm处测量大腿围度，髌骨下缘10cm处测量小腿围度。需与对侧对比测量。
3. **膝关节活动范围评定** 用于判断伤后膝关节障碍程度以及康复治疗后关节功能的恢复情况。
4. **疼痛评定** 通常用VAS法评定疼痛的程度。

（四）康复治疗

1. **限制活动期** 棉垫加压包扎患处，休息、抬高患肢、冰袋降温。禁止按摩、热疗及膝的屈伸活动。轻度挫伤24小时，严重挫伤48小时后开始股四头肌、腘绳肌等长收缩运动。
2. **关节活动康复期** 根据受伤程度，伤情稳定当患者自行控制股四头肌收缩时，可开始轻微的膝关节主动屈伸活动。首先是膝的伸直功能练习，屈曲练习应根据病情缓慢开始，先在床上做屈伸活动，避免负重屈伸。之后在治疗师的帮助下扶拐下地行走，在2~3周膝屈曲至90°时，可弃拐步行，并逐步加强膝关节被动屈伸活动训练。
3. **功能恢复期** 膝关节屈伸活动训练至ROM完全恢复正常。逐渐增加伸膝抗阻的力量，逐渐恢复运动。

三、 腘绳肌损伤

（一）概述

临床常将半腱肌、半膜肌及股二头肌大腿屈肌群称为腘绳肌。腘绳肌损伤多见于赛跑、跳跃及跨栏运动员。腘绳肌损伤愈合缓慢，且复发率高。

腘绳肌的损伤可分为慢性劳损型和急性外伤型。

1. **慢性劳损型**　为微细损伤累积的结果，常见于反复活动，如长跑，可能与肌肉无力、疲劳和生物力学异常有关，又分为：坐骨结节腱止点末端病，合并坐骨结节慢性滑囊炎；腘绳肌肌腹部肌肉劳损；腘绳肌下部肌腱腱围炎。

2. **急性损伤型**　与牵拉、离心负荷相关。跳远踏跳后蹬时、跨栏运动员过栏时、短跑屈膝向前摆腿或加速时，都可能拉伤腘绳肌。这类损伤以坐骨结节止点多见，肌腹及下部腱伤少见。

（二）临床特点

1. **疼痛**　是主要症状，慢性劳损型多于重复损伤动作时痛或被动牵拉时痛，坐骨结节滑囊炎者坐凳时痛。轻者在重复损伤动作时痛，重者走路困难，跛行。肌肉断裂者下肢多处于屈曲位，步行艰难。

2. **肌肉收缩异常**　腘绳肌上部断裂者收缩时有断裂声，出现"双驼峰"形或球状，部分断裂者可见肌腹凹陷。肌腱张力消失或减弱。

3. **肿胀**　因出血情况不同而肿胀程度不同。

（三）康复评定

肌力评定、肢体围度测量、关节活动范围测量及疼痛评定内容同上述的"股四头肌挫伤"。

（四）康复治疗

急性损伤伤后应立即加压包扎、冰敷、抬高患肢并将肌肉置拉长位。轻度肌腹拉伤者，24小时后可予按摩和低频电治疗。

坐骨结节部捩伤，应充分休息，辅以短波、超短波或脉冲磁疗，痛点泼尼松龙封闭。

严重损伤特别是完全断裂或部分断裂合并出血血肿者，应早期手术治疗。

慢性劳损型，以蜡疗、短波或超短波治疗及手法治疗为主。影响训练或经久不愈的陈旧损伤可手术治疗，切除围腱、滑囊或行腱止点剥离。

各类损伤疼痛减轻后，逐步开展膝关节屈伸活动训练至 ROM 完全恢复正常，渐进增加伸膝抗阻的力量，适时开始慢跑活动，逐渐增加运动量及运动强度。

四、 内收肌群损伤

（一）概述

内收肌群包括大收肌、短收肌、长收肌、耻骨肌和股薄肌。髋内收肌拉伤分为急性损伤和过度使用综合征，损伤好发于肌肉肌腱连接处，有时发生于肌腹，肌腹的损伤一般不严重。

（二）临床特点

髋关节外展外旋位时，内收肌群受到很大的牵拉力量，在此姿势上的突然牵拉很易使内收肌群受伤。患者自觉大腿内侧疼痛、内收无力，不能外展髋关节及跑步。疼痛和无力可进行性加重，疼痛可从腹股沟放射至股四头肌。查体时髋关节抗阻内收和用力外展时均出现疼痛。如果是肌肉撕裂，在大腿内侧有明显肿胀伴皮下出血，有时可在断裂部位触及凹陷；如果是肌腱揿伤，在大腿内上可及压痛；如果撕裂点在耻骨上，疼痛则会位于耻骨支。

（三）康复评定

肌力评定、肢体围度测量、关节活动范围测量及疼痛评定内容同上述的"股四头肌挫伤"。

（四）康复治疗

急性损伤后处理原则同上述的肌肉损伤。对于内收肌损伤，弹力胶布贴扎效果较好。热疗、按摩、超声波、电刺激等均可减轻症状，冲击波可用于慢性期的治疗。症状减轻后逐渐增加内收肌群、腘绳肌和股四头肌肌力训练，增加柔韧性练习。运动疗法目标是内收肌肌力达到外展肌肌力80%。

五、 网球腿

（一）概述

网球腿是跖肌腱和小腿三头肌损伤所致的一系列临床表现。发生损伤的运动项目很多，常见于网球、赛跑、跳高和跳远，因膝关节伸直时突然蹬地提踵而伤。另外，直接撞击也可以造成小腿内侧肌肉的损伤，肌肉剧烈收缩时肌肉突然受到外力撞击，常造成肌肉的部分或完全断裂。

（二）临床特点

患者有运动中直接或间接损伤史，在受伤即刻觉小腿后方棒击或中弹似的疼痛，不能跑跳。之后症状多表现为小腿后疼痛、跛行、肿胀，提踵后蹬时疼痛加重。查体可触及撕裂部位的压痛，肌肉内可能有可触及凹陷，局部可见瘀斑和水肿，主动跖屈或被动背屈时疼痛，抗阻跖屈无力，腓肠肌因失用可出现萎缩。

（三）康复评定

1. **肌力评定** 常用徒手肌力测定法进行小腿肌力评定，也可用特殊器械进行肌群的等张肌力测定及等速肌力评定。

2. **肢体围度测量** 髌骨下缘10cm处测量小腿周径，应与对侧对比。

3. **关节活动范围评定** 测量膝关节和踝关节的活动范围。

4. **疼痛评定** 常用VAS法评定疼痛的程度。

（四）康复治疗

肌肉损伤分为3级：

Ⅰ级　肌肉损伤在影像学中表现为局部存在积液、瘀血，肌肉形态正常。康复治疗方法：适当休息、冰敷、无热量超短波治疗。

Ⅱ级　部分撕裂除积液外还表现为局部肌纤维连续性破坏变细甚至缺如。康复治疗方法：急性期，制动、休息、冰敷等，逐渐从保护下负重过渡到全负重。在屈膝位开始踝关节的主动关节活动练习，疼痛减轻后可进行等长肌力练习和牵伸练习，可配合热疗和电刺激缓解疼痛。

Ⅲ级　肌肉完全撕裂表现为肌肉组织连续性中断、积液和更大范围出血。治疗方法：一般需要手术治疗，但目前尚有争议，如不进行手术缝合，可采用垫高鞋跟的方法进行早期活动。

第三节　韧带损伤

一、膝关节前交叉韧带损伤

（一）概述

前交叉韧带是膝关节最重要的前向稳定结构，同时也对限制膝关节旋转、内外翻具有重要意义。断裂后，膝关节会产生多向不稳，其中以前向不稳为甚。另外，韧带断裂后，本体感受器的缺失也会使膝关节本体感觉下降，所以膝关节会出现反复扭伤，随着时间推移，膝关节及周围组织损伤加重。患侧膝关节功能的缺失，继而造成双下肢协同运动模式异常，加速了健侧肢体及相邻关节的退行性改变。

膝关节前交叉韧带损伤在运动创伤中较多见。可单独损伤，也可与侧副韧带及半月板同时损伤，后者称为联合损伤。

膝关节前交叉韧带分为前内束及后外束两束，膝关节于近伸直位内旋内收时（膝内翻）可损伤其后外束。膝于屈曲90°位外展外旋（外翻）时，可损伤前内束，多为部分断裂，如果暴力过大则两束同时断裂，即为完全断裂。

（二）临床特点

1. 临床表现　有急性膝损伤史，损伤时关节内有组织撕裂感或撕裂声，随后产生疼痛及关节不稳，不能完成正在进行的动作和步行，关节肿胀。由于疼痛，出现保护性肌肉痉挛，膝关节固定于屈曲位。陈旧性损伤者多有膝关节关节不稳、疼痛、肿胀。下楼时关节错动，个别患者出现关节交锁。有些患者可无症状。体格检查：抽屉试验阳性，Lachman试验阳性。X线摄片，如有韧带止点撕脱骨折或有骨软骨骨折时有诊断意义。MRI检查可以显示韧带是否有断裂，是部分断裂还是完全断裂，对诊断很有价值。

2. 临床治疗　前交叉韧带部分断裂者石膏外固定3~4周；新鲜完全断裂者手术重建，宜在2周内进行；陈旧性断裂者可行关节镜下自体韧带重建术。

（三）康复评定

1. 前交叉韧带强度（KT-2000）评定　分别于膝关节屈曲90°及30°时用15、20、30磅的拉力测量双侧前交叉韧带强度，两侧对比若胫骨移位差值大于 3mm 为前交叉韧带松弛。

2. **肌力评定** 用徒手肌力测定法进行下肢肌力评定，也可用特殊器械进行肌群的等张肌力测定及等速肌力评定，等速肌力的腘绳肌 / 股四头肌（H/Q）比值，对于判断肌力的恢复具有重要意义，以 H/Q 比值 >85% 作为恢复运动的标准之一。

3. **肢体围度测量** 可以发现有无肌肉萎缩，髌骨上缘 10cm 处的大腿周径，髌骨下缘 10cm 处小腿周径，应与对侧对比。

4. **膝关节活动范围评定** 用于判断伤后膝关节障碍程度以及康复治疗后关节功能的恢复情况。

5. **疼痛评定** 通常用 VAS 法评定疼痛的程度。

6. **关节功能评定** 膝关节 Lysholm 评分（表 11-1）。

表 11-1 膝关节 Lysholm 评分

项目	标准	评分
跛行	无	5
	轻或周期性	3
	重或持续性	0
支撑	不需要	5
	手杖或拐杖	2
	不能负重	0
交锁	无交锁或别卡感	15
	别卡感但无交锁	10
	偶有交锁	6
	经常交锁	2
	体检时交锁	0
不稳定	无打软腿	25
	运动或重劳动时偶现	20
	运动或重劳动时出现（或不能参加）	15
	日常活动偶见	10
	日常活动常见	5
	步步皆现	0
疼痛	无	25
	重劳动偶有轻痛	20
	重劳动明显痛	15
	步行超过 2km 后明显痛	10
	步行不足 2km 即明显痛	5
	持续	0
肿胀	无	10
	重劳动后	6
	正常活动后	2
	持续	0

续表

项目	标准	评分
爬楼梯	无困难	10
	略感吃力	6
	艰难	2
	不能	0
下蹲	无困难	5
	略感困难	4
	不能超过 90°	2
	不能	0
总分		

（四）康复治疗

为了避免因前交叉韧带断裂造成的种种不利影响，手术重建仍是最有效的手段。尽快恢复膝关节稳定性，能够最大程度避免继发损伤的发生，延缓关节结构退变。围手术期康复有助于为手术创造良好条件，使肢体功能在术后得到最大程度恢复。

在确定接受重建手术后，首先要考虑到的就是控制关节的炎症反应。急性损伤造成关节内外出血，在疼痛和保护性制动共同作用下，非常容易发生关节的纤维性僵直。如果在韧带重建手术之前，关节处于肿胀或僵直状态，结合手术创伤的刺激，术后将出现更严重的关节纤维化，甚至出现非常顽固的关节活动障碍。为了避免这种情况的发生，可以通过适度的关节活动度训练、冰敷以及合理的物理因子治疗，使关节在术前达到基本消肿，活动自如的状态，这一点甚至比术后康复更加重要。

在安全的前提下，需要进行肌肉力量的训练。由于此时关节处于损伤状态，练习以相关肌肉的等长收缩或小幅度运动为主。除了患侧膝关节周围肌肉以外，相邻关节以及健侧的相关动力肌也要尽可能维持正常功能水平，这是对下肢整体功能的有益维护。在精力允许的前提下，上肢，躯干各部位肌肉也可以尽可能以正常方式训练，这样可以使全身运动功能维持在一个较高的水平，这一点对于职业运动员及体育爱好者来说尤其重要。

除了肌肉功能以外，患者还应该熟练掌握拐杖使用。对于前交叉韧带重建术来说，术后一段时间内需要使用拐杖助行，以减少在日常活动时关节承受的压力。不同需求和功能水平的患者，可以自行选用肘拐、腋拐或手杖。规范的用拐可以起到最佳的保护效果，同时避免附加损伤的发生。

术后患者首先注意的就是体位摆放。对于膝关节来说，伸膝是功能性体位。患者回到病床以后，应将足部或小腿适当垫高，同时使腘窝悬空，这样在自重的作用下，膝关节会处于过伸位，良好的伸膝功能对于下肢运动非常重要。为了防止下肢深静脉血栓的发生，加速下肢远端消肿，患者应在麻醉作用消退后开始进行"踝泵"练习。此项练习要求患者最大幅度屈伸足踝关节，以此利用小腿肌肉的收缩挤压作用，促进小腿深部血管的血液循环。运动可以从膝关节最重要的动力肌——股四头肌和腘绳肌开始。练习时要求能够感到肌肉充分收缩，并能够通过肌肉的运动带动髌骨，尽早实现伸膝装置运动的正常化。腘绳肌的收缩可以通过足跟向下用力压迫床面来实现。在此过程中可能由于手术切口的影响存在一定的疼痛感，如果疼痛感尚在耐受范围，允许并鼓励适当忍受。在肌肉控制良好的前提下，也可在辅助器具的保护下进行直抬腿练习，并严格强调动作质量。

　　术后第 2 天，如果患者感觉良好即可尝试下地，同时允许患肢尝试负重并逐渐增加负重的力度。允许在夹板及拐杖的保护下，在术后 1 周之内实现患肢单腿站立。早期适度负重不会对新建韧带造成影响，对下肢整体功能也有良好的维护作用。

　　术后第 3~5 天，可以酌情开始进行关节屈曲角度的练习。在术后 1 周内，关节屈曲度应自如达到 90°。注意屈曲度练习要合理规划训练量，避免过多过频的练习，每天一组，每组 15~20 分钟，达到预期进度即可。术后 1 周内患者可以在合理的支具保护下以相对正常的步态进行日常活动。具体康复方案如下：

　　1. 术后第 1 阶段（术后 0~2 周） 康复目的：减轻疼痛及关节肿胀；早期进行肌力练习及关节活动度练习，以防止粘连及肌肉萎缩。

　　（1）手术当天：活动足趾、踝关节；如疼痛不明显，可尝试股四头肌等长收缩练习。

　　（2）术后第 1 天：术后 24 小时可扶双拐患肢不负重下地行走。踝泵练习：用力、缓慢、全范围屈伸踝关节以促进循环、消退肿胀、防止深静脉血栓（图 11-1，图 11-2）。股四头肌及腘绳肌等长练习。股薄肌、半腱肌重建前交叉韧带患者，开始尝试直抬腿；髌腱重建前交叉韧带患者，如髌腱切口处的疼痛较明显，可 2~3 日后再行上述练习。

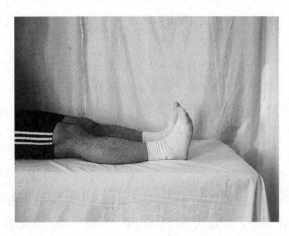 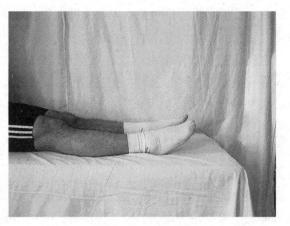

图 11-1　踝泵练习　　　　　　　　图 11-2　踝泵练习

　　（3）术后第 2 天：继续以上练习；抗重力踝泵练习；开始侧抬腿练习及后抬腿练习。

　　（4）术后第 3 天：根据情况由医生决定开始关节活动度练习；开始负重及平衡练习，保护下双足左右分开，在微痛范围内左右交替移动重心（图 11-3，图 11-4），争取可达到单腿完全负重站立。

　　（5）术后第 4 天：加强负重及平衡练习，逐渐至可用患腿单足站立，开始使用单拐（扶于健侧）行走。0°~60°ROM 训练。

　　（6）术后第 5 天：继续并加强以上练习；屈曲练习至 70°~80°，并开始主动屈伸练习，训练后冰敷。

　　（7）术后 1~2 周：主动屈曲达 90°；髌腱重建前交叉韧带患者，开始俯卧位"钩腿"练习，练习后即刻冰敷。股薄肌、半腱肌重建前交叉韧带患者，术后 4~6 周开始立位"钩腿"练习。

　　2. 术后第 2 阶段（术后 3~5 周） 康复目的：加强关节活动度及肌力练习；提高关节控制能力及稳定性；逐步改善步态。

　　（1）术后 3 周：被动屈曲至 90°~100°；强化肌力练习；如可单足站立 1 分钟，即可用单拐行走，

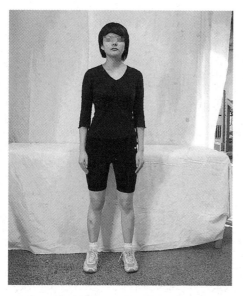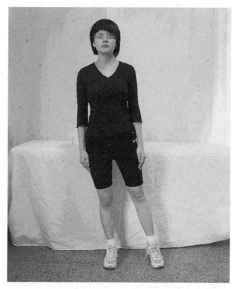

图 11-3　关节活动度练习　　　　图 11-4　关节活动度练习

并于室内可脱拐行走；伸膝角度达与健侧基本相同；开始指导下练习主动屈曲。调整支具至 0°~70° 范围屈伸，并每 3~5 天加大角度，术后 4 周达到 110°。

（2）术后 4 周：被动屈曲至 100°~110°；加强主动屈伸练习，强化肌力练习；尝试脱拐行走；髌腱重建者，开始立位"钩腿"练习。

（3）术后 5 周：被动屈曲达 120°；调整支具至在 0°~110° 范围屈伸；开始前后、侧向跨步练习。静蹲练习下肢肌力（图 11-5）。力求达到正常步态行走。

3. 术后第 3 阶段（术后 6 周 ~3 个月）　康复目的：关节活动度至与健侧相同。强化肌力训练，改善关节稳定性。恢复日常生活活动能力。

（1）术后 6 周：被动屈曲达 130°；开始患侧屈 45° 位屈伸膝练习；功率自行车练习，无负荷至轻负荷。

（2）术后 7~10 周：被动屈曲角度逐渐至与健侧相同；"坐位抱膝"与健腿完全相同后，开始逐渐保护下全蹲；强化肌力，使用皮筋进行股四头肌、腘绳肌等肌力训练。

（3）术后 11 周 ~3 个月：主动屈伸膝角度基本与健侧相同；每日俯卧位屈曲使足跟触臀部，持续牵伸每次 10 分钟。坐位抱膝角度与健侧完全相同后，开始跪坐练习（图 11-6）。开始蹬踏练习；术后 3 个月可进行各项功能测试，为下阶段日常生活及正常运动提供客观的依据。

4. 术后第 4 阶段（术后 4~6 个月）　目的：强化肌力及关节稳定训练，全面恢复日常生活各项活动，逐渐恢复体育运动。

（1）开始膝绕环练习。

（2）开始跳箱跳上跳下练习。

（3）开始侧向跨跳练习。

（4）开始游泳（早期禁止蛙泳），跳绳及慢跑。

（5）运动员开始基项动作的专项练习。

在此期间重建的韧带尚不够坚固，故练习应循序渐进，不可勉强或盲目冒进。且应强化肌力以保证膝关节在运动中的稳定及安全，运动中戴护膝保护。

5. 术后第 4 阶段（术后 7 个月 ~1 年）　为恢复运动期，强化肌力，及跑跳中关节的稳定性，全

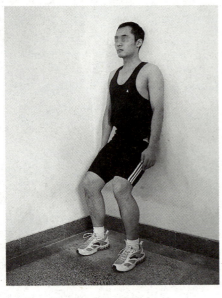

图 11-5　静蹲练习

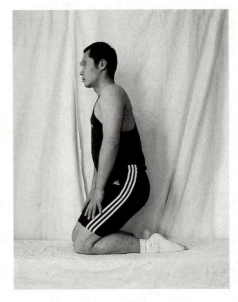

图 11-6　跪坐练习

面恢复体育运动，与运动员的教练配合逐步恢复专项训练。

二、膝关节后交叉韧带损伤

（一）概述

膝关节后交叉韧带（PCL）起于胫骨髁间后窝的后部，斜向后上方走行，止于股骨内髁髁间侧面前内侧部。主要功能是稳定膝关节，防止胫骨过度后移。PCL 损伤多与 ACL 同时发生。单纯 PCL 损伤多因作用于屈曲位膝关节时的直接暴力（如踢球时小腿受到由前向后的撞击）和膝关节过度屈曲。

（二）临床特点

PCL 损伤临床症状和康复评定要点与前交叉韧带损伤类似。PCL 损伤后，一般应用关节镜下韧带重建手术治疗。

（三）康复治疗

术后康复方案如下：

1. **手术当天**

体位摆放：仰卧位，在患肢下垫枕头，要求枕头从膝关节正后方（腘窝处）再向后延伸 10cm 处开始由近至足跟逐渐升高呈斜坡状垫起，使患肢抬高，这样既可防止患侧膝关节后方悬空不适，同时也能防止长期将垫子放置在腘窝处出现膝关节屈曲性挛缩的情况发生，一般要求卧床期间尽量维持该体位，如感觉疲劳可以在 2~3 小时后将枕头或垫子撤掉，将患腿直接放在床上，疲劳缓解后再次恢复上述体位。手术后良好的体位摆放会极大地提高患者的舒适性，并能预防术后相关并发症，如下肢静脉血栓，为后期康复创造有利条件。

2. **术后 1 周**

（1）踝泵练习：要求患者用力、缓慢、全范围屈伸踝关节。

（2）股四头肌：等长收缩练习。

（3）腘绳肌：等长收缩练习。

（4）支具 0°位固定，可扶双拐患肢不负重行走，下地行走后可进行"抗重力踝泵练习"。动作与上面所述踝泵相同，区别在于需自己或他人协助将腿举到与床面垂直练习。借重力作用更好地促进肢体远端的血液回流。

（5）术后 2 天~1 周：拔除引流管后开始支具 0°位固定下的向前和侧方向直抬腿练习。

3. 术后 2 周

（1）继续并加强以上练习。

（2）视情况开始屈曲练习：微痛范围内，屈曲角度小于 60°，10 分钟/次，每日 1 次。练习后冰敷 20 分钟左右。

4. 术后 3 周

（1）屈曲练习：被动屈曲角度接近 90°。

（2）根据膝关节稳定程度，调节夹板 30°~50° 范围内活动。

5. 术后 4 周

（1）被动屈曲练习：被动屈曲角度大于 90°，逐渐接近 100°，至感到疼痛处保持 10 分钟，待疼痛减轻后继续加大角度。不得歪斜身体或抬起患侧臀部代偿。

（2）后抬腿练习。

（3）负重及平衡练习：保护下站立，双足左右分立与肩同宽，缓慢左右、前后交替移动重心，逐渐增加患侧下肢的负重及用力程度，争取可达到患侧单腿完全负重站立。5 分钟/次，2 次/组，每日 2~3 组。一般练习至可患侧单腿站稳 1 分钟，即可脱拐行走。

（4）逐渐调整夹板至 0°~50° 范围屈伸。每 4~5 天加大角度，术后满 6 周时调节至 0°~110° 范围。

6. 术后 5~8 周

（1）被动屈曲练习：被动屈曲角度达 110°~120°。

（2）静蹲练习：下蹲至无痛角度，调整脚离墙的距离，使膝一直垂直于足尖，下蹲角度小于 90°。在无痛及可控制的最大角度保持 2 分钟/次，间隔 5 秒，5~10 次/组，每日 2 组。

（3）力求达到正常步态行走。

7. 术后 9~10 周

（1）被动屈曲角度达 120°~130°。

（2）开始单膝蹲起练习：在 0°~45° 范围蹲起，要求动作缓慢、有控制、上体不晃动。必要时可双手提重物以增加练习难度。20 次/小组，间隔 30 秒，2~4 组/大组，1~2 大组/日。

（3）关节肿痛不明显的患者可以开始固定自行车练习以提高关节灵活性。无负荷至轻负荷。20~30 分钟/次，2 次/日。

8. 术后 11~13 周

（1）被动屈曲角度逐渐至与健侧相同。同时增加俯卧牵伸以强化膝关节活动度。

（2）强化各项肌力练习。随肌力水平的提高，以绝对力量的练习为主。选用中等负荷（完成 20 次动作即感疲劳的负荷量），20 次/组，2~4 组连续练习，组间休息 60 秒，至疲劳为止。

9. 术后 3~6 个月
此期训练旨在强化肌力及关节稳定性，恢复日常生活各项活动，逐渐恢复运动能力。

（1）主动屈伸膝角度基本与健侧相同，且无明显疼痛。每日俯卧位屈曲使足跟至臀部距离与健腿相同，持续牵伸 10 分钟 / 次。

（2）台阶前向下练习：站立于一层台阶上（逐渐增加台阶高度 10cm，15cm，20cm），躯干正直，患腿单腿站立，健腿向前伸出。患腿缓慢下蹲至健腿足跟着地，再缓慢蹬直至完全伸直。力量增强后可双手可提重物为负荷或在踝关节处加沙袋为负荷。要求动作缓慢、有控制、上体不晃动。此练习主要强化下肢在运动中的控制能力。一般为 20 次 / 组，组间间隔 30 秒，2~4 组连续，2~3 次 / 日。

（3）保护下全蹲：3~5 分钟 / 次，1~2 次 / 日。双足与肩同宽，足尖正直向前，支撑保护下缓慢全蹲，足跟不离开地面，至感到疼痛处保持 5 分钟，待疼痛减轻后继续加大角度。注意双腿平均分配体重，尽可能使臀部接触足跟。此练习可强化屈髋及屈膝的最大角度，同时是下蹲拾物、系鞋带、入厕等日常生活中必需动作的功能性练习。一般为 3~5 分钟 / 次，1~2 次 / 日。

（4）逐渐恢复日常生活活动。

（5）如条件允许，关节情况较好，可以开始游泳（早期禁止蛙泳）、跳绳及慢跑。

（6）运动员开始专项运动中基本动作的练习。练习应循序渐进，不可勉强或盲目冒进。强化肌力以保证膝关节在运动中的稳定与安全，必要时可戴护膝保护，但只主张在剧烈运动时使用。

10. 术后 7 个月 ~1 年　此期可在前期训练的基础上，强化肌力及跑跳中关节的稳定性，逐渐、全面恢复剧烈活动或专项训练。

三、膝关节内侧副韧带损伤

（一）概述

膝关节内侧副韧带呈扇形，上下两端附着于股骨及胫骨的内髁。膝屈曲时，小腿突然外展外旋，或大腿突然内收内旋使膝关节内侧副韧带损伤，损伤分为部分损伤及完全断裂。

（二）临床特点

1. **临床表现**　受伤时膝部内侧常突然剧痛，韧带受伤处有压痛，以股骨上的韧带附着点最为明显。膝关节保护性痉挛，致使膝关节保持在轻度的屈曲位置，膝关节伸直 0° 位及屈曲 30° 位检查是否有关节内侧开口活动。如有即为完全断裂，0° 位为前纵束断裂，30° 位为后斜束断裂。

2. **临床治疗**　损伤的早期治疗主要是防止创伤部继续出血，并予以适当固定，以防再伤。弹力绷带压迫包扎，局部敷冰袋并抬高患肢。24 小时后出血停止，局部可热疗外敷中药。内侧副韧带的不全断裂，10 天 ~3 周后即可恢复运动，但必须按照膝内侧副韧带的作用方向，用黏膏支持带固定，外面再裹以弹力绷带。膝内侧副韧带完全断裂应尽早手术缝合。手术时机最迟不超过 2 周。手术后将膝屈曲 20°，于内收内旋位用石膏管型固定 4 周后除去。陈旧性内侧副韧带断裂且有关节不稳的，可行韧带重建术。

（三）康复评定

1. **肌力评定**　常用徒手肌力检测定法进行大小腿肌力评定，也可用特殊器械进行肌群的等张肌力测定及等速肌力评定，等速肌力的腘绳肌 / 股四头肌（H/Q）比值，对于判断肌力及功能恢复具有重要意义。

2. **肢体围度测量**　髌骨上缘 10cm 处测大腿周径，髌骨下缘 10cm 处测小腿周径，应与对侧对比。

3. **膝关节活动范围评定** 用于判断伤后膝关节障碍程度以及康复治疗后关节功能的恢复情况。

4. **疼痛评定** 通常用 VAS 法评定疼痛的程度。

（四）康复治疗

1. **术后第 1 阶段（0~4 周）** 石膏固定期。目的：减轻疼痛，肿胀；尽早肌力练习，以防止肌肉萎缩。手术当天开始活动足趾；可尝试收缩股四头肌；术后第 1 天开始踝泵及股四头肌、腘绳肌等长练习。术后第 2 天可扶拐下地，开始直抬腿、外侧抬腿练习及后抬腿练习。

2. **术后第 2 阶段（5~8 周）** 活动度及肌力练习期。目的：加强活动度练习，强化肌力练习，本体感觉练习，逐步改善步态。

（1）术后 5 周开始屈膝练习（图 11-7），屈曲角度 0°~60° 范围，如基本无痛可达接近 90°。伸展练习（图 11-8）：放松肌肉使膝关节自然伸展。每次 30 分钟，每日 1~2 次。负重及平衡，如可患腿单足站立，则开始单拐行走。

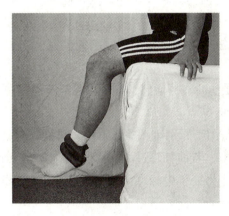
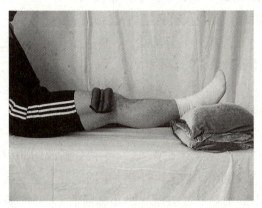

图 11-7　屈膝练习　　　　　　　　　图 11-8　伸展练习

（2）术后 6 周：伸膝与健侧基本相同，开始坐或卧位抱膝练习屈曲，调整支具至 0°~70° 范围。肌力较好患者，可不用支具。开始俯卧位"钩腿练习"，并加强主动屈伸练习。脱拐行走，调整支具至 0°~110° 范围。开始立位"钩腿"练习，前后、侧向跨步练习及静蹲练习。力求达到正常步态。

（3）术后 7 周：被动膝关节屈曲练习达 140°，开始患侧单腿蹲起练习。

（4）术后 8 周：强化膝关节被动屈曲练习，被动屈曲角度达与健侧相同。尝试保护下全蹲，强化肌力，使用沙袋坐位抗阻伸膝。

3. **术后第 3 阶段（9 周~3 个月）** 功能恢复期。目的：关节活动度与健侧相同；强化肌力，改善关节稳定性；恢复日常生活并初步恢复运动能力。

（1）每日俯卧位屈曲使足跟触臀部，持续牵伸每次 10 分钟。

（2）前向下台阶练习，要求动作缓慢、有控制、上身不晃动。

（3）开始游泳，跳绳及慢跑。

（4）运动员开始基本动作练习。

由于此期韧带尚不足够坚固，练习应循序渐进，不可勉强或盲目冒进，运动时戴护膝保护。

4. **术后第 4 阶段（3 个月后）** 恢复运动期。强化肌力跑跳时关节的稳定性，逐步恢复运动或专项训练。

四、踝关节侧副韧带损伤

（一）概述

踝关节侧副韧带损伤是最为常见的软组织损伤之一，约占所有运动损伤的15%，若处理不当，20%~40%会导致踝关节不稳或慢性疼痛。

踝关节侧副韧带损伤常由于下楼踏空楼梯，篮球、排球、足球、现代舞、芭蕾舞等运动中跳起落地不稳或脚被踩被绊等引起足内翻、内旋或过度的外翻、外旋，导致踝关节外侧或内侧韧带损伤，以外侧韧带损伤为最多，尤其以距腓前韧带（ATFL）损伤最常见。

（二）临床特点

1. 临床表现　踝关节侧副韧带损伤分为三度。Ⅰ度损伤为轻度扭伤，侧副韧带仅有揉伤而无撕裂，轻度肿胀，无或仅有轻度功能障碍，无关节不稳。Ⅱ度损伤为中度扭伤，侧副韧带有部分撕裂，中度肿胀，丧失部分关节功能，轻度关节不稳。Ⅲ度损伤为重度扭伤，侧副韧带完全撕裂，严重肿胀，患肢不能负重，关节不稳。

踝关节扭伤后出现局部疼痛、肿胀，韧带断裂者受伤时有撕裂感，伤后踝关节不稳。伤处明显压痛，12小时内出现皮下淤血。

特异性检查　前抽屉试验（anterior drawer test）：常用于甄别有无关节不稳。踝关节前抽屉试验：检查者一手固定胫骨前下端，另一手握住后跟向前用力，若前移超过5mm则为阳性，表示距腓前韧带撕裂。内翻加压试验：检查者一手固定胫骨前下端，另一手内翻踝关节，若移动超过5mm则为阳性，表示距腓前韧带（ATFL）及跟腓韧带（CFL）撕裂。

X线平片　X线平片常用于排除内、外踝、后踝骨折，以及踝关节扭伤常并发的第5跖骨基底部骨折。X线拍片应包括正、侧及斜位。内翻加压位拍片胫距关节面夹角超过150°则表示外侧副韧带撕裂。

MRI检查可以判断韧带的损伤部位及程度。

2. 临床治疗　伤后的初期的重点是止痛、止血，防止肿胀。应立即行弹力绷带加压包扎，冰敷30分钟，抬高患肢休息。如果现场没有上述物品，应以拇指压迫痛点以达到止血、防止肿胀的目的。

如果有韧带断裂或骨折，应用石膏固定3~4周。关节脱位闭合复位困难者应手术治疗。陈旧损伤有关节不稳的也应手术治疗。

（三）康复评定

1. 关节活动范围评定　评定踝关节的屈伸及内外翻活动度，用于判断伤后关节障碍程度以及康复治疗后关节功能的恢复情况。

2. 肌力评定　徒手肌力测定法进行大、小腿肌力评定。

3. 肢体围度测量　大腿围度、小腿围度测量方法同上，应与对侧对比。

4. 疼痛评定　用VAS法评定疼痛的程度。

（四）康复治疗

根据踝关节外侧韧带重建术后软组织愈合机制，分为0~6周早期保护，7~12周中期基本恢复，和 12 周后至半年后期全面恢复。关节稳定性由韧带和肌肉共同负责，二者功能有机统一才能充分起到关节保护作用。对于踝关节来说，全面练习小腿前群、后群、外侧肌群，才能有效增强关节稳定性。

1. **0~6 周** 恢复重点是预防伤口感染，保护邻近关节功能活动，无痛范围内的足趾活动。

术后麻醉恢复后即可尝试活动足趾。可尝试非负重（即足不着地）下地行走，仅限必要日常活动，如如厕，室内转移。

（1）术后 4 周内根据患者情况开始相邻关节的保护性运动

主动股四头肌等长收缩：大腿或膝关节下垫物，主动收缩股四头肌，持续 5 秒后放松，10 次 / 组，2~3 组 / 日。

负荷下直抬腿练习：仰卧位，带着保护石膏或护具，膝关节伸直，主动向上抬腿距离床面 15~20cm，约一个脚的高度，保持至力竭，10 次 / 组，2~3 组 / 日。

负荷下后勾腿练习：俯卧位，带石膏或护具，膝关节主动屈膝，足跟向臀部靠拢，无痛范围至极限，持续 10 秒后放松，10 次 / 组，2~3 组 / 日。

保护下足趾练习：踝关节保持不动，足趾轻柔缓慢在石膏或护具内反复屈伸，即勾脚趾和伸展脚趾的运动。屈伸至极限角度持续 5 秒后放松，10 次 / 组，2~3 组 / 日。

双拐非负重状态日常行走，仅限家庭内步行。

（2）术后 4~6 周根据医师复查结果，由治疗师或家人辅助下进行踝关节被动活动角度练习：石膏去除后或护具摘除下缓慢进行踝关节背屈和跖屈练习（勾脚和绷脚练习）每天每方向一次，缓慢牵拉至微痛范围处保持 30 秒。

被动关节活动练习后冰敷 20 分钟左右。

相邻肌肉力量可增加抗阻伸膝练习：坐于床边，膝关节屈曲，踝关节护具保护，主动伸直膝关节至微痛范围内维持 5 秒后放松，10 次 / 组，2~3 组 / 日。

2. **术后 7~12 周** 石膏拆除，开始踝关节主动屈伸练习，逐渐增大活动度，在 9~12 周内使踝关节的活动度达到与健侧相同。开始各项肌力练习，包括静蹲练习、抗阻"钩足"、抗阻"绷足"。扶单拐脚着地行走，开始负重及重心转移练习。本体感觉、平衡及协调性训练。平衡板站立，每次 10~15 分钟，每日 2 次；单腿站立训练，每次 15~20 分钟，每日 2 次，从用肋木到不用肋木。有条件的可以在平衡仪上进行平衡训练。逐步开始踝关节及下肢功能性练习：前向跨步练习，力量增强后可双手提重物为负荷或在踝关节处加沙袋为负荷。后向跨步及侧向跨步练习。

重点为踝关节全范围主被动活动度练习，增强踝关节肌力练习，负重练习，步行练习。

（1）被动关节活动度练习：辅助下被动踝关节背屈和跖屈练习，逐步与健侧活动度相同。

辅助下被动踝关节内翻和外翻练习，石膏去除后或护具摘除下缓慢进行踝内翻和外翻练习，每天每方向一次，缓慢牵拉至微痛范围处保持 30 秒。随时间逐步与健侧活动度相同。

被动关节活动练习后冰敷 20 分钟左右。

（2）主动关节活动度练习：踝关节主动背屈、跖屈、内翻、外翻各个方向进行微痛范围内活动，极限处保持 5 秒后放松，10 次 / 组，1~2 组 / 日。

1）尝试主动抓握毛巾训练：毛巾铺于床面，足部踩踏在毛巾一侧，主动用足趾抓取毛巾使毛巾逐步缩紧。

2）踝关节内外翻等长收缩练习：足小趾与外踝处贴于墙面或硬物阻挡面，主动踝外翻用力与阻挡物抵抗但不使踝关节活动，反方向内翻用力方式相同。极限角度持续 5 秒后放松，10 次 / 组，2~3 组 / 日。

3）负重练习：患者健侧脚踏在硬物上，患侧脚踏在体重秤上，硬物高度与体重秤高度相同，身体重心倾向于患侧，患侧足部踩在体重秤上，以体重 10% 的重量开始施压，随时间和患侧足踝疼痛可耐受范围逐渐增加，每周可多增加 10% 体重压力直至最终达到患侧踝关节单腿站立。

4）步行练习：

三点步态步行：负重练习后，患者尝试患侧足部与双拐同时着地，健侧腿离地摆动，交替步行。

两点步态步行：当患侧负重练习超过体重 50%，则健侧手持拐杖，开始尝试患侧足部与健侧手拐杖同时着地，健侧腿离地摆动，交替步行。

3. 术后 3 个月至术后半年 重点为患侧踝关节全范围主动活动，踝及其相邻肌群的肌力恢复，日常步行和运动。可以进行以下训练：

（1）巩固关节活动度的训练：关节活动度达正常。

踝关节被动全范围活动：自行进行踝关节全范围被动活动度练习，角度与健侧相同。

（2）加强小腿各群肌肉的肌力训练，使用弹力带进行各方向的等张抗阻肌力训练。提踵训练，静蹲训练，上下楼梯训练。牵伸练习：小腿三头肌、跟腱的牵伸练习。

（3）踝关节力量训练（以下练习极限处保持 5~10 秒缓慢放松，10 次 / 组，2~3 组 / 日。）

抗阻踝背屈练习：足背部缚弹力带，主动背屈，弹力带拉力方向与背屈方向相反。

抗阻踝跖屈练习：足底部缚弹力带，主动跖屈，弹力带拉力方向与跖屈方向相反。

抗阻内外翻练习：踝关节缚弹力带，主动向内向外翻，弹力带拉力方向与活动方向相反。

半脚支撑练习：双脚前脚掌站在楼梯上，保持踝关节 0° 位（即脚底与小腿成 90°，脚踝保持中立位）。如练习感到轻松后，可尝试主动踮脚或下落成一定角度。

踮脚练习：主动双脚踮起脚，足跟离地至极限。如练习轻松完成，可尝试外八字即双脚足尖分开 60°，主动踮脚；或内八字即双足跟分开 60°，主动踮脚。

弓步练习：患侧腿在前，主动向前跨一步，膝关节屈曲呈 45°~80°，角度越大要求脚踝控制力越高。也可将健侧腿在前，患侧足踝蹬地保持身体平衡并牵拉跟腱。

双腿蹲起练习：可扶固定物体，双脚与肩同宽，尝试缓慢屈膝下蹲至极限后缓慢站起，要求重心在双腿之间，不要向健侧腿偏离。

单腿蹲起练习：可扶固定物体，患侧单腿站立，尝试缓慢屈膝蹲下后主动站起。

单腿蹦跳练习：单腿静蹲稳定时，可尝试一步向前跨越患侧单脚落地，距离根据自身水平调整，随稳定性提高，跨跳距离越大。落地时保持身体稳定。

提踵练习：患侧前脚掌踩在台阶上，足跟及足弓在台阶以外悬空，从充分勾脚体位用小腿力量提起足跟直到充分绷脚体位，稍作停顿，慢慢放开，反复做 20 次，休息 30 秒，共做 4~6 组，每天 1~2 次。要求提踵的幅度尽量达到最大。如果力量有限，可以手扶支持物协助完成。

4. 术后半年 需根据韧带愈合情况，开始日常运动，早期可尝试快慢走交替运动，游泳，水下行走或跳跃等运动。逐步加强关节功能训练，进行跑步，跳跃，"8"字跑、"Z"字跑等训练。对于专业运动员，针对专项进行某些运动素质、肌肉功能及柔韧性训练，以及专项运动所需的平衡、协调性的训练。逐步恢复一般体育运动及专项运动。

第四节　肌　腱　损　伤

一、　概述

（一）定义

肌腱损伤（tendon injury）是常见的运动创伤，也是临床软组织损伤中的常见类型。据北京运动医学研究所 1982 年的报道，在 2725 例运动创伤中，肌肉与筋膜损伤占 22.01%，肌腱和腱鞘损伤占12.03%，另有肩袖损伤占 5.10%，3 项合计占 39.14%。

肌腱损伤可以是急性损伤，也可以是慢性劳损。严重的肌腱损伤可以导致肌腱断裂或肌肉肌腱结合部断裂，一般的肌腱损伤则多表现为肌腱和（或）腱止点结构的急性或慢性炎症。其中腱止点结构处的慢性损伤又称末端病。表现为局部肿痛、压痛，可严重妨碍运动。其病理变化有腱肌腱围充血、增厚、变性、粘连、腱止点钙化、软骨层断裂或消瘦、潮线下移、新骨增生等。

肌腱损伤好发于肩袖肌腱、肱二头肌长头肌腱、股四头肌腱、髌腱和跟腱。肌腱损伤发生时常伴有其附属结构如腱鞘、腱围、滑囊等的炎症。

（二）肌腱损伤的病因

肌腱损伤的基本病因是肌腱在运动或活动过程中受到过度牵拉（急性损伤）或过度使用（慢性劳损）。其原因可以是因一次剧烈运动肌肉强力收缩而使肌腱受到间接暴力的拉伤、扭伤或挫伤，也可以是长期或长时间的运动或活动中肌腱发生退变和慢性劳损，进而发生炎症甚至自发性断裂。少数情况下也有因局部受到直接暴力的打击而发生肌腱断裂或撕裂等损伤。临床大多数肌腱损伤病例都是建立在肌腱的慢性劳损的基础上，即先有组成肌腱的胶原纤维发生退行性改变，再由轻微的拉伤、扭伤或挫伤引起肌腱的纤维撕裂、部分断裂或完全断裂。

二、　临床特点

（一）肩部和上臂肌腱的损伤

1. 肩袖损伤（cuff tear）　肩袖又称腱袖或旋转袖，由肩胛下肌（肱骨内旋）、冈上肌（肱骨90°范围内外展）、冈下肌及小圆肌（肱骨外旋）等肌腱组成。肌腱止于肱骨大小结节及部分外侧颈部，是覆盖于肩关节前上后方的袖状组织。肩袖的功能除使肱骨向上述几个方向活动外，又起韧带作用，将肱骨头与肩胛盂紧密地结合在一起，起到悬吊肱骨、稳定肱骨头和协助三角肌外展上臂的作用。

肩袖损伤统指肩袖肌腱的损伤及继发的肩峰下滑囊炎，其中冈上肌腱在肩外展外旋时易受肩峰碾压而受损、变性及断裂。肩袖损伤多见于标枪、铅球、排球、体操及举重等项目的运动员。损伤发生后常经久不愈，影响训练和比赛。

（1）病因：肩袖是肩关节活动中的薄弱环节，尤其在负重转肩时，不仅要保持肩关节的稳定，还要完成转肩的动作（如投掷、扣球等动作），加上它与肩峰紧贴，容易产生撞击和摩擦，所以易受损伤。主要病因有：肩部慢性撞击性损伤，肩袖组织因长期遭受到肩峰撞击、磨损；创伤，运动时过度转肩或外展；医源性损伤，如肩部手法治疗时力量过大而损伤肩袖肌腱。

（2）临床表现：肩袖损伤的临床表现主要为肩袖创伤性肌腱炎和肩袖肌腱的断裂。主要症状是伤后肩痛，呈撕裂样痛、肩上举反弓痛、外展痛、内外旋痛及抗阻痛。临床特征是60°~120°疼痛弧征阳性，即肩主动或被动外展至60°~120°时疼痛，外旋时疼痛加重，外展超过120°时疼痛减轻或消失。肩峰前外缘压痛，肱骨大结节压痛。

肩袖损伤按症状可分三型。I型：一般活动时不痛，当投掷或转肩时痛。检查只有反弓痛。II型：除重复损伤动作时痛外，还有肩袖抗阻痛，肩部一般活动正常。III型：较常见，症状有肩痛和运动受限，检查有压痛和抗阻痛。

肩袖肌腱完全性断裂：发生时多有局部剧痛，伤后12小时内可有疼痛缓解期，随后疼痛程度又逐渐加重，可持续4~7天。检查时患肩不能活动，患者常以健肢扶持保护患肢，肩部压痛广泛，按压肌腱断裂部时呈锐痛，常可触及裂隙及异常骨擦音，患者上臂外展无力或不能外展至90°，肩外展时可闻骨擦音。X线片，早期一般无异常改变，晚期有时可见肱骨大结节部有骨质硬化囊性变或肌腱骨化。

肩袖肌腱不完全断裂：诊断较为困难，通常其肩外展肌力无明显减弱。

肩关节造影可证实肩袖有无损伤断裂，并能证实其断裂是完全性，还是不完全性。

2. 肱二头肌长头肌腱损伤（injury of the biceps brachii long head tendon） 肱二头肌长头腱起自肩胛盂的上缘，紧贴肱骨头关节面向前下行于结节间沟内，再穿出盂肱关节及腱鞘之外。结节间沟由肱横韧带所覆盖，该韧带跨越肱骨大小结节。结节间沟上部还有肩胛下肌腱筋膜覆盖，下部则有胸大肌腱筋膜覆盖。该腱在关节内的部分与浅层的关节囊及喙肱韧带关系密切，在结节间沟内有滑膜鞘包绕。其主要功能是屈肘关节并使前臂旋后。长头肌腱在结节间沟内行走时，因盂肱关节的运动而上下滑动或折屈成角，因此容易因反复摩擦而受损。肱二头肌长头肌腱损伤多见于标枪、铅球、吊环、单杠、举重及排球运动员。

（1）病因：主要是由于肩关节超常范围的转肩用力活动（例如吊环、单杠、高低杠的转肩动作），使肌腱在结节间沟内不断横行或纵行滑动，反复磨损致伤，亦可因受到突然的过度牵扯致伤。另外，肱二头肌长头肌腱鞘炎患者可因局部多次封闭，伤及肌腱，引起该肌腱变性。而发生变性的肌腱韧性减小，脆性增大，容易断裂。如果结节间沟有骨赘存在或肌腱在沟内有粘连发生时，一旦肱二头肌突然强烈收缩，则更易发生其长头肌腱断裂。

（2）临床表现

1）肱二头肌长头肌肌腱炎（tendonitis of the biceps brachii long head tendon）和（或）腱鞘炎（tenosynovitis of the biceps brachii long head tendon）：多数病例呈慢性发病过程。有外伤史，不论是一次致伤还是慢性病例再伤，均有肩前部酸痛不适，随即疼痛加剧，并向三角肌放射，二头肌长头肌腱处有锐利压痛，关节活动明显受限。因慢性劳损致伤者，伤史多不清楚。患者开始常表现为肩部酸胀不适，以后症状逐渐加重出现肩关节前部的疼痛。疼痛多呈持续性，可向三角肌或肱二头肌上下放射，休息减轻，活动加重，夜间加剧，甚至影响睡眠。

查体：结节间沟及其肱二头肌长头腱压痛，有时可触及局部条索状物，上臂外展上举再后伸做反弓时出现疼痛，其他方向的活动疼痛不明显，肱二头肌主动收缩或被动牵拉，均可使疼痛加剧，肱二头肌长头肌腱紧张试验阳性，即患肢肘关节屈曲90°，前臂置于旋前位，让患者抗阻力屈肘及前臂旋后，若肱二头肌长头腱处出现剧烈疼痛者为阳性。由于疼痛和肩部肌肉痉挛，肩关节活动范围受限。

2）肱二头肌长头肌腱断裂（rupture of the biceps brachii long head tendon）：可以是肌腱在正常活动情况下的自发性断裂，也可以是突然用力，肱二头肌抗阻力强烈收缩而引起断裂。断裂通常为完全性，偶见部分性断裂。肌腱退变严重者发生断裂时，多无明显外伤史或只有轻伤，症状也多不明显，往往诉说一次轻微用力屈肘时肩部突然疼痛或隐约不适，随之屈肘力减弱。

查体：结节间沟处肿胀、淤血和压痛。不能屈肘或屈肘力减弱。两侧肱二头肌用力收缩时外形不对称，患侧肱二头肌肌腹位置异常，可下移至上臂下 1/3。患侧肌张力比健侧低下，用力收缩时肌腹较对侧膨出。肩关节活动通常不受影响。X线片一般无异常改变，严重时骨质疏松，肌腱呈硬化阴影。

3. 肱三头肌肌腱损伤（injury of the triceps brachii tendon） 肱三头肌位于上臂后面。长头起于肩胛骨的盂下粗隆，经大、小圆肌之间下行，是三边孔及四边孔的分界标志。外侧头起于肱骨大结节的下部至三角肌粗隆之骨嵴，在桡神经沟之上。内侧头在桡神经沟之下，起于肱骨干后面及臂内、外侧肌间隔。三头向下合成一扁腱，分深浅两层，中间有腱间滑囊，两层纤维下行至肘部汇合，止于尺骨鹰嘴上面后部及前臂外侧深筋膜。该肌主要功能是伸肘，并助上臂内收。肱三头肌肌腱损伤多见于棒、垒球投手、高尔夫球及体操运动员。

（1）病因

1）肱三头肌长头肌腱末端病（enthesiopathy of the triceps brachii tendon）：过去常称为肩关节后部软组织损伤，当肩胛盂后下方骨刺形成时，又称 Bennett 病。其病因主要是运动员上臂过度使用使肩关节后部的肱三头肌长头肌腱反复被牵扯（如棒球运动员，球投出后，肌肉松弛的上臂经胸前摆向对侧，使肱三头肌长头肌腱受到牵扯），致使肱三头肌长头肌腱腱止点结构处的组织发生退行性变，钙质沉着，骨质增生，骨刺形成进而刺激肌腱及关节、滑膜引起临床症状。

2）肱三头肌肌腱断裂（rupture of the triceps brachii tendon）：多发生于该肌腱在尺骨鹰嘴的附着点处，常伴有小的撕脱骨片，故又称肱三头肌肌腱撕脱骨折。常见的病因是摔倒时肘半屈位手撑地，全身重量强加于患肢，使肱三头肌受到突然猛烈的间接外力的牵扯将肌腱撕断。另外尺骨鹰嘴部受到直接撞击也可致肌腱断裂。

（2）临床表现

1）肱三头肌肌腱末端病：患者主要症状为肩后部疼痛，可向三角肌放射，也可能出现局部麻木感或其他感觉异常。查体：上臂外展位肱三头肌长头腱在肩胛盂下缘粗隆起点处有压痛。伸肘抗阻痛阳性。被动地极度内收上臂可诱发沿肱三头肌疼痛。X线片有时可见肱三头肌起点处有密度增高阴影。

2）肱三头肌肌腱断裂：患者伤时肘后多有响声，伤处疼痛，肿胀，伸肘无力或不能主动完全伸肘，抗阻力伸肘时疼痛加重。查体：尺骨鹰嘴上方可扪及凹陷甚至缺损，可触到肱三头肌腱断端。尺骨鹰嘴结节部有锐利压痛。后期可触及结节。抗重力伸肘试验阳性，即患者立位弯腰，患肢侧平举主动伸肘，如肘不能完全伸直或肘后出现疼痛为阳性。X线检查，肘关节侧位片：尺骨鹰嘴上方 1cm 左右常可见线状撕脱骨折片，同时尺骨鹰嘴结节部可见骨质缺损。

（二）肘部肌腱的损伤

肱骨内上髁炎（internal humeral epicondylitis） 又称高尔夫球肘，是前臂屈肌腱止点肱骨内上髁部位的慢性炎症。

（1）病因：该病多见于高尔夫球、棒球、垒球和网球运动员，亦见于纺织女工和瓦工。主要是由于前臂屈肌腱止点处受到反复的牵拉刺激和累积性损伤所致。

（2）临床表现：该病起病缓慢，逐渐出现肱骨内上髁处酸胀不适和疼痛，可向前臂掌侧放射。查体：肱骨内上髁压痛，前臂被动旋后腕关节背伸时伸肘引起肱骨内上髁疼痛加剧；主动收缩及抗阻旋前腕关节掌屈时屈肘亦引起肱骨内上髁疼痛加剧。X线片一般无异常改变。

（三）股部肌腱的损伤

1. 股内收肌腱损伤（injury of the unit adductor muscle） 股内收肌群包括股薄肌、长收肌、耻骨肌、短收肌、大收肌等，起于耻骨上支的前面，除股薄肌止于胫骨上端的内侧以外，其他都止于股骨嵴。其功能是内收大腿及使大腿外旋。股内收肌腱损伤临床较为常见，主要表现为股内收肌耻骨腱止点处损伤和股内收长肌肌腹与肌腱部的损伤。

（1）病因：该病最常见于骑马者，亦可见于体操、滑冰、自行车、足球、舞蹈、杂技以及短跑运动员。骑马时，内收肌的突然用力收缩，特别是当跳沟、跨栏时，外来暴力使大腿突然过度外展，使肌纤维本身拉伤断裂，或在起止点处发生撕裂，局部渗血或出血，形成血肿，进而机化，造成粘连，甚至发生骨化性肌炎。亦可因暴力直接打击致伤。

（2）临床表现：损伤后患者大腿内侧近端疼痛，可为撕裂样痛、牵扯痛或胀痛，疼痛呈持续性，髋关节内收、外展时疼痛加剧。患者常因疼痛屈膝，不敢活动。行走呈足尖点地跛行。急性损伤者，股内侧近端可见肿胀或皮下淤血，触诊时压痛明显，若有肌肉肌腱断裂者，在肌肉抗阻收缩时有异常隆起，并可扪及凹陷存在；慢性损伤者，局部可无明显肿胀，但股骨内侧上1/3部压痛明显，耻骨上支腱止点处压痛阳性，股内侧近端肌肉较硬，可触及质地较硬的条索状隆起。股内收肌抗阻试验阳性。"4"字征阳性。X线检查一般无异常发现。如有骨化性肌炎时，内收肌群内可发现钙化斑。

2. 髂胫束损伤（iliotibial band injury）

（1）病因：髂胫束损伤多见于需反复屈伸髋膝关节者，如足球、冰球、手球守门员，跨栏运动员、自行车运动员及战士等。髂胫束挛缩症者的病因主要是由于髂胫束或臀大肌筋膜带与股骨大粗隆间长期摩擦而局部增厚。髂胫束摩擦综合征是由于在膝关节屈伸活动中，髂胫束反复在股骨外上髁上前后滑动，进而髂胫束及股骨外上髁滑囊出现炎症、变性、粘连和挛缩。

（2）临床表现：髂胫束挛缩症者临床主要表现为弹响髋，即当髋关节屈曲、内收、内旋时，能听到髋外侧股骨大粗隆处有清脆的响声，但无明显症状。查体，局部可有轻度压痛，可触及一粗而紧的条索状物，在大粗隆附近滑动。髋内收时有受限，不能做髋内收直抬腿动作。骨盆正位X线片可见"假性双髋外翻"，股骨颈干角大于130°，股骨小粗隆明显可见。

髂胫束摩擦综合征者多有膝部劳累史，其早期可有膝部外侧疼痛，多发生于膝部反复屈伸和劳累时，且疼痛于伸直膝关节行走时消失。进而伸屈膝关节时不仅诱发疼痛，还可伴有局部摩擦感或弹响，弹响声多呈低调钝声。查体，股骨外上髁部局部肿胀和压痛，单腿站立（或双腿站立时）屈伸患膝时，可诱发该部疼痛，膝关节无积液体征。与膝外侧副韧带损伤，外侧半月板损伤和外侧副韧带下滑囊炎相鉴别：外侧半月板损伤和外侧副韧带下滑囊炎的压痛点较低；半月板损伤弹响较清脆，常有关节交锁症状及麦氏征（McMurray试验）阳性等表现。X线片一般无异常改变。

（四）膝部肌腱损伤

1. 股四头肌腱损伤（injury of the quadriceps tendon）

（1）病因：股四头肌肌腱损伤多见于跳跃、足球、排球、篮球运动员，多与频繁伸膝股四头肌肌腱受到反复牵拉产生的慢性损伤有关。而直接暴力如股四头肌腱受到直接撞击或割裂；间接暴力如膝关节于半屈曲位时，股四头肌突然猛烈收缩均可使股四头肌腱发生完全或不完全断裂。另外，因增龄，肥胖、动脉硬化、糖尿病或多次微小损伤而引起肌腱退行性变性者，容易因轻微外伤而发生所谓"自发性断裂"。

（2）临床表现：

1）股四头肌腱末端病（enthesiopathy of the quadriceps tendon）：患者可有外伤史或劳损史，主要症状为髌骨上缘腱止点处疼痛，轻者仅跳跃时痛，重者上下楼，坐位站起，甚至走路时都疼痛，或有局部轻微肿胀，膝打软。查体：髌骨上缘压痛，触之局部有增厚硬韧感，抗阻伸膝痛阳性。X线片检查可见到髌骨上缘，腱附着处骨质增生。

2）股四头肌腱断裂（rupture of the quadriceps tendon）：急性断裂者可有局部疼痛、肿胀，伸膝功能障碍。完全断裂者，早期多肿胀明显，常有血肿或积血。股四头肌不敢用力收缩，髌骨活动范围增大，断裂部可见凹陷，触诊可摸到股骨髁滑车软骨面。部分断裂，可摸到断裂凹陷，直腿抬高无力。有时可见近端肌肉回缩隆起。陈旧性断裂可触到瘢痕硬结，有压痛。日久血肿机化、钙化，最后骨化。另外，股四头肌在全屈位伸膝抗阻和膝伸直位抗阻试验有助于鉴别股直肌与内外侧头损伤。陈旧性部分性损伤对一般活动无影响，但不能完成大强度跳跃练习。这些患者虽压痛轻微，但跟臀试验在大腿前部均有不同程度的牵拉痛。X线片检查，新鲜股四头肌腱损伤且肌腱完全断裂者可见显影；部分断裂与陈旧性断裂，X线片检查无特殊意义。

2. 髌腱断裂（rupture of the patellar tendon）　髌腱断裂是一种较少见的运动损伤。

（1）病因：可由直接暴力和间接暴力两种成因引起，损伤机制同股四头肌肌腱损伤。

（2）临床表现：多有明显外伤史，伤部疼痛、肿胀，压痛，主动伸直抬腿不能或无力，被动将膝屈曲时，可以清楚看到并摸到断裂部的凹陷。关节内积血较明显，稍后可见皮下淤血。股四头肌收缩时患侧髌骨较高。陈旧病例由于髌上囊粘连，此征有时不明显。X线片检查：屈膝 30° 位，可见伤侧髌腱失去连续影像，髌骨可呈高位。

3. 髌腱末端病（enthesiopathy of the patellar tendon）　又称髌尖末端病、"跳跃膝"，是由于跳跃时髌腱在髌尖附着点处受到反复的大力牵拉从而使髌腱腱止结构组织出现损伤性改变。

（1）病因：跳跃时的伸膝动作是由股四头肌通过髌骨与髌腱实现的，髌腱在髌尖处的附着点在跳跃时承受了很大的牵拉力。该病多为慢性劳损，髌尖腱止点处受到长期反复牵拉；亦可在猛力跳跃时一次拉伤，或外力直接撞击髌尖部引起。

（2）临床表现：患者主诉髌尖处痛，多为跳时痛、上下楼痛，半蹲位站起时痛，重者行走时也痛。另有打软腿现象。查体：局部轻度肿胀，髌尖或髌腱处压痛，可触及髌腱变粗，有粗大硬韧感，另伸膝抗阻痛阳性。X线检查有时可见髌尖延长，或有钙化、骨化点显现，但多数患者阴性。

（五）踝足部肌腱的损伤

1. 跟腱断裂（rupture of the achilles tendon）

（1）病因：跟腱周围无腱鞘，仅有由疏松网状结缔组织构成的腱周组织来连接肌腱与其周围的筋膜，其中含有供给肌腱营养的血管。跟腱邻近上端肌肉处及其下端跟腱附着处，血供丰富，而在跟腱止点上 3~4cm 处，血供较差，跟腱损伤后该处不易恢复，故该处易发生断裂。跟腱断裂主要为长期反复提踵发力训练且训练过于集中，跟腱因过多的牵拉而产生退行性变，跟腱在退行性变的基础上容易发生断裂。少数为急性拉伤，系一次突然提踵发力所致。

（2）临床表现：跟腱断裂者，临床多数患者有外伤史。多于提踵发力瞬间感到跟腱部位受到沉重打击，有时可闻撕裂声，同时跟腱部位发生剧烈疼痛，出现小腿跖屈无力。查体：跟腱部位肿胀，压痛明显。肌肉收缩时在断裂处可触及凹陷，足跖屈功能障碍，失去正常行走姿态。跟腱完全断裂试验（捏小腿三头肌试验）：令患者俯卧，双足恰好伸出检查床尾端，检查者用手挤压患者小腿的腓肠肌，若足不出现跖屈动作，表明该跟腱完全断裂。可两侧对比。X 线片检查可见跟腱阴影连续性中断或紊乱。有时可见跟腱钙化或跟骨撕脱性骨折。

2. **跟腱止点末端病（enthesiopathy of the achilles tendon）**

（1）病因：主要为慢性劳损所致，由于长期反复提踵发力训练过于集中，跟腱止点处受到反复过多的牵拉而使其腱止装置产生退行性改变和炎症。少数为急性拉伤，系一次突然提踵发力所致。

（2）临床表现：患者有长期反复提足跟发力训练史。主要表现为足跟后部痛，早期一般只于踏跳时痛，准备活动后即不痛，以后转为持续性痛，踏跳、劳累后加剧，严重者静息时也痛。查体：跟骨结节后方及两侧有明显压痛。踝背伸 20° 时用力蹬地痛。X 线表现，早期无改变，晚期可见跟骨结节脱钙、囊样变，也可有骨质增生。症状与 X 线表现常不一致。

三、 康复评定

肌腱损伤对骨关节的运动功能影响很大，从损伤到康复也是一个较为缓慢的过程。定期进行康复评定对制定正确的康复治疗计划，判断康复治疗效果，确定能否恢复正常训练及参加体育比赛，均有着非常重要的临床意义。肌腱损伤患者通常可选择性地进行肌力、关节活动度、肌腱活动度、肢体围度、上肢功能、下肢功能、步态、平衡和协调功能及日常生活活动能力等的评定。

（一）疼痛评定

临床常采用视觉模拟评分指数（visual analogous score or scale，VAS）。

（二）肌力评定

徒手肌力检查对肌腱损伤的诊断和疗效评定有着重要的作用，尤其对肌腱断裂的临床诊断有着重要意义。通常肌腱断裂者，其肌肉或所在肌群的肌力明显减低。肌腱完全断裂者，在进行徒手肌力检查时，可见近端肌肉回缩隆起。另外，进行抗阻肌力检查时，肌腱损伤部位出现疼痛有助于肌腱损伤的诊断和鉴别诊断。

（三）关节活动度测定

关节活动度测定是肌腱损伤后关节功能检查中最常用的评定项目之一。不论是肌腱损伤后的疼痛或炎症粘连、继发性或失用性关节挛缩及肌肉短缩，均可引起关节活动障碍及肢体柔韧性障碍，从而影响关节活动度。

（四）肌腱活动度测定

手指屈指肌腱或伸指肌腱损伤时常进行肌腱活动度测定。

（五）肢体围度的测量

主要了解肌腱损伤后患肢的肌肉有无萎缩或肿胀。

（六）上肢功能评定

上肢肌腱损伤，可不同程度地影响上肢功能。临床常用的上肢功能评定量表有：

1. UCLA 肩关节评分系统　UCLA（The University of California-Los Angeles）肩关节评分系统，由 Ellman 1986 年设计并得到广泛应用。

2. HSS　HSS（hospital for special surgery shoulder-rating score sheet）肩关节评分系统，比较注重对于疼痛的评定。

3. JOA 肩关节疾患治疗成绩判定标准。

4. 美国特种外科医院肘关节评定表 HSS。

（七）下肢功能评定

下肢肌腱损伤，影响到下肢功能时要进行下肢功能评定。临床常用的下肢功能评定量表有：

1. Harris　髋关节功能评定标准 是目前国内外最常用的髋关节评定标准，内容主要有疼痛、功能、关节活动度和关节畸形 4 个方面。

2. 膝关节功能评定　可采用 HSS 膝关节评定标准。

3. 足功能评定　可采用 Maryland 足功能评分标准。

（八）步态检查

下肢肌腱损伤患者患侧下肢可因步行时疼痛出现"疼痛步态"，临床表现为患者尽量缩短患肢的支撑期，使对侧下肢摆动加速，步长缩短，又称短促步态。下肢肌腱损伤后，患者还常出现肌肉软弱步态。

（九）平衡和协调功能评定

肌腱损伤对人的平衡和协调功能可产生影响。下肢肌腱损伤主要影响人的平衡功能和下肢协调功能；而上肢肌腱损伤，尤其手指肌腱损伤主要影响上肢的协调功能。

（十）ADL 能力评定

肌腱损伤患者，其日常生活活动可受到不同程度的影响。目前临床常用的 ADL 评定量表主要有 Barthel 指数和功能独立性评定（FIM）。

四、康复治疗

（一）康复治疗的基本原则和方法

1. 康复治疗的基本原则

（1）早期诊断、早期治疗、早期康复；

（2）因人而异、个别对待；

（3）循序渐进；

（4）尽量不停止训练；

（5）合理应用护具；

（6）全面训练。

2. 康复治疗的方法

（1）急性期处理：急性期处理的基本原则是 PRICE 常规。

1）轻度和中度肌腱损伤的处理：主要是保护患部，避免肌腱再受损伤，可用防护支持带或矫形器具固定患部，以限制关节某一方向的活动，加强关节的稳定性，从而保护愈合未坚的肌腱，保证其良好愈合。冰敷的同时应予以弹性绷带加压包扎，一般是先冰敷，后加压包扎，但也可二者同时并用。伤后24小时或48小时以内应予休息，避免进行加重损伤部位疼痛的活动，休息时要抬高患部以利局部血液和淋巴液的循环和减轻水肿。

2）重度肌腱损伤（肌腱完全断裂）的处理：强调在PRICE常规处理的基础上，必须尽早手术缝合肌腱，使肌腱的连续性完全恢复。

（2）慢性期康复：轻度和中度肌腱损伤通常以按摩、理疗和功能训练为主，适当配以消炎、镇痛药物治疗。亦可采用肾上腺皮质激素腱周围注射的方法治疗，可获良好临床疗效。重度肌腱损伤术后需固定4~6周，固定期间，进行固定部位肌肉的等长收缩练习，未受累关节进行关节主动运动和肌肉的等张收缩练习，配合药物、理疗、运动疗法等直到肌腱愈合（8~10周）。

（二）常见肌腱损伤的康复治疗

1. 肩袖损伤

（1）轻度和中度肩袖损伤：多采用非手术治疗，急性肩袖损伤按PRICE常规处理，局部制动常采用石膏或支架将肩关节固定在外展、前屈、外旋位3~4周，在疼痛许可的情况下应尽早开始肩关节主动功能练习。疼痛明显者，予以消炎镇痛药和缓解肌肉痉挛的药物，同时配合理疗。痛点局限者，可予皮质激素加普鲁卡因或利多卡因痛点注射。

（2）重度肩袖损伤（肩袖肌腱完全断裂）或部分肩袖肌腱断裂：症状严重疼痛持续者，应争取早期手术，伤后3周内手术效果最好。

（3）肩袖肌腱断裂术后康复程序：

1）早期（手术后0~6周）：为保护期。

康复目的：减轻疼痛及关节肿胀、早期肌力练习、早期关节活动度练习，以避免粘连及肌肉萎缩。术后即刻至术后3周应予三角巾舒适体位悬吊保护，不应负重及过分用力。否则将影响组织愈合及功能恢复。

康复程序：

① 手术当天：麻醉消退后，患侧手臂下垫枕，活动手指和腕关节。

② 术后1天：进行"张手握拳"练习（缓慢用力张开手掌，保持2秒，再用力握拳保持2秒，反复进行），鼓励在不增加疼痛情况下尽可能多做。

③ 术后3天：由医生决定开始进行。可以进行"摆动"练习、"耸肩"练习、"扩胸"练习、"含胸"练习等。

④ 术后1周：开始进行肘关节主动运动练习和肩关节被动关节活动度练习，包括肩关节前屈、外展。

⑤ 术后2~3周：可进行手臂前抬、体侧抬起、"耸肩"、屈伸肘关节等练习。

⑥ 术后4~6周：除继续进行以上练习、肩外展45°位外旋、内旋练习外，还应进行肌力练习。

2）中期（7~12周）

康复目标：为无痛全范围关节活动、改善肌力、增加功能活动、减少残余疼痛。

康复程序：①术后7~10周：继续并加强关节活动度练习。肩关节前屈练习、肩外展90°位内/外旋练习、肩0°屈肘90°位外旋练习，8~10周基本达到全范围活动；②术后10~12周：开始强化肌力，进行各方向抗阻肌力练习，并逐渐增加负荷。

3）后期（13~26 周）：

康复目标：为保持全范围无痛活动、强化肩部力量、改善神经肌肉控制、逐渐恢复各项功能活动。

康复程序：①哑铃等进行肩关节和上肢抗阻肌力练习；②不可参加对抗性训练；③18~21 周开始间断体育活动；④ 21~26 周继续活动度及力量练习；⑤进行肌力检查，决定可否恢复运动或体力劳动。

2. 肱二头肌长头肌腱损伤

（1）肱二头肌长头肌肌腱炎或腱鞘炎：急性期主要是休息，用颈腕吊带或三角巾悬吊患肢，限制各种引起患部疼痛的活动，口服消炎镇痛药，局部物理治疗或予以湿热敷或热敷散。采用皮质激素加普鲁卡因或利多卡因腱鞘内注射，有较好效果。在患者能耐受情况下，强调尽早开始患肩关节的主动活动练习。按摩疗法对该病亦有较好效果。

（2）肱二头肌长头肌腱断裂者：如果是完全断裂或撕脱者，应做手术修补。术后用石膏托固定于屈肘110°位，前臂轻度旋后位 4~5 周。对陈旧性断裂无症状者，或部分断裂，年龄偏大，症状较轻者可以不做手术。用颈腕吊带或三角巾悬吊患肢 2~3 周。但鼓励早期运动，每天可进行几次无痛范围内的摆动，2~3 周后去除悬吊带，开始正常活动，同时物理治疗，予以超短波、中频电疗或中药局部熏洗，热敷等。

3. 肱三头肌肌腱损伤

（1）肱三头肌长头腱起点末端病：其康复治疗，多以推拿疗法为主，配合理疗，局部湿热敷或热敷散。疼痛严重者，予以消炎镇痛类药物。用醋酸泼尼松龙等皮质激素加普鲁卡因或利多卡因痛点注射有较好效果。

（2）肱三头肌长头腱断裂：急性按 PRICE 常规处理，其中部分撕裂者可用石膏托于伸肘位固定，使断端靠拢逐渐愈合，鼓励患者早期做主动伸肘运动。完全断裂者应手术修复，术后用棉花夹板加压包扎肘伸直位石膏托固定 4 周，保证患肘有约 10°~15° 的伸屈活动以防止关节粘连。4 周后去除固定，练习屈肘活动，辅以转轮运动；术后 6 周开始进行肱三头肌伸肘抗阻练习，同时继续练习被动屈肘以恢复屈肘角度。在此期间，配合理疗，消炎镇痛药物和按摩等疗法，可促进肌腱断裂的愈合。

4. 肱骨内上髁炎 大多采用非手术治疗，康复治疗方法可参照肱骨外上髁炎。个别非手术治疗方法无效者，可行手术剥离肱骨内上髁处的屈肌总腱。

5. 股内收肌腱损伤 急性期按 PRICE 常规处理，即冷敷（氯乙烷喷敷，冰袋，冰块或冰水等外用），加压包扎（用弹性绷带从膝部到腹股沟做全大腿包扎），抬高患肢，休息位固定或制动，避免做任何牵拉股内收肌群的动作，绝对避免按摩揉搓或热敷。疼痛剧烈者可予口服消炎镇痛药。理疗可选择微波、超短波等以促进渗液吸收。肌肉肌腱完全断裂者，或有血肿形成则应手术治疗，术后进行适当的功能训练，约 6 周后开始正规训练。

6. 髂胫束损伤 急性损伤患者，按 PRICE 常规处理，局部冷敷，加压包扎，抬高患肢，休息制动，避免膝关节的屈伸活动，口服消炎镇痛药。痛点局限者，可予皮质激素加普鲁卡因或利多卡因局部注射。亦可予以理疗，如温热疗法、超短波、中频电疗和超声波等。晚期非手术治疗无效者可行股骨外上髁滑囊切除术或行髂胫束松解延长术。如髂胫束挛缩引起屈膝畸形或小腿外旋畸形，可行膝关节后方松解术和股骨髁上截骨术。

7. 股四头肌肌腱损伤

（1）股四头肌腱部分断裂者：可采用非手术治疗，予以石膏固定 5~6 周，同时进行固定部位等长肌力训练。去除石膏后，予以理疗、按摩与膝关节屈伸膝功能锻炼，以恢复膝关节正常功能。对部分年老体弱的股四头肌腱部分断裂者可穿戴膝关节伸展支具，以防止膝关节打软屈曲。股四头肌腱完全断裂者，应立即进行手术治疗，术后用长腿石膏固定膝关节于伸直位 4~6 周。去除石膏后，予以股四头肌肌力训练和患膝关节活动训练，但应避免大强度的股四头肌肌力训练。配合理疗、按摩、中药熏蒸等疗法，鼓励早期下地拄拐行走。在恢复训练阶段应减少速度练习和避免在硬场地上跑跳。

（2）股四头肌腱末端病：主要以非手术治疗为主，可用理疗、中药熏洗、按摩，配合消炎镇痛药物。症状明显时应适当减少伸膝活动的强度。亦可予以皮质激素加普鲁卡因或利多卡因痛点注射。

8. 髌腱断裂　髌腱断裂急性期按 PRICE 常规处理。髌腱断裂可为单纯断裂，也可与膝的韧带断裂和半月板损伤同时发生。通常需手术治疗，术后用厚棉花夹板加压包扎固定，作股四头肌抽动练习，配合低频电疗，刺激肌肉收缩运动。术后 3~4 周去除固定后，在卧位下进行膝关节的屈伸活动。术后 6 周在治疗师的帮助下练习直腿抬高，同时在床边做垂腿的膝屈伸练习。鼓励早期下地拄双拐行走。术后 8 周可去拐行走。

9. 髌腱末端病　主要采用非手术治疗，理疗（超短波、中频电疗法、蜡疗等）、中药熏洗或湿热敷、按摩均有较好的效果。对症状顽固者，可予皮质激素加普鲁卡因或利多卡因痛点注射，每周 1 次，重复 2~3 次。注射时应注意将药注射到髌腱的周围而不是髌腱内。

10. 跟腱断裂　急性期按 PRICE 常规处理，局部冰敷、制动、加压包扎、休息、抬高患肢。暂时停止训练或比赛，尤其应暂停跑跳动作的训练。疼痛明显者可服用消炎止痛药。

（1）跟腱部分断裂者：伤后长腿棉花夹板压迫包扎，并以石膏托将膝屈曲位、踝关节跖屈位固定，48 小时后做趾的屈伸活动，鼓励小腿三头肌收缩以防止局部粘连。3 周后将长腿石膏固定除去，在床上练习踝的伸屈活动。鼓励拄双拐下地并穿戴踝足矫形器保护。5 周后可穿高跟鞋行走，并逐渐将后跟降低。同时练习辅助下蹲以恢复踝背伸的范围。8 周后可作提踵练习。理疗、按摩有助于跟腱修复。慢性期可行理疗，按摩，中药熏洗及皮质激素加利多卡因痛点注射封闭等。

（2）跟腱完全断裂和陈旧性跟腱断裂：多需手术缝合修补。术后先开始做股四头肌锻炼，拆除石膏后做踝关节功能锻炼，以免造成跟腱粘连。

（3）跟腱断裂的术后康复程序

1）术后麻醉消退后，尽早开始活动足趾，以促进血液循环。抬高患肢 3~5 天，防止肿胀。

2）术后第 1 天开始每天进行小腿三头肌等长收缩练习（绷脚尖练习），在床上练习上肢力量，练习进行床上直抬腿和侧抬腿练习。

3）术后第 1 天即可拄拐不负重下床活动。

4）术后第 3 天切口换药。

5）满 2 周切口拆线。

6）满 3 周门诊石膏去短至膝关节以下，开始膝关节屈伸活动。

7）满 4 周开始中药洗剂或者温水泡脚，每日 2 次，每次 20 分钟，然后伤口局部按摩，以改善局部粘连，并开始在床上练习踝关节的屈伸活动，下地时一定要戴石膏（弹力绷带自行固定）并扶拐。

8）满 5 周去除石膏，开始应用滚筒练习踝关节的活动度。

9）满 6 周垫后跟穿鞋，持拐踩地走路。门诊找手术医生复查（后跟高度 3~3.5cm，用踩实的硬纸板十余层制成，逐渐减少后跟高度，3 周逐渐去完纸板）。

10）满 9 周以后穿平跟鞋练习走路，逐步由双拐到单拐，然后去拐。

11）满 3 月后可以开始慢跑和提脚后跟练习，此时跟腱容易发生再断裂，应避免突然猛跑，防止意外摔倒。采用循序渐进的方式，由慢跑到快跑，再到跳。

12）6 个月后练习专项训练。

13）若出现活动后术区肿胀疼痛，应休息、冰敷，门诊复查。

保守治疗者或者陈旧性跟腱断裂后的康复 可根据具体情况进行康复治疗，石膏固定时间较急性跟腱断裂术后康复适当延长 1~2 周。

11. 跟腱末端病 主要采用非手术治疗。

（1）急性期：暂时停止跑跳动作的训练，按 PRICE 常规给予局部冰敷，用黏膏支持带限制踝背伸动作，症状较重患者，要卧床休息，疼痛明显者可予服用消炎镇痛药。

（2）慢性期：可予物理治疗，推拿及中药熏洗。皮质激素加利多卡因痛点注射封闭，效果较为显著。

（3）晚期顽固病例，腱内有钙化或骨化者：可施行手术，纵行切开腱组织，切除变性、钙化或骨化的硬块，并松解粘连。

第五节 关节软骨损伤

一、膝关节软骨损伤

（一）概述

关节软骨损伤机制包括直接创伤、间接撞击，或者膝关节扭转负荷时损伤。膝关节软骨损伤后会导致疼痛，关节灵活性降低，并且通常最终将发展为骨性关节炎。近年来由于关节镜技术的进步和 MRI 的应用，膝关节关节面软骨损伤的诊断得到极大提高。非手术治疗对一些患者可能会有满意的结果，但是因为软骨损伤最终将进展为骨性关节炎，目前关节镜下的微骨折软骨成形术得到广泛应用，目的是通过微骨折运用自身的修复能力，为软骨再生提供良好环境，增加软骨的修复。

（二）临床特点

1. 临床表现

（1）症状：膝关节疼痛，在练习或比赛中有酸软或疼痛，上下楼痛、半蹲痛，大多在屈 30°~50° 位。在疼痛角持重时有"打软腿"现象，膝无力。有关节游离体时，常有交锁，膝关节伸屈时可弹响。

（2）体征：股四头肌萎缩，在有髌骨软骨损伤时压髌痛，股骨滑车压痛。半蹲试验：让患者单腿下蹲，感觉髌骨下疼痛即属阳性，髌股关节面损伤时出现。髌股关节间摩擦音或弹响。

（3）辅助检查：X 线摄像可助诊断。磁共振（MRI）检查可显示局部软骨缺损或软骨下骨脱钙。

2. 临床治疗

（1）非手术治疗：在避开疼痛角度下进行半蹲位静蹲肌力训练、器械抗阻肌力训练加强大腿肌肉力量以保护膝关节。理疗可选用短波、超短波、激光、超声波及中药透入等方法治疗。

（2）手术治疗：关节镜下的微骨折软骨成形术首先确定关节软骨缺损，然后用刨刀或刮匙清理缺损确定边界，显露软骨下骨，在软骨下骨穿凿多个孔（微骨折手术），使骨髓腔内的间充质干细胞填充缺损区，细胞增生或分化为马赛克状纤维软骨以修复损伤软骨组织。

（三）康复评定

1. **疼痛评定** 用 VAS 法评定疼痛的程度，观察治疗效果。

2. **肌力评定** 徒手肌力检查法进行大小腿肌力评定，等速肌力评定，以 H/Q 比值 >85% 作为恢复运动的重要标准。

3. **肢体围度测量** 大腿围度、小腿围度测定，与对侧对比判断有无肌肉萎缩及恢复情况。

4. **关节活动范围评定** 用于判断伤后关节障碍程度以及康复治疗后关节功能的恢复情况。

（四）康复治疗

术后康复应遵循个体化原则，向手术医生了解患者的手术情况，软骨缺损的面积和部位直接影响康复计划的制订。康复治疗的目的是通过提供适当的应力刺激软骨愈合，同时恢复关节活动度、灵活性、肌肉力量和本体感觉，达到日常生活或体育活动的功能需要。

1. **术后康复第1阶段（术后0~6周）** 最大限度保护软骨修复，术后使用膝关节角度可调支具，股骨或者胫骨病变者支具固定伸直位，髌股关节病变者，支具锁定为 0°~20°。局限性损伤的患者，扶拐用足尖触地负重，由 50% 开始，在可以耐受范围逐渐增加。

鼓励患者在手术后早期关节活动度训练以减少粘连减轻疼痛，术后 6 周膝关节活动度达到 0°~120°。持续被动活动（CPM）仪在术后立即应用，开始在 0°~45° 的范围，以后可以渐进加大。膝关节被动完全伸直，恢复正常的髌骨活动度。

使用生物反馈和肌肉电刺激与股四头肌收缩练习相结合，促进股四头肌再学习。鼓励患者进行亚极量股四头肌等长收缩。当关节活动度增加时，增加多角度股四头肌等长练习，但应避免直接接触病变关节软骨的角度。开始多平面直腿抬高（SLR）练习，通过渐进性抗阻练习逐渐恢复正常的髋部肌力。

膝关节活动角度达到 85° 的时候，可以使用短臂（90mm）功率自行车练习；关节活动度达到 110°~115° 时可以使用标准阻力固定自行车练习。

水中练习可以从术后 2~3 周开始，应用冰敷和经皮神经电刺激（TENS）控制疼痛。

2. **术后康复第2阶段（术后7~12周）** 本阶段重点在于恢复正常的关节活动度并开始步态训练。当直腿抬高没有疼痛和迟缓时，可以除去支具，在日常生活活动（ADL）中使用护膝。过度内翻或者外翻畸形的患者，建议其使用免负荷支具。

负重的进程视病变大小、位置和性质而定。通常术后 6 周，纤维软骨将开始填充关节缺损，同时开始渐进性负重。有条件时使用计算机压力测定系统辅助患者逐渐增加相关肢体的负荷；也可以采用减重训练系统和水下跑台治疗。在齐腰深的水中行走，可以减少 40%~50% 的负重；在齐胸深的水中可以减少 60%~75% 的负重。进展到正常步态常需要 2~3 周。继续进展辅助下主动关节活动度练习，在术后 12 周或 12 周以前达到全范围的关节活动。

肌力的增加对于康复过程安全进行和获得最佳功能恢复结果至关重要，强壮的肌肉可以分散关节表面的压力。有研究支持使用开链运动与闭链运动肌力练习相结合的方法可以避免在病变部位产生高负荷。开链伸膝运动中，60°~90° 范围膝关节的压力最大；40°~0° 范围膝关节的剪切力最大。在闭链运动时，60°~100° 范围膝关节剪切力和压力最大。因此，闭链运动活动应在 60°~0° 范围内进行。关节活动度和负重逐渐增加后，可增加在 45°~0° 范围内的小角度静蹲练习，并与渐进性抗阻练习（PRE）相结合。在术后 3 个月之内不应进行开链伸膝运动。

患者达到 50% 负重的能力时，可以开始本体感觉和平衡训练，在矢状面和冠状面的平衡板上进行，有条件时在平衡系统训练仪上进行。当肌力和平衡功能增加后，患者可以进行弹力带肌力练习，在倾斜跑台上逆向行走可以增加股四头肌肌力。继续进行患侧下肢灵活性练习，当膝关节活动度增加后增加股四头肌牵伸练习。

3. **术后康复第 3 阶段（术后 13~18 周）** 本阶段重点在于恢复正常功能活动所需要的肌力。继续第 2 阶段中使用的治疗措施。闭链运动可以在更大的关节活动度范围内进行。开始下台阶练习，在不接触病变位置的角度下，增加开链伸膝练习，可由 90°~40° 的范围开始，并进展到全范围角度。髌骨或者股骨滑车手术的患者，在进行这项练习时应格外小心。开始进行持续抗阻下腘绳肌力量练习，使近端肌力进一步增加。

在多平面和干扰情况下进行平衡和本体感觉练习。

在术后 16 周时，进行等速肌力测试，速度定为 180°/s 和 300°/s，因为与慢速相比，产生的压力和剪切力较小，肌力预期目标为达到对侧肢体的 85%。如果达到该目标，患者可以进入健身房和家庭训练。

4. **术后康复第 4 阶段（术后 18 周后）** 本阶段开始着手于为运动员重返体育运动进行准备。当手术侧肢体的肌力达到对侧肢体的 85% 时，可以开始在跑台上进行向前跑动练习。根据患者需要进行的体育活动训练进行单腿跳测试和交叉单腿跳测试，根据情况做出是否参加体育运动的决定。在重返体育活动之前应该达到在关节活动度、灵活性、肌肉力量和耐力全部正常。

二、 半月板损伤

（一）概述

半月板是位于膝关节间的半月形软骨板，膝关节有两个半月板：内侧半月板和外侧半月板。内侧半月板呈"C"形，边缘与关节囊和内侧副韧带深层相连；外侧半月板呈"O"形，中后 1/3 处有腘肌腱，将半月板和关节囊隔开。半月板与关节囊相连的边缘部分及外 1/2 及前后角附着点有血供，内侧部分没有血管，因此只有边缘中外部分的损伤才有可能愈合。

膝关节半月板损伤是最常见的运动创伤之一。多见于足球、篮球、体操等项目运动员，在武术演员中也较多见。运动时小腿固定，股骨内外旋或内外翻位，再突然伸直或下蹲时，半月板处于不协调的运动中，如果半月板受到强烈挤压则可能造成撕裂。

（二）临床特点

1. **损伤机制** 小腿固定，股骨内外旋或内外翻，再突然伸直或下蹲时，半月板与股骨髁及胫骨平台的活动不协调，造成撕裂。如篮球运动切入投篮时跳起或落地伴有身体旋转，足球运动中疾跑转向、急行转身等都是损伤的常见动作。

2. **临床表现** 多数患者有明确的受伤史。

（1）症状

疼痛：一般认为疼痛恒定出现在一侧是半月板损伤的特点。

肿胀：受伤后出现创伤性滑膜炎，积液多少与运动量及强度有关。

弹响：膝关节活动时在损伤侧可听到弹响声，有时伴有该侧疼痛。

膝关节交锁：运动中膝关节突然不能伸屈，常伴有酸痛，即是"交锁"。有的患者在伸屈和扭转时可自行"解锁"。若"交锁"固定在一侧对诊断有意义。

（2）体征

关节积液：浮髌试验阳性。

肌肉萎缩：股四头肌萎缩，尤以股四头肌内侧头萎缩明显。

关节间隙压痛：压痛明显侧即为半月板损伤侧。若并有囊性感应考虑为半月板囊肿。

摇摆试验：拇指按住损伤侧关节隙，另一手握住小腿左右摇摆，可触到半月板松弛进出，或伴有疼痛、响声为阳性。

麦氏（McMurray）征：被动伸屈旋转膝关节，引起痛、响者为阳性。

（3）辅助检查：关节造影、磁共振检查是较好的辅助诊断手段。

3. 临床治疗

（1）急性损伤：膝关节穿刺抽出积血，用石膏或棉花腿加压包扎固定 2~3 周，可以减少出血，减轻疼痛，边缘性损伤有愈合的可能。

（2）慢性损伤：半月板损伤大多不能自行愈合而转为慢性损伤。若患者症状明显，经常交锁，应行手术治疗。目前的首选手术为关节镜下手术，可以确定损伤的部位及类型，再根据这些情况决定镜下手术方式，常用的有半月板缝合术、半月板部分切除术及半月板全切除术，近年有学者开展同种异体半月板移植。

（三）康复评定

1. **肌力评定**　常用徒手肌力测定法进行下肢肌力评定，使用特殊器械进行肌群的等张肌力测定及等速肌力评定，尤其是等速肌力的腘绳肌/股四头肌（H/Q）比值，对于判断肌力的恢复具有重要意义。

2. **肢体围度测量**　髌骨上缘 10cm 处测量大腿周径，小腿围度测量髌骨下缘 10cm 处测量小腿周径，与对侧对比判断有无肌肉萎缩。

3. **膝关节活动范围评定**　用于判断伤后膝关节障碍程度以及康复治疗后关节功能的恢复情况。

4. **疼痛评定**　通常用 VAS 法评定疼痛的程度。

（四）康复治疗

半月板全切除及部分切除术后康复：

1. **术后第 1 阶段（术后 0~1 周）**　减轻疼痛，肿胀；早期关节活动度及肌力练习，以防止关节粘连、肌肉萎缩。

手术当天：开始活动足趾、踝关节。

（1）踝泵练习：用力、缓慢、全范围屈伸踝关节，每组 5 分钟，每小时 1 组。

（2）股四头肌、腘绳肌等长练习：在不增加疼痛的前提下尽可能多做，每日大于 500 次。

（3）术后 24 小时后可扶拐下地行走。

术后第 1~2 天：

（1）开始直抬腿练习：伸膝后直腿抬高至与床面 30° 角处，保持 5 秒为 1 次，每组 30 次，每日 3~4 组。

（2）开始侧抬腿练习及后抬腿练习：保持 5 秒为 1 次，每组 30 次，每日 3~4 组。

（3）负重及平衡练习：保护下双足分开同肩宽，在微痛范围内交替移动重心。每次 5 分钟，每日 2 次。如疼痛肿胀不明显，可扶单拐或不用拐下地，但不鼓励多行走。

术后第 3 天：

（1）继续以上练习。

（2）根据情况决定开始屈曲练习：微痛范围内，达到尽可能大的角度。每次10分钟，每日1次。

术后第4天：

（1）开始单腿站立平衡练习：每次5分钟，每日2~3次。

（2）开始俯卧位主动屈曲练习：每组30次，每日2~4组。可以沙袋为负荷，在0°~45°范围内进行，练习后如关节肿痛即刻冰敷。

（3）主动屈膝达90°。

术后1周：

（1）被动屈曲练习：被动屈曲角度至100°~110°。

（2）可单足站立，可不用拐短距离行走。

（3）开始立位主动屈曲大于90°：抗阻屈曲至无痛的最大角度保持10~15秒，每组30次，每日4组。

2. 术后第2阶段（术后2~4周） 加强关节活动度及肌力练习，提高关节控制能力及稳定性；开始恢复日常活动。

术后2周：

（1）被动屈曲练习至110°~120°。

（2）开始前后、侧向跨步练习：动作缓慢、有控制、上身不晃动。力量增强后可双手提重物进行负荷训练，每组20次，组间间隔30秒，每次练习2~4组，每日2~3次。

（3）开始靠墙静蹲练习：随力量增加逐渐增加下蹲的角度，每次2分，间隔5秒，每组5~10次，每日2~3组。

术后3周：

（1）被动屈曲练习角度达120°~130°。

（2）开始单膝蹲起练习：在0°~45°范围蹲起，要求动作缓慢、有控制、上身不晃动。必要时可双手提重物以增加难度。每组20次，组间间隔30秒，每次2~4组，每日1~2次。

术后4周：

（1）被动屈曲角度逐渐至与健侧相同。

（2）坐位抗阻伸膝：使用沙袋等负荷练习，每组30次，组间休息30秒，每次练习4~6组，每日练习2~3次。

3. 术后第3阶段（术后1~2个月） 关节活动度至正常，强化肌力，改善关节稳定性。恢复日常生活各项活动能力及轻微运动。

（1）台阶前向下练习。

（2）保护下全蹲，双腿平均分配体重，尽可能使臀部接触足跟。每次3~5分钟，每日1~2次。

（3）开始游泳，跳绳及慢跑。

（4）运动员开始专项运动中基本动作的练习，运动时戴护膝保护。

4. 术后第4阶段（术后3个月） 开始专项运动训练。

半月板修复术后康复：半月板前、后角损伤缝合术后可早期部分负重。半月板体部损伤缝合术后4周内患肢完全不负重，并且术后1~2周内不进行屈曲练习，术后4周内不进行主动屈曲练习，被动屈曲每周进行2~3次练习。余参照以上方法进行康复治疗。

思考题

1. 简述急性运动创伤的处理原则。

2. 前交叉韧带重建术后患者的康复评定项目应包括哪些？

3. 简述关节软骨损伤康复方案的制定原则。

（周谋望）

第十二章
截肢的康复

第一节 概 述

一、 截肢的定义

1. **定义** 截肢（amputation）是指将无生命和无功能、无法或不能保留的肢体全部或部分切除，其中经关节平面的截肢又称为关节离断（disarticulation）。

2. **目的** 截肢是将已失去生存能力、危及患者生命安全或已丧失生理功能的肢体切除，以挽救患者的生命，因此截肢是一种破坏性手术。由于截肢，患者将失去肢体的一部分，造成终身残疾；但截肢更是一种重建与修复性手术，手术的目的是尽可能保留残肢和残肢功能，并通过残肢训练和安装假肢，代替和重建已切除肢体的功能，使患者早日回归社会。

二、 截肢的原因

大多数截肢是为挽救或延长患者的生命而不得已采用的手术；有时也会由于有的肢体已完全丧失功能，截除后安装假肢可更有利于恢复功能而截肢。常见的截肢原因有：

1. **严重创伤** 在我国因创伤而截肢者仍然占到截肢原因的首位，目前截肢手术仍然是骨科处理严重肢体外伤的一种重要方式。但要严格掌握截肢手术的适应证，只有当肢体的血液供应受到不可修复的破坏，或者组织的严重损害导致肢体功能无法合理重建，才考虑截肢，如机械性损伤致肢体毁损、不可修复的神经损伤造成肢体严重畸形、皮肤严重溃疡、烧伤、电击伤以及冻伤后肢体已坏死等。根据实际情况截肢指征可分为绝对指征和相对指征。绝对指征是指：主要动脉已经受到不可弥补的损伤，肢体远端丧失血液供应，断肢再植手术无法进行等。相对指征是指：肢体的肌肉、神经、肌腱、骨与关节受到广泛破坏，可根据专科情况权衡去留之利弊。

2. **严重感染** 肢体感染已经危及生命，如气性坏疽感染，发展快且肌肉损害广泛，或发生严重毒血症者应考虑截肢。另外包括虽然采用了抗感染、清创、切开引流等治疗仍不能控制，反而呈现蔓延趋势，甚至危及患者生命的感染，如慢性骨髓炎、关节结核、化脓性关节炎、以及长期反复发作难以根治，且已引起广泛破坏和肢体严重畸形、功能丧失，甚至可能诱发恶性肿瘤的慢性感染等。

3. **肿瘤** 截肢常作为有效的外科治疗手段。肢体原发性恶性肿瘤未发现有远处转移者，一旦确诊应尽早截肢，以免延误手术时机。有些恶性肿瘤虽已发生转移，但若因破溃感染和病理骨折而产生剧痛，亦应用截肢术以减轻患者痛苦。继发性恶性肿瘤如继发性软骨肉瘤，需要考虑肿瘤的部位、大小和破坏程度等具体情况，可作局部截除或整个肢体截除。某些肢体的良性肿瘤对组织的破坏范围很大，虽行局部切除亦只能残留一个无功能的肢体时，亦可考虑截肢术。

4. 周围血管病变 发生率呈上升趋势。周围血管疾病导致的肢体缺血坏死，常见于合并或不合并糖尿病的闭塞性动脉炎。发病过程中肢体局部尤其是远端缺血缺氧导致神经末梢坏死，皮肤的敏感性受到损害，遭受外伤没有明显疼痛感，伤口感染等严重阻碍了疾病的治疗过程，这时截肢是十分必要的。供给肢体营养的主要血管因本身已病变或栓塞，引起肢体发生坏疽者，应予截肢。在欧美国家动脉硬化症和糖尿病等血液循环疾病是下肢截肢的主要原因。2013年我国对糖尿病患者的流行病学调查显示，我国现有糖尿病患者1.39亿，15%糖尿病患者可能出现糖尿病足（由于糖尿病的血管病变使足的血液循环障碍，糖尿病的周围神经病变使足的神经营养和感觉障碍，最后导致足溃疡、感染、坏死。）导致截肢。

5. 神经损伤或疾病 神经病损后截肢的常见指征是感觉障碍的肢体出现神经营养性溃疡，常常继发感染或坏死，且很难治愈。长时间的溃疡也可能发生癌变或继发畸形，使得肢体功能完全丧失，这是截肢和安装假肢的明确适应证。如先天性脊髓脊膜膨出所致的脊髓栓系综合征，造成下肢神经部分麻痹，足逐渐发生马蹄内翻畸形；足部皮肤神经营养障碍，促使足负重部位破溃形成溃疡，经久不愈合，对行走功能造成严重影响，这时就需要截肢，一般是行小腿或者更高水平的截肢。

6. 小儿先天性发育异常 对于肢体先天性畸形在儿童时期的截肢手术需要非常慎重。只有明确肢体无功能或者畸形的肢体已成为累赘、预计截肢以后可以安装假肢并且可获得较好功能的情况可考虑截肢，否则就应该观察肢体生长发育的情况，到成年以后再根据具体情况做出是否需要截肢的选择。上肢畸形几乎不适合在婴幼儿时期进行截肢手术；与此相反，下肢畸形可能需要早期进行截肢手术，以利于假肢的安装和训练站立以及行走。极少有单纯为外观需要而进行截肢的。

三、 与现代假肢适配的截肢术要点

现代假肢制作技术使假肢能达到很高的适配性，以满足各种各样的残肢条件和对假肢不同的功能要求。从普及型下肢假肢到全电脑控制智能仿生腿，从普通的美容上肢假肢到带感应控制的肌电控制假手，从传统末端开放型插入式接受腔到各种新型闭合的、全面接触、全面承重式接受腔，使现代假肢具有了残肢承重合理、穿戴舒适、假肢悬吊能力强且不影响残肢血液循环等优点。为了适合现代假肢的良好穿戴和发挥最佳代偿功能，对残肢条件提出以下要求：残肢为圆柱形的外形、适当的长度、皮肤和软组织条件良好、皮肤感觉正常、无畸形、关节活动不受限、肌肉力量正常、无残肢痛和幻肢痛等。

1. 皮肤的处理 不论在什么平面的截肢，有良好的皮肤覆盖是最重要的。良好的残肢皮肤应有适当的活动性和伸缩性，具有良好的血液循环和感觉，健康平整、少瘢痕粘连。对于全面接受腔假肢来说，残端瘢痕的位置已不重要。重要的是瘢痕不应与其下方的骨粘连，否则装配假肢很困难，并且在长期使用假肢后瘢痕常会破溃。①上肢截肢皮肤的处理：原则上残肢的前后侧皮瓣等长。但是有时对于前臂长残肢或腕离断时，屈侧的皮瓣要长于伸侧，目的是使瘢痕移向伸侧。②下肢截肢皮肤的处理：由于下肢主要用于承重的，残肢末端要求有良好的软组织覆盖，给残肢提供更好的软组织垫。

2. 血管的处理 进行截肢手术时，即使细小的血管也应完全止血，以免形成血肿。大的动静脉在切断前应先进行分离，然后双重结扎或结扎加缝扎，并且动、静脉要分开结扎，要防止血管感染，而较小的血管单一结扎即可。

3. 神经的处理 截肢手术时对神经的处理方法尚有争议，目前多数医生认同的最好方法是将神经游离，向远端牵拉，用锋利的刀片锐性整齐切断，使神经断端向近端回缩至截骨端的近侧。对神经不要过度牵拉，否则截肢残端仍有可能出现疼痛。切断前不必向神经内注射局麻药物。注意防止神经瘤的形成和伴行的血管出血。对于有出血可能的大神经，如坐骨神经，可采用神经外膜结扎闭锁方法，将神经束剥离后切除断端一段神经束或束组后，将外膜包埋神经束和束组断端并缝合，使切断的神经残端不能向外生长，以防止神经瘤的形成。

4. 骨的处理 一般在比截骨部位更远的平面剥离骨膜，以便封闭截骨后开放的骨髓腔，以保持正常骨髓腔内压，禁止骨膜剥离过多，否则会导致骨端环形坏死。无法用软组织充分衬垫的骨性突起需要切除，残留骨的端面要处理成圆滑的外形，防止形成骨刺引起残端疼痛。小腿截肢时为获得残端良好的负重，要增加残端负重面积，避免腓骨继发外展畸形，并且增加残肢外侧方的稳定性，利于承受假肢接受腔的外侧方压力。

5. 肌肉的处理 其共同特点是截肢时不再将肌肉全面环形切断任其回缩，而是将肌肉在截骨平面以下切断，形成肌肉瓣。①肌肉固定术：将肌肉在截骨远侧方至少3cm处切断，形成肌肉瓣，在保持肌肉原有张力的情况下，经由骨端部钻孔，将肌肉瓣与骨相邻侧通过骨孔缝合固定，使肌肉获得新的附着点，防止肌肉在骨端滑动和继续回缩。②肌肉成形术：将肌肉按截肢前相同的拉紧状态分别把主动肌与相应的拮抗肌缝合，截骨端被完全覆盖包埋，保持肌肉于正常的生理功能状态，形成圆柱状残肢，可以满足全面接触全面承重假肢接受腔的适配要求，就可以有效减缓肌肉萎缩，保证残肢的血液循环状况良好。但是在周围血管性疾病或其他原因缺血的肢体禁用肌肉固定术。

6. 关节离断的处理 主要目的是便于假肢的穿戴、悬吊和控制。关节离断必须保留关节离断端的膨大部分，这样有利于假肢悬吊和防止假肢的旋转。①肩关节和髋关节离断，最好保留其头部，使残肢有良好的外形，有利于假肢的悬吊。②肘关节离断：保留肱骨内髁和外髁部膨隆，有利于假肢的悬吊及控制。③腕关节离断：不应磨曲尺桡骨的茎突，悬吊好，接受腔可做到肘关节以下，保留了前臂全部的旋转功能。④膝关节离断：膝关节离断可选择剔除髌骨，有利于假肢的穿戴和良好的外观；但也可以保留髌骨，将髌骨固定在股骨的髁间窝处。

第二节 截肢平面的选择

截肢平面的名称，主要是依据解剖学部位来命名。如前臂截肢、上臂截肢、腕关节离断（经腕关节的截肢）、大腿截肢、膝关节离断（经膝关节的截肢）和小腿截肢等。

选择截肢水平时一定要从病因、功能和假肢装配几个方面考虑，①病因：要将全部病变、异常和无生机组织切除，在软组织条件良好，皮肤能达到愈合的部位，即最远的部位进行截肢手术。②功能水平：首先应该对患者截肢后的康复能力做出比较符合实际的评估，要从年龄、认知能力及全身状态等方面来考虑，即截肢后是否能佩戴假肢，能否进行佩戴假肢后的康复训练，能否恢复到独立的生活和生活自理。③假肢装配：目前随着组件式假肢关节、零部件的开发和全面接触、全面承重式接受腔的广泛应用，使得截肢的平面的选择与以往有了显著的改变。任何愈合良好、无压痛、有满意软组织覆盖，形态好的残肢均可以装配适合的假肢。

因此截肢最重要的原则是在达到截肢目的的前提下，尽可能保留残肢长度，使其功能得到最大限度的发挥。截肢平面越高，人体丧失的功能越多，残疾程度越高；截肢平面越低，人体丧失的功能越少，残疾程度越轻。截肢部位与假肢装配，代偿功能的发挥、下肢截肢配戴假肢行走时的能量消耗、患者生活活动能力、就业能力等有着直接关系，所以外科医生对截肢水平的选择要极为慎重，截肢不仅仅是破坏性手术，它同时又是一种重建性手术；截肢不是医疗的结果，而是开始。

一、 上肢截肢平面的选择

上肢截肢根据截肢平面不同，分为部分手截肢、腕关节离断、前臂截肢、肘关节离断、上臂截肢、肩关节离断或肩胛带截肢等（图 12-1）。

1. 上肢截肢的原则

（1）残肢长度：残肢原则上应尽量保留长度，保证残肢有足够的杠杆力和良好的控制假肢能力。残肢过短不但难以装配假肢，保持假肢稳定，而且会增加残肢的肌力负担，影响假肢发挥作用。

（2）残肢皮肤：残肢皮肤良好，无大面积的瘢痕，窦道溃疡及其他皮肤疾病。局部无疼痛，如果残肢存在局部敏感或压痛，说明有骨刺或神经瘤等形成。

（3）残肢关节：保持关节功能良好，无挛缩畸形。截肢术后要注意肢体放置在功能位上，尽可能保留关节的活动范围，避免产生关节的挛缩畸形或强直。由于操控假手主要依靠残存关节的活动功能，因此必须进行残肢的功能训练，防止关节挛缩，增加肌力及关节活动范围。

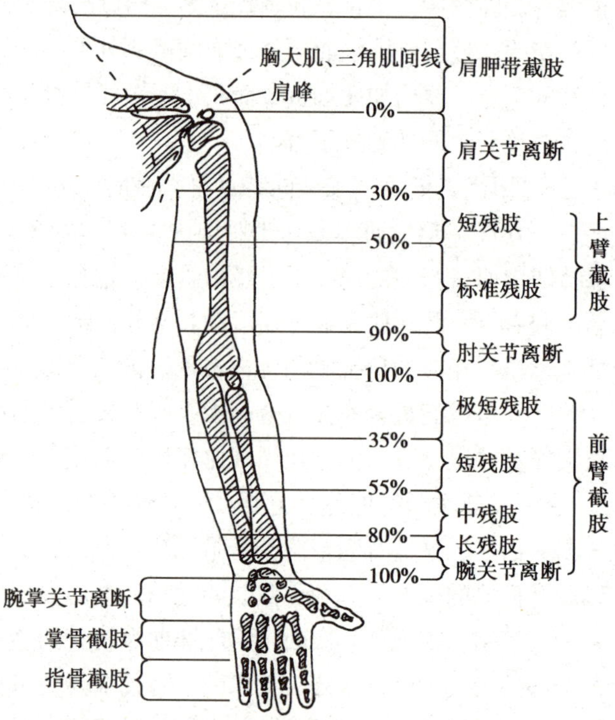

2. 上肢截肢平面

图 12-1　上肢截肢平面

（1）肩部截肢：应尽可能保留肱骨头，而不做通过肩关节的离断，这样可以保留肩部的正常外形，并有利于假肢接受腔的适配、悬吊、稳定和穿戴（图 12-2）。在功能上肱骨头的保留有助于假肢肘关节与假手的活动控制。穿戴假肢后的外形会更符合美观上的需要。

（2）上臂截肢：应尽量保留残肢的长度，因上臂假肢的功能取决于残肢的杠杆力臂长度、肌力和肩关节活动范围（图 12-3）。长残肢有利于对假肢的悬吊和控制。经过肱骨髁的截肢与肘关节离断

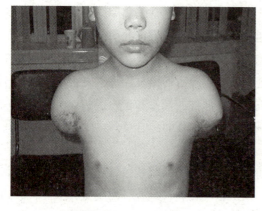

图 12-2　肩部截肢

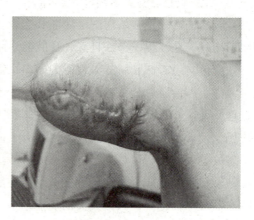

图 12-3　上臂截肢

两者的假肢装配方法和功能是相同的，所以当条件许可，能在肱骨髁水平截肢时，就不选择在肱骨髁上部位进行截肢，因为肘关节离断假肢在各个方面都要优于上臂假肢。

（3）肘部截肢：如果可以保留肱骨远端，肘关节离断是理想的截肢部位（图 12-4）。由于肱骨内外髁部的膨隆，肱骨远端比较宽大，有利于假肢的悬吊及控制，并且肱骨的旋转可以直接传递到假肢；而肘关节以上部位的截肢，肱骨的旋转不能直接传递到假肢，而是通过假肢肘关节旋转盘来完成的，因此肘关节离断是良好的截肢部位，肘关节离断假肢在各个方面都要优于上臂假肢。

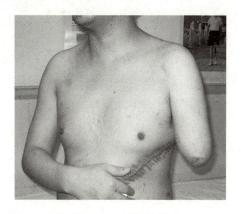

图 12-4　肘部截肢

（4）前臂截肢：保留患者的肘关节非常重要。即使是很短（4~5cm）的残端也要保留，残肢越长，杠杆功能就越大，旋转功能保留得也就越多（图 12-5）。当残肢长度保留 80%，残肢旋转活动角度为 100%，残肢长度保留 55%，残肢旋转活动仅为 60%，残肢长度保留 35%，残肢旋转活动角度为 0°。前臂远端呈椭圆形，利于假手发挥旋转功能；残肢肌肉保留的越多就越容易获得良好的肌电信号，对装配肌电控制假肢是非常有益的。

（5）腕部截肢：与前臂相比腕离断是理想的截肢部位，保留完整的尺桡骨，而且不应切除尺桡骨的茎突（图 12-6）。由于残肢远端膨大，假肢接受腔做到肘关节以下就足以保证假肢的悬吊，而且保留了前臂全部的旋转功能，使残肢功能得到最大限度的发挥。由于假肢制作和装配技术的提高，腕部截肢已可以安装性能良好而美观的假肢。

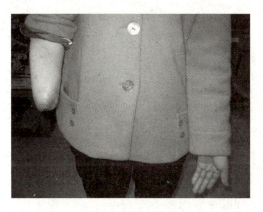

图 12-5　前臂截肢

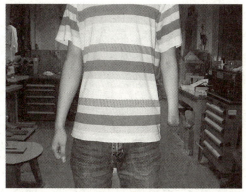

图 12-6　腕部截肢

（6）手掌与手指截肢：以尽量保留长度为原则，尤其是保留拇指的长度；当多手指需要截指时要尽量保留手的捏、握功能。掌部保留长度有利于残端功能发挥和功能恢复，掌部截肢保留了腕关节的功能，可以装配功能型假手，假手开合靠腕关节屈伸功能来控制。掌部截肢现已能装配半掌肌电控制假肢。

二、　下肢截肢平面的选择

下肢截肢根据截肢平面不同，分为半骨盆切除、髋部截肢、大腿截肢、膝关节离断、小腿截肢、赛姆（Syme）截肢和足部截肢等（图 12-7）。

1. 下肢截肢原则

（1）残肢形状：膝上或膝下残肢的形状最好是圆柱形，避免圆锥状残肢。且骨骼最好没有任何的弯曲变形。

（2）残肢长度：残肢原则上应尽量保留长度，保证残肢有足够的杠杆力和良好的控制假肢能力。但由于小腿下端的血液循环不丰富，血管病变引起的小腿截肢，应以保证残肢的愈合为原则。

（3）残肢皮肤：残肢皮肤良好，无大面积的瘢痕，窦道溃疡及其他皮肤疾病。局部无疼痛，如果残肢存在局部敏感或压痛，说明有骨刺或神经瘤等形成。

（4）残肢软组织和肌肉：残肢末端应当有足够的软组织作为衬垫，残断肌肉应有良好的固定和缝合，以确保残肢有效的长度和力量。

（5）残肢骨骼：残肢骨骼的末端也必须经过适度的修整，膝下截肢，腓骨最好比胫骨短，以避免残肢末端皮肤受到过多的拉牵力量。

（6）残肢关节：保持关节功能良好，无挛缩畸形。截肢术后要注意将髋关节和膝关节放置在功能位上，维持关节的活动范围，避免关节的挛缩畸形。

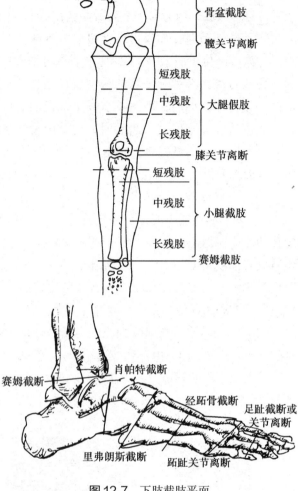

图 12-7 下肢截肢平面

2. 下肢截肢平面的选择

（1）半骨盆切除：髂嵴对接受腔的适配及悬吊非常重要，坐骨结节有利于负重。因此，应根据条件尽量保留髂嵴和坐骨结节。

（2）髋部截肢：尽量保留股骨头和颈，在小转子下方截肢，而不做髋关节离断（图 12-8）。这有助于接受腔的适配和悬吊，增加假肢的侧方稳定性和增加负重面积。

（3）大腿截肢：要尽量保留残肢长度，即使是短残肢也应保留（图 12-9）。因为现代化假肢制作技术已可以保证任何长度的大腿残肢均可以装配良好的假肢。较为理想的大腿截肢范围为坐骨下 5cm

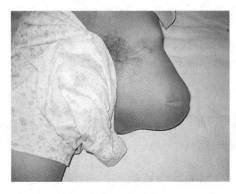

图 12-8 髋部截肢

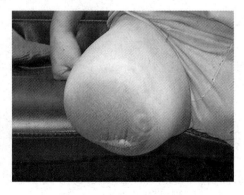

图 12-9 大腿截肢

到膝关节间隙上 10cm。坐骨结节平面以下 3~5cm 处的大腿极短残肢，其功能优于髋离断截肢，而且带锁定装置的硅胶衬套可以较好地解决假肢的悬吊问题。

（4）膝关节离断：与大腿截肢相比，膝关节离断是理想的截肢部位，膝关节离断截肢保留了完整的股骨和大腿肌肉，股骨远端有宽大的承重面，末端承重功能好，保留的股骨髁不但有良好的悬吊功能，而且有良好的控制假肢旋转的功能（图 12-10）。由于主要靠股骨内外髁实现假肢的悬吊，假肢接受腔上缘高度在坐骨结节以下，髋关节的活动范围基本不受限制。膝关节离断假肢是残肢端负重，其负重力线与正常相同，不需要增加腰前凸，也没有侧倾步态；而大腿截肢的主要负重部位是坐骨结节，负重力线是通过坐骨结节的前外侧，可引起骨盆前倾，腰前突加大。因此膝关节离断假肢的功能要明显优于大腿假肢。

（5）小腿截肢：膝关节的保留对下肢功能极其重要，其功能明显优于膝关节离断假肢（图 12-11）。只要能保证髌韧带的附着，在胫骨结节以下截肢即可安装小腿假肢。但从髌韧带附着点部位以上截肢，就失去了膝关节的屈伸功能，应选择膝离断截肢。小腿截肢以中下 1/3 交界为佳，一般保留 15cm 长的残肢就能够安装较为理想的假肢。小腿远端因软组织少、血运不良，不适合截肢。一般来讲，因周围血管病而进行的小腿截肢不应该超过膝关节下 12.5cm 的水平。

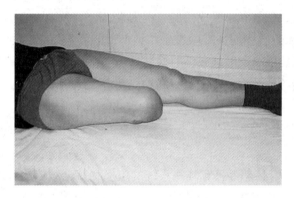 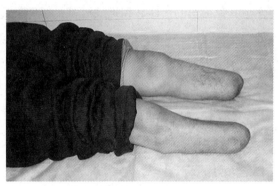

图 12-10　膝关节离断　　　　　　　图 12-11　小腿截肢

（6）赛姆（Syme）截肢：为理想的截肢部位，虽然截肢水平相当于踝关节离断，但是残端被完整、良好的足跟皮肤所覆盖，具有稳定、耐磨、不易破溃的特点（图 12-12）。残肢端有良好的承重能力，行走能力良好，有利于日常生活活动，其功能明显优于小腿假肢，但由于残肢末端膨大，假肢外观较差。但应注意踝关节离断是不可取的。

（7）足部截肢：要尽量保留足的长度，也就是尽量保留前足杠杆力臂的长度，在步态周期静止时相的末期，使前足具有足够的后推力非常重要。前足杠

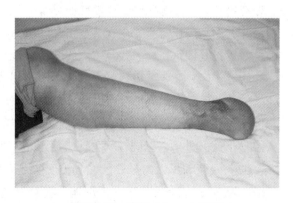

图 12-12　赛姆（Syme）截肢

杆力臂的长度缩短对快步行走、跑和跳跃造成很大的障碍。足部截肢包括皮罗果夫（Pirogoff）、波伊德（Boyd）、里弗朗斯（Lisfranc）和肖帕特（Chopart）截肢术。

第三节　截肢的康复评定

一、截肢康复的流程

1. 成立康复协作组　截肢康复应成立康复协作组，指导患者进行系统有效的康复。

2. 康复协作组组成　由外科医生、康复医生、护士、物理治疗师、作业治疗师、假肢制作技师、心理医生、社会工作者和截肢者本人组成。

3. 职责　①外科医生：负责截肢治疗方案和手术；②康复医生：负责残肢的评定、康复治疗方案、假肢处方和假肢适配性检查；③物理治疗师和作业治疗师：负责残肢的康复治疗和训练，假肢装配前后的功能训练和步行训练；④假肢制作技师：负责假肢装配和维修工作；⑤心理医生和社会工作者：负责患者心理康复和回归社会的工作；⑥截肢者的作用：应重视截肢者的主动参与，截肢者对康复协作组其他成员的信任和积极的康复是假肢装配、截肢者康复成功的关键因素。

理想的截肢康复流程是：①截肢前心理治疗和假肢咨询；②截肢手术或非理想残肢矫治手术；③残肢康复训练和并发症处理；④假肢处方；⑤安装临时假肢；⑥临时假肢功能训练及初评；⑦安装正式假肢；⑧假肢适配检查；⑨假肢装配后功能训练；⑩终期适配检查和功能评定。

二、截肢的康复评定

1. 全身状况评定　对全身情况，包括截肢的原因、是否患有其他系统的疾病和其他肢体的状况进行评定，目的是判断患者能否装配假肢，能否承受装配假肢后的功能训练，有无使用假肢的能力。

2. 残肢的评定　残肢条件直接影响假肢装配和穿戴假肢后的代偿功能。残肢可分为理想残肢和非理想残肢。①理想残肢：要求残肢要有一定长度，呈圆柱状，残肢皮肤和软组织状况良好、血液循环良好、无大面积瘢痕、皮肤感觉正常、肌力良好、无残肢痛和幻肢痛、关节无畸形，活动正常。通过良好的康复训练，理想残肢装配假肢后，残肢对假肢有良好的悬吊、承重和控制能力，能够发挥良好的代偿功能；②非理想残肢：残肢不能达到理想残肢的所有条件，影响假肢制作和穿戴为非理想残肢。如极短残肢、圆锥形残肢、膝关节屈曲畸形、残端骨刺、神经瘤、残肢畸形、大面积瘢痕等。对非理想残肢，需要通过康复治疗达到相对理想的状况，才能较好的发挥假肢的代偿功能。

（1）残肢外形：以圆柱状为佳，而不是圆锥形。

（2）残肢畸形：如果残肢关节出现明显畸形，不宜安装假肢，即使安装了假肢，也会影响假肢穿戴和功能。大腿截肢容易出现髋关节屈曲外展畸形，小腿截肢易伴膝关节屈曲畸形或腓骨外展畸形。

（3）皮肤情况：皮肤条件的好与坏直接影响假肢的佩戴。注意检查残肢皮肤有无瘢痕、溃疡、窦道，残端皮肤有无松弛、肿胀、皱褶。残肢感觉有无减弱、皮肤的血液循环状况等。

（4）残肢长度测量：残肢长度影响假肢的控制能力、悬吊能力、稳定性和代偿功能。残肢长度与假肢种类的选择密切相关。长残肢患者可选用活动性高的假肢；短残肢的患者需要选择稳定性高的假肢。残肢长度的测量方法如下：①上臂残肢长度是从腋窝前缘到残肢末端；②前臂残肢长度是从尺骨鹰嘴沿尺骨到残肢末端；③大腿残肢长度是从坐骨结节沿大腿后侧到残肢末端；④小腿残肢长度是从膝关节外侧间隙到残肢末端。有文献报道理想的小腿截肢长度为膝下 15cm 左右，理想的大腿残肢长度为 25cm 左右。

（5）关节活动度检查：检查肩、肘、髋、膝等关节的活动范围。关节活动受限影响假肢的使用，严重的关节活动受限，需通过康复治疗或手术治疗，改善关节活动度后，才能装配假肢。

（6）肌力检查：肌力检查包括残肢和健肢、躯干的肌力。重点是检查残肢肌力。上臂或前臂截肢后要注意检查残留的屈肌肌力和双侧肩关节周围肌肉的肌力。肩和肘部肌力减弱，会影响假肢的穿戴和对假手的控制。残肢肌电信号弱，会影响肌电假肢的装配和使用。大腿截肢后要重点检查髋关节周围肌肉的肌力，如臀大肌、臀中肌、髂腰肌等、小腿截肢后还要检查股四头肌和腘绳肌的肌力，这些肌肉肌力弱会影响患者对下肢假肢的控制和使用，导致明显的异常步态。

（7）残肢痛：引起残肢痛的原因很多，评定时应详细了解疼痛部位、程度、发作时间、诱发因素，以确定引起残肢痛的原因，如残肢端骨突出或骨刺，皮肤瘢痕增生，残肢端血液循环不良，神经瘤等都是造成残肢痛的常见原因。

（8）幻肢痛：幻肢痛发生率约 5%~10%。患者残肢出现钳夹样、针刺样、灼烧样或切割样疼痛。幻肢痛的原因尚不清楚，目前大多数人认为幻肢痛可能是运动知觉、视觉、触觉等的一种涉及心理学、生理学的异常现象。

三、假肢评定

假肢的基本结构包括接受腔、功能性部件、连接部件、悬吊装置和外套。假肢可分为临时假肢和正式假肢。①临时假肢：是指用临时接受腔和假肢的一些基本部件装配而成的简易假肢。临时假肢主要适用于截肢术后早期使用；②正式假肢：是指为长期正常使用而制作的定型假肢。

（一）临时假肢的评定

1. **假肢接受腔适配程度的评定**　包括接受腔松紧是否适合，是否全面接触、承重，有无压迫和疼痛，活塞运动是否正常等。

2. **假肢对线的评定**　包括：工作台对线、静态对线和动态对线，假肢对线的好坏直接影响患者行走的步态与姿势，注意观察行走时的各种异常步态，分析其产生的原因，通过调整对线予以纠正，假肢才可能发挥较好的代偿功能。

3. **悬吊能力的评定**　假肢悬吊是否牢靠直接影响假肢的代偿功能。可通过拍摄站立位残肢负重与不负重时 X 线片，测量残端与接受腔底面的距离变化来判断，距离 <1cm 为优；1~1.5cm 为良；1.5~2cm 为尚可；>2cm 为差。

4. **穿戴假肢后残肢情况**　观察残肢末端皮肤有无红肿、硬结、破溃、皮炎，残端有无因接受腔接触不良，腔内负压造成的局部肿胀等。

5. **上肢假肢**　上肢假肢要检查悬吊带与控制系统是否合适，评定假手的开合功能，协调性、灵活性，尤其是日常生活活动能力的情况。

（二）正式假肢的评定

除去对临时假肢的评定内容外，应重点评定：

1. **上肢假肢评定**　包括假肢长度、肘关节屈伸活动范围、前臂旋转活动范围、肘关节完全屈曲所需要的肩关节屈曲角度、肘关节屈曲所需要的力、肘关节屈曲90°时假手的动作、假手在身体各部位的动作、对旋转力和拉伸力的稳定性。上肢假肢日常生活活动能力的评定。对于一侧假手，主要是观察其辅助正常手动作的功能。

（1）前臂假肢：要求穿上、脱下假肢时，肘的主动屈曲度必须相等；穿上时前臂的旋转角度必须达到脱下时的1/2；加2~3kg下垂拉力时，接受腔下移距离不应大于2.5cm，向接受腔施压时，残肢无不适感或疼痛感；控制系统的操作必须达到70%以上；手的主动开大、闭合必须达到被动开大、闭合的程度。

（2）上臂假肢：穿上假肢时，肩部的活动范围应达屈曲90°、后伸30°、外展90°、旋转45°；假肢的屈肘范围为135°；肘完全屈曲时，肩关节的屈曲不大于45°；加2~3kg下垂牵引力，接受腔下移离开残端的距离不大于2.5cm；向接受腔施压时，残肢无不适感或疼痛感；控制系统的操作效率至少要在50%以上，肘屈曲90°时手头部分应完成完全开大或闭合；残肢较短时，接受腔至少要将肩峰包裹2.5~4cm，悬吊带与操作系统的装配要牢固、正确。

2. 下肢假肢评定

（1）接受腔的评定：检查站立位时残肢是否完全纳入接受腔内，即坐骨结节是否在规定的位置上，残端是否与接受腔底部相接触。坐位时，接受腔是否有脱出现象。接受腔前上缘有无压迫，接受腔坐骨承重部位对大腿后肌群有无压迫等。

（2）假肢长度：对于小腿假肢，双侧下肢应等长；对于大腿假肢，假肢侧可较健侧短1cm左右。

（3）步态评定：肉眼观察步态情况，有条件时可应用步态分析仪进行更客观的分析检查。对异常步态要正确地判断，从两方面分析原因：①截肢者自身的问题：如心理影响：怕跌倒、对假肢功能有疑问等；②髋关节与残肢有异常：如髋关节屈曲或外展挛缩、外展肌力不足和残肢痛等；膝关节屈曲挛缩，股四头肌肌力弱等；③假肢的问题：如接受腔适配不良，对线不良，关节、假脚结构及功能不合适。应针对具体原因进行处理；④大腿假肢常见的异常步态：包括假肢膝关节不稳定、假脚拍地、踵扭转、腰椎过度前凸、外展步态、躯干侧倾、外甩、内甩、提踵异常、划弧步态、踮脚步态、步幅不均、膝撞击、摆臂异常等。

（4）行走能力评定：一般以行走的距离、上下阶梯、过障碍物等为指标，对行走能力进行评定。截肢部位和水平不同，行走能力也各异。一般来讲，截肢水平越高，行走能力越差。一侧小腿、另一侧大腿截肢者行走能力更差，双侧大腿截肢者的行走能力最差，双大腿短残肢一般需要手杖辅助行走。

3. 装配假肢后整体功能的评定 假肢装配后不仅是恢复原有肢体的形态，更重要是恢复功能，使假肢真正和患者融为一体，使患者能获得满意的、质量可靠的、代偿功能良好的假肢。为此要对假肢安装后整体功能进行评定，常用标准如下：

（1）完全康复：生活可完全自理，重返社会后能正常参加社会活动并恢复原有工作；患者稍有不适感。

（2）部分康复：生活能自理，重返社会后不能恢复原有工作，需要改换工种和环境；患者仍有轻微功能障碍。

（3）完全自理：生活能完全自理，但不能参加正常工作。

（4）部分自理：生活仅能部分自理，相当部分要依赖他人。

（5）功能无好转，仅形态改善。

四、 截肢康复处方

根据评定意见，由主管康复医师具体开出康复处方，如为增强肌力、改善关节活动度和增强全身体力等的运动治疗或作业治疗处方；促进残肢肿胀消退、软化瘢痕的物理治疗处方；术后即装假肢、临时假肢或永久假肢的处方；穿戴假肢后的康复训练处方等。

第四节 康 复 治 疗

一、 截肢术前的康复治疗

1. **心理干预** 截肢患者手术前后大多有严重的焦虑和悲观失望心理。需要早期心理干预：了解患者的思想、情绪和面对残疾的想法等心理状况，通过仔细分析和鼓励引导他们能看到希望和前途，增强信心，减少失望。一般由主治医师在术前与患者谈话，介绍疾病的严重性、截肢的必要性，使患者早有心理准备。

2. **康复治疗** 应从截肢手术前就开始，如患者病情允许，应尽早开始训练，为术后康复打好基础。

（1）关节活动训练：一些长期患病或年老的患者，由于局部疼痛、长时间卧床，很容易出现关节僵硬、活动受限，术前应尽早预防。因此应根据患者的情况每日行2次全关节范围的主动或被动运动。每个关节做10次。对于已出现关节挛缩，活动受限的患者，需进行关节松动术、持续的被动牵拉等治疗，以改善关节活动范围，便于术后的假肢装配和使用。

（2）肌力训练：为了术后残肢更好的控制假肢，术前应加强患肢局部肌肉训练、上肢肌力训练和健侧的肌力训练，有利于患者术后早期支撑和站立，使用拐杖进行步行训练。运动的时间每天2次，每个关节运动10次。

（3）ADL训练：①对于上肢截肢者，术前可进行将利手改变到对侧手的"利手交换训练"，以便术后，健手能完成利手的功能；②对于下肢截肢，截肢术前可进行健侧单足站立平衡训练或挂拐步行训练，练习使用拐杖的方法。以便为术后早日康复打下基础。

二、 截肢术后的康复治疗

截肢后为了获得较为理想的假肢适配，并且能使假肢发挥最佳代偿功能，做好截肢后的康复治疗是非常重要的。截肢后为了使残端组织充分愈合，尽早定型，为穿戴假肢创造条件，截肢者在身体状况允许时应尽早接受康复治疗。

1. **心理治疗** 截肢对截肢者精神上的打击胜过对身体的打击，严重影响功能的恢复，因此心理上的康复尤为重要。①康复知识教育：向患者介绍假肢的基本知识，让患者尽早了解截肢康复和假肢装配知识。可采用图书、幻灯片、录像资料向患者介绍外，还可以让患者了解和结交一些已经成功回归社会的截肢患者，用模范榜样的事迹鼓励和激励患者克服自卑感，树立重新生活的勇气和信心。②临时假肢的应用：尽早为患者安装临时性假肢，有利于截肢患者的心理康复。③家庭的关怀和支持：让患者家属、同事多给予关怀、支持、同情、鼓励等，有助于调整患者对"挫折"的看法。④社会的关怀和支持：鼓励截肢患者积极参加残疾人的群体活动。全社会应该尊重、理解、支持和关心残疾人群体，每个残疾人应该发扬自强不息的拼搏精神。

2. 保持合理的残肢体位　下肢截肢后由于肌力平衡受到破坏，致使残肢短时间内可能在错误体位下造成挛缩，对安装假肢造成不良影响。

（1）大腿截肢后，髋关节应保持伸直位，避免外展。仰卧位时不要在腰部下面放入枕头或在两腿之间放入枕头，站立时不要将残肢放在腋拐的扶手上，以防止髋关节屈曲外展畸形（图12-13）；理想的大腿截肢后的良肢位应该是仰卧位时髋关节保持伸展、内收位，侧卧位时以患侧在上方的卧位，使髋关节内收为宜，还可采取俯卧位的睡觉姿势（图12-14）。

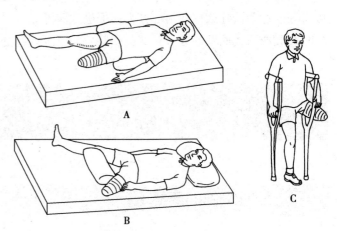

图12-13　大腿截肢术后错误体位
A.腰下垫枕头；B.两腿间放枕头；C.残肢放在拐杖扶手上

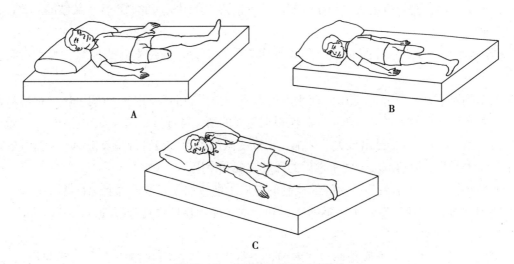

图12-14　大腿截肢术后正确体位
A.仰卧位髋关节内收；B.俯卧位髋关节伸直；C.健侧卧位

（2）小腿截肢，卧位时膝关节应伸直，不要在膝部的下面垫枕头，不要躺在床上将小腿垂在床边，也不要坐在床边或轮椅上下垂小腿（图12-15）。小腿残肢的正确肢位应当是保持膝关节的伸直位（图12-16）。

3. 残肢皮肤护理　截肢术后残肢的皮肤应保持清洁和干燥，防止皮肤擦伤、水疱、汗疹，真菌或细菌的感染。截肢术后手术创伤面积大，血液循环差，再加上术后需使用弹力绷带缠绕，皮肤通透性差，残肢皮肤易出现水疱、汗疹、皮肤擦伤、细菌或真菌的感染。一旦发生以上问题，将影响肢体的功能训练及穿戴假肢。因此，要保持残肢皮肤清洁、干燥。具体做法：每日睡前清洗残肢，用干毛巾擦干。残肢套应保持清洁、干燥，每天至少更换1次，如出汗多或有其他问题，应增加更换次数。穿戴残肢套时一定要注意防止出现皱褶。一旦残肢出现水疱、汗疹等应及时采取措施。局部用外用药涂抹，暂时不穿戴假肢。为了加强术后残肢末端的承重能力，开始用手掌拍打残肢和残肢末端，待局部皮肤能适应时，进一步采用沙袋与残肢皮肤相触、碰撞、承重。开始时少量承重，逐渐增加承

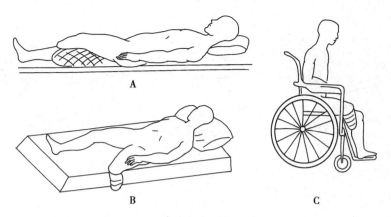

图 12-15　小腿截肢术后错误体位
A. 膝后放枕头；B. 小腿残肢垂于床下；C. 坐轮椅小腿垂下

重重量。

4. **避免残肢肿胀**　截肢术后两周残肢伤口基本愈合，由于残肢的血液循环低下，容易出现残肢肿胀。

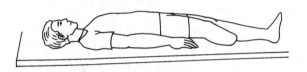

图 12-16　小腿截肢术后正确体位

（1）弹性绷带包扎技术：截肢术后或伤口拆线后，持续进行弹性绷带包扎残肢，是预防或减少残肢肿胀，促进残肢定型的最普通、最重要的方法。具体方法如下：用 15~20cm 宽的弹性绷带包扎残肢，包扎时先顺沿残肢长轴包绕 2~3 次，再从远端开始斜行向近端包扎，缠绕时应以斜 8 字形方式缠绕。不能环状缠绕，压力从远端向近端应逐渐减小，否则会使末端肿胀加重。对于大腿残肢，应缠绕至骨盆部，对于小腿残肢应缠绕到大腿部（图 12-17，图 12-18）。弹性绷带要有足够的弹性，使用时应不用或尽量少用内衬垫物，拉伸不宜过大，

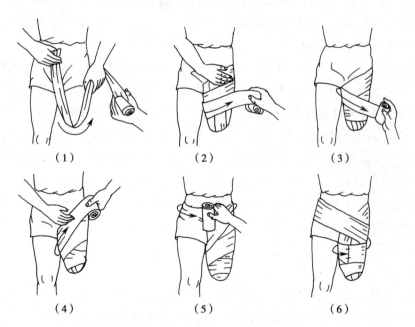

图 12-17　大腿残肢弹性绷带包扎方法
（1）从前方腹股沟部开始，完全绕过残端到后方臀大肌沟部，至少往返 2 次；（2）从后方折返后，绕大腿数次，以防滑落；（3）从残端向上呈八字形缠绕，远端紧，近端松；（4）绕到对侧髋部上方，在残肢外侧交叉缠绕；（5）从骨盆斜下缠绕至少 2 次，以覆盖会阴部肌肉；（6）最后绕过腰部结束

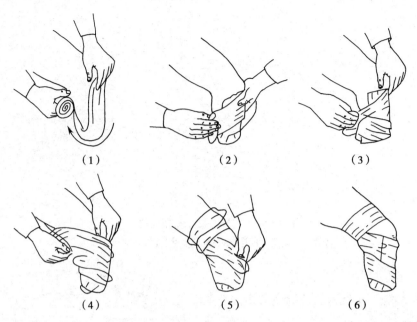

图 12-18　小腿残肢弹性绷带包扎方法

（1）从前方开始，绕过残端到腘窝后方，至少缠绕 2 次；（2）从后方折返后，
绕小腿数次，以防脱落；（3）八字形缠绕残肢，远端紧，近端松；（4）残肢
缠绕后绕到股骨髁上方；（5）在髁上缠绕，暴露髌骨，以免影响膝关节活动；
（6）继续向下缠绕，最后返回膝关节上方固定

一卷绷带不够长时可以端对端缝合另一卷绷带。该方法的优点是便于观察截肢伤口的愈合情况，不影响肌肉收缩和关节运动。除弹性绷带外，还可使用弹力袜套。弹力袜套适用于四肢高位截肢术后，常规方法不易包扎者，该方法具有包扎可靠、压力均匀、操作简便等优点，但加压效果不如弹力绷带。弹性绷带包扎时应采用远端紧、近端较松的方法，不要像止血带那样中间部位缠绕过紧，反而会妨碍淋巴静脉回流。每 4 小时可以改缠绕一次，夜间可持续包扎。

（2）硬绷带包扎技术：是截肢手术后，使用普通石膏绷带或弹力石膏绷带包扎残肢，以减少残肢肿胀，促进残肢定型的方法。具体方法是先用纱布包扎截肢伤口，再用 U 型石膏绷带包扎固定。由于石膏固定确保了肢体的正确体位，小腿残肢的 U 形石膏应该在残肢的前后方成 U 形，石膏夹板超过膝关节，将膝关节固定在伸直位。大腿残肢的 U 形石膏应该在残肢的内外侧成 U 形，外侧石膏夹板增加厚度并且超过髋关节，保持髋关节伸直、股骨放在 15° 的内收位，避免髋关节发生屈曲外展挛缩畸形。手术后 48 小时或 72 小时将石膏固定暂时去除，打开敷料，拔除引流物，换药后重新包扎并应用 U 形石膏夹板固定。术后硬绷带包扎的时间为 2~3 周，切口愈合拆线后改用弹性绷带包扎。与弹性绷带包扎技术相比，硬绷带技术更能有效地减少渗出和肿胀，更利于残肢的尽早定型，缺点是不便于观察残肢的血液循环。

5. 肌力训练

（1）残肢肌力训练：①小腿截肢：应增强膝关节屈伸肌，尤其是股四头肌的肌力训练，早期进行股四头肌的等长收缩，以后开始屈伸肌的主动运动和抗阻运动训练，同时要注意双上肢及健侧肢体的肌力训练；②大腿截肢：尽早开始臀大肌和内收肌的等长收缩，术后 6 天开始主动伸髋练习，术后 2 周，若残肢愈合良好，开始髋关节内收肌和外展肌的抗阻肌力训练；如患者俯卧位，徒手或沙袋放置在残肢远端，让患者将残肢上抬训练臀大肌肌力；患者仰卧位，徒手或沙袋放置在肢体残肢远端，让患者将残肢外展，训练外展肌力，同时还应对躯干及健侧肢体进行肌力训练；③髋关节离断患者：

进行腹背肌和髂腰肌的训练。

（2）躯干肌训练：进行腹背部肌肉肌力训练，并辅以躯干回旋、侧向移动和骨盆提起等动作。

（3）健侧下肢的训练：下肢截肢后，其残肢侧的骨盆大多向下倾斜，致使脊柱侧弯，患者初装假肢时往往感假肢侧较长，因此应尽早进行站立训练、连续单腿跳及站立位的膝关节屈伸运动。要在镜前站立，注意矫正姿势，并以在无支撑的情况下能保持站立10分钟、连续屈伸膝关节10~15次为目标。

6. 关节活动训练

（1）髋关节活动范围训练：①髋关节屈伸训练：患者仰卧位或俯卧位，主动前屈后伸或由治疗师被动前屈后伸。如有髋关节屈曲畸形时，需行关节松动术，以改善关节活动范围；②髋关节的内收、外展训练：患者仰卧位，主动或被动行残肢的内收外展运动，如关节有挛缩发生，治疗师可一手固定对侧骨盆，另一手置于残肢，被动将髋关节向内收方向运动，扩大关节活动度。

（2）膝关节活动范围训练：小腿截肢术后易出现膝关节屈曲畸形，应在术后第2天开始屈伸膝关节，尤其是注重伸直膝关节，在坐位时伸直膝关节，在卧位时主动伸直膝关节，如膝关节有屈曲挛缩，应由治疗师行膝关节的牵张训练，以改善膝关节的活动度。

7. ADL训练

术后应根据患者病情尽早开始ADL训练，如翻身、坐起、上下床、使用轮椅或腋拐转移、如厕、洗漱和穿衣等日常生活动作。要让截肢者尽早掌握截肢后的转移方法，尽早开始转移训练。训练中要注意观察患者的反应和全身状况，以免发生危险。

8. 残肢末端承重训练

残肢末端承重程度的多少直接影响截肢者日后假肢接受腔的设计、决定假肢功能，以及残肢的肌肉萎缩速度。为了加强术后残肢末端的承重能力，早期使用手掌进行拍打残肢和残肢末端，待局部皮肤能适应时，进一步采用沙袋与残肢皮肤接触、碰撞、承重训练。开始时少量承重，逐渐增加承重重量。

三、残肢并发症的处理

1. **残肢皮肤破溃、窦道、瘢痕和角化**　常见原因主要是假肢接受腔的压迫、摩擦，尤其是残端的瘢痕更容易破溃。治疗方法包括修整接受腔、创面换药、进行紫外线、超短波等物理治疗。对久经不愈的窦道需进行手术扩创。对残肢瘢痕可使用硅凝胶套，避免和减少皮肤瘢痕受压或摩擦。

2. **残端骨外突、外形不良**　对较大的骨刺需手术切除。对较严重的圆锥形残肢，如果有足够的长度，可将突出的骨端切除，同时行肌肉成形术或肌内固定术，以形成圆柱形残肢。

3. **残肢关节挛缩**　术后残肢关节挛缩的常见原因包括术后关节长期置于不适合体位，没有合理固定，以及瘢痕的挛缩。预防关节挛缩最有效的方法是术后尽早进行功能训练，维持关节的活动。关节挛缩出现后，可进行主动和被动的关节活动、严重者需手术治疗。

4. **残肢痛**　引起残肢痛的原因较多，常见的为神经瘤、残端血液循环障碍、残端骨刺、炎症、中枢性疼痛等。治疗方法包括局部超短波、低中频电的治疗和使用镇痛药物。神经瘤及严重骨刺需要手术治疗。

5. **幻肢痛**　发生率约5%~10%。幻肢痛的机制尚不十分清楚，目前大多数人认为幻肢痛是运动知觉、视觉和触觉等的一种心理学、生理学现象。治疗方法包括心理治疗、超短波和低中频电治疗、针灸和使用中枢性镇静药，主要是三环类抗抑郁药，如阿米替林、丙米嗪和卡马西平等。

第五节　假肢的装配和训练

一、假肢的装配

1. **术后即装假肢**　是指截肢术后立即在手术台上为患者安装的临时假肢，让患者术后即穿上临时假肢进行站立和步行训练。术后即装假肢的优点和临时假肢相似，更能缩短患者卧床时间，促进伤口愈合，减轻残肢水肿、加速残肢定型，减少幻肢痛和残肢并发症。但术后即装假肢对手术的无菌要求高，且伤口观察不便，可能会因残端过分承重而发生创面压迫等，因此术后即装假肢至今仍未得到推广。

2. **临时假肢**　临时假肢是一种在残端切口愈合后安装的假肢，一般在截肢术后 2~3 周，切口愈合良好，拆线后即可安装。尽早使用临时假肢的优点是：减少残肢肿胀、加速残肢定型，缩短卧床时间、减少卧床并发症，早期下地训练，预防关节挛缩，使患者早日回归社会。另外，从临时假肢的使用中还可了解个人假肢装配的特点，为安装正式假肢提供参考。临时假肢穿戴时间约为 2~3 个月。

3. **正式假肢**　当残肢定型，患者能熟练地独自步行后，即可更换为正式假肢。

二、假肢的训练

（一）上肢假肢的训练

上肢截肢者的功能训练对发挥假肢的代偿功能有着十分重要的意义，作业疗法治疗师的责任在于充分调动截肢者的积极性，通过耐心的帮助，增强截肢者使用假肢的信心，使截肢者逐渐熟练地掌握控制使用假肢的方法与技术。

1. **假肢穿脱的训练**　不同部位和不同类型的假肢穿脱方法有所不同。先由假肢技师或作业治疗师讲解示范，让患者掌握假肢的穿脱方法。①肌电控制前臂假肢的穿脱比较简单，将残肢直接穿入或脱出接受腔，有时可能需要用短袜来引导残肢进入接受腔。②索控式前臂假肢应先将 8 字背带及悬吊带套入肩肘部，再将残肢穿入接受腔。脱假肢时先脱 8 字背带，再将残肢从接受腔中脱出。

2. **假手的操控训练**　利用肌电控制假手开、合训练；利用肌电控制完成假手的手、腕、肘之间的切换动作等。

3. **假手使用训练**　包括基本训练和日常活动动作训练。首先训练假手手部的定位，由简单到复杂。开始将假手移近目标，重复训练抓起、放下等动作。先抓、放形状简单的物体，进一步抓取复杂的物品；然后进行日常生活动作训练，如衣服穿脱、系鞋带、进食、淋浴、刷牙、梳头、大小便等等。带有手指感应的肌电假手应当注意训练捏取不同材质的物体。

4. **环境改造**　日常生活中要为使用假手提供方便，必要时可借助辅助工具或对生活环境进行改造，以达到最大程度的回归社会，生活自理。

（二）下肢假肢的训练

1. **假肢穿脱的训练**　让患者掌握假肢的穿脱方法。

（1）小腿假肢穿脱训练：①穿假肢时，患者先在残肢上套一层薄的尼龙袜保护残肢，再套上软的内接受腔，在软接受腔的外面再套一层尼龙袜，然后将残肢穿入接受腔，站起让残肢到位即可；②脱假肢时，患者取坐位，双手握住假肢，将假肢向下拽，将残肢拉出即可。

（2）大腿假肢穿脱训练：①穿假肢时，患者取坐位，将滑石粉涂在残肢上，再将牵引带缠绕在残肢上，将接受腔阀门打开，患者站起，将残肢垂直插入接受腔，将牵引带从孔内拉出，引导残肢伸入接受腔，直到残肢完全纳入接受腔，再将牵引带全部拉出，然后盖上阀门，排气拧紧。穿好后，患者平行站立，调整身体，检查假肢是否穿着合适，如不合适，需要重穿一次；②脱假肢时，患者取坐位，将接受腔的阀门打开取下假肢即可。

2. 假肢使用训练

（1）站立平衡训练：患者站立于平行杠内，手扶双杠反复练习侧方重心转移，体会假肢承重的感觉和利用假肢支撑体重的控制方法。进而练习双手脱离平行杠的患肢负重，单腿平衡等。

（2）步行训练：迈步和步行训练需要在平行杠内进行，一般要求平行杠的长度在 6m 以上。在平行杠一侧放置落地镜子，用于观察训练时的姿势。可用木条等作为障碍物，另外需要助行器如手杖、腋杖、助行支架。①假肢迈步训练：将假肢退后半步，使假肢负重，在假肢足尖触及地面的状态下，将体重移向健肢，迈出假肢，使其足跟部落在健肢足尖前面。为使膝关节保持伸直位，臀大肌要用力收缩，防止膝打软腿。要患者特别注意体会用力屈曲残肢使小腿摆出和伸展膝关节时的感觉；②健肢迈步训练：将健肢后退半步，使健肢完全承重，将体重移向假肢侧，腰部挺直迈出健肢，提起假肢跟部，使脚尖部位负重，弯曲假肢膝关节。此项训练的重点是通过大幅度的迈出健肢来伸展截肢侧的髋关节，掌握假肢后蹬时的感觉；③交替迈步训练：在平行杠内或借助手杖进行交替迈步训练。训练中患者最易出现假肢侧的步幅和支撑时间缩短。训练时注意步幅不要短，腰身要挺直，残肢要向正前方摆出。此外在假肢支撑期中，要使骨盆在假肢上方水平移动。如果能保持骨盆水平，上体就不会向假肢侧倾斜。为此，应当尽量减少双脚之间的步宽。练习转换方向时，可指导患者将体重放在处于身后的假肢足趾部，在这一位置上做旋转（以足趾为支点）。另外还可以双脚跟部为轴旋转。

（3）上下台阶步行训练：早期可扶扶手，逐渐过渡到独立上下台阶。①上台阶时，健侧先上一层，假肢轻度外展迈上一台阶，假肢瞬间负重时，健肢迈上上一台阶；②下台阶时，假肢先下一层台阶，躯干稍向前弯曲，重心前移，接着健肢下台阶。

（4）上下坡道步行训练：上下坡道分直行和侧行，基本方法相似，侧行比较安全。①上坡道时，健肢迈出一大步，假肢向前跟一小步，身体稍向前倾。为了防止足尖触地，假肢膝关节屈曲角度稍大，残端应压向接受腔后壁；②下坡道时，假肢先迈一步，防止假肢膝部突然折屈，注意残端后伸。假肢迈步时步幅要小。迈出健肢时，假肢残端压向接受腔后方，健肢在前尚未触地时，不能将上体的重心从假肢移向前方。

（5）跨越障碍物训练：跨越障碍物时，健肢靠近障碍物站立，假肢承重，健肢先跨越，然后健肢承重，身体前屈，假肢腿髋关节屈曲，带动假肢跨越。

（6）室外训练：截肢者通过一段时间的室内步行训练以后，应尽早到室外，公共场所，不同的路面训练，如草地、碎石地、坡道上行走。

思考题

1. 患者李某，男性，25 岁。因车祸造成左小腿截肢，残肢长 25cm，请制定有效的康复治疗方案。

2. 以大腿截肢为例，简述现代假肢接受腔技术对截肢手术的要求。

3. 简述大腿假肢的使用与训练方法。

4. 简述小腿假肢肌力训练的内容和方法。

（武继祥）

第十三章
关节置换康复

第一节　全髋关节置换

一、概述

人工全髋关节置换（total hip arthroplasty，THA）是指应用人工材料制作的全髋关节结构植入人体以替代病损的自体关节，从而获得髋关节功能。目前，THA被认为是治疗髋关节终末期严重关节炎最有效、最成功的手术。

自20世纪60年代以来，THA取得较快发展。当前，现代人工关节置换外科和相关康复医学的基础研究和临床研究已经取得令人瞩目的成就。THA的适应证不断扩大，由最初的退行性关节炎、类风湿性关节炎和股骨头无菌性坏死逐渐扩大到髋臼发育不良、髋臼周围肿瘤、股骨颈骨折、特殊疾病引起的股骨头坏死、感染性疾病（化脓性感染、结核）等。随着术后假体在体内存留时间的延长和翻修手术技术的日臻完善，患者年龄甚至可放宽至50岁以下。随着术后康复技术、麻醉技术及术中检测手段的不断发展，高龄不再是手术禁忌证。

经过几十年的发展，THA术后康复治疗技术也获得了肯定。同时，对THA术后康复治疗的基础和临床研究方面也不断提出更高的要求。

二、临床特点

（一）髋关节的功能解剖及生物力学特点

1. **髋关节的骨骼韧带结构**　髋关节是将躯干的重量传达至下肢的多轴性杵臼式（球窝状）关节，由球形股骨头和凹形髋臼组成，股骨头下外侧与股骨颈相连。股骨头的关节面约为球形的2/3，几乎全部纳入髋臼内，与髋臼的月状面接触。髋臼周围附有纤维软骨构成的髋臼唇以增加其深度，髋臼切迹被髋臼横韧带封闭，使髋臼关节面扩大为环形以紧抱股骨头。髋关节囊和关节囊周围有多条韧带加强和稳固髋关节，维持正常关节运动和人体姿势。髋臼通过股骨头向股骨颈传导应力和作用力。

2. **髋关节周围肌肉群**　可按照解剖结构，分为：①大腿屈肌群；②大腿伸肌群；③大腿外展肌群；④大腿内收肌群；⑤大腿内旋肌群；⑥大腿外旋肌群。

3. **髋关节正常关节活动度**　髋关节具有前屈、后伸、内收、外展以及内、外旋转等活动。伸屈活动时，股骨头沿横轴在髋臼内旋转，但大腿内外旋转时，是以股骨头中心至股骨髁间凹连线作为其活动的轴心。因此，股骨头在髋臼内还有一定的滑行空间。

髋关节正常关节活动度是：屈曲 0°~140°，后伸 0°~15°，内收、外展各 0°~45°，内旋、外旋各 0°~45°。

4. 股骨头负重区 此区为几何扇形体，中心夹角约 65°，股骨头重心位于此半球状头的几何中心处。

5. 颈干角或内倾角 股骨颈的轴心线与股骨干的纵轴线形成颈干角（neck shaft angle，NSA），成人正常颈干角范围为 110°~140°，平均为 127°，儿童颈干角较大，在 150°~160°。颈干角使股骨干向骨盆外侧偏置，增加髋关节活动幅度，并使身体力量传到基底部较宽处。若大于正常为髋外翻，此时股骨头所承受的压力增加，而股骨颈承受的剪切力减小；小于正常为髋内翻，此时股骨头、颈部的压力分布正好与髋外翻相反。

6. 前倾角 在矢状面上，股骨颈的长轴与股骨干的额状面形成一个锐角，称为前倾角（femoral anteversion angle，FAA），是股骨干两个重要的角度关系之一。在儿童生长过程中，它随年龄的增长而逐渐减少，至成人约为 12°~15°。前倾角的力学意义在于使头臼互相适应，以维持髋关节稳定和保持人体直立姿势。前倾角测量：$\alpha = \sin^{-1}(P/0.4D)$，P 为 X 线平片上的钢丝环最大直径（D）和在直径的 1/5 处垂直线与弧相交两点间的距离。前倾角增大常与外翻合并存在，使髋关节不稳定，容易发生脱位。在坐起、上下楼、前倾提重物等动作时，髋关节承受的力更大，容易使人工关节股骨柄产生扭曲，或柄体断裂。

7. 股骨距 是板层状的致密垂直骨质，位于股骨颈与股骨干连接部的后内方，是直立负重时挤压应力最大的部位。起自股骨嵴处的骨皮质延伸至股骨颈的松质骨内，从内侧骨皮质射向臀肌粗隆（即臀大肌的附着处，股骨嵴的外上端），其近端与股骨颈后侧骨皮质相混合，远端在小转子后方与股骨干后内侧相融合。由于股骨上端内后方的挤压应力较大，因而增厚，而股骨颈的外侧则变薄，因而在内下方形成股骨距（calcar）。

（二）人工全髋关节置换的手术入路特点

THA 所采用的入路很多，习惯上按该入路的原始设计人或改良者命名，常用的手术入路有前侧入路、前外侧入路、外侧入路和后侧入路。

1. 髋关节前侧入路 经由缝匠肌和阔筋膜张肌间隙显露髋关节，以 Smith-Petersen 入路为代表。可行大转子截骨或在大转子上方切断臀中、小肌前部，可根据需要充分显露髂骨、髋关节和股骨上段。本入路特别适用于伴有髋关节屈曲挛缩的患者。

2. 髋关节前外侧入路 是 THA 常用入路之一。经阔筋膜张肌和臀中肌间隙进入，有时需将臀中肌前部止点剥离或行大转子截骨。Watson-Jones 最早推广使用该入路，后来 Charnley、Harris 和 Müller 又对其加以改良。较适于人工股骨头置换术。

3. 髋关节直接外侧入路 通过牵开外展肌而暴露关节，优点为手术显露较广泛，可用于各种较复杂的 THA。缺点是大转子截骨或臀中肌剥离后需可靠修复，术后可能并发外展无力或跛行。一般用于髋关节显露困难病例或翻修术。

4. 髋关节后侧入路 在不同水平顺臀大肌肌纤维方向分离进入关节，在显露髋关节的方法中是最普通和最实用的。代表的有改良 Gibson 入路和 Moore 入路（又称南方入路）。两入路均紧贴大转子切断短外旋肌群。后侧入路不必截断大转子，不影响外展功能，操作方便，组织损伤小，出血少，显露快速，肌力无破坏，维持髋关节稳定性的重要因素臀中肌、阔筋膜张肌完整，术后康复快。缺点是髋臼前缘暴露和对前方软组织作松解较为困难。最常见的术后并发症是关节脱位，通常术后脱位发生率为 2%~7%。

（三）人工全髋关节固定方式

1. 骨水泥固定　骨水泥有很好的生物相容性。Harris 研究报告，骨水泥假体的松动率和翻修率均低于非骨水泥型假体。骨水泥型人工关节假体特别适用于老年患者和合并骨质疏松的患者。

2. 非骨水泥固定　非骨水泥固定又称为"生物学固定"，人工假体的表面多为金属多孔结构。临床上人们预期会有大量骨组织长入人工关节表面间隙内，但实际上真正长入组织的面积很有限。非骨水泥固定 THA 术适应证基本类似骨水泥固定的 THA 术的适应证，一般不适合 >65 岁的患者和有骨质疏松的患者。

（四）髋关节置换术后常见并发症

1. 术后脱位　术后 5 周是脱位的高危时期，术后人工假体脱位的原因：①同一关节既往有手术史；②手术部位肌肉瘫痪，神经支配功能丧失；③假体位置放置不当、假体之间撞击；④手术入路，Masonis 和 Bourne 报道脱位发生率分别为后侧 3.23%，前外侧 2.18%，外侧 0.55%；⑤关节周围软组织张力差；⑥术后康复治疗或活动时下肢体位不当。

2. 深静脉血栓形成　静脉血栓形成是 THA 术后最常见的严重并发症，是术后 3 个月内最常见的致死原因，其中最主要、最致命的是继发肺栓塞，或者极可能发展成远期下肢深静脉功能不全。未行预防处理的患者深静脉血栓发生率为 40%~60%，骨水泥固定比非骨水泥固定者发生率高。下肢深静脉血栓形成（deep venous thrombosis，DVT）的因素包括血流滞缓、静脉壁损伤及血液高凝状态。患者高龄、原静脉血栓史、髋部骨折史、术中长时间制动、术中止血带使用时间过长、术中损伤血管、术后长期卧床、麻醉因素等均是加大术后并发深静脉血栓风险的因素。

3. 疼痛　THA 术后能明显缓解髋关节的疼痛，术后几个月出现疼痛是常见的并发症。疼痛分为急性和慢性疼痛两大类。急性疼痛通常有重要的生物学反应。慢性疼痛指疼痛持续时间超过 1 个月。髋关节疼痛为关节内臀部、腹股沟区、大转子内侧或大腿前内侧正方，少数累及大腿远端或膝关节。关节外来源肌肉骨骼病多为转子滑膜炎、髂耻骨滑膜炎、坐骨结节滑膜炎、臀肌综合征引起。髋臼的松动或异位骨化表现为臀部或腹股沟区的疼痛，改变体位，如从坐位到站起，或刚开始行走时的疼痛。大腿部疼痛在非骨水泥假体置换的发生率较骨水泥假体高，多发生在患肢负重初期，一般不影响关节活动。

4. 假体松动　假体松动是骨与假体界面之间存在超出由于弹性模量差异引起的位移以外的活动。假体松动是关节置换术远期失败的主要原因，分为三期：近期 5 年以内，中期 5~10 年，远期 10 年以上。

5. 异位骨化　THA 术后异位骨化的发生率在 5%~81%，通常在术后 3 个月内的发生率较高，有效的治疗方法是手术治疗。

三、 临床检查

（一）一般检查

视：THA 术前患者可因各类疾病导致髋部肿胀，双下肢不等长，患肢内收、外展畸形，各病理性步态（如髋关节强直、臀中肌无力步态、止痛步态、痉挛型步态、臀大肌瘫痪步态）等，术后要进行同样视诊，了解基本情况。

触：皮温是否正常，髋关节周围、大腿内侧、前侧、外侧有无压痛。

叩：足跟纵叩痛引出者，见于髋部炎症。

量：髋关节置换术前及术后均要进行关节活动度、双下肢长度、双下肢肌肉围度测量。

（二）特殊检查

髋关节旋转试验：取仰卧位，屈髋屈膝位内外旋转髋关节，有疼痛者为阳性，提示髋关节有炎症，或存在无菌性假体松动。

（三）辅助检查

1. X线诊断 包括双侧髋关节的正侧位片和患髋蛙式位片，要与健侧对比看。正常情况下，THA术后正位片上，髋臼假体的倾斜角（即髋臼角）约为40°±10°，股骨假体的领部应与大、小转子连线平行，股骨假体柄远端和近端应位于股骨髓腔中央；在侧位片上，股骨假体应保持5°~10°前倾角或中立位。髋关节正侧位X片可观察周围骨组织及术后假体的情况，对于观察假体松动及假体周围的骨溶解、骨丢失有重要意义。假体松动在X线片上的诊断依据为假体下沉大于4mm或假体移位大于2mm。假体周围骨溶解或骨丢失在X线片上的主要表现有：①假体周围皮质骨变薄；②松质骨骨小梁稀疏或囊性变；③假体周围出现放射透亮区。

2. CT和MRI检查 CT能够清楚地显示关节内的骨赘和剥脱骨碎片，也显示骨质改变的情况。单侧或双侧对比关节造影联合CT检查可显示透X线的游离体。因为伪影的影响，THA术后一般不作MRI检查。

3. 核素骨扫描 核素骨扫描（ECT）反映了骨的代谢情况，一般用于股骨头缺血性坏死、感染、骨关节炎、应力骨折、肿瘤和营养不良性骨病。骨扫描可以反映周围骨组织的情况，骨扫描检查的价格低廉，检查方法简单，可以得到可信度较高的结果。

四、 康复评定

（一）肌力评定

术前主要采用徒手肌力评定中的主动与助力手法，以确定是否有神经损伤。术后可采用徒手肌力评定中的抗阻手法和器械肌力评定，以确定肌力恢复情况。在器械肌力评定方面，需要应用等长测力仪、等张测力仪或等速测力仪等，可根据需要选用不同的测试仪器。

（二）关节活动度评定

主要采用主动与助力手法测量主动关节活动度，将术前及术后各康复期数据进行对比，以确定ROM恢复情况。

（三）感觉功能评定

感觉检查包括：浅感觉检查、深感觉检查和复合感觉（皮质感觉）检查。对感觉的检查，通常患者的反应有：正常：患者反应快而准确；消失：无反应；减低或减退：迟钝的反应，回答的结果与所受的刺激不相符合。

（四）疼痛评定

THA 后发生深静脉血栓形成、感染、异位骨化、假体松动以及双下肢不等长等，均可以引起患肢疼痛。要注意疼痛的部位、持续时间等。常用压力测痛法、视觉模拟评分（VAS）、简化 McGill 疼痛问卷（SF-MPQ）、疼痛行为记录评定等疼痛评定方法。

（五）髋关节功能评定

可采用 Harris 髋关节评分表（1969 年）、Charnley 髋关节功能评分标准（1972 年）、JOA 髋关节评分系统、AAOS 髋关节评价系统、HOOS 评分系统、改良 Aubigne-Postel 临床评估标准等。

1. Harris 髋关节评分（Harris hip score） Harris 于 1969 年提出了一种评价 THA 术前患者功能状态及术后疗效的评价系统，目前是 THA 术前术后最常用的临床评估手段。该评分系统观察指标主要包括疼痛、功能、畸形和关节活动度四个方面，总分 100 分。其中疼痛和功能性活动的权重较大，合计 91 分，关节活动所占权重较小，一方面人们认为宁可要一个不动而不痛的髋关节，也不要一个活动而疼痛的髋关节；另一方面关节活动度的测量结果因测量者不同而差异较大，权重过大会导致评分结果的重复性差。患者的功能评估包括了行走能力、支撑能力、上下楼梯的能力、坐的耐力、使用交通工具的能力和穿鞋袜的能力。

根据分值大小将髋关节功能分为 4 级：①<70 分：差；②70~79 分：一般；③80~89 分：好；④90~100 分：很好。见表 13-1。

表 13-1　Harris 髋关节评分（Harris hip score）

项目	分值	项目	分值
I. 疼痛（44 分）		中度	5
无痛或不明显	44	重度，不能行走	0
轻度疼痛或偶发疼痛，不影响功能	40	助行器	
中度疼痛，一般活动时不明显，活动过度后出现，需服用阿司匹林镇痛药	30	不需要	11
		长途行走需要手杖	7
		行走时需要手杖	5
明显疼痛，能忍受，影响活动，有时需服用比阿司匹林更强的镇痛药	20	需单杖	4
		双侧手杖	2
十分明显疼痛，活动严重受限，常常需服用比阿司匹林更强的镇痛药	10	双侧拐杖	0
		不能行走（详细说明原因）	0
完全不能活动，卧床也剧痛	0	行走距离	
II. 功能（47 分）		无限制	11
A. 步态		6 个街区	8
跛行		2~3 个街区	5
无	11	只能在室内活动	2
轻度	8	卧床或坐轮椅	0

续表

项目	分值	项目	分值
B. 功能性活动		Ⅳ. 髋关节活动范围（5分）	
上楼		得分均乘以校正系数 0.05	
正常	4	屈曲	
需要扶手	2	0°~45° × 1.0	
通过其他方式上楼	1	45°~90° × 0.6	
根本不能上楼	0	90°~110° × 0.3	
穿脱袜/鞋		外展	
容易	4	0°~15° × 0.8	
有些困难	2	15°~20° × 0.3	
坐		>20° × 0	
坐高椅半小时无不适	2	内收	
随便什么椅子，可持续坐1小时	5	0°~15° × 0.2	
不能舒适地坐在任何椅子上	0	伸展外旋	
乘公交/出租车		0°~15° × 0.4	
能乘坐	1	>15° × 0	
不能乘坐	0	伸展内旋	
Ⅲ. 下肢畸形（4分）		任何范围均 × 0	
无下肢畸形	4	评定标准：满分100分	
固定内收畸形 <10°	1	优：90~100分	
下肢伸直髋内旋畸形 <10°	1	良：80~89分	
双下肢长度相差 <3.2cm	1	可：70~79分	
固定屈曲挛缩畸形 <30°	1	差：<70分	

2. **Charnley 髋关节评分系统**　Charnley 评分系统评估内容主要有疼痛、行走功能和活动度三项，每项6分，满分18分。与 Harris 评分相比，其疼痛、行走功能和活动度三项评分的权重较为平均，对手术疗效评估的综合性较好。此系统将患者分为三类：A 类：仅单侧髋关节受累，无其他影响行走能力的伴发疾病；B 类：双侧髋关节均受累；C 类：患者有其他影响行走能力的疾病，如类风湿性关节炎、偏瘫及严重的心肺疾病等。行双侧 THA 的 B 类患者适合采用三项指标的全面考评，而仅行单侧 THA 的 B 类患者和 C 类患者只适合疼痛和活动范围评估。对后一类患者行走能力的评估应综合考虑，因其他疾病限制了术后行走功能，不能据此反映 THA 的疗效好坏。分级标准为：优：15~18分；良：12~14分；可：5~11分；差：0~4分。

3. **JOA 髋关节评分系统**　该评分标准由日本整形外科协会（Japanese Orthopaedic Association，JOA）于20世纪90年代制订。评价指标包括疼痛、活动度、步行功能和日常生活四项，满分100分。JOA 髋关节功能评分系统更侧重于评估术后患者日常生活能力的恢复。该系统分级标准为：优：91~100分；良：81~90分；可：61~80分；差：0~60分。

4. **HOOS 评分**　即髋关节残疾及骨关节炎结果评分系统（hip disability and osteoarthritis outcome score，HOOS），把每个部分的总分加起来套入计算公式，即可得出相应部分的分数，100分是没有问题，0 分的问题是最严重的。

疼痛分值等于 100 减去 P1~P10 的总和除以 40 的差值；症状的分值等于 100 减去 1~5 的总和除以 20 的差值；日常生活能力的分值等于 100 减去 A1~A17 的总和除以 68 的差值；体育活动的分值等于 100 减去 SP1~SP4 的总和除以 16 的差值；生活质量的分值等于 100 减去 Q1~Q4 的总和除以 16 的差值。

五、 康复治疗

THA 手术后康复基于对患者全面检查和对术肢功能评估，制订科学合理的个体康复治疗计划。依据术后全身和局部病情变化、关节引流监测情况，进一步修订康复程序，增减功能训练项目，制订并发症预防等问题的对策，力求拟定确实可行的康复治疗措施。

（一）康复原则

康复原则有：①个体化：是指根据每个患者的全身体质情况、关节病变程度，合并其他病症、心理素质、主观要求、手术操作、假体类型、固定方式等情况，制定个体化的治疗方案，个体化康复治疗方案的宗旨是强调患者能够积极参与，让患者掌握自我康复的方法，提高患者的自理能力。②预防粘连：基于快速康复理念的快速康复程序，有效结合肌筋膜牵拉疗法能明显缩短 THA 患者的术后康复时间。③肌力和关节活动度：术前、术后充分评估患者肢体肌力是围手术期的重要环节，对于 THA 术后康复训练应该以肌力训练为核心，提高髋周软组织的平衡能力，增强关节的稳定性。④围手术期镇痛：THA 术围手术期进行适应性的无痛康复锻炼，可减轻患者术后康复训练时的生理和心理问题，术后镇痛的良好控制可直接缩短术后早期康复所需时间。⑤平衡训练：THA 术后患者进行等速 - 平衡减重综合康复训练对患者的 Harris 评分及生活质量满意度调查得分改善明显优于常规康复训练。

（二）康复目标

康复治疗的目的是通过功能训练防止组织粘连与挛缩，恢复正常关节活动范围，增强关节周围肌群的力量，重建髋关节的稳定性，最终恢复髋关节日常活动的功能，提高患者生活质量。

（三）康复教育

1. 术前康复教育 对患者进行术前康复教育包括：①术前心理准备，减少对手术的恐惧和精神压力。②指导患者术前、术后康复注意事项、正确转移训练要点，掌握术后移动肢体的正确方法和助行器、拐杖的正确使用，如何开始步行，预防脱位及预期的恢复时间。③术前康复训练：关节活动度训练，髋部肌肉，股四头肌和腘绳肌的肌力练习。④术前镇痛管理：常规的方法多为术前 1 天开始服用镇痛药物，配合术后镇痛可明显减轻术后所产生的疼痛，可促进患者早期接受和配合康复训练，积极避免紧张、恐惧及疼痛等引起的各种不良反应。⑤对特殊患者训练术后早期卧床排便。改变传统的左侧卧位、右侧卧位翻身法，以减少双侧切口受压。可采用 3 点式和 4 点式：即患者头颈向后仰，枕部加双肘部 3 点同时床上用力，挺胸收腹使腰背及躯干抬离床面，减少肩胛骨皮肤受压；患者两肩背部加足部 4 点同时蹬床面，两手心朝上托住双侧髋部，腹部往上挺，用力抬起臀部，避免骶尾部皮肤受压。每次 5~10 分钟，每日 3 次。⑥鼓励患者术后深呼吸和咳嗽训练，两上肢做伸展扩胸运动，进行肺功能训练。⑦注意皮肤护理，准备手术。

2. 术后康复教育 教育患者使其充分了解THA手术后康复的重要性。了解术后康复基本程序和注意事项，正确预计康复治疗目标，正确对待康复过程中可能遇到的问题。宣教镇痛以及早期康复对预防并发症的作用，帮助患者缓解心理压力，使患者建立较好的依从性。

（四）康复程序

手术后的康复计划设计取决于手术的方式及患者的个体情况。手术后要经历至少12周的指导下康复治疗和家庭指导。THA术后康复治疗分4个阶段：①早期保护期训练阶段：术后0~2周。②中期保护期阶段：术后3~12周。③肌力强化训练阶段：术后3~6月。④运动功能训练阶段：>6个月。普通人群与运动员在各阶段的康复目标和训练进度有很大差别。

术后4周内的康复计划：

1. 术后第1周

（1）康复治疗目标：控制疼痛和出血、减轻水肿，保护创伤部位，防止下肢深静脉血栓形成和关节粘连，维持关节活动度。

（2）一般治疗：①疼痛控制：待患者清醒后，可进行VAS评估。如果VAS≥5，使用选择性药物镇痛方法缓解疼痛。注意镇痛药物种类的选择或是否使用止痛泵，根据患者具体情况确定。②髋部冰袋冷敷：每次15~20分钟，2~4小时1次，如用冷疗循环装置，15℃低温局部持续冷敷。③体位摆放：术后当天，麻醉恢复过程中，应将髋关节置于轻度外展位，双膝间置枕，或使用丁字防旋鞋，使足尖向上，防止髋关节内收内旋。一般骨水泥型THA术后需卧床1~2天，而非骨水泥型的需卧床3天。④注意事项：健侧卧位时，注意保持患侧肢体上述体位，将特制的梯形软枕放于患者双腿之间，患侧髋膝关节伸屈角度为0°~90°，避免髋内收、屈曲，防止髋脱位。

（3）运动训练：术后第1天开始，床旁运动练习。

呼吸训练：深吸气，深呼气和有效的咳嗽咳痰训练。两上肢做伸展扩胸运动，进行肺功能训练。每个动作重复10次。每日2~3次。

踝泵运动：踝关节主动背屈与跖屈，使下肢肌肉等长收缩，挤压深部血管，促进血液循环，预防下肢深静脉血栓形成。注意：患者清醒后即应开始踝泵运动，每小时15次。每个动作保持5~10秒左右，再放松，每组10~15次。

肌力训练：股四头肌、腘绳肌、臀大肌、臀中肌等长收缩练习。

关节活动度训练：①髋关节伸直练习：屈曲对侧髋、膝关节，术侧髋关节做主动伸直动作，充分伸展屈髋肌及关节囊前部。②髋关节屈曲：屈膝关节，向臀部缓慢滑动足跟练习，髋关节屈曲必须<70°。③上肢肌力练习：恢复上肢力量，能较好地使用拐杖。以上每个动作保持10秒左右，每组20次。④仰卧位，患侧髋关节轻度外展20°~30°，髋关节无旋转，每次保持5~15分钟。

负重训练：①骨水泥固定型假体者，术后第2天借助步行器或双拐离床负重，练习床边站立、部分负重行走和上下阶梯。由部分负重过渡到完全负重的步行，逐日增加行走距离，每日3次。②非骨水泥固定型假体者，术后第2天用助行器或双拐离床，但是不负重。负重时间适当推迟，通常持续用拐杖。

步行训练：术后24小时后，在康复治疗师的指导下持助行器下地行走。患者站稳后健腿先向前迈进，助行器或拐杖随后前移，患腿随后或同时前迈，挺胸，双目平视前方。术后第一天每次步行距离可达5~10m，第2天可以加倍，以后逐渐增加，待助步器行走能保持平衡和稳定后，可持双拐行走。

卧坐位、坐站位训练：①先将健腿屈曲，臀部向上抬起移动，将健侧下肢移动至床沿，用双肘支撑坐起，屈健腿伸患腿，将患肢移至小腿能自然垂于床边。坐起时膝关节要低于髋关节，上身不要前倾。②坐位到站位点地训练：患者健足点地，患侧上肢拄拐，下肢触地，利用健腿和双手的支撑力挺髋站立。

2. 术后第2周

（1）康复目标：改善关节活动度，减轻疼痛和水肿，患肢在不负重情况下的主动运动，增强肌力。

（2）一般治疗：①股四头肌练习：要保持髋关节相对稳定，将硬枕放在患侧膝关节下，将膝关节伸直，助力下做下肢抬高，角度小于30°，15~20次为1组。每日3组。②被动屈髋：在膝关节屈曲的情况下进行，角度为30°~60°，每10~15次为1组。每日3组。③负荷、步行训练：骨水泥固定型假体仍借助步行器或双拐离床负重，练习床边站立、部分负重行走和上下阶梯。非骨水泥固定型假体患者也用助行器或双拐离床，但是不负重。④其他项目：继续第1周治疗项目。

3. 术后第3周

（1）康复目标：增强肌力，保持ROM，本体感觉训练，步态训练，提高生活活动能力。

（2）一般治疗：①平衡杠内做患侧少量负重站立练习，时间为15分钟；②髋、膝关节屈伸活动练习，保持和增加关节活动度，每组20~30次；③患侧股四头肌等长收缩、等张收缩、小腿肌肉的抗阻力练习。每组20~30次，每日3组；④骨水泥型的可开始由双拐改为单拐练习行走，而非骨水泥型的，继续双拐，在术后第3周开始患侧足负重为体重25%，以后第4周负重50%，第6周负重75%，第8周为100%负重。大粗隆截骨或结构植骨，用双拐12周，逐渐负重。加强髋关节外展肌群外展肌力训练和外旋及内收功能锻炼。

4. 术后第4周

（1）康复目标：以增强肌力为主，提高患侧负重能力，加强本体感觉训练，髋关节控制训练改善步态，防止摔倒。

（2）一般治疗：①肌力训练。梨状肌、臀中肌、臀小肌肌力训练：可以取仰卧位或站立位，患腿分别置于髋关节外展10°~30°，每个动作运动量为：每次保持3~10秒，重复15~20次。髂腰肌、股四头肌收缩训练：将患肢伸直，直腿抬高15°、60°保持5~10秒再放下为1次，在不同角度各重复10~20次。臀大肌、股二头肌收缩训练：取仰卧位，患腿伸直向下用力压床，保持5~10秒为1次，重复20次。也可取俯卧位，使患腿膝关节处于伸展位，将腿抬高，治疗者施加阻力于患腿的大腿和小腿上，保持5~10秒为1次，重复10~20次。②关节活动度训练。患侧髋关节屈曲、外展、后伸训练。

（3）负重训练：增加抗阻力的主动关节运动，如静态自行车、上下楼梯等。在患侧大部分负重站立下主动屈髋，角度小于90°。功率自行车练习，上车时患肢支撑，健侧先跨上车。座椅高度应屈髋<90°，时间15~20分钟。

（五）物理治疗

1. 冷疗法　对于采用骨水泥固定的THA，因骨水泥固定后会释放热量，使周围软组织温度升高（可持续数周），因此可采取冷疗。冷疗不仅能降低软组织温度，同时能减轻术后关节周围软组织肿胀，进一步减轻疼痛。术后第1天即可使用冰袋，置于手术关节周围，每日1~2次，每次30~60分钟，7~10天为1个疗程，直至关节消肿、疼痛缓解。

2. 经皮神经电刺激　关节置换术对软组织及骨的创伤相对较大，造成的疼痛甚为严重，临床常采用静脉或口服止痛药镇痛。经皮神经电刺激作为药物的辅助止痛治疗在临床上被广泛采用。可用频率 100Hz，双通路 4 电极分别置于手术伤口两侧，治疗时间 30~60 分钟，强度为 2 倍的感觉阈，每日 1~2 次，7~10 天为 1 个疗程。

3. 光疗法 ①红外线疗法：红外线具有改善局部血液循环，消肿、消炎、镇痛，促进细胞组织的修复再生，促进伤口的愈合、表面干燥的作用。局部照射，距离手术部位 30~50cm，每次 20~30 分钟，每日 1~2 次。②紫外线疗法：可用紫外线局部照射，消炎止痛，促进伤口愈合。

4. 蜡疗 伤口愈合，无明显水肿者可以进行蜡疗。蜡疗有较好的控制瘢痕增生作用，增加纤维组织的延展性，帮助增加关节活动度。可以应用刷蜡法或者蜡饼法，每次 20~30 分钟，每日 1 次。

5. 空气压力波治疗 空气波压力治疗仪利用气压式生物加压的作用，通过气袋对下肢从足末端至躯干中心的反复压迫和松弛，使积液从肢体远端流向近端，促进静脉血液与淋巴液的回流，改善周围组织血液循环，从而达到消肿，防止静脉血栓形成的目的。每次 30~60 分钟，每日 1~2 次。

（六）注意事项

1. 卧床时尽量采取平卧位，膝下勿垫枕，以防屈曲挛缩畸形，术后 6 周内尽量不要侧卧，如果需要，可于双膝间夹枕至健侧卧位。

2. 正确的翻身方法　向术侧翻身时，应伸直术侧髋关节，保持旋转中立位；向健侧翻身时，也应伸直术侧髋关节，两腿之间夹软枕，防止髋关节内收引起假体脱位，同时伸直同侧上肢以便用手掌托于髋关节后方，防止髋关节后伸外旋引起假体脱位。

3. 正确的下床方法　患者先保持坐立位移至患侧床边，健腿先离床并使足部着地，患肢外展屈髋离床并使足部着地，再扶助行器站起。上床时，按相反的顺序进行。

4. 正确的穿袜方法　坐在床沿双足着地，伸直健侧膝关节，术侧髋关节外展外旋，膝关节屈曲，用足跟沿健侧下肢前方向近端滑动，然后适当弯腰，伸直双上肢达到患足穿袜的目的。

5. 正确的上下楼梯法　在上下楼梯时，坚持上楼时健侧先上、下楼时术侧先下的原则。

6. 关于拐杖的使用　使用骨水泥固定型假体的患者，术后 2 天即可下地练习站立和行走，术后第 2~6 周由双拐改为单拐，以后逐渐弃拐。使用非骨水泥固定型假体的患者，术后第 2 天亦开始下地，靠助行器或双拐在床边锻炼不负重站立和活动，逐渐增加活动范围，2 周后逐步过渡到部分负重，6~12 周使用单拐，12 周后可逐步弃拐。

7. 大粗隆截骨或结构植骨，术后应延长双拐使用时间至第 12 周。

应该按医嘱定期复查，术侧髋关节出现任何异常情况，应及时到医院检查。

（七）健康教育

1. 术后 3 个月内防止髋关节屈曲 >90°。卧位时不要忘记在两腿间放枕头，保持双下肢外展位。6 个月内禁止髋关节内收、内旋。

2. 坐位时不要坐太低的座椅或沙发，正确的坐位方式是保持身体直立，不要前倾或弯腰。

3. 无论是坐位、站立、卧位，不要将膝关节靠近对侧膝关节，更不要交叉双腿，让患腿穿过身体的中线，不能翘二郎腿。

4. 不要坐没有扶手的椅子，有扶手的坐椅可以帮助站立时给予支撑，保持身体不会前屈，否则髋关节屈曲会 >90°。

5. 不要坐低的卫生间坐便器，必要时应加高坐便器座位。

6. 不要下蹲取物。

7. 不要使身体前倾穿鞋袜，可以借助特别工具，如长工具手或请他人帮助。

8. 不要在短时间超强度训练，不可以进行慢跑、打球及其他需要髋关节承受反复冲击性负荷或达到极限位置的运动。

第二节　全膝关节置换

一、概述

人工全膝关节置换（total knee arthroplasty，TKA）是指应用人工材料制作的全膝关节结构植入人体以替代病损的自体关节，从而获得膝关节功能。

目前人工膝关节假体种类繁多。①根据假体设计的基本原理不同可将人工全膝关节假体分为：固定性衬垫假体和活动性衬垫假体；②根据膝关节假体的使用部位可分为：单髁假体（单间隔假体）、不包括髌股关节置换的全关节假体（双间隔假体）、全关节假体（三间隔假体）；③根据膝关节假体的机械限制程度分为：非限制性假体、部分限制性假体、高限制性假体和全限制性假体（铰链式假体）；④根据膝关节假体的固定方式分为：骨水泥固定型假体和非骨水泥固定型假体。

手术的成功需要手术医生、康复医师、康复治疗师、患者、护理人员共同协作努力，因此康复治疗在 TKA 术后的功能恢复中占有非常重要的作用。TKA 术后必须做康复训练，这是膝关节的解剖结构所决定。在我国早期置换手术后缺少康复治疗配合，对术后膝关节功能恢复有明显负性影响。随着手术技术、假体材料、手术器械的进步，康复技术和规范治疗的实施，使我国 TKA 的相关技术获得较快的发展。

二、临床特点

（一）膝关节的功能解剖和生物力学特点

1. **膝关节的基本结构**　膝关节由股骨下端、胫骨上端和髌骨组成，是人体最大、最复杂的关节。膝部的上界系股骨的下端，股骨两侧膨大的内外髁，其下界为胫骨上端的内外髁。其中髌骨和股骨滑车组成髌股关节，股骨内、外髁与胫骨内、外髁相对，分别组成内、外侧胫股关节。因为股骨内侧髁在长度和曲率上都比外侧髁大，膝关节屈伸运动时，因股骨内侧髁的较大滑动而产生股骨内旋、胫骨相对外旋。股骨外侧髁髌面较大，具有较强的防止髌骨外脱位的作用。膝关节的关节囊薄而松弛，附着于各关节面的周边，囊壁各部位厚薄不均，周围有韧带加固，以增加关节的稳定性。主要的韧带有：髌韧带、腓侧副韧带、胫侧副韧带、腘斜韧带、前交叉韧带和后交叉韧带。除此之外，胫骨和股骨之间由附着于胫骨的内、外侧两个半月板填充部分空间：屈膝时半月板滑向后方，伸膝时滑向前方；在半屈膝旋转小腿时，一个半月板滑向前，另一个滑向后。

2. **膝关节运动肌群**　膝关节的运动肌群主要分为屈膝肌和伸膝肌。

（1）屈膝肌：主要由股二头肌、半腱肌、半膜肌、缝匠肌、腘肌、股薄肌和腓肠肌参与屈膝运动。

（2）伸膝肌：主要由股直肌、股外侧肌、股内侧肌和股中间肌组成的股四头肌参与伸膝运动。

3. **膝关节活动**　膝关节以屈伸运动为主，同时还有一定的旋转运动功能，然而这种旋转通常伴随屈伸运动。当膝关节完全伸直时，膝关节不产生任何活动；当膝关节屈曲90°时，胫骨相对股骨可作内外旋转。

（1）屈伸：膝关节的屈伸活动度一般在0°~145°左右，正常成人膝关节有一定的过伸角度，但一般不超过10°。由于股骨髁关节面较胫骨平台关节面大很多，所以在膝关节屈伸时必然伴随相对的滑动，从而保证股骨髁没有完全脱位。

（2）旋转：轴旋转是膝关节重要的功能之一，不仅保证了膝关节在开链运动中可以调节小腿和足的方向，以适应不同的地面复杂情况，而且在闭链运动时可以适应不同支撑面的情况从而调整下肢力线。由于受到侧副韧带等结构的限制，在直立时膝关节不旋转，以保证膝关节在支撑时的稳定性；当膝关节屈曲90°时，韧带松弛，膝关节以小腿为轴，在水平面上作旋转运动。

（3）终末旋转：膝关节伸展开链运动时，在伸直最后20°的过程中，胫骨相对于股骨外旋约20°，称为膝关节终末旋转。这种旋转形成了膝关节由松弛到完全锁定的一种稳定结构，亦被称为膝关节的"扣锁机制"（screw home）。尽管膝关节终末旋转量较小，但是它的作用是不可替代的。

（4）髌股关节的运动：髌骨与股骨的接触面随着膝关节的屈伸运动不断变化。深度屈膝时，髌腱将髌骨牵拉至股骨滑车最下方，髌骨股骨面与股骨滑车不接触。伸膝运动时，髌骨逐渐上移，当膝关节完全伸直时，股骨与髌骨脱离。髌骨软骨面在膝关节屈曲整个过程中始终受到挤压，但是接触面最大也不超过髌骨内侧关节面的30%，容易导致局部关节接触面压强增高，这也是早期膝关节退行性变常发生在髌股关节的原因。

（5）半月板的运动：半月板在膝关节屈曲和伸展过程中运动方向是相反的。在屈膝时，半月板被股骨髁向后挤压，半腱肌牵拉内侧半月板、腘肌牵拉外侧半月板向后移动。其中外侧半月板移动距离是内侧半月板移动距离的2倍，即内侧半月板后移动6mm时，外侧半月板后移12mm。在伸膝活动时，半月板髌纤维牵拉半月板向前移动。在膝关节旋转时，股骨外旋，外侧半月板被挤压向后移动，而内侧半月板被挤压向前移动；股骨内旋时则发生相反的运动。

（6）胫股关节的运动：胫股关节是全身最大的关节，具有两个方向的自由度。膝关节休息位屈曲约25°，膝关节紧张位时，整个膝关节完全伸展，胫骨外旋。关节囊挛缩时膝关节的屈曲比伸展更受限。

4. **膝关节力学**　膝关节的负荷随人体的运动及步态方式不同有很大变化。双足站立时膝关节静态受力是体重的0.43倍，行走时可达体重的3.02倍，上楼时达到体重的4.25倍。单足站立时，人体重力沿着垂直中心线传递经过膝关节内侧，这一重力作用使股骨倾向胫骨内侧髁。膝关节在水平面的旋转是以内侧髁为中心，这种旋转方式使得膝关节内侧间隙易于发生退变，这也是膝关节骨关节炎病变往往以内侧间隙为重，甚至出现典型的内侧单腔室骨关节炎和膝内翻畸形的原因。

5. **膝关节的稳定机制**　有两种重要稳定结构：

（1）膝关节的静力性稳定结构：如韧带、髂胫束、关节囊、半月板等。

（2）膝关节的动力性稳定结构：膝关节周围肌肉和腱膜。下肢重要的肌肉有股四头肌和腘绳肌。膝部前方、后方与旋转稳定性由上述结构共同维持和完成。TKA的长期疗效有赖于下肢正常力线的恢复，膝关节力学问题是术后康复治疗中的重要问题。

（二）全膝关节置换的手术入路特点

1. **内侧髌旁入路**　内侧髌旁入路是经典的全膝关节置换手术方法，以膝关节前方正中纵线切口，上下分别暴露至股四头肌肌腱和胫骨结节，在股四头肌肌腱顶点中内 1/3 交界处，自上而下纵行切开肌腱，于股内侧肌髌骨止点处绕向髌骨内缘，向下延伸至胫骨结节内下方，切开进入关节腔。该手术入路优点是不仅能提供很好的手术视野，而且操作难度小，胫骨和股骨的术后并发症少，手术疗效肯定，至今仍被许多关节外科医生采用。不足之处，手术切口长，术中需要广泛暴露周围软组织，并且术中需要切开股四头肌肌腱，翻转髌骨等，这些操作可能会对膝关节伸膝装置和髌上囊的完整性造成影响，术后患者膝关节周围容易产生疼痛，后期的功能恢复受到影响，延长了患者的康复时间。

2. **股内侧肌中间入路** 是目前膝关节置换术最常用入路之一。行膝关节前方正中纵行切口，分离显露髌骨、股内侧肌以及股四头肌肌腱。该手术入路具有不破坏伸膝装置，不损伤髌骨血运，关节功能恢复快等优点。但是此入路也存在一些缺点，如对于肥胖的患者、低位髌骨、严重膝关节内外翻、TKA 术后翻修术等不适宜。

3. **股内侧肌下入路** 取膝关节前方切口，在股内侧肌下分离进入关节腔，没有切开股四头肌肌腱，髌骨的血供和髌股关节的稳定性都得到很好的保护，被认为是一种最符合人体膝关节正常生理解剖的 TKA 入路。然而，股内侧肌下入路也存在一些局限，比如：手术视野暴露困难、手术技术要求高、髌骨外翻困难等，对于肥胖、严重的膝关节屈曲挛缩，严重的膝关节内外翻畸形，瘢痕及 TKA 术后翻修等情况不适合此入路手术。

（三）全膝关节置换术固定方式

在 TKA 发展史上，骨水泥固定占有重要地位。骨水泥是以聚甲基丙烯酸甲酯为主体，可用于填骨和植入间隙并有自凝性的生物材料。通过骨水泥在假体和骨之间形成与骨表面相一致的整体结构，即容积填充，以及骨水泥与骨床之间的微交锁固定达到界面机械稳定。骨水泥型人工关节仍是用于评价其他新型假体置换术的"金标准"。

（四）全膝关节置换术后常见并发症

1. **下肢深静脉血栓形成和肺栓塞** 下肢深静脉血栓形成是 TKA 术后较常见和较严重的并发症之一。有学者研究报告，在没有任何预防干预的情况下，单侧 TKA 术后的下肢深静脉血栓的发生率大于 50%，而同期双侧 TKA 术后的下肢深静脉血栓的发生率大于 75%。TKA 术后下肢深静脉血栓主要发生在小腿静脉内，少有近端孤立的静脉血栓，但是下肢近端深静脉血栓可以引起危及生命的肺栓塞。肺栓塞是导致 TKA 术后猝死的主要原因，大多在术后 2~3 周发生。肺栓塞患者部分没有任何症状，少数可有突发性呼吸短促、口唇青紫、心动过速、低热等，临床诊断困难，动脉血气分析为一种筛查手段。

2. **假体周围感染** 感染是 TKA 严重的并发症，其发生率约为 1%~2.5%。早期感染的患者通常表现为持续性膝关节疼痛或静息痛，或者疼痛缓解后又急性发作。膝关节明显肿胀、皮肤潮红、皮温升高、压痛、渗液、流脓或窦道形成，常伴发热、白细胞升高。亚急性、慢性感染者局部红肿不明显，一般不伴有发热、白细胞总数也不高，常导致诊断困难。造成感染的原因有很多，如肥胖、糖尿病、类风湿性关节炎以及长期使用激素、局部血运差、存在其他部位的感染病灶以及手术室管理不严格等。对怀疑感染可能者，常规检查血常规、血沉、X 线摄片及关节穿刺等，进行综合分析。感染一旦诊断明确，则需进行翻修手术。彻底清创和二期翻修是目前公认的 TKA 术后晚期感染治疗的最佳选择。

3. **术后骨折** TKA 术后的骨折发生率较低，文献报道为 0.3%~2%。骨折可发生在髌骨、胫骨干、股骨干、股骨髁或胫骨髁。大部分骨折出现在术后的早期和中期，跌倒或其他轻微损伤是骨折的直接原因。发生骨折的患者通常自身存在高危因素：严重的骨质疏松、长期服用含糖皮质激素的药物、类风湿性关节炎、股骨髁前皮质存在凹陷切迹、关节僵硬、关节纤维化、关节不稳、假体周围溶解、膝关节外翻畸形、神经源性关节病以及肿瘤局部复发等。

4. 骨溶解 TKA 术后骨溶解与假体无菌性松动常常难以鉴别，骨溶解临床表现没有特异性，X线检查发现假体周围或骨水泥周围透光区为主要诊断依据。放射性核素检查有很高的阳性率，但是仅凭此二项检查难以与假体周围感染鉴别，关节穿刺抽取关节液作生化检查和细胞学检查，以及细胞培养是主要的鉴别诊断依据。有学者取骨溶解区界膜进行研究证明聚乙烯磨屑是导致假体周围骨溶解的主要因素。预防骨溶解有几方面：①减少磨屑的产生，研发新的生物陶瓷膝假体；②缩小界面间隙，如采用低黏度骨水泥、避免采用螺钉固定等；③改进手术技术，避免力线异常、应力集中等导致的聚乙烯过度磨损、碎屑进入界面和假体移位。

5. 假体无菌性松动 假体无菌性松动是 TKA 术后晚期主要并发症之一，是术后晚期关节翻修的最常见原因。假体松动的临床表现主要是负重时疼痛，X 线摄片显示假体周围大于 2mm 且进行性增宽的 X 线透明带。核素显示假体周围有核素的密集现象。

6. 假体磨损、断裂 TKA 术后假体磨损主要表现为胫骨聚乙烯垫出现划痕、凹陷、变薄，甚至严重的扭曲、变形或碎裂。金属和骨水泥的磨损较轻，一般不会直接导致假体失败，但是磨屑进入关节，构成"三体磨损"可加速聚乙烯失败。

7. 关节僵硬 关节僵硬是 TKA 术后并发症之一，关于膝关节僵硬的精确定义目前尚未达成共识，其发生率约为 2%~13%。其可能的原因有：术前 ROM 小、有膝关节手术史，术中软组织平衡不当、假体位置放置不当、型号不匹配以及术后康复锻炼不及时，关节纤维化、感染、复杂性局部疼痛综合征以及异位骨化等。术中和术后的预防对关节僵硬非常重要。包括软组织松解，合适假体的安放和术后及时的功能康复。术后及时的康复训练，可以有效地预防肌肉萎缩，防止粘连，改善膝关节活动度。

8. 神经损伤 TKA 术后腓总神经损伤发生率为 1%~5%。其主要表现为胫前肌和趾长伸肌功能障碍。大多发生于严重的屈膝挛缩畸形或膝外翻的矫形过程中。

9. 伤口愈合不良 伤口愈合不良是 TKA 术后常见并发症之一。包括切口边缘坏死，皮肤坏死，皮肤糜烂，窦道形成，切口裂开，血肿形成，其发生率为 2%~37%。

10. 关节不稳 造成关节不稳的原因有：①术前检查不规范，对有明显的关节不稳因素的患者施行 TKA；②术中损伤膝关节周围主要韧带；③对关节周围支持带力量失衡现象手术中未能良好调整；④胫骨聚乙烯垫间隙选择不当，过薄时出现过伸不稳；⑤假体安置位置不当，侧副韧带慢性磨损；⑥假体设计不合理；⑦手术技术不当。

11. 疼痛 术后疼痛是 TKA 术后常见并发症之一。早期疼痛主要由于手术创伤、炎症反应以及血肿等引起。

12. 关节脱位 TKA 术后关节脱位是罕见的并发症，目前仅有少量的文献报道，常伴有骨折、韧带损伤、伸膝装置破坏或者髌骨脱位，最严重的是伴有神经血管损伤，一旦出现关节脱位需进行翻修手术处理。

三、 临床检查

（一）一般检查

视：检查患者皮肤颜色是否发红，膝关节力线、关节活动度，膝部是否肿胀。跛行步态和膝关横向不稳大都提示韧带不稳或力线不良。足部的过度外旋或内旋均提示胫骨假体旋转不良。

触：结合视诊结果注意检查患者皮温是否有增高，膝部是否有压痛和波动感。

叩：膝关节周围叩痛点的检查可以帮助我们诊断肌腱炎和皮下神经瘤（Tinel 征阳性）。Tinel 征阳性是指叩击神经损伤或神经损害部位或其远端，出现其支配皮区的放射电样痛麻或蚁走感，代表神经再生的水平或神经损害的部位。

听：骨折处是否可闻及骨摩擦音。

量：TKA 术前及术后均要进行关节活动度、双下肢长度、双下肢肌肉围度的测量。

（二）辅助检查

1. **X 线检查** X 线片重点了解局部骨质情况及假体位置，包括平台假体的倾斜、髌股关节及胫股关节对合情况。X 线片检查包括：①常规膝关节正位、侧位和髌骨轴位相 X 线摄片。其中髌骨轴位相 X 线片可以了解髌骨的位置和轨迹，正位相包括负重位和非负重位。负重位检查来评估假体的位置、大小、固定情况以及是否存在假体失败甚至假体周围骨溶解。②屈膝 30° 侧位 X 线片，评估髌股关节对合情况。③下肢全长 X 线还可以了解 TKA 术后下肢轴线情况，帮助排除膝关节远端是否存在畸形、应力性骨折发生。

2. **CT 检查** 可判断骨溶解的位置和程度以及假体旋转对线情况，对胫骨假体周围骨溶解的诊断要优于髌骨假体和股骨假体。

3. **核素骨扫描** 99mTC-MDP 骨三相同位素扫描对诊断感染性假体松动具有较高的灵敏度，可用来判断 TKA 术后有无感染性假体松动，特别是对胫骨假体松动诊断的准确性比较高。其原因在于感染区周边软组织血供丰富，血流速度和血管壁渗透性提高，炎性细胞增加，放射性示踪剂摄取量增加，局部区域同位素放射性浓聚并通过平面显影表现出来。

四、康复评定

（一）肌力评定

采用徒手肌力检查法，术前与术后及恢复各阶段，均应记录下肢肌力恢复情况，尤其是股四头肌和腘绳肌肌力。

（二）肌肉围度评定

主要了解患肢关节周围肌肉有无萎缩，术前与术后及恢复各阶段，均应记录下肢肌肉围度情况。

（三）膝关节活动范围

正常膝关节活动范围 0°~145°。利用量角器测量膝关节主动活动时关节活动度，将术前及术后各康复时期数据进行对比，以确定膝关节活动度的恢复情况。

（四）感觉功能评定

感觉检查包括浅感觉检查、深感觉检查和复合感觉检查（皮质感觉）。无论是浅感觉、深感觉还是复合感觉，都应弄清以下几方面：①受影响的感觉类型；②所涉及的感觉部位；③感觉受损的范围；④受影响的程度。

肌肉骨骼康复学 第3版

（五）疼痛评定

膝关节置换后易引起患肢疼痛。要注意疼痛的部位、持续时间等。常用的评定方法有压力测痛法、视觉模拟评分（VAS）、口述分级评分法（VRS）、简化 McGill 疼痛问卷（SF-MPQ）、疼痛行为记录评定等。

（六）膝关节功能评定

可采用 KSS 膝关节评分系统以及 HSS 膝关节评分量表对患者状况做出客观和量化的评价。

1. KSS 膝关节评分　1989 年由美国膝关节协会提出的膝关节综合评分系统（American Knee Society Knee Score），简称 KSS 评分，被广泛用于全膝关节置换患者的术前、术后评估。该系统评分内容包括膝关节评分和功能评分两个板块。膝关节评分共有 4 个项目：①疼痛 50 分。②活动度 25 分。③稳定性 25 分。④减分项目（-50 分）：伸直滞缺程度、屈曲挛缩和对线。功能评分共有 3 个项目：①行走能力 50 分。②上下楼梯能力 50 分。③减分项目（-20 分）：是否需要支具。KSS 满分 100 分，分值如果为负值，则以 0 分来计算，将临床疗效分成：优（≥85 分），良（70~85 分），中（60~69 分）和差（<60 分）。KSS 评分系统注重了解患者术后恢复情况，在指导患者康复和功能锻炼方面具有积极作用，目前 KSS 评分系统已成为 TKA 最有效的评分系统。见表 13-2。

2. HSS 膝关节评分量表　1976 年美国纽约特种外科医院（Hospital for Special Surgery，HSS）Insall 和 Ranawat 提出总分为 100 分的膝关节评分量表。共分为 7 个项目，其中 6 项为得分项目，1 个减分项目：①疾病 30 分；②功能 22 分；③活动度 18 分；④肌力 10 分；⑤屈膝畸形 10 分；⑥稳定性 10 分；⑦减分项目：是否需要支具、内外翻畸形和伸直滞缺程度。将临床疗效分成：优（>85 分），良（70~85 分），中（60~69 分）和差（<59 分）。但目前临床应用不如 KSS 膝关节评分广泛。

表 13-2　KSS 评分

项目	得分	初期评估	中期评估	末期评估
膝关节评分				
A 疼痛（50）				
不疼	50			
偶尔觉轻微疼痛	45			
上楼时偶尔轻微疼痛	40			
上楼和走路时偶尔轻微疼痛	30			
偶尔疼痛的比较厉害	20			
经常疼痛的比较厉害	10			
疼得特别厉害需要服药	0			
B 活动度（25）				
由屈曲到伸膝	每5°得1分			
C 稳定性（25）				
前后侧移位（10）				
<5mm	10			
5~10mm	5			

项目	得分	初期评估	中期评估	末期评估
>10mm	0			
内外侧移位（15）				
<5°	15			
6°~9°	10			
10°~14°	5			
>15°	0			
D 缺陷减分（-50）				
屈曲挛缩（-15）				
5°~10°	-2			
10°~15°	-5			
16°~20°	-10			
>20°	-15			
过伸（-15）				
<10°	-5			
10°~20°	-10			
>20°	-15			
对线（-20）				
外翻 5°~10°	0			
内翻 0°~4°	每度减 3 分			
外翻 11°~15°	每度减 3 分			
更严重内外翻	-20			

膝关节评分总得分 A+B+C+D=
（如总分为负数，得分为 0）

功能评分				
A 行走能力（50）				
不受限制	50			
约 1km 以上	40			
500~1000 米	30			
不到 500 米	20			
仅能在室内活动	10			
不能步行	0			
B 上下楼（50）				
正常上下楼	50			
上楼正常，下楼需借助扶手	40			
上下楼都需借助扶手	30			
上楼需借助扶手，不能独立下楼	15			

续表

项目	得分	初期评估	中期评估	末期评估
无法上下楼	0			
C 减分（−20）				
用手杖	−5			
用双手杖	−10			
用双拐或步行器	−20			
功能评分总分 A+B+C= （如总分为负数，得分为0） 85~100分 优， 70~84分 良， 60~69分 可， <60分 差 □左 □右				
评定者：				

五、 康复治疗

TKA 术后康复在对患者全面检查和对术肢功能评估的基础上，制订科学合理的个体康复治疗计划。依据术后全身和局部病情变化、关节引流监测情况，进一步修订康复程序，增减功能训练项目，制订并发症预防等问题的对策，力求拟定切实可行的康复治疗措施。

（一）康复原则

康复原则有：①个体化：根据每个患者的全身体质情况、关节病变程度，合并其他病情、心理素质、主观要求、手术操作、假体类型、固定方式等情况，客观地设计 TKA 的康复治疗计划，应因人而异。②全面训练：TKA 术后患者大多数为高龄体弱者，要全面评估患者身体状况，关注心肺功能变化，同时针对双侧膝关节的功能，做出全面的治疗方案。③循序渐进：一般 TKA 患者的膝关节本身及其周围组织都有不同程度的病变，切忌操之过急，避免康复治疗不当发生再损伤。

（二）康复目标

术前康复治疗的目的是缓解疼痛症状、增强关节功能。术后康复治疗的目标应根据患者个体情况制定，力求客观，最终为了努力恢复正常日常生活活动，最大限度地减轻疼痛症状，恢复关节活动度、肌力，提高患者生活质量。

（三）康复教育

康复训练直接影响膝关节功能。要求教育患者使其充分了解 TKA 术后康复的重要性，了解术后康复基本程序和注意事项，正确预计康复治疗目标，正确对待康复过程中可能遇到的问题，宣教镇痛以及早期康复对预防并发症的作用，帮助患者缓解心理压力，使患者建立较好的依从性。

（四）康复程序

1. **术前康复训练** 术前功能训练有助于术后康复。多数 TKA 者为高龄患者，其中约 35% 有不同程度的膝关节运动功能障碍，故康复计划应从术前就开始。①术前详细询问病情，全面查体，特别注意患者心肺功能、感染，对高龄有严重并发症的患者要注意观察；②向患者讲解康复的重要性，制订出适合患者个体术前加强肌力和关节活动度的训练计划，术前最大限度地改善关节活动度；③指导患者正确使用步行器或拐杖；④指导患者床上翻身及床边转移技巧；⑤进行深呼吸和咳嗽技巧的训练；⑥指导患者进行患肢肌力训练；⑦指导肥胖患者减肥。

2. 术后康复训练

（1）第Ⅰ阶段（术后第 1 天 ~1 周）

1）康复目标：控制疼痛、肿胀、预防感染和血栓形成，促进伤口愈合。

2）一般治疗：深呼吸和咳痰训练。下肢穿弹力袜，抬高肢体，患膝冰敷，防止水肿。第 1 天控制出血，适量活动。在不引起疼痛的状态下进行膝部主动或被动运动以及主动踝关节活动。踝泵运动：即背屈 - 跖屈每小时 15 次，踝关节和足趾关节主动屈伸活动。使用下肢肢体循环治疗仪，从肢体远端至近端循环充气与放气，压力治疗促进下肢循环，预防下肢深静脉血栓形成。采用各种有效的镇痛措施包括镇痛泵或非甾体类药物，有利于减轻疼痛及炎症反应。给予物理治疗控制疼痛和肿胀。必要时佩戴膝关节支具。

3）负重训练：要根据手术医生的要求给予控制性负重，即部分负重。术后第 2 天开始下地扶助行器站立，部分负重。对于比较少见的非骨水泥型假体，其负重时间不同，需要与手术医生讨论具体下地负重行走时间（一般要 6 周后才可负重）。

4）关节活动度训练：训练时必须注意每种假体屈曲限值。术后立即固定在完全伸直位。术后第 2 天开始缓慢膝屈曲训练：①滑板训练：即膝部屈曲训练的一种方式，患者仰卧位，患侧下肢顺墙面或木板向下滑行，逐渐增加膝部屈曲度训练。②膝屈曲训练：仰卧位，患侧足向臀部缓慢滑行屈曲。③拔除引流管后，开始加大主动活动髋股关节，膝关节主动屈伸，ROM 训练。患者主动伸膝关节，在控制范围内被动屈曲膝关节。④CPM 训练：以屈曲训练为主。术后 2 周膝关节活动度达到 90°。

5）肌力训练：被动或者鼓励主动做直腿抬高，每组 10~15 次，每日 2~3 组。股四头肌和腘绳肌的等长收缩运动，维持肌纤维之间的活动度及减轻肌肉痉挛和疼痛。

（2）第Ⅱ阶段（术后第 2 周）

1）康复目标：术后早期最主要的目标是增加关节活动度。重点加强患侧肢体关节活动度，膝关节活动范围达到 0~90°。鼓励不负重状态下的主动运动，促进全身体能恢复。继续消除疼痛、促进血液循环及减轻炎症反应，防止深静脉血栓形成。恢复股四头肌和腘绳肌肌力，能独立完成日常生活活动。

2）一般治疗：继续上述运动训练项目。采用各种物理治疗控制疼痛和肿胀。运动后冷敷。采用电刺激肌肉或生物反馈治疗，减缓肌肉萎缩。

3）负重训练：在治疗人员的指导下，扶助行器站立，逐渐增加行走负荷，用双拐或助行器行走。

4）关节活动度训练：主动、被动活动髋股关节，膝关节主、被动屈伸，ROM 训练。膝屈曲挛缩的患者，注意加强关节活动度的训练。术后 3~4 天开始膝关节连续被动活动（CPM）：初次活动范围为 0~45°，每次连续活动 30 分钟或 1 小时，每日 2~3 次。每日增加屈曲活动范围 10°，第 2 周后达到 90°膝关节屈曲。CPM 可有效地增加膝关节屈曲度，减轻术后疼痛，减少深静脉血栓。髌骨活动：术后第 1 周，开始练习髌骨活动，双手手指分别放于髌骨上下缘及两侧，用力将髌骨向上、向下、两侧推动。髌骨活动对改善膝关节术后活动度有很大帮助。

5）肌力训练：①继续股四头肌、腘绳肌等长收缩训练，直腿抬高训练。患者坐于床边，将膝部屈曲，保持 5 秒钟，然后再将小腿伸直抬高，保持 5 秒钟，重复 10~15 次。②双上肢肌力训练：可以开始进行床上的哑铃练习，也可以进行床上左边向下的侧卧位双手支撑练习（以左手为主），或床上右边向下的侧卧位双手支撑练习（以右手为主）。上肢力量的练习可以更自如地扶拐行走。③腰背肌训练：对于老年人来说，术后长期卧床，对腰背部有较大负担，加强腰背肌锻炼，可以明显增加日常生活活动能力，也可以改善患者的精神状况和增强恢复健康的信心。

6）本体感觉训练：可应用本体感觉神经肌肉促进疗法和运用底部为半球形的足踝本体感觉训练板、动静态平衡训练仪等设备对患者进行本体感觉训练。平衡的训练可以利用 NeuoCom 系统、Biodex 平衡训练系统或传统的单平面平衡训练板，首先进行双侧静态平衡训练，逐步过渡到单侧静态平衡训练以及双侧动态平衡训练。

（3）第Ⅲ阶段（术后第 3~4 周）

1）康复目标：控制肿胀，保持关节活动范围，增加肌力与负重站立行走训练、身体平衡训练、膝关节本体感觉训练。

2）基本方法：ROM 和肌力练习后，可给予局部冷敷。继续上述运动训练项目。采用各种物理治疗如气压治疗、磁疗、脉冲短波、激光、红外线、低频调制中频电和超声波等，对控制肿胀，减轻疼痛很有效。采用神经肌肉电刺激或生物反馈治疗，减缓肌肉萎缩。

3）负重训练：扶拐或助行器行走，逐步完全负重。增加步行活动及上下楼梯的训练。术后第 3 周在静态自行车上通过调整座位高度，增加脚踏阻力达到训练目的。术后 3 周在步行器上进行步态训练，纠正异常步态。最初的步态训练及平衡训练，先在平行杠内进行，将重心逐渐完全转移到术膝，逐渐过渡到扶拐练习。

4）关节活动度训练：膝关节 ROM 训练仍是重点。坐于轮椅内，术侧足触地，将双手轻轻地向前方推动轮椅，使膝关节被动屈曲，保持 10 秒或者患者能够耐受的更长时间，然后恢复原位置，再重复。俯卧位，膝关节主动屈曲训练。坐位屈膝训练：患者坐在床边，主动屈膝，健侧足帮助患肢下压屈曲，保持 5~10 秒，或者更长时间，然后放松，再重复以上动作。

5）肌力训练：渐进抗阻训练进行终末伸膝训练，15°、60°、90°的直腿抬高训练。主动 - 辅助和主动的膝关节屈伸运动训练。加强腘绳肌肌力训练。股四头肌伸膝训练：患者坐在床边，主动伸膝，健侧足帮助患肢上抬尽量完全伸直膝部，保持 5~10 秒，或者更长时间，然后放松，再重复以上动作。

6）本体感觉训练：与第Ⅱ阶段相同训练方法，进行本体感觉训练。

（4）第Ⅳ阶段（术后第 5~6 周）：

1）康复目标：恢复正常关节活动度，恢复患肢负重能力，加强行走步态训练，训练患者平衡能力，获得最大的关节活动范围及最大肌力，加强下肢平衡功能、本体感觉训练。

2）一般治疗：继续上述运动训练项目。采用各种物理治疗如磁疗、脉冲短波、激光、低频调制中频电和超声波等控制水肿和瘢痕，增加器械训练，采用神经肌肉电刺激或生物反馈治疗，减缓肌肉萎缩。

3）负重训练：继续第Ⅲ阶段的负重训练，第 5 周开始逐步去助行器，使用拐杖行走。

4）关节活动度训练：①使膝关节的屈曲角度不同（例如 90°、70°、50°、30°、10°条件下），然后分别在这种不同的角度上进行等长肌力训练。②仰卧位直腿抬高练习。③低强度的长时间牵张或收缩 - 放松运动，以持续增加膝关节 ROM。固定式自行车练习，开始时坐垫尽可能地抬高，逐渐降低坐垫高度，以增加膝关节屈曲。

5）肌力训练：股四头肌和腘绳肌的多角度等长运动和轻度的负荷训练，改善患肢的功能，同时

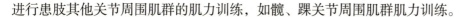

进行患肢其他关节周围肌群的肌力训练，如髋、踝关节周围肌群肌力训练。

6）本体感觉训练：与第Ⅱ阶段相同训练方法，进行本体感觉训练。

（5）第Ⅴ阶段（术后第7~12周）

1）康复目标：继续增强膝关节肌力和关节 ROM 练习，加强肌肉功能，改善膝部稳定性、功能性控制和生活自理能力。

2）一般治疗：继续上述练习内容。有针对性地适当选用物理治疗项目。

负重训练：渐渐增加步行活动及上下楼梯的训练。当允许完全负重时进行膝关节微蹲短弧度训练。站立位，背靠墙，缓慢屈曲髋关节和膝关节，双侧膝关节屈曲控制在30°~45°范围，背部靠墙下滑，保持10秒，然后再向上移动使身体抬高，恢复站立位，重复以上动作。

关节活动度训练：膝关节小弧度屈曲微蹲训练。患者双足并立，然后术侧足向前小弓箭步，使膝关节微屈，再伸直膝关节，接着术侧足收回置于原开始位。

肌力训练：仰卧位、俯卧位、侧卧位下的直腿抬高练习，以增强髋关节周围肌群肌力，尤其是髋伸肌和外展肌肌力。骑固定式自行车及水中运动（非冲撞性体能加强运动）。

维持性康复训练：患者出院后继续督促进行康复训练，定期复查，直至获得较满意的效果。以后仍然需要终生维持康复锻炼，保持已获得的功能不减退，以延长假体使用年限。

（五）物理治疗

对于术侧膝关节部位，通常可进行冷疗法、电疗法、光疗法、蜡疗和空气压力波治疗等，详见 THA 节相关内容。

（六）注意事项

1. 引流　TKA 术后，如果放置了引流管，通常在24小时内拔出。注意引流液性质、颜色、亮度和引流量，如液体浑浊，应做细菌培养。

2. 伤口愈合情况　伤口不愈合的常见原因是局部继发感染。术后早期伤口的无菌消毒，保持干燥都十分重要，若有感染征兆，应及时处理。

3. 防止深静脉血栓形成　术后穿戴加压弹力长袜，早期就开始下肢肌肉等长收缩训练，按照医嘱要求做踝泵运动，是防止深静脉血栓形成的有效方法，必要时应用肝素等抗凝药物预防深静脉血栓形成。

4. 负重问题　负重的时间和负重多少量，应该与外科医生商议后确定。术后允许立即负重，也可以选择保护性负重，即术后6~12周渐进阶梯性负重，以保护截骨面处的愈合或非骨水泥固定假体的骨质等组织长入。

5. 关节不稳　TKA 术后，关节不稳定的发生率为7%~20%，通常多由于膝关节周围韧带功能不全和肌力不足造成，修复和保存重要韧带，除注意术中正确操作避免再损伤外，可选择合适的膝关节假体，来弥补韧带功能不足。

6. 假体松动　TKA 术后无菌性假体松动发生率为3%~5%。导致假体松动的主要原因是感染、肢体对线不佳、股骨和胫骨平台假体对线不良、一侧胫骨平台松动下沉。除手术医生要提高手术精确度外，康复治疗人员应指导患者加强肌力训练，保持膝关节稳定性，同时要避免跑、跳、背重物等，对骨质缺损和骨质疏松患者应在实施康复训练中倍加注意。

7. 每种假体都有屈曲限值，在关节活动度训练时如超过该限值会有不良结果。

（七）健康教育

TKA 患者健康教育的目标：减轻患者焦虑情绪、增加患者治疗的依从性以及改善膝关节活动功能。

健康教育内容包括：

1. 术前对 TKA 术基本知识的讲解，术后可能的并发症的预防，减轻患者的心理负担，增加治疗的依从性。

2. 术后指导患者功能锻炼，避免患者自行锻炼不当出现损伤。

3. 下地行走时使用助行器，避免快速转身，防止跌倒。

4. 适当的户外运动，有损伤关节的活动尽量少做，严禁爬山，减少上下楼梯次数，避免过量行走、下蹲以及跪地等活动。

5. 饮食方面，多吃蔬菜、水果，少吃含脂肪高的食物，以减轻体重和关节的负重。

6. 出院时的健康指导，嘱咐患者出院后继续加强功能锻炼，循序渐进，持之以恒。

7. 出院后定期门诊复查，若出现切口红肿、患肢肿胀、膝关节疼痛加重等情况，及时门诊就诊。

第三节　全肩关节置换

一、概述

人工全肩关节置换（total shoulder arthroplasty，TSA）是指应用人工材料制作的全肩关节结构植入人体以替代病损的自体关节，从而获得肩关节功能。

目前，临床上应用数量较多的是人工肱骨假体，较常见的置换手术有人工肱骨头置换、肩关节表面置换和全肩关节置换术。随着外科技术的不断进步，肩关节置换的相关技术也迎来了较大的发展。肩关节置换手术后功能的康复不仅是患者最关心的问题，也是肩关节外科医生和康复医学科治疗人员最关注的问题。围手术期的康复治疗，尤其是手术后的早期康复训练，仍然被认为是改善肩关节功能最有效的措施。由于手术方式的不同，肩关节置换的康复治疗方法也有区别。

二、临床特点

（一）肩关节的功能解剖及生物力学特点

肩关节是人体功能和解剖最为复杂的关节，也是活动范围最大、最不稳定的关节。肩部是由三个关节和两个接合部组成的，包括盂肱关节、胸锁关节和肩锁关节，以及肩胛胸廓间接合部和喙突肩峰下接合部。肩关节有着特殊的解剖结构：它由一个较大的肱骨头与较小的肩胛骨关节盂组成，肩关节的关节活动度比全身其他任何关节的活动度都要大。正常的肩关节在神经肌肉的控制和韧带、关节囊的协同作用下完成各种协调动作。

无论是肩袖还是肩周韧带受损，均会导致肩关节不稳定，从而发生肩峰下撞击征等并发症，甚至出现肩关节半脱位或全脱位。及时有效的康复训练有利于肩关节周围肌群肌力的恢复，对肩周肌群本体感觉的恢复也起到至关重要的作用。肩关节本体感觉受体位于关节囊、韧带、肌肉和皮肤上的本体感受器，可感知肩关节的位置和运动，并通过反馈作用调节肌肉运动，从而完成肩关节各个方向的活动，维持肩关节的稳定。

运动功能方面，由于肩关节在解剖学和动力学方面的特殊性和复杂性，TSA术后的康复训练必须由专业的康复治疗师指导。由于手术方式的不同，TSA术后需根据患者的需求制订个体化的康复治疗计划，这就要求骨科医师、康复医师和治疗师之间的协同合作。

（二）肩关节正常关节活动度

肩关节是人体中最灵活的关节，可作三个轴上的运动，即冠状轴上作前屈、后伸，矢状轴上内收、外展，垂直轴上作内旋、外旋以及环转运动。正常肩关节活动度：前屈0°~180°，外展0°~180°，水平内收0°~45°，水平外展0°~90°，后伸0°~50°，内旋0°~90°，外旋0°~90°。

（三）人工肩关节置换的手术入路特点

TSA常见的手术入路主要有前内侧入路。患者仰卧位，头侧摇高约30°~45°，肩关节稍外展并外旋，以松弛三角肌。切口起于肩锁关节的前上方，弧形向内下或沿锁骨外1/3前缘向内侧走行，随后沿三角肌前缘向远端延伸，到该肌起点至止点的2/3处。自胸大肌和三角肌间沟进入，注意保护沟内的头静脉，显露肱二头肌短头和喙肱肌联合腱，切断部分喙肩韧带，必要时切开胸大肌肌腱的1/2以便显露，在肱二头肌肌腱内侧约2cm处切断肩胛下肌肌腱，纵行切开关节囊，显露关节腔及肱骨头。

（四）人工肩关节分型

假体的类型和种类繁多，总的来说假体可分为非限制型、限制型（球窝型）、半限制型（盂缘突出型）。另外，根据假体头（球形部分）是位于肱骨侧或肩胛盂侧而分为顺置式或逆置式。

（五）人工全肩关节置换术的并发症

最常见的并发症：假体松动、盂肱关节不稳定、肩袖损伤、假体周围骨折、异位骨化、神经损伤、感染、三角肌损伤等，其中，感染是最严重的并发症，一旦发生，可导致关节置换手术失败。

1. **假体松动** 假体松动是TSA术后最常见的并发症，也是翻修的主要原因。假体的类型、固定技术、关节稳定性等均为其影响因素。假体松动常可发生在术后即刻搬运的过程中，也与术后患肢体位摆放不正确、早期功能锻炼不当等有关。X线片上的诊断依据是：假体下沉或周围透亮区完整并且>2mm。防止假体松动一方面需降低关节假体固定界面承受的负荷，另一方面要提高固定界面的结合强度。此外，早期正确的康复锻炼和护理能有效预防假体松动的发生。

2. **肩关节不稳定** TSA术后改变和影响肩关节表面的对合性，盂肱韧带的完整性、三角肌和肩袖肌肉的协同收缩作用，以及影响关节囊、盂唇结构和骨性结构的互相作用，维系着肩关节的稳定。这些部位出现问题，平衡状态受到任何破坏都将导致肩关节不稳定。上方不稳定多由于三角肌的强力收缩与肩袖肌肉力量不平衡，如冈上肌肌力弱，肩袖止点重建失败。下方不稳定多发生于肩关节外展90°以上水平活动性丧失时，多因假体置入过深而导致肱骨长度减少，三角肌力弱而造成。前方不稳定的原因包括假体后倾不足，肩胛下肌重建后断裂或者三角肌前方部分功能丧失。后方不稳定的因素包括假体后倾过大，软组织张力不平衡，以及关节盂磨损。要预防 TSA 术后关节不稳，在术中要尽量重建关节的正常解剖结构，同时进行充分的软组织松解和可靠的肩袖修复，使肩关节周围结构稳定。

3. **感染** 感染是 TSA 术后最严重的并发症，深部感染往往带来灾难性后果，可导致关节置换术失败。术后感染的发生通常与患者合并其他系统的疾病，如糖尿病或其他部位存在感染灶以及患肩有外伤史等相关。术前注意增强体质，提高抗感染能力；术中严格无菌操作，避免血肿形成；术后加强观察，预防并发症的发生。有研究表明，围手术期进行合理的康复治疗，包括术前运动疗法、术后物理因子治疗对于预防 TSA 术后出现感染有积极的作用。

4. **肩袖损伤** 肩袖损伤多为肱骨头假体向近端移位发生撞击造成。肩袖止点的重建是 TSA 术中的重要步骤，也直接影响到术后康复。若重建位置不正确，将导致肩袖肌肉张力紊乱，导致撞击征的发生。因此尽可能地按解剖关系置入，保证肩袖止点有良好重建，是防止术后出现肩袖损伤的基础。另外，在术后早期康复的过程中，要注意循序渐进，避免过度运动损伤缝合的肩袖。

5. **异位骨化** 外伤是导致异位骨化的重要因素。另外，如反复手法复位、延迟的手术治疗、肱骨近端骨折、肩关节脱位、严重软组织损伤等也易导致异位骨化的发生。骨关节炎可能是发生异位骨化的危险因素。

三、 临床检查

（一）一般检查

视：包括各种 TSA 术后并发症的视诊，要密切观察切口愈合情况，并记录手术部位的皮肤颜色、切口渗血、末梢循环以及运动功能等情况，观察有无出血、肿胀、手指麻木无力、肢端发绀等神经血管损伤症状。观察引流装置是否在位、通畅，并记录引流液的量及颜色。

触：检查肩周是否有压痛，肩部肌肉是否有萎缩，用手触之是否有异常活动，注意检查上肢血管搏动和局部皮肤的温度、湿度、张力及弹性，排除血管与神经损伤。

叩：创伤早期因疼痛与肿胀可有肱二头肌腱、肱三头肌腱、桡骨膜反射减弱，伴发肩部损伤时上肢神经反射可出现减弱或消失。

量：主要测量肢体长度及围度，若有骨折或移位，肢体长度较正常情况下会有改变。上肢长度为肩峰至中指指尖；肢体周径可因肿胀而增大，上臂周径测量一般为肩峰下 10cm 处。

（二）辅助检查

1. **X 线诊断** 可协助对假体松动、关节脱位或半脱位、假体周围骨折、异位骨化等 TSA 术后常见并发症的鉴别。

2. **CT 和 MRI 检查** CT 检查可用于准确判断骨折、关节脱位等情况，为关节置换手术提供准确的影像学资料。TSA 术后 CT 扫描三维重建，对于假体的位置形态，可以有比较清晰的显示。MRI 对于肩部软组织的损伤价值较高，尤其是对于肩袖损伤的判断，也可用作创伤和不稳定综合征的鉴别诊断，但是，术后由于假体的存在，一般不宜进行 MRI 检查。

3. **B 超检查** 可用于 TSA 后关节周围软组织状况的辅助检查，如并发感染等。

四、 康复评定

（一）肌力评定

早期主要采用徒手肌力评定法，在恢复期可借用器械进行肌力评定，如等长肌力测定仪等。

（二）关节活动度评定

采用关节活动度量角器测量肩关节关节活动度。TSA 术后由于肩关节的骨性和肌性结构都发生了改变，关节活动度不可能恢复至完全正常，但其理想活动范围应达到：前屈 $0°\sim140°$，外展 $0°\sim90°$，后伸 $0°\sim50°$，内旋 $0°\sim70°$，外旋 $0°\sim40°$。

（三）感觉功能评定

术前常规评定肩部及上肢的感觉功能，鉴别是否伴发臂丛、腋神经等神经损伤；术后的感觉评定要注意鉴别手术切口所致的神经皮支的损伤和术中牵拉等损伤，必要时可也行肌电图等神经电生理测评。

（四）疼痛评定

临床常可采用视觉模拟评分法（VAS）对疼痛进行评价。肩外展疼痛弧试验：在肩外展 $60°\sim120°$ 范围内时，因冈上肌腱与肩峰下摩擦，肩部出现疼痛为阳性，这一特定区域内的疼痛称为疼痛弧，见于冈上肌腱炎。冈上肌腱断裂试验：在肩外展 $30°\sim60°$ 范围内时，三角肌用力收缩，但不能外展举起上臂，越外展用力，肩越高耸，但被动外展到此范围以上，患者能主动举起上臂，提示冈上肌腱断裂。

（五）肩关节功能评定

有关肩关节功能评定系统较多，目前国际上最常采用的是 Neer 评分和 Constant-Murley 评分。

1. Neer 评定系统　Neer 评分能从多方面评定肩关节的功能，其特点是评分中包括了对解剖结构重建的考虑，且使用简便，是应用最广泛的评分系统之一，尤其是北美地区，评分为百分制。满分 100 分，其中疼痛 35 分；功能 30 分；活动能力 25 分；解剖 10 分。评分标准：90~100 分为优，80~89 分为良，70~79 分为中，<70 分为差。见表 13-3。

2. Constant-Murley 肩关节评分系统　Constant-Murley 评分系统是 1987 年 Constant 和 Murley 提出的一种全面的肩关节评分系统，是目前世界上使用较广泛的评分系统之一，其特点为对主观评估结果和客观评估结果存在不同的权重。该系统的评估包括疼痛、日常生活活动、肩关节活动度和肌力四个方面，满分 100 分，其中疼痛 15 分，日常生活活动 20 分，肩关节活动度 40 分，肌力 25 分，分数越高表明肩关节功能越好。

3. SST 肩关节问卷　SST 肩关节问卷（simple shoulder test，SST）由 12 个问题组成患者主观评分问卷，内容包括疼痛和功能活动，每题只需要回答"是"还是"否"，内容简单易理解。SST 问卷提供了一个实用的确定的评估方法，评定治疗前后不同阶段的肩关节功能和肩周结构的功能改变。该问卷能够反映出在不同阶段功能恢复的程度，从而评估肩关节治疗计划对改善肩关节功能的有效性。由于该评分系统简易、便捷，所以目前应用较多。但 Roddey 等对 192 例肩关节疾病患者分别进行

表13-3 肩关节 Neer 评定系统

项目	分值	项目	分值
Ⅰ. 疼痛（35分）		ⅱ后伸（矢状面）	
ⅰ无疼痛	35	45°	3
ⅱ轻度疼痛，偶尔出现，不影响活动	30	30°	2
ⅲ轻微疼痛，不影响日常活动	25	15°	1
ⅳ中度疼痛，能忍受，活动能力有减退，需服镇痛剂	15	0°	0
ⅴ疼痛严重影响活动	5	ⅲ外展（矢状面）	
ⅵ疼痛导致完全不能动	0	180°	6
Ⅱ. 功能（30分）		170°	5
ⅰ力量		140°	4
正常	10	100°	2
良	8	80°	1
中	6	小于80°	0
差	4	ⅳ外旋	
仅有肌肉收缩	2	60°	5
0级肌力	0	30°	3
ⅱ手能触及的范围		10°	1
头顶	2	小于10°	0
嘴	2	ⅴ内旋	
腰部	2	90°（触及 T_6）	5
对侧腋窝	2	70°（触及 T_{12}）	4
胸罩搭扣	2	50°（触及 L_5）	3
ⅲ稳定性		30°（触及臀部）	2
搬运	2	小于30°	0
敲击	2	Ⅳ. 解剖（10分）（包括旋转、成角、关节吻合不佳、大结节上移）	
投掷	2	无	10
推	2	轻度	8
举东西过头顶	2	中度	4
Ⅲ运动范围（25分）		重度	0-2
ⅰ前屈（矢状面）		总分	100
0°	6	>90分为优，80~89分为良，71~79分为中，≤70分为差	
170°	5		
130°	4		
100°	2		
80°	1		
小于80°	0		

SST 评分、美国加州大学肩关节评分（UCLA）、肩关节疼痛和功能障碍指数（shoulder pain and disability index，SPADI）评分，比较分析后认为 SST 评分的可信度不高。

五、 康复治疗

（一）康复原则

康复原则有：①个体化治疗：应根据手术方式的不同、患者整体情况的差异等制定个体化的康复计划，实施个体化的康复治疗，尤其是有心、肺系统基础病、年老体弱的患者，要做到因人而异。②评估 - 治疗 - 再评估：TSA 术后应根据不同阶段的康复目标进行评估，了解康复治疗的进展和疗效，将康复评估贯穿于整个康复疗程的始终。③整体康复：TSA 术后不仅要关注患侧肩关节的功能恢复，也要注重患侧肘、腕以及手指功能的训练，这是患者容易忽略的部分；另外，对于年老体弱的患者，要根据全身状况进行全面的康复治疗，譬如呼吸操训练、咳嗽咳痰训练、下肢预防深静脉血栓的训练等。

（二）康复目标

TSA 术后的康复目标主要是减轻疼痛、预防术后并发症的发生，逐渐恢复肩关节功能，防止关节粘连，提高患者日常生活活动能力，改善患者生活质量。

（三）康复教育

1. **术前康复教育** 术前良好的沟通能消除患者的紧张情绪。由于 TSA 术后功能恢复的过程较长，应向患者强调术后康复治疗的必要性，告知康复治疗过程中可能出现的疼痛、功能受限等情况，并鼓励患者坚持按照训练计划进行康复。其次，指导正确的体位摆放。由于术后肩周肌肉、韧带重建，术后需使用支具或前臂吊带，可在术前指导患者正确使用支具，并教会患者在支具辅助下行肩周肌群的等长收缩练习以及肘关节、腕关节及五指的功能锻炼。术前康复治疗的介入为术后的治疗奠定了良好的基础。

2. **术后康复教育** 首先，要向患者宣教术后康复治疗的目的、作用和注意事项，尤其是术后早期进行正规康复治疗的重要性。TSA 术后及时康复治疗，可以减轻术后疼痛，减缓肌肉萎缩，防止关节粘连，改善关节活动度等，从而从整体上改善患者的日常生活活动，对患者术后功能的恢复起到事半功倍的作用。其次，要指导患者按照康复治疗计划中的治疗频次进行康复训练，并告知不按频次训练可能出现的不良后果，避免患者出现治疗量不足或者治疗量过大等情况的发生，一旦出现上述情况，应及时作出调整。再次，要告知患者康复治疗的阶段性，根据每个阶段的治疗结果，评估该阶段的治疗是否到达了既定的目标，便于及时予以调整。最后，要强调主动参与的重要性，鼓励患者在安全的前提下积极主动地参与到康复治疗中。

（四）康复程序

TSA 术后的康复治疗主要分为以下四个阶段：

1. **第 I 阶段** 术后第 1~3 周，制动阶段。

（1）康复目标：控制水肿，止痛，保护修复重建的组织。

（2）治疗项目

1）支具应用：术后患肢使用肩关节支具，或者前臂吊带休息位固定肩关节：上肢外展 60°、前屈 30°、屈肘 90°。

2）关节活动度训练：术后第 1 天，麻醉清醒后在治疗师指导下开始肘关节、腕关节及手指关节的主动屈伸练习，每组 5~10 次，每日 2~3 组。以后根据术中肱骨大、小结节固定的情况以及记录的安全活动范围，可以逐渐进行肩关节松弛和无张力状态下的钟摆运动，即患者腰屈曲向前，健手辅助下使患侧上肢下垂，做左右或环绕划圈动作，逐步增加摆动幅度或划圈半径，以不引起疼痛为宜，每组 5~10 次，每日 2~3 组。术后 1~2 周，逐步开始肩关节被动运动，患者仰卧位，在治疗师的辅助下做肩关节被动前屈上举及外旋运动，每组 5~10 次，每日 2~3 组，逐渐加大肩关节运动幅度，以不引起疼痛为宜。如合并有肩袖损伤应注意避免肩关节外展和外旋运动。术后 3 周，继续加强肩关节被动运动，逐步增大运动量和肩关节活动范围，每组 15~20 次，每日 2~3 组，但肩关节活动范围应限制在：前屈 <120°，外旋 <30°，内收 <45°。

3）肌力训练：术后第 1 天即可开始进行前臂肌群的等长收缩练习，即肌肉在收缩过程中肌肉长度不变，不引起明显的关节运动，又称静力练习。同时进行手的主动握力训练，患侧五指用力握拳，保持 2~5 秒，然后放松，每组 5~10 次，每日 2~3 组。术后 1~2 周，开始肩周肌群的等长收缩练习，每组 15~20 次，每日 2~3 组。术后第 3 周继续肩周肌等长收缩练习，逐渐加大治疗量，每组 20~30 次，每日 2~3 组。可在治疗师指导下行耸肩训练：患者取坐位，治疗师位于患侧，一手托住患侧肘关节，一手握住患侧上臂，辅助患者做耸肩运动，在最高位置保持 5 分钟，然后放松，每组 1~2 次，每日 2~3 组。治疗后可冰敷 15~20 分钟，以控制肿胀、缓解疼痛。

4）呼吸功能训练：指导患者做深呼吸、有效咳嗽训练。呼吸操训练：嘱患者缓慢吸气，使腹部鼓起，然后缓慢将气呼出，每组 3~5 次，每日 2~3 组。也可在此基础上在患者呼吸时用手掌在其腹部施加一定阻力，辅助呼吸功能训练。

2. 第Ⅱ阶段 术后第 4~6 周，保护性被动、助动训练阶段。

（1）康复目标：预防肩关节及周围组织粘连，改善肩关节活动范围，防止肩周肌群萎缩。

（2）治疗项目

1）支具应用：训练时可去除肩关节支具或者前臂吊带。

2）关节活动度：术后第 4 周，继续肩关节摆动训练和划圈训练。在尽量大的运动范围内，做前臂前后、左右摆动，做顺时针和逆时针划圈训练，每组 20~30 次，每日 2~3 组。继续在治疗师辅助下行肘关节、腕关节及五指的主动屈伸训练，每组 20~30 次，每日 2~3 组，以不引起疼痛为宜。根据评定情况开始 A/PROM 训练，肩关节前屈 <120°，外旋 <30°，内收 <45°；禁止肩关节抗阻力训练或牵拉训练。术后第 5~6 周，逐渐增大肩关节被动活动范围，以不引起疼痛为宜。可以采用滑轮、体操棒、滑车等器具辅助训练，进行肩关节的主动助力训练，每组 20~30 次，每日 2~3 组，但应注意避免滑轮辅助上举练习。逐渐开始 ADL 无痛范围内训练，可借助虚拟情景训练系统在治疗师的指导下进行，每组 10~20 次，每日 1~2 组。

3）肌力训练：术后第 4 周，开始增加前臂肌和肩周肌等长收缩训练，用健侧手、墙壁作为阻力，进行不同角度下的肩周肌群等长收缩训练，每组 20~30 次，每日 2~3 组。术后第 5~6 周，开始进行肩周肌群闭链运动练习。闭链运动是不增加关节剪切力的主动肌群和拮抗肌群同时收缩的运动，能较好地模仿肩关节正常的生理运动和功能，且能够刺激肩关节周围本体感受器，有利于增强肩关节稳定性，是一种较为安全的肌力训练方法。闭链训练可从肩外展 45°或肩前屈 60°开始，可在治疗师辅助下手触桌子、墙壁或体操球进行抗阻训练，以不引起疼痛为宜，训练应遵循循序渐进原则，避免过度运动。同时可以做耸肩、肩关节向前和向后运动等，缓慢地进行肩胛带的运动，每组 20~30 次，每日 2~3 组。每次治疗后冰敷 15~20 分钟，以防止肿胀、缓解疼痛。

3. 第Ⅲ阶段 术后第 7~12 周，功能恢复阶段。

（1）康复目标：加强肩关节周围肌肉力量及本体感觉训练，促进肩关节正常活动范围的恢复。

（2）治疗项目

1）支具应用：少数合并肩袖损伤的患者仍需要肩前臂吊带固定。

2）关节活动度：术后第 7~8 周，在被修复组织的延续性许可时（X 线片显示肱骨大、小结节有愈合征象）可以开始进行肩关节主动活动训练。利用肩滑轮、肩梯及肩关节训练器械进行患肩前屈、外展训练，每组 30~40 次，每日 1~2 组。逐步开始肩关节主动活动度训练，包括患侧肩关节的前屈、外展、内收、外旋、内旋运动，前屈 <140°，每组 20~30 次，每日 2~3 组。注意在肩关节内收、内旋训练时，应注意避免过度牵拉，术后第 9~12 周，在可耐受范围内，继续加强肩关节主动活动训练，并加强肩胛骨运动和盂肱关节、肩袖的稳定性训练。

3）肌力训练：术后第 7~8 周，肩关节周围组织逐渐修复，三角肌和肩袖的创伤基本愈合，肩关节稳定性增强，开始逐渐进行三角肌和冈下肌的主动运动训练，包括肩关节主动前屈、外展方向运动，每组 20~30 次，每日 2~3 组，并逐渐过渡到肩关节周围肌群抗阻肌力训练以及牵拉练习。术后第 9~12 周开始进行肩袖肌群和三角肌的抗阻肌力训练，可在治疗师的辅助下行肩关节前屈、外展、内收抗阻运动，在肘关节屈曲状态下行肩关节的内旋和外旋抗阻训练，或者利用弹力带由体侧对向牵拉抗阻训练，逐渐增大阻力，每组 20~30 次，每日 2~3 组。无论是主动运动还是抗阻肌力训练，均应遵循高重复、低负荷和循序渐进的原则。同时要进行姿势矫正教育和肌肉的耐力训练，提高肩关节的稳定性，促进肩关节周围组织协调性的恢复。

4）日常生活活动（ADL）训练：指导并鼓励患者应用患肢进行免负重状态下的日常生活活动训练。通过 ADL 训练，不仅能改善肩关节功能，同时对于患侧上肢肩、肘、腕关节之间的协调运动也有帮助，从而提高患者术后生活质量。

5）本体感觉训练：肩关节本体感觉位于关节囊、韧带、肌肉及皮肤上的本体感受器中，可感知肩关节的位置及运动，通过反馈作用调节肌肉运动，从而维持肩关节稳定，这种调节作用在肩关节处于最大活动度或受较大外力及突然加速、减速运动时尤为明显。临床研究发现，肩关节囊韧带的过度松弛可导致本体感受器敏感度下降，本体感觉训练能够增加盂肱关节周围传入神经的敏感性，从而诱发肩部肌群的预收缩。因此，通过建立一个较为长期的肩关节康复计划，来达到加强肩关节囊周围肌肉、肩袖肌群等肩关节动力性稳定结构的功能的作用，对肩关节及上肢活动能力的恢复意义重大。目前，临床上多利用肩周肌群的肌力训练、神经肌肉促通技术进行肩关节的本体感觉训练，以此加强肩部神经肌肉控制能力，使肩关节在运动过程中保持良好的稳定性和协调性。

4. 第Ⅳ阶段 术后第 13~24 周，运动功能恢复阶段。

（1）康复目标：加强肩关节的神经肌肉控制能力，肩关节关节范围达到正常，提高肩关节运动能力。

（2）治疗项目

1）支具应用：完全不用支具。

2）关节活动度：术后第 13~16 周，继续加强肩关节各个方向的主动运动，前屈 >140°，外旋 >45°，每组 20~30 次，每日 2~3 组。注意在训练过程中，要保持正常的肩胛骨运动，避免代偿性的关节活动。并注意避免过度内旋，防止肩关节脱位造成关节不稳定。术后 24 周，逐步使肩关节活动基本恢复到正常范围。

3）肌力训练：术后第 13~16 周，继续加强肩周肌群的渐进抗阻肌力训练、技巧训练、姿势矫正训练，可借助哑铃或在治疗师辅助下进行，每组 30~40 次，每日 2~3 组。术后第 17~20 周，加强三角肌和肩袖肌在肩胛骨平面的训练，通过增加三角肌和肩袖肌群的张力，提高肩关节的稳定性。逐步恢复肩周肌群的正常肌力。冈上肌作为肩关节运动的拮抗肌，对肩旋转运动的稳定性起重要作用，应重点加强冈上肌的肌力训练，可双手握哑铃缓慢做双上肢外展动作，直至双臂与地面平行，每组 30~40 次，每日 2~3 组。但应注意从小负荷开始，待肩部力量能充分对抗哑铃重力后逐渐增加上举次数和负荷重量，注意遵循少量多次的原则，避免肌肉疲劳和损伤。术后第 21~24 周开始，分别进行肩前屈、后伸、外展、内收、内旋、外旋抗阻运动和肩关节向上、向前、向后的抗阻训练，每组 30~40 次，每日 2~3 组，加强肩关节的神经肌肉控制能力的训练，逐步增强肩关节周围肌肉的力量和耐力。

4）运动功能恢复训练：术后第 13~18 周，当肩关节活动范围及肩周肌群肌力基本达到正常后，应加强肩关节的灵活性和协调性训练，尤其是 ADL 训练，使肩关节的运动功能能满足日常生活活动要求。术后第 21~24 周开始，加强肩关节周围肌群的力量和耐力训练，可使用哑铃进行负重上举练习，也可以进行反复投掷动作练习，以增加肩关节运动的灵活性与协调性。

（五）注意事项

1. 尽早开始康复治疗 早期康复治疗的实施须强调结合患者原发疾病的情况，如骨折损伤的类型及程度以及具体手术方案的实施来进行，包括肱骨大、小结节重建的稳定性，是否重建肩袖组织，是否有肩带肌肉动力重建，患者是否合并有其他疾病及术后并发症等，这些都是指导术后康复治疗的关键。

2. 注意观察患肢末梢感觉、血运情况 TSA 术中分离三角肌、胸大肌肌间沟时易损伤静脉，外翻牵拉时易损伤神经、血管，术后 3 天内应密切关注患肢末端的血运以及感觉、运动情况，如患肢的色泽、血运、感觉等出现异常需及时处理。

3. 注意体位摆放 术后早期禁止患侧卧位，以免置换的肩关节受压，甚至造成脱位，应以仰卧位为主，可适当抬高床头。

4. 注意不要牵拉患侧上肢 尤其是在搬运、转移的过程中禁止牵拉置换侧上肢，避免暴力造成脱位，一旦出现患侧肩关节剧烈疼痛、畸形等情况需及时就医。

5. 注意劳逸结合，循序渐进 无论是术前还是术后的康复，都强调根据患者的体力、耐力进行，治疗方法由易到难，治疗强度由小到大。

（六）健康教育

TSA 患者的健康教育应该从围手术期开始。除了术前术后的康复宣教外，应告知患者出院后要适当使用患侧上肢完成各种日常生活活动，可在健侧上肢的帮助下由易到难，避免发生失用性肌萎缩及关节僵硬，最终导致患侧上肢功能的丧失。对于骨质疏松的患者应鼓励参加适当的户外活动，保持健康的饮食习惯，必要时可在医师指导下药物治疗。恢复期的健康教育除了康复治疗外，还应关注患者心理上的变化，术后主要表现为焦虑，有些患者可能会出现抑郁情绪，需要及时给予心理疏导，必要时请专业的心理治疗师进行评估和治疗。

思考题

1. 简述人工全髋关节置换的手术入路特点与术后关节脱位发生率的关系。

2. 简述人工全髋关节置换术后康复治疗注意事项。

3. 人工膝关节置换术的常见并发症有哪些?

4. 人工膝关节置换术康复治疗原则是什么?

5. 简述人工肩关节置换术康复治疗注意事项。

（周　云）

第十四章
骨关节炎康复

骨性关节炎是一种慢性关节疾病，为骨科门诊多发病。其主要的特点是关节软骨退变及骨质增生，以膝关节、髋关节、脊柱关节和手关节最为常见。康复治疗目标主要是减轻疼痛，延缓病程，提高生活质量，初发病以保守治疗为主，同时需注重心理治疗。

第一节 概 述

一、 定义

骨关节炎（osteoarthritis，OA）又称骨关节病、退行性关节炎、增生性骨关节炎、肥大性关节炎、老年性骨关节炎等，是一种常见的、由多种因素引起，发病率随年龄增长而增加的以关节软骨退变、破坏及伴有相邻软骨下骨板病变、关节边缘骨质增生、骨赘形成为特点，导致关节功能受损的慢性、进行性关节疾病。骨关节炎主要影响负重大、活动多的关节，如膝关节、髋关节、脊柱关节和手关节。

二、 流行病学

骨关节炎是中老年人的常见病，也是导致50岁以上人群劳动力丧失的主要原因之一，其患病率随增龄而增加。在美国50岁以上男性中，骨关节炎是仅次于缺血性心脏病的导致工作能力丧失的原因。国内外的初步调查显示，骨关节炎的总患病率为15%，40岁人群的患病率为10%~17%，60岁以上则达50%。而在75岁以上人群中，80%患有骨关节炎。

一般女性骨关节炎发病率高于男性，尤其是绝经后妇女多见。有学者认为从影像学所见的骨关节炎征象来说，男女间脊柱骨关节炎患病率差别不大，但髋、膝、指关节骨关节炎的患病率以女性为高。骨关节炎的发病，总体上看无显著种族及地域的差异。但有研究表明，髋关节骨关节炎较多见于白种人，而较少见于黑人和黄种人。但膝关节骨关节炎的流行病学比较显示，东方人膝关节骨关节炎的发生率较西方人高。

三、 病因和发病机制

（一）病因

骨关节炎的病因迄今为止尚不明确。目前认为骨关节炎是一种由多种因素引起的疾病，包括一般性因素、遗传性因素、机械损伤性因素和免疫学因素等。

1. 一般性因素

（1）年龄：全身各关节骨关节炎的发病率随年龄增长而增加。

（2）性别：一般女性的发病率高于男性，可能与绝经后内分泌改变有关。

（3）肥胖：肥胖人群骨关节炎的发病率高于正常体重者。肥胖可明显增加负重关节的负荷。目前已证明，减肥能降低膝关节骨关节炎 25%~50% 的发病率。对于尚未发生骨关节炎的人来说，减轻体重能够降低骨关节炎的发病风险。

2. 机械损伤性因素
损伤及机械应力因素被认为是骨关节炎的重要危险因素。

（1）关节损伤：动物实验和临床研究均发现，膝关节损伤可导致膝关节骨关节炎的发生。而避免膝关节损伤，则可明显降低膝关节骨关节炎的发病率，降低的程度男性可以达到 25%，女性达到 15%。即使一些平日较少发生骨关节炎的关节（如肩、踝），如果有关节损伤的基础，日后发生骨关节炎的危险性也会增加。

（2）机械应力因素：职业或非职业因素使关节反复过度使用是引起骨关节炎的重要原因。研究表明，因职业因素从事需反复跪、蹲及弯曲膝关节工种的人，以及从事举重物职业的人或运动员，其膝关节骨关节炎的发病率均增加。

3. 其他
有研究表明，骨关节炎的发病，可能与免疫学因素和遗传性因素有关，其他如肌力低下因素、内分泌紊乱因素、骨质疏松因素、关节软骨代谢异常因素等亦对骨关节炎的发病有一定的影响。

（二）发病机制

关于骨关节炎发病机制尚无定论，目前存在以下几种学说：

1. 机械损伤学说
认为骨关节炎是由于关节的过度负荷或应力分布不均造成软骨磨损，进而造成软骨的破坏。早期的破坏伴随自身修复，但因修复能力有限，最终导致软骨完全丧失；亦有学者认为软骨下的骨硬化是机械磨损的首发表现，以后再有软骨的应力性损伤。

2. 软骨免疫机制学说
认为免疫机制参与了骨关节炎的发病过程。针对软骨自身抗原的免疫反应在骨关节炎的发病中发挥了重要作用。

3. 细胞因子失衡学说
认为细胞因子的合成与分解途径的失衡是骨关节炎关节软骨破坏的最基本的因素。正是细胞因子介导了软骨的破坏过程。

四、病理

骨关节炎早期的的病理改变主要发生于关节软骨，随着病情进展逐渐影响到软骨下骨、滑膜和关节囊。

（一）关节软骨

关节软骨的变性是骨关节炎最早期的病理改变。正常的关节软骨呈淡蓝白色、透明，表面光滑，有弹性，边缘规则。骨关节炎早期，关节软骨变成淡黄色，失去光泽，继而软骨表面粗糙，出现局灶性软化，失去正常弹性，随着病情进展，关节软骨表面出现碎裂、剥脱，溃疡，软骨下骨板外露。

（二）软骨下骨

软骨磨损最大的中央部位的软骨下骨的密度增加，呈象牙质改变。外周部位的软骨下骨的骨质发生萎缩和出现囊性变。在关节软骨的边缘，因软骨过度增生，产生软骨性骨赘，并可骨化形成骨赘。增生的骨赘可位于肌腱、韧带和关节囊附着处或突入关节腔。

（三）滑膜

滑膜早期可有充血，后期可见局灶出血、纤维化，甚至可见淋巴滤泡和免疫复合物。滑膜呈绒毛样增生并失去弹性，其内可埋藏破碎软骨或骨质小块。

（四）关节囊及周围肌肉

关节囊可发生纤维变性和增厚，进而限制关节活动。周围肌肉因疼痛产生保护性痉挛，使关节活动进一步受限，发生关节畸形。

第二节　临床特点

骨关节炎的临床特点是起病缓慢，早期常无明显主观症状，当病情发展到一定阶段时，会出现关节疼痛、僵硬、肿胀，关节弹响等症状和体征。随着病情进展可逐渐出现关节无力、活动障碍和关节畸形。

一、临床表现

（一）关节疼痛

常为骨关节炎首发症状，通常局限于受累关节，多为定位不明确的深部疼痛，呈钝性、弥漫性或关节酸胀感。疾病早期主要表现为负重痛和活动痛，疼痛多在关节负重活动特别是上下楼梯和下蹲起立时出现，休息后减轻。随着病情进展，可出现持续性疼痛或静息痛。关节疼痛常与天气变化有关。

（二）关节僵硬

多发生于晨起或关节较长时间处于静息状态后，程度一般较轻，可在逐渐活动关节 15~30 分钟后缓解。

（三）骨摩擦音（感）和关节弹响

见于病程较长的患者。关节面因受损变得粗糙，不规整，甚至关节面破裂及骨赘破碎，在关节腔内形成游离体，故在关节活动时出现摩擦声或弹响声。

（四）关节肿胀

可由关节骨性隆起、滑膜炎等所致。常伴随受累关节皮温升高。手部关节肿大变形明显时，其远侧指间关节形成的骨性隆起，称之为 Heberden 结节，而近侧指间关节形成的关节肿大，称之为 Bouchard 结节。受累关节出现滑膜炎者可有关节积液征，如浮髌试验阳性。

（五）压痛

多数有症状的骨关节炎患者沿关节线有压痛。当关节周围结构继发性受累时，可出现非特异性压痛。如膝关节骨关节炎患者，其周围出现一个或多个滑囊的炎症时，可出现滑囊分布部位的压痛。

（六）关节无力、活动障碍

骨关节炎晚期出现关节无力，关节活动障碍，其程度与受累关节的功能、数量，病变持续时间，病变严重程度以及患者对退变的耐受力等因素有关。

（七）关节畸形

关节可因屈曲挛缩、对线不良、半脱位、关节膨大等导致畸形。

（八）实验室检查

骨关节炎无特异的实验室指标。血常规、红细胞沉降率、蛋白电泳多正常，C 反应蛋白不高。但伴有滑膜炎的患者可出现 C 反应蛋白和红细胞沉降率轻度升高。类风湿因子和自身抗体阴性。关节液呈黄色或草黄色、黏度正常、凝固实验正常。滑液中白细胞可轻度增高，偶见红细胞。

（九）影像学检查

X 线片是常规检查，其典型表现为受累关节非对称性关节间隙狭窄，软骨下骨质硬化和（或）囊性变，关节边缘增生和骨赘形成或伴有不同程度的关节积液，部分关节内可见游离体。严重者可见关节面萎陷、变形和半脱位。

CT 常能显示 X 线检查不能显示的一些关节重叠结构。

MRI 可显示早期软骨病变，半月板、韧带等关节结构的异常，有利于骨关节炎的早期诊断。应该指出的是，影像学表现的严重程度与临床症状的严重程度和功能状态之间没有严格的相关性，许多有明显影像学改变的关节无典型临床症状，而有典型临床症状的关节仅出现轻微的影像学改变。

二、诊断标准

根据患者的症状、体征、实验室与影像学检查，诊断骨关节炎并不困难，目前，国内多采用美国风湿病学会 1995 年修订的诊断标准（表 14-1，表 14-2，表 14-3）。

表 14-1　手关节骨关节炎诊断标准（临床标准）

1. 近 1 个月大多数时间有手关节疼痛、发酸、发僵；
2. 10 个指间关节中，骨性膨大关节≥2 个；
3. 掌指关节肿胀≤2 个；
4. 远端指间关节骨性膨大 >2 个；
5. 10 个指间关节中有 1 个或 1 个以上畸形。

满足 1+2+3+4 条或 1+2+3+5 条，可诊断为手关节骨关节炎。

注：10 个指间关节为双侧第 2、3 指远端指间关节及近端指间关节和双侧第 1 腕掌关节。

表14-2　膝关节骨关节炎诊断标准

临床标准	1. 近1个月大多数时间有膝关节痛； 2. 关节活动时有骨摩擦音； 3. 晨僵≤30分钟； 4. 年龄≥38岁； 5. 膝检查有骨性膨大。 满足1+2+3+4条或1+2+5条或1+4+5条者，可诊断为膝关节OA。
临床及放射学标准	1. 近1个月大多数时间有膝关节痛； 2. X线片示关节边缘骨赘； 3. 关节液检查符合骨关节炎； 4. 年龄≥40岁； 5. 晨僵≤30分钟； 6. 有骨摩擦声。 满足1+2条或1+3+5+6条或1+4+5+6条者，可诊断膝关节OA。

表14-3　髋关节骨关节炎的诊断标准

临床及放射学标准	1. 近1个月大多数时间有髋痛； 2. 红细胞沉降率≤20mm/h； 3. X线片显示股骨和（或）髋臼有骨赘； 4. X线片显示髋关节间隙狭窄。 满足1+2+3条或1+2+4条或1+3+4条者，可诊断髋关节OA。

颈椎骨关节炎和腰椎骨关节炎的诊断标准参见第七章颈椎病康复和第八章腰痛康复。

第三节　康复评定

骨关节炎发病后常呈持续缓慢发展，病情较严重的患者除疼痛外还可见肌肉萎缩、肌无力、关节活动受限和关节畸形，并出现日常生活活动障碍，甚至不能步行或卧床不起。进而导致患者日常生活自理困难，社会生活参与受限。因此骨关节炎康复评定应包括以下内容。

一、疼痛评定

临床可采用视觉模拟评分指数（VAS）评定疼痛的程度。

二、肢体围度和关节周径的测量

肢体的围度和关节周径的测量，要两侧对比，主要了解患肢和患病关节周围的肌肉有无萎缩，关节有无肿胀或膨大。

三、肌力评定

采用徒手肌力评定法对患肢和受累关节周围肌群的肌力进行评定。膝关节骨关节炎主要评定股四头肌和股二头肌、半腱肌、半膜肌的肌力；髋关节骨关节炎可选择性评定其屈、伸肌群，内收、外展肌群及内外旋肌群的肌力；手关节骨关节炎可选择性评定掌指关节、近端指间关节、远端指间关节屈伸有关肌肉的肌力及手指内收外展肌肉的肌力，或进行握力测定；脊柱关节骨关节炎主要评定颈椎和腰椎屈伸活动有关肌群的肌力。

四、关节活动度测量

评定目的在于了解受累关节的关节活动受限程度，进而判断是否对日常生活活动产生影响。各关节不严重影响日常生活活动的最低活动范围见表 14-4。

表 14-4　各关节活动度不严重影响日常生活活动最低范围

肩	0°~75°	屈/外展
	45°	内旋
腕	0°~20°	伸
	0°~20°	屈
	0°~60°	旋前
	0°~60°	旋后
掌指关节	0°~70°	屈
近端指间关节	0°~90°	屈
髋	0°~30°	屈
	25°	伸旋转
膝	0°~60°	屈
踝	5°	背屈至15°跖屈
颈	0°~30°	屈/伸/侧弯
	0°~45°	旋转

五、手功能评定

（一）手灵活性评定

九孔插板试验（nine-hole peg test，NHPT）

（1）9孔插板为一块 13cm × 13cm 的木板，上有 9 个孔，孔深 1.3cm，孔与孔之间间隔 3.2cm，每孔直径 0.71cm，插棒为长 3.2cm、直径为 0.64cm 的圆柱形棒，共 9 根。

（2）试验方法：在板旁测试手的一侧放一浅皿，将 9 根插棒放入其中，让患者用测试手一次一根地将木棒放入洞中，插完9根再每次一根地拔出放回浅皿内，记录所需的时间，测定时先利手后非利手。

（二）Carroll 手功能试验（表14-5）及上肢功能测试（UEFT）评定标准（表14-6）

表14-5 Carroll 手功能试验

分类	方法	试验用品规格（cm）	重量（g）	得分
一、抓握	1. 抓起正方体木块	10×10×10	576	
	2. 抓起正方体木块	7.5×7.5×7.5	243	
	3. 抓起正方体木块	5×5×5	72	
	4. 抓起正方体木块	2.5×2.5×2.5	9	
二、握	5. 握圆柱体	直径4，长15	500	
	6. 握圆柱体	直径2.2，长10	125	
三、侧捏	7. 用拇指与示指侧捏起石板条	11×2.5×1	61	
四、捏	8. 捏起木球	直径7.5	100	
	9-24. 分别用拇指与示指、中指、环指和小指捏起4个不同大小的玻璃球或钢球	直径±1.6	6.3	
		直径±1.1	6.6	
		直径±0.6	1.0	
		直径±0.4	0.34	
五、放置	25. 把一个钢垫圈套在钉子上	外径3.5，内径1.5，厚0.25	14.5	
	26. 把熨斗放在架子上		2730	
六、旋前和旋后	27. 把壶里的水倒进一个杯子里	2.84L		
	28. 把杯里的水倒进另一个杯子里（旋前）	273ml		
	29. 把杯里的水倒进前一个杯子里（旋后）			
	30. 把手依次放在头后			
	31. 把手放在头顶			
	32. 把手放在嘴上			
	33. 写上自己的名字			

分为四个等级：①0分：全部活动不能完成，包括将物品推出其原来位置、推出板外、推到桌上，或能拿起笔，但写不出可以辨认的字。②1分：只能完成一部分活动：能拿起物品，但放不到指定位置上；在27、28项中能拿起水壶和杯子，但不能倒水等。③2分：能完成活动，但动作较慢或笨拙。④3分：能正常完成活动。

表14-6 Carroll 上肢功能测试（UEFT）评定标准

功能级	分值
微弱	0~25
很差	26~50
差	51~75
功能不完全	76~89
完全有功能	90~98
功能达最大	99（利手）、96（非利手）

六、下肢功能评定

髋关节功能评定可采用 Harris 髋关节功能评定标准，内容主要有疼痛、功能、关节活动度和关节畸形 4 个方面。膝关节功能评定可采用 HSS 膝关节评定标准，该标准是由 1976 年美国特种外科医院（HSS）的 Insall 和 Ranawat 等提出的，其评价总分为 100 分，分 7 项进行考评，其中 6 项为得分项目，包括：疼痛、功能、关节活动、肌力、屈膝畸形和关节稳定性等。另外一项为减分项目，包括：是否需要支具、内外翻畸形和伸直滞缺。足功能评定可采用 Maryland 足功能评分标准。

七、日常生活活动能力评定

骨关节炎患者日常生活活动（ADL）能力评定可采用关节功能障碍对 ADL 影响的评定（表 14-7）。亦可利用 Stewart 设计的量表对骨关节炎患者的躯体活动能力进行评定（表 14-8）。

表 14-7　关节功能障碍对日常生活影响的评定

让患者进行的动作	所检查的肌、骨功能	预计 ADL 受累的部分
Ⅰ. 第一掌指关节与头顶接触	肩外展、屈曲、外旋、屈肘	清洁面、额、头发、口腔和进食、穿衣
Ⅱ. 手触后腰	肩内旋	穿衣
Ⅲ. 手掌放在对侧大粗隆上	屈腕	料理会阴部
Ⅳ. 手指尖触掌横纹	指关节屈曲	抓握
Ⅴ. 示指垫触拇指垫	拇对掌、手指外展	抓握
Ⅵ. 坐位手触鞋前端	伸肘；腰、髋、膝屈曲	下肢穿衣
Ⅶ. 不用手从椅上站起	股四头肌和骨盆带肌的力量	转移能力
Ⅷ. 不用帮助站起，迈上 15cm 的木块，行走	髋、膝、踝、距下关节的屈和伸，足小关节，股四头肌的力量	步行、上楼

表 14-8　Stewart 躯体活动能力评定量表

活动强度级分类	项目编号	内容
Ⅰ. 基本活动	12	应用浴室无需帮助
	11	进食无需帮助
	10	自己穿脱衣服
	9	走到桌前进餐
	8	在屋内周围走
Ⅱ. 中等强度活动	7	步行一个街区或更远
	6	步行上坡或上楼
	5	如愿意，可跑一小段距离
	4	在室内进行除尘或洗碗碟等工作
	3	在家中搬动桌椅，推动吸尘器等
Ⅲ. 强度活动	2	如愿意，可参加游泳、网球、篮球、排球、划船等体育活动
	1	在家中能刷地板、搬动沉重的家具等

利用表 14-8 时，按项目编号从 1 开始评定，因如 1、2 等项能完成，以上各项理应能完成，不必再逐项进行。评定时对每项均应用"能"，"能、但慢"和"不能"三种回答。根据患者用"能"回答的项目，可知其躯体活动能力处于何种水平：如患者对 3 项及 3 项以上均"能"，表示患者可完成中等强度的体力活动；若患者在中等强度的 5 项（3~7）中只能完成 5、6、7 项，可记下数值最小的一项如"Ⅱ5"，以便治疗后比较。

八、 生活质量评定

骨关节炎患者的生活质量可用 Meenan 的关节炎影响测定量表（the arthritis impact measurement scale，AIMS）来评定（表 14-9）。

表 14-9 关节炎影响测定量表

内容和问题	评分
Ⅰ. 活动度	
ⅰ. 你没有因为健康原因而整天或大部分时间都躺在床上吗	4
ⅱ. 你能用公共交通工具吗	3
ⅲ. 你在社区内行走时没有因为健康原因而需由他人帮助吗	2
ⅳ. 你没有由于健康原因而整天或大部分时间都停留在室内吗	1
ⅴ. 你一切正常吗	0
Ⅱ. 体力活动	
ⅰ. 你无需他人或用手杖、拐杖、假肢或围腰帮助就能走路吗	5
ⅱ. 你走过一个街区或爬上一段楼梯都没有困难吗	4
ⅲ. 你走过几排房子或爬上几段楼梯都没有困难吗	3
ⅳ. 你弯腰、提物或弯腰站着没有困难吗	2
ⅴ. 你的健康没有限制你参加跑步、提举重物和参加剧烈的体育活动吗	1
ⅵ. 你一切正常吗	0
Ⅲ. 灵巧度	
ⅰ. 你能容易地用笔或铅笔写字吗	5
ⅱ. 你能容易地在锁孔中拧转钥匙吗	4
ⅲ. 你能容易地扣衣扣吗	3
ⅳ. 你能容易地给鞋子系鞋带吗	2
ⅴ. 你能容易地旋开广口瓶的盖子吗	1
ⅵ. 你一切都正常吗	0
Ⅳ. 家务活动	
ⅰ. 若你有电话你能用它吗	7
ⅱ. 若你必须服药，你能自己服完所有的药吗	6
ⅲ. 你能料理自己的金钱吗	5
ⅳ. 你若有厨房能为自己准备饮食吗	4
ⅴ. 你若有洗熨设备能为自己洗熨吗	3
ⅵ. 你若有交通工具能用它去采购吗	2
ⅶ. 你若有拖把、吸尘器能自己打扫卫生吗	1
ⅷ. 你一切正常吗	0

内容和问题	评分
V . 社会活动	
ⅰ. 上一个月中，你和亲密的朋友或亲戚经常打电话吗	5
ⅱ. 上一个月中，你性生活的频率和质量无改变吗	4
ⅲ. 上一个月中，你经常让你的亲戚朋友到你家做客吗	3
ⅳ. 上一个月中，你和你的亲戚朋友经常参加社会活动吗	2
ⅴ. 上一个月中，你到你的亲戚朋友家去拜访过多次吗	1
ⅵ. 你在社会活动方面一切正常吗	0
Ⅵ . 日常生活活动（ADL）能力	
ⅰ. 你用厕所时需要他人帮助吗	4
ⅱ. 你能很好地在家中来回走动吗	3
ⅲ. 你穿衣时不需要他人帮助吗	2
ⅳ. 你洗澡时不需要他人帮助吗	1
ⅴ. 你在 ADL 能力方面一切正常吗	0
Ⅶ . 疼痛	
ⅰ. 上一个月中，你的关节炎没有发生严重的痛，对吗	4
ⅱ. 上一个月中，你的关节炎没有发生一般的痛，对吗	3
ⅲ. 上一个月中，你没有发生晨间僵直，对吗	2
ⅳ. 上一个月中，你没有发生过两个或两个以上的关节痛，对吗	1
ⅴ. 你毫无疼痛吗	0
Ⅷ . 抑郁	
ⅰ. 上一个月中，你没有感到如果你死了别人会好过一些，对吗	6
ⅱ. 上一个月中，你没有感到沮丧到什么也不能让你高兴起来，对吗	5
ⅲ. 上一个月中，你没有感到郁郁不乐和情绪低落，对吗	4
ⅳ. 上一个月中，你没有感到事情并没有像你所希望的那样发展，对吗	3
ⅴ. 上一个月中，你没有感到情绪非常低落，对吗	2
ⅵ. 上一个月中，你喜欢做你的事吗	1
ⅶ. 你情绪一切正常吗	0
Ⅸ . 焦虑	
ⅰ. 在上一个月中，你没有感到紧张或高度紧张，对吗	6
ⅱ. 在上一个月中，你没有被神经过敏所困扰，对吗	5
ⅲ. 在上一个月中，你没有感到使自己安静下来有困难，对吗	4
ⅳ. 在上一个月中，你没有感到使自己松弛而无困难，对吗	3
ⅴ. 在上一个月中，你感到安静和和平，对吗	2
ⅵ. 在上一个月中，你感到松弛而毫不紧张，对吗	1
ⅶ. 你在情绪方面一切正常吗	0

使用表 14-9 评定时，将每大项中的小问题由下向上逐题让患者回答，在用"否"回答的问题中，分数最高的一题即为该项评分。如在第Ⅱ项体力活动中，患者对ⅵ、ⅴ、ⅳ、ⅲ题均用"否"回答时，在此 4 题中最高分为ⅲ题（3 分），因此第Ⅱ项的评分即为 3 分，余类同。在Ⅰ~Ⅵ项均评完后，将分数相加得总分，总分越高，示关节炎对患者的影响越重，患者的生活质量越差。

第四节　康复治疗

一、康复治疗的目标

1. 减轻或消除关节肿胀与疼痛，延缓病程。
2. 保护关节，减轻受累关节的负荷。
3. 预防关节僵硬及畸形。
4. 改善无痛关节活动范围、适度增强肌力和提高全身肌耐力。
5. 减轻关节活动障碍，改善步态和提高步行能力。
6. 改善日常生活活动能力，提高生活质量。

二、康复治疗的原则

1. 保守治疗应以非药物康复治疗为主

非药物康复治疗是药物治疗和手术治疗的基础。初次就诊的骨关节炎患者应首选非药物康复治疗。

2. 非药物康复治疗效果不理想的情况下应结合药物进行治疗，如效果同样不佳再选择手术治疗。

3. 因个体差异的存在，治疗应结合患者自身情况，如年龄、性别、体重、危险因素、文化程度以及病变部位等选择适合的治疗方案。

三、康复治疗措施和方法

（一）减轻关节负荷，适度降低活动量

骨关节炎患者肿痛明显时，可适当卧床休息，减少每日活动量，把活动量调整到关节能耐受的范围。下肢负重关节受累（如髋关节骨关节炎、膝关节骨关节炎），则应避免跑、跳等剧烈活动形式；避免持续屈膝作业，少做屈膝运动；减少每次步行的距离和时间，使髋、膝关节避免负荷过重和过度使用。

（二）物理因子治疗

1. **温热疗法**　可使局部温度升高、血液循环加快、促进炎症消除、解痉止痛。常用的方法有红外线、热敷、局部温水浴、中药熏蒸和石蜡疗法等。其中，石蜡疗法除有温热作用外还具有机械压迫作用，有助于关节消肿。手足部位的骨关节炎，可采用浸蜡法；其他部位可采用刷蜡法或蜡饼法。

2. **高频电疗法**　具有消炎止痛，促进关节腔积液吸收，缓解肌肉痉挛等作用。常用的有超短波、短波和微波疗法。当骨关节炎处于急性炎症阶段，患者关节肿痛、关节腔有积液，此时主要针对

关节炎症，利用其非热效应抑制急性炎症，促进关节积液的吸收，可采用无热量微波、脉冲短波 8~15 分钟；当骨关节炎处于慢性炎症阶段，关节腔无积液，可利用其热效应深且均匀的特点改善局部血液循环和营养代谢、消除慢性炎症和水肿、缓解痉挛和止痛，常用温热量微波、超短波或连续短波 12~15 分钟。

3. 中、低频电疗法　主要针对慢性炎症、粘连、肌萎缩和关节僵硬患者。常用的方法有：调制中频电疗法、干扰电疗法、等幅中频电疗法，低频电疗法。100~50Hz，具有促进血液循环，促进炎症吸收，缓解疼痛的作用；50~25Hz：具有刺激神经、肌肉，防止肌萎缩的作用。

4. 超声波疗法　慢性骨关节炎患者关节周围软组织粘连、挛缩，可利用超声波的机械作用和温热作用来松解粘连、缓解肌肉痉挛和改善局部代谢。常用的频率为 0.8~3MHz，移动法，强度为 1.0~1.5W/cm^2。

5. 神经经皮电刺激（TENS）　主要用于伴有纤维织炎的骨关节炎和椎间盘病变相关的神经根性疼痛，其止痛效果较好。

6. 电磁疗法　对骨关节炎患者关节肿胀、疼痛有效。常用低强度磁场（20~100mT）到中强度磁场（100~200mT），每次 20 分钟，1~2 日 1 次。15~20 次为 1 疗程。有关节积液时，可用脉冲磁场（5~7mT）；无关节积液时，使用交变磁场。

7. 体外冲击波技术　主要利用其机械应力效应、空化效应、压电效应以及代谢激活效应。用于关节软组织病变及骨关节炎的治疗，临床疗效较满意。也可用于骨关节炎骨赘的治疗。

物理因子治疗的注意事项：

1. 视患者病情需要和治疗条件，可选用 2~3 种物理因子综合治疗。

2. 应使用安全、有效、简便的物理因子治疗，如果在家中自行应用物理治疗，必须在康复专业人员指导下规范进行，保证安全。

（三）运动疗法

运动疗法包括肌肉力量训练、耐力训练、本体感觉训练和平衡训练等，对于维持或改善关节活动范围，增强肌力和全身耐力，改善患者本体感觉和平衡协调功能，提高关节稳定性，改善关节功能及预防和减轻骨质疏松具有重要作用。通常骨关节炎患者在其关节疼痛经药物、物理因子等治疗减轻或缓解后即可采用运动疗法治疗。

常见运动疗法的形式有主动运动、助力运动、抗阻运动（包括等张运动、等长运动、等速运动等）、牵伸运动（牵伸关节周围的肌肉和肌腱）、全身性耐力运动（有氧运动）、被动运动等。

骨关节炎患者采用运动疗法应遵循以下原则：

1. 因人而异　即要体现个体化原则。不同的患者，不同部位的骨关节炎和不同严重程度的骨关节炎要区别对待，因人而异，有针对性地制订运动处方。

2. 主动运动为主、被动运动为辅　由于被动运动不能使骨关节获得足够的应力和负荷，故骨关节炎患者应以主动运动为主、被动运动为辅。但急性期骨关节炎，进行被动运动有助于改善局部血液循环，保持关节活动范围，防止肌肉萎缩和关节挛缩。

3. 循序渐进　骨关节炎患者开始时常不能耐受大运动量训练，应遵循循序渐进原则，从小运动量开始，逐渐增加运动的强度和时间。

4. 持之以恒　运动疗法效果的获得和巩固，均需要骨关节炎患者持之以恒地练习。

5. 舒适、无痛　骨关节炎患者通常在上午 10 点左右进行运动较为舒适，也较少疲劳，运动前 1 小时服用止痛药对减轻运动时疼痛是有作用的。总之，舒适、无痛的原则是获得良好运动效果的重要因素，也是增加运动依从性的重要因素。

6. 局部运动与全身运动相结合 骨关节炎患者除进行受累关节局部的运动外，还需进行全身性耐力运动，相邻关节稳定性灵活性训练。这有助于改善日常生活活动能力，提高生活质量。

7. 避免过度运动 过度运动的表现是，骨关节炎患者运动后2小时及以上时出现疼痛、过度疲劳、无力加重、关节活动范围减少和关节肿胀等。一旦出现过度运动的表现，应减少运动的强度和时间，避免过度运动。

具体运动疗法：以膝关节为例，①股四头肌的肌力训练，特别是加强股内侧肌的肌力训练。患者踝关节抗阻背屈，同时膝关节在临近伸直位进行轻度抗阻伸膝。②腘绳肌的肌力训练。选择弹力系数适中的弹力带进行膝关节屈曲的训练。③进行目标角度复位训练，气垫上闭合链平衡训练以提高膝关节的本体感觉。④踝关节灵活性训练。⑤胫骨前肌、小腿三头肌力量训练。⑥髋部肌肉力量训练：臀中肌、臀大肌力量训练。⑦腹肌力量训练。

（四）关节松动技术

骨关节炎急性期，当关节肿胀、疼痛明显时可采用麦特兰德关节松动术Ⅰ、Ⅱ级手法；骨关节炎慢性期伴有关节僵硬和关节周围组织粘连、挛缩时可采用Ⅲ、Ⅳ级手法。

具体操作原则：

1. 对于关节尚未严重变形的关节进行关节牵引以适度减轻关节内压。

2. 在微痛或无痛的范围内进行关节的滑动与滚动操作。

3. 关节松动操作时应根据患者个体实际情况进行，不要刻板的按照松动技术分级手法进行。

（五）辅助具的使用

1. 矫形器 骨关节炎患者应用矫形器可减轻疼痛、解除关节负荷、恢复关节对线和改善关节功能。用于各种骨关节炎的矫形器见表14-10。其中以下矫形器具更为经常使用。

表14-10 骨关节炎中的矫形器装置

	位置	问题	矫正目的	矫正装置的类型
手	远侧指间关节	槌状指畸形	矫正不稳定，改善功能	槌状指矫形器（静态性）
	拇指	第一腕掌关节或掌指关节疼痛	减轻疼痛，增加稳定性，增加挤、掐等功能	拇指固定矫形器（静止功能性的）
		De Quervain 肌腱炎	减轻疼痛、炎症	拇指腕掌固定矫形器
下肢	后足段	疼痛和肿胀（创伤、骨折）	减轻疼痛	髌骨韧带承重式踝足矫形器（PTB）修改鞋：摇板鞋底
	SACH 后跟	过度旋前	恢复对线	鞋上的稳固后跟
		跖筋膜炎	减轻疼痛	后足矫正装置 足跟杯或凝胶植入物
	前足段	竖起趾，宽前足	减轻压力	宽趾盒鞋，软内植物
		外翻	矫正畸形	趾夹板
	膝	疼痛和肿胀膝	减轻疼痛和肿胀	弹性膝矫形器
		过伸疼	减轻疼痛，限制膝过伸	膝矫形器或铰链式膝矫形器

续表

位置	问题	矫正目的	矫正装置的类型
	不稳定	稳定关节	膝矫形器（韧带损伤用）：控制膝扭转型；十字韧带：轴式定位锁铰链机构
	屈曲挛缩	增加运动范围	
	畸形（可还原复位的）	矫正畸形（外翻或内翻）	膝关节免荷式矫形器
髋	严重疼痛	减轻疼痛	HKAFO
	腿长度不等	矫正不等长	补高鞋

（1）软式膝矫形器：适用于膝关节不稳的骨关节炎患者，可改善膝关节稳定性，减轻疼痛和改善步行能力。

（2）软式脊柱矫形器：软式颈围、软式腰围分别适用于颈椎骨关节炎和腰椎骨关节炎患者。

（3）踝-足矫形器：适用于踝关节骨关节炎步行及关节活动时疼痛的患者，通过踝关节制动，以减轻疼痛。

2. 助行器

（1）手杖、拐杖、步行器：适用于髋或膝关节骨关节炎患者，可减轻因下肢负重、步行引起的关节疼痛；对肌肉无力、承重困难者，可用手杖、拐杖、步行器辅助步行以减轻受累关节的负荷。

（2）轮椅：适用于髋、膝负重时疼痛剧烈，不能行走的患者。

3. 生活自助具　对于手部骨关节炎患者，如腕掌关节骨关节炎、掌指关节骨关节炎、远侧和近侧指间关节骨关节炎患者，借助长柄取物器、穿袜或穿鞋自助具、Stirex剪刀、扣纽扣自助具、拉锁环、卫生间纸抓（当握力弱时）、特殊的开门器等均会给日常生活带来便利。对于严重髋关节骨关节炎和膝关节骨关节炎患者，当疼痛、关节活动和伸肌萎缩均存在时，使用可以升降和转移患者的装置达到转移的目的。帮助髋关节骨关节炎和膝关节骨关节炎患者从椅子上站起的助推装置也受欢迎。

（六）药物治疗

1. 非特异性药物　该类药物主要用以止痛和改善症状，对骨关节炎的病理改变无明显改善作用。

（1）外用药物：可使用具有消炎镇痛作用的外用乳胶剂、膏剂、贴剂等，如双氯芬酸二乙胺盐乳胶剂、布洛芬乳膏、辣椒碱软膏、麝香镇痛膏等。在采用口服药物前，建议首先选用局部外用药物。

（2）镇痛药：早期首选对乙酰氨基酚，每次0.3~0.6g，每日2~3次，每日剂量不超过2g。使用该药及非甾体类抗炎药疗效差者可考虑使用曲马多，每次0.05~0.1g，每日2~3次，每日剂量一般不超过0.4g，对患有慢性肾功能不全或者年龄超过60岁的患者，则剂量不能超过0.25~0.3g。

（3）非甾体类抗炎药（NSAIDs）：目前临床常用的有布洛芬、萘普生、双氯芬酸钠、奥沙普嗪、萘丁美酮、美洛昔康、昔布类（塞来昔布、罗非昔布等）。部分NSAIDs如吲哚美辛、阿司匹林和保泰松等，因对软骨基质的合成有抑制作用，长期服用会加重骨关节炎的病变，所以不宜长期服用。

（4）甾体类消炎药：仅用于关节腔内注射治疗。当骨关节炎患者伴有滑膜炎出现关节腔积液，且采用全身治疗效果不好时，可进行类固醇关节腔内注射治疗（常同时进行关节腔积液的抽吸）。但用该法治疗骨关节炎仍存在争议。

2. 特异性药物　该类药物具有保护软骨，抑制导致疼痛、组织损伤和关节软骨退变的相关因子，进而阻止骨关节炎病理过程的作用。由于该类药物一般需要使用数周后才能起作用，因此又称为骨关节炎的慢作用药。

（1）硫酸氨基葡萄糖：可选择性地作用于关节软骨，促进软骨基质蛋白多糖的合成，抑制损伤软骨基质的超氧化物自由基、胶原酶和磷脂酶 A2 等有害物质的生成或激活，恢复软骨细胞的正常代谢作用和软骨基质的形态结构。常用剂量为每次 0.25~0.5g，每日 3 次，持续 12 周，每年重复治疗 2~3 次。

（2）透明质酸：为关节滑液的主要成分，也是软骨基质的成分之一，在关节腔内起黏弹性和润滑的作用。透明质酸主要用于关节腔内注射，常用于早期与部分中期的膝关节骨关节炎患者。目前临床膝关节骨关节炎采用透明质酸钠关节腔注射，每次 20mg，每周 1 次，5 次为 1 疗程。

（3）硫酸软骨素：为关节软骨的重要组成成分。有研究表明口服硫酸软骨素可减轻自发性关节疼痛和使关节液透明质酸的含量和关节液的黏弹性提高，并使关节功能改善。常用剂量每次 0.6g，每日 3 次，持续 12 周。

3. **中药**　骨关节炎属中医痹症范畴，根据中医辨证论治原则，本病以正虚为本，邪实为标，治法归纳为扶正和祛邪两个方面。扶正以补肝肾、强筋骨为主兼补益气血；祛邪以活血化瘀、舒筋通络、祛风除湿、温经散寒为主。关节疼痛明显者，以治标祛邪为主；关节疼痛较轻或缓解期，以治本扶正为主。常用中药方剂有葛根汤、独活寄生汤、左归丸、右归丸、身痛逐瘀汤。

（七）手术治疗

尽管大多数骨关节炎病例采用上述非手术治疗能够获得良好临床疗效，但仍有少数骨关节炎病例无明显疗效，且存在明显的疼痛和关节功能障碍。对该类患者，采用悉心选择的手术治疗，可取得较好的疗效。目前治疗骨关节炎的手术方法很多：通常首选关节清理术（包括关节镜下关节清理术、关节打磨成形术和关节切开关节清理术）。其他手术方法有截骨矫形术、关节切除术、关节融合术以及关节成形术（部分置换术或全关节置换术）、软组织移植和软骨移植等，其中用于治疗严重骨关节炎，且疗效较为满意的手术主要为全关节置换术，但其创伤大，费用较为昂贵。每种手术方法都有其适应证，在进行手术之前应尽量告知患者各种手术方法的风险和益处。

（八）心理治疗

针对骨关节炎患者存在的抑郁、焦虑状态进行心理辅导和心理支持疗法，有助于预防和控制疼痛及关节活动障碍。

（九）健康教育

针对骨关节炎患者健康教育的目标包括：减轻焦虑、加强治疗方面的合作及增强关节功能和自我形象的行为转变。健康教育的主题包括：①骨关节炎的自然病程及其对运动、心理、工作和休闲活动方面影响，使患者了解本病绝大多数预后良好，消除其思想负担；②告知患者，在关节肿痛明显时，应调整和限制活动量，减轻关节负荷，避免各种使骨关节炎病情加重的不利因素，调整生活方式，如超重的中老年人应控制饮食、适当运动和减重，以免下肢关节负荷过重；对儿童的各种关节畸形应及时矫正；保护受累关节，避免长久站立、爬楼梯和蹲位、跪位等不良姿势；对从事关节负荷较大、或对关节功能要求较高工作的职业性劳动者，如瓦工、电焊工、搬运工、杂技演员、舞蹈演员等，必要时，应调换工种，改为从事对关节负荷和功能要求不高的工作；③了解骨关节炎的治疗原则、药物的用法和不良反应；④熟悉辅助具（助行器、自助具和矫形器）的使用方法；⑤运动及生活指导：如减少每日运动总量，避免举重物，正确使用受累关节，天气寒冷时注意保暖等，将有助于其改善症状，控制疾病进展，更好地维持关节的正常功能等；⑥了解家庭和社会的支持在骨关节炎患者康复中所起的积极作用。

　　研究表明，由受过专门训练的人员在社区内进行每周 2 小时的疾病知识讲座，10~15 人为一组参加培训（其中 75% 是骨关节炎患者），时间为 6 周。结果发现参与者的体力明显增强，对疼痛的认知以及控制技巧得到了提高，疼痛因此缓解。参与该项研究的人在 4 年后与对照组相比疼痛程度仍有减轻，并且也减少了他们因为关节炎而就诊的次数。

　　健康教育能使骨关节炎患者了解和重视骨关节炎预防及康复训练有关的知识，对其疾病的状况、治疗的选择以及预后等做到心中有数。另外健康教育中疼痛和关节活动障碍这两项骨关节炎患者最关心的内容应该被重点阐述。

思考题

1. 简述骨性关节炎的诊疗思路。
2. 简述骨性关节炎在物理疗法及运动疗法中的注意事项。
3. 试述膝关节骨关节炎综合康复治疗计划及具体措施。

（胡文清）

第十五章
慢性运动系统疾患康复

慢性运动系统损伤是临床常见疾病。人体长期、反复、持续的姿势或职业动作在局部产生的应力形成轻微损伤，累积、迁延而成慢性损伤。临床表现有以下共性：躯干或肢体某部位长期疼痛，但无明显外伤史；特定部位有压痛点，伴有某种特殊的体征；局部炎症不明显；近期有与疼痛部位相关的过度活动史；部分患者有可能产生慢性损伤的职业、工种史。当慢性损伤症状首次发生后，在积极治疗的同时，应提醒患者重视损伤预防，减少复发。本章主要介绍临床常见的慢性运动系统损伤疾病：肩关节周围炎、肱骨外上髁炎、腱鞘炎、腕管综合征、跟痛症以及肌筋膜疼痛综合征。

第一节　肩关节周围炎

一、概述

肩关节周围炎（periarthritis of shoulder）是肩关节周围病变的总称，指因肩关节及其周围的肌腱、韧带、腱鞘、滑囊等软组织退行性、炎症性病变而引起的以肩部疼痛和功能障碍为主症的一类疾病。广义的肩关节周围炎包括：肩关节滑液囊病变，如肩峰下滑囊炎、盂肱关节囊病变，如冻结肩、肌腱及腱鞘的病变，如冈上肌腱炎、肩袖破裂、肱二头肌长头腱及其腱鞘炎、撞击综合征等，其他肩关节周围病变，如喙突、肩锁关节病变等四类疾患。狭义的肩关节周围炎是指冻结肩，又称"粘连性关节囊炎""肩凝症"等，因为其多发生在 50 岁左右的患者，故又被称为"五十肩"。根据美国肩肘外科医师学会定义：冻结肩是一类特定的肩关节囊病变，即盂肱关节僵硬的粘连性关节囊炎，表现为肩关节疼痛、主动和被动活动受限，影像学检查除外其他明显异常的疾病。

（一）病因

肩关节周围炎的病因至今尚不清楚，可能与下列原因有关：

1. **肩部原因**　①软组织退行性变，对各种外力的承受能力减弱是基本因素；②过度劳动、姿势不良等所产生的慢性致伤力是继发因素；③上肢外伤后肩部固定过久，肩周组织继发萎缩、粘连；④肩部急性挫伤、牵拉后治疗不当等；⑤脑卒中偏瘫患者由于肩关节周围肌肉缺乏主动运动，静脉血和淋巴液淤滞，血液循环缓慢，组织水肿，产生关节囊和肌腱粘连；⑥肩部受风寒是本病的诱发因素，可加剧组织的炎性过程，促进肩关节囊的粘连。

2. **肩外因素**　在颈椎间盘疾病、甲状腺功能亢进、胸部病变以及创伤等疾病中并发肩关节周围炎的可能性大大提高，其中糖尿病是正常人的 5 倍。

（二）流行病学

肩周炎好发于 50 岁左右人群，这个年龄段大约有 2%~5% 的患病率，女性多于男性，左右肩无明显差异，常见于教师、会计、司机以及长期从事手工劳动者，约有 10% 的肩关节周围炎患者在第一次发病的 5 年内对侧肩关节患病。肩关节外伤后肩关节周围炎的发病率为普通人群的 5~9 倍，肩关节周围炎与糖尿病在发病上有高度相关性，糖尿病患者中肩关节周围炎的发生率高达 10%~30%，其中胰岛素依赖型糖尿病的发生率高达 36%，肩关节周围炎患者应检查是否患有糖尿病。

（三）病理

肩关节周围炎的病理变化比较复杂、广泛，主要表现为关节囊、滑囊、肱二头肌腱、肩袖、喙肩韧带等退行性变。早期组织学改变为充血、水肿、炎性渗出及炎细胞浸润，继之出现组织纤维化。随着退变的进展，纤维化逐渐加重，发生粘连，使组织硬化和缩短，失去弹性，极大地限制了肩关节的活动。早期病变在关节囊，晚期则波及关节以外的其他组织，呈进行性纤维化。

本病发病过程分为急性期、慢性期、功能恢复期三个阶段：

1. **急性期** 又称为早期，疼痛期，冻结进行期。主要表现为关节囊的无菌性炎性改变，因关节囊本身的粘连，尤其是下部皱褶因相互粘连而消失，使肩外展受限，肱二头肌腱亦有粘连而滑动受限。临床上以肩部疼痛症状为主。

2. **慢性期** 又称为中间期，冻结期，僵硬期。主要表现为关节囊及其周围结构均发生退行性变、粘连、充血、增厚、组织失去弹性。喙肩韧带挛缩限制了肱骨头外旋，构成肩袖的肌肉挛缩，肱二头肌腱发生炎症，肩关节周围软组织广泛粘连、挛缩，呈"冻结"状态，表现为肩关节明显活动受限，关节几乎冻结不能活动，伴有持续疼痛。

3. **功能恢复期** 又称末期，缓解期或解冻期。主要表现为肩关节周围关节囊等软组织的挛缩、粘连逐渐消除，炎症逐渐消退，疼痛消失，肩关节活动亦逐渐恢复。

二、临床特点

（一）临床症状、体征

1. **急性期** 主要表现为肩关节周围的疼痛。疼痛剧烈，夜间加重，甚至影响睡眠。压痛范围较为广泛，在喙肱韧带、肩峰下、冈上肌、三角肌前后缘、肱二头肌长头腱等部位均可有明显压痛表现，伴有肌肉痉挛和肩关节活动受限。但主要是局部急骤而剧烈的疼痛反射性地引起上斜方肌痉挛。此期肩关节本身还有一定范围的活动度。

2. **冻结期** 疼痛症状减轻，但压痛范围仍较为广泛。由疼痛期肌肉保护性痉挛造成的关节活动受限发展到关节挛缩性活动受限，肩关节周围软组织广泛粘连、挛缩，呈"冻结"状态。各方向的活动范围明显缩小，肩关节以外展、外旋、后伸受限最明显，少数人内收、内旋亦受限，但前屈受限较少，影响日常生活，如梳理头发、穿脱衣服、举臂抬物、向后背系扣、后腰系带等动作均有一定程度的困难。严重者可见三角肌、冈上肌、冈下肌等肩胛带肌，尤其是三角肌的失用性萎缩。

3. **恢复期** 疼痛逐渐消减，随着日常生活，劳动及各种治疗措施的进行，肩关节的活动范围逐渐增加，肩关节周围关节囊等软组织的挛缩、粘连逐渐消除，大多数患者的肩关节功能恢复到正常或接近正常。不过肌肉的萎缩则需较长时间的锻炼才能恢复正常。虽然肩周炎是自限性疾病，但其症状总的持续时间可达 12~42 个月。

（二）影像学检查

1. X 线检查 临床发现大约 1/3 患者，不同时期有不同的 X 线特征表现。早期：肩峰下脂肪线模糊变形甚至消失（肩峰下脂肪线是三角肌下筋膜上一层薄脂肪组织，可在 X 片上显影）；中后期：肩部软组织钙化，X 线可见关节囊、滑液囊、冈上肌腱、肱二头肌长头腱等处有密度低而不均匀的钙化斑影。年龄较大或病程较长者，X 线可见到肩部骨质疏松，骨质增生和骨赘形成等。X 线对软组织损伤的诊断率极低。

2. CT 检查 直观评估肩关节的解剖学形态，发现小的骨折、骨质增生等，CT 常常作为肩关节周围炎和肩部骨折、脱位、肿瘤等疾病鉴别诊断的方法。但对软组织损伤的诊断率不高。

3. MRI 检查 可以清楚显示肩关节周围肌肉、肌腱，对于肩袖损伤的鉴别首选 MRI。

4. 超声检查 超声能够显示并动态观察不同排列的肌肉，发现关节积液、滑囊积液、腱鞘及肌腱撕裂、软组织钙化和变性等异常，精确提示病变部位及性质，如：肱二头肌长头或撕裂或钙化、肩峰下滑囊积液或关节前隐窝积液、冈上肌腱撕裂等；盂肱关节前后隐窝、肩胛下肌隐窝以及围绕肩关节的重要神经结构。肩关节超声检查同时可进行相关治疗操作引导。

（三）与肩关节其他疾病鉴别的特殊检查

1. 搭肩试验 患肢肘关节屈曲，手放在对侧肩关节时，如肘关节不能与胸壁贴紧，则为阳性，表示肩关节脱位、粘连。

2. 直尺试验 正常人肩峰位于肱骨外上髁与肱骨大结节连线之内侧。用直尺的边缘贴在上臂外侧，一端靠近肱骨外上髁，另一端如能与肩峰接触，则为阳性，表示肩关节脱位。

3. 肱二头肌抗阻力试验 嘱患者屈肘 90°，检查者一手扶住患者肘部，一手扶住腕部，嘱患者用力屈肘、外展、外旋，检查者拉前臂抗屈肘，如果结节间沟处疼痛为试验阳性。表示该肱二头肌长头肌腱炎或肱二头肌腱滑脱。

4. 疼痛弧试验 嘱患者肩外展或被动外展其上肢，当肩外展到 60°~120° 范围时，肩部出现疼痛为阳性。这一特定区域的外展痛称为疼痛弧，由于冈上肌腱在肩峰下面摩擦、撞击所致，提示冈上肌腱炎。

5. 冈上肌腱断裂试验 嘱患者肩外展，当外展 30°~60° 时，可以看到患侧三角肌明显收缩，但不能外展上举上肢，越用力越耸肩。若被动外展患肢超过 60°，则患者又能主动上举上肢，这一特定区的外展障碍即为阳性，提示有冈上肌腱的断裂或撕裂。

三、 康复评定

（一）疼痛的评定

采用视觉模拟评分法评定疼痛程度。

（二）活动度的评定

采用量角器测量患者肩关节的屈、伸、外展、内旋和外旋等活动度。正常肩关节的活动度：前屈 0°~180°，后伸 0°~60°，外展 0°~180°，内收内旋 0°~80°，内收外旋 0°~80°，外展内旋 0°~70°，外展外旋 0°~90°。在患者接受治疗前后利用量角器测肩关节主动活动度。

（三）肩关节功能评定

根据患者肩疼痛（P）、ROM（R）、ADL（A）、肌力（M）及关节局部形态（F）5 个方面进行综合评定，总分（T）为 100 分。P：患者自觉疼痛的程度和是否影响活动评分，最高 30 分；R：患侧肩关节 ROM 的大小评分，最高 25 分；A：穿上衣、梳头、翻衣领、系围裙、使用手纸、擦对侧腋窝及系腰带 7 项日常生活活动评分，最高 5 分，共 35 分；M：徒手肌力评定法对肩关节五大肌群（前屈、外展、后伸、外旋及内旋肌群）的肌力进行综合评分，最高 5 分；F：肩关节有无脱位、畸形、假关节形成及其程度进行评分，最高 5 分。其中 P、R 及 A 的总分占 90%，M 及 F 总分占 10%。在治疗前后分别进行评测，分值越高，肩关节功能越好（表 15-1）。

表 15-1　肩关节功能评价量表

项目	评分标准						得分	小计
1. 疼痛 （30分）	无					30		
	有时略微疼痛，活动无障碍					25		
	轻度疼痛，普通活动无障碍					20		
	中度疼痛，能够忍受					10		
	高度疼痛，活动严重受限					5		
	因疼痛而完全不能活动					0		
2. 肩关节 活动范围 （25分）		6	5	4/3*	2	1	0	
	前屈	>150	149~120	119~90	89~60	59~30	<30	
	外展	>150	149~120	119~90	89~60	59~30	<30	
	外旋		>60	59~40	39~20	19~10	<10	
	内旋		>60	59~40	39~20	19~10	<10	
	后伸			>45	44~30	29~15	<15	
3. 肌力 （5分）	5级 5	4级 4	3级 3	2级 2	1级 1	0级 0		
4. 日常生活 活动能力 （35分）		容易完成		勉强、疼痛、困难		无法完成		
	穿上衣	5		3		0		
	梳头	5		3		0		
	翻衣领	5		3		0		
	系围裙	5		3		0		
	使用手纸	5		3		0		
	擦对侧腋窝	5		3		0		
	系腰带	5		3		0		
局部形态 （5分）	无异常 5		轻度异常 3		中度异常 2		重度异常 0	

（备注：＊外旋、内旋、后伸为 3 分）　　总分：　分

评定者：　　　　　　　　　评定日期：　　　年　　月　　日

四、康复治疗

（一）早期或急性期

康复目标：减轻疼痛，避免粘连，增加关节活动度。

康复治疗方法：

1. **一般治疗** 局部制动，肩部保暖，防受风寒，以达到改善局部血液循环和解除肌肉紧张的目的。

2. **药物治疗** 肩关节周围炎早期因疼痛影响生活和工作，可适当口服非甾体类消炎药物；肌肉痉挛明显者可用肌肉松弛剂；疼痛严重明显影响睡眠的，可适量用地西泮等镇静药物。

3. **超声引导注射技术** 肩关节周围炎超声引导注射技术可同时明确诊断及治疗，准确穿刺减少损伤，降低风险。穿刺时患者上臂轻度外展及外旋，在喙突和肱骨小结节间隙垂直向后进针。或患者采取坐位，使上臂轻度外展及内旋。在肩峰下方，于三角肌和冈上肌之间垂直进针。临床上常用泼尼松龙混悬液和利多卡因注射液做痛点封闭注射，每周1次，共2~3次。患者疼痛严重，痛点明显、局限者，做多痛点及关节腔注射，如冈上肌腱附着点、肱二头肌腱鞘、肩峰下滑囊前外侧部、小圆肌部位的后关节囊以及盂肱关节腔等，注射后即可进行轻微的关节活动。操作过程中要注意准确穿刺减少损伤、降低风险。若无超声设备，可采用传统的局部注射方法。

4. **物理治疗** 物理治疗的作用：改善局部血液和淋巴液循环，增强组织代谢，消除水肿，促进炎症的吸收，缓解肌肉痉挛，从而减轻和消除疼痛。临床应用表明，在肩关节周围炎早期，应用物理治疗不仅能缓解症状，而且还能延缓病变的发展或缩短病程。常用的治疗方法有超短波、中频电疗、超声波、热疗等。根据不同类型及各时期功能障碍的特点，可选择不同的物理因子进行治疗。

（1）超短波：治疗部位体温升高，增加组织的新陈代谢，促进神经和血管的恢复，消炎止痛，解除粘连。选用治疗剂量为：微热量至温热量，每次10~15分钟，每日1次，10~15次为一疗程。

（2）中频：中频电有镇痛作用和明显的促进血液循环作用，可选用电脑中频、干扰电治疗，电极并置/对置于患肩痛点或痛点周围，每次20分钟，10~15次为一疗程。

（3）超声波：超声波治疗可消炎、止痛，松解粘连。选1~2个痛点处，应用$1.5W/cm^2$，每点8分钟，每日1次。此外可选用蜡饼局部热敷或红外线局部照射等。

（4）激光：激光多用于不同病期的镇痛，氦氖激光或半导体激光，痛点照射。

5. **推拿** 在早期宜采用轻柔手法，目的是改善患肢血液、淋巴循环，消除水肿，缓解疼痛，保持肩关节功能。待疼痛减轻可增加主动运动。常用手法主要为能作用于浅层组织和深部肌肉的一些推拿手法。

6. **运动疗法**

（1）"摆动"运动：身体前屈，躯干与地面平行，手臂自然下垂，首先做前后方向摆动，完成肩关节的前屈、后伸运动，待适应无疼痛后增加左右摆动，完成肩关节的外展、内收运动，最后增加环转运动，一般每个方向20~30次为1组。疼痛明显时在健手的保护下完成摆的动作。

（2）"耸肩"运动：双臂自然下垂身体两侧，双肩向上耸起，于最高位置保持5秒，放松为1次，反复进行，每次5分钟，每日2~3次，如有疼痛可用健手托住患侧肘部保护，在不增加疼痛的前提下完成。

（3）"扩胸"运动：双臂自然下垂身体两侧，双肩向后做扩胸运动，于最大位置保持 5 秒，放松为 1 次，反复进行，每次 5 分钟，每日 2~3 次，如有疼痛可用健手托住患侧肘部保护，在不增加疼痛的前提下完成。

（4）"含胸"运动：双臂自然下垂身体两侧，双肩向前做含胸运动，于最大位置保持 5 秒，放松为 1 次，反复进行，每次 5 分钟，每日 2~3 次，如有疼痛可用健手托住患侧肘部保护，在不增加疼痛的前提下完成。

（二）中末期或慢性期

康复目标：继续增加关节活动度为主，增强肌力，恢复上肢的运动功能。

康复治疗方法：

1. 运动疗法

（1）关节活动度训练

1）肩前屈运动：①仰卧位，屈肘，上肢向上移动过头顶部，至感到疼痛处保持并轻轻振动 1~2 分钟为 1 次，每组 3~5 次，每日 1~2 组。并逐渐增加被动活动角度。另一种方法，仰卧位或坐位，伸肘，上肢向上提举，至感到疼痛处保持并轻轻振动 1~2 分钟为 1 次，每组 3~5 次，每日 1~2 组，并逐渐增加被动活动角度。②患者面对墙壁站立，用患侧手指沿墙缓缓向上爬动，使上肢尽量高举，到最大限度，在墙上做一记号，然后再徐徐向下回原处，反复进行，逐渐增加高度。

2）肩外展运动：①仰卧位或坐位，健手握住患侧肘部，使肩关节前屈 90°，不得耸肩，沿水平方向外展，至感到疼痛处保持 2~3 分钟，待疼痛减轻后继续加大角度，至最大角度为 1 次，每组 3~5 次，每日 1~2 次。并逐渐增加被动活动角度。②患侧靠墙站立，上肢外展，沿墙壁手指向上方爬行到最大限度，在墙上做一记号，然后再徐徐向下回原处，反复进行，逐渐增加高度。③左右手各向左右伸直平抬、手心向下成飞翔势，上下扇动。

3）肩后伸运动：仰卧位，双手抓握体操棒，患侧上肢在床边自然下垂，至感到疼痛处保持 2~3 分钟，待疼痛减轻后继续加大角度，至最大角度为 1 次，每组 3~5 次，每日 1~2 次，并逐渐增加被动活动角度。体操棒保护患侧关节不至于后伸过快。

4）肩外展位外旋运动：仰卧位，肩关节外展 90°，屈肘 90°，健手握患侧手腕，患侧肢体完全放松，健手用力向头部方向推患侧前臂，至感到疼痛处保持 2~3 分钟，待疼痛减轻后继续加大角度，至最大角度为 1 次，每组 3~5 次，每日 1~2 次。并逐渐增加被动活动角度。

5）肩外展位内旋运动：方法基本同上。健手用力向足部方向推患侧前臂。

6）肩外展位后伸运动：患者双手交叉抱住颈项，相当于双耳垂水平线，两肘臂夹住两耳，然后用力向后活动两肘，重复进行。

7）肩关节水平内收运动：仰卧位或坐位，肩前屈 90°，肘屈曲 90°，健手握患侧肘部，向胸前拉患侧上臂，患手尽量去触摸对侧肩部，感到疼痛处保持 2~3 分钟，待疼痛减轻后继续加大角度，至最大角度为 1 次，每组 3~5 次，每日 1~2 次，并逐渐增加被动活动角度。

8）肩关节的后伸、内旋、内收运动：坐位或站立位，身体保持伸直，双手背后，健侧手抓握患侧手腕，向上拉，使患侧手尽量接触对侧肩胛骨。注意不能弯腰。

9）肩关节环形运动：患者站立，患臂自然下垂，肘部伸直，患臂由前向上向后划圈，幅度由小到大，反复数遍。

（2）强化肌力训练

1）肩前屈力量训练：站位或坐位，躯干伸直，早期肌力较差可以在屈肘90°位，上肢前抬起至无痛角度，不能耸肩，至最高位置保持10秒为1次，力量增强后肘关节伸直位练习，同时手握一定负荷进行，每组20~30次，组间休息30秒，4组连续练习，每日2~3次。

2）肩外展力量训练：方法基本同上，上肢外展练习。

3）肩外旋力量训练：屈肘90°，上臂紧贴身体，一弹性橡皮筋一端固定，手拉橡皮筋向外侧用力牵拉皮筋，至最大限度保持10秒为1次，每组20~30次，组间休息30秒，4组连续练习，每日2~3次。

4）肩内旋力量训练：方法基本同上。手拉橡皮筋向内侧用力牵拉皮筋，使手接近身体。

5）双手持体操棒或利用绳索滑轮装置由健肢帮助患肢做肩各轴位的助力运动。

6）双手握肋木下蹲，利用躯干重心下移做牵伸肩部软组织的牵伸练习。

7）利用肩轮等器械进行肩部主动运动。

（3）关节松动术：关节松动术是治疗肩关节周围炎疼痛及活动受限的一种有效实用的手法。其针对性强，见效快，患者痛苦小，容易接受。根据Maitland手法分级对早期疼痛为主者，采用Ⅰ~Ⅱ级手法；病程较长以关节活动障碍为主者，采用Ⅲ~Ⅳ级手法。针对不同方向的运动障碍，分别应用分离、长轴牵引、外展向足侧滑动、前后向滑动和后前向滑动等手法进行治疗。

1）分离牵引：一般松动，缓解疼痛。患者仰卧位，上肢外展50°，治疗师外侧手托住患者上臂远端及肘部，内侧手四指放在腋窝下肱骨头内侧，拇指放在腋前。内侧手向外侧持续拉肱骨约10秒钟，然后放松，重复3~5次。操作中要保持分离牵引力与关节盂的治疗平面相垂直。

2）长轴牵引：一般松动，缓解疼痛。患者仰卧位，上肢稍外展，治疗师外侧手握住肱骨远端，内侧手放在腋窝，拇指在腋前。外侧手向足的方向持续牵拉肱骨约10秒，使肱骨在关节盂内滑动，然后放松，重复3~5次。操作中要保持牵引力与肱骨长轴平行。

3）外展向足侧滑动：增加肩关节的外展。患者仰卧位，上肢外展90°，肘关节屈曲70°，治疗师坐在患侧，外侧手握住肘关节内侧，内侧手虎口放在肱骨近端外侧，掌心朝上。松动时外侧手稍向外牵引，内侧手向足侧方向推动肱骨，主要作用于盂肱关节。

4）前后向滑动：增加肩关节前屈和内旋。患者仰卧位，上肢休息位，治疗师站在患侧，外侧手放在肱骨头上，内侧手放在肱骨远端，外侧手将肱骨的近端由前向后推动。

5）后前向滑动：增加肩关节的后伸和外旋。患者仰卧位，上肢放体侧，屈肘，前臂旋前放在胸前，治疗师站在患侧的肩关节外侧，双手的拇指放在肱骨头的后方，其余四指放在肩部及肱骨头的前方，由后向前推动肱骨头。

以上手法可根据患者具体的病情不同选用每天1次，每次30~40分钟，5次为1个疗程，共3个疗程。操作中需注意手法柔软有节律，尽量使患者感到舒适，观察患者反应调整强度。

2. 物理治疗　冲击波治疗是慢性期常用的物理治疗方法，可明显改善关节活动度，缓解肩部疼痛。对于慢性难治性肩关节周围炎，关节囊粘连明显者效果较好。治疗时以体表解剖标志作为定位依据，并以触痛点为冲击点，避开重要的血管和神经，按照冲击波能量密度，先强后弱再强的原则，每次治疗总冲击3000次左右。

慢性期其他常用的物理治疗方法有局部热敷、红外线局部照射、蜡疗、高频透热治疗、中频电疗等，可视病情选择。运动治疗结束后可选择冰敷，缓解局部的肿胀疼痛。

3. 推拿　慢性期可采用稍重手法，并结合被动运动，目的是缓解疼痛，松解粘连，扩大无痛活动范围，恢复肩胛带肌肉功能。常用手法主要为能作用到深层组织或带有被动运动性质的一些手法，如揉捏、拿法、运法、颤抖等。

4. 手术治疗 对于一些比较难治的肩周炎且明显影响日常生活活动能力，一般采用关节镜技术松解粘连，肩周炎关节镜下松解术具有简单、快速、有效的特点，主要包括肩袖间隙的粘连松解，盂肱上韧带、喙肱韧带、肩胛下肌腱的松解。对于缓解肩周炎的疼痛和恢复关节活动度，具有明显疗效。

关节镜术后康复方案：

（1）术后 0~4 周：疼痛症状明显，可口服止痛药物或非甾体类药物止痛治疗。局部冷敷，或无热量超短波治疗，控制疼痛和肿胀；进行无明显疼痛的 ROM 训练，防止肌肉萎缩。

（2）术后 5~8 周：增强肩部肌力训练，改善肩部神经肌肉控制，使肩关节复合体的运动机制正常化。

（3）术后 9~12 周：做肌肉的抗阻运动，改善肌肉的力量和耐力。

（4）术后 12 周以后：增加活动强度以达到肩关节功能的完全恢复。

五、 健康教育

1. 疾病发作期应注意休息和局部防寒保暖，防止不正确的运动方式造成进一步损伤。

2. 良肢位 仰卧位，在患肩下垫一薄枕，保持肩关节水平位，使肩关节及其周围肌肉、韧带获得最大程度的放松和休息；健侧卧位，在胸前放一高度适中枕头，患侧上肢放在枕头上，防止肩关节过度内收、内旋，造成疼痛；患侧卧位，不建议体位，该体位对患侧肩关节有挤压。

3. 日常生活指导 让患者尽可能使用患侧上肢进行日常生活活动，如穿脱衣服、梳头、洗脸等动作，以增强患侧肩关节的运动功能。尽量减少使用患侧上肢提举重物。

4. 功能锻炼 指导患者自我进行功能锻炼，如医疗体操、肌肉按摩、肌肉放松运动等。应在无痛或轻痛范围内进行，注意避免肩关节的再次受损伤。

5. 心理指导 本病为自限性疾病，多数人常可以不治自愈，更不会发展为严重的残疾。

第二节 肱骨外上髁炎

一、 概述

肱骨外上髁炎（external humeral epicondylitis）是一种肱骨外上髁处伸肌总腱起点附近的慢性损伤性炎症。前臂伸肌起点特别是桡侧腕短伸肌的慢性撕拉伤，这些肌肉反复收缩牵拉肌肉的起点，造成累积性损伤，少部分由肘部直接创伤引起，或与关节炎有关。主要症状表现为肘关节外侧疼痛。因早年发现网球运动员易发生此种损伤，故又称网球肘（tennis elbow）。

（一）损伤机制

肱骨外上髁是肘关节外侧的骨性突起，许多肌肉附着其上，桡侧腕短伸肌腱是最常受累的肌腱，在需要静态和动态伸腕动作活动中发挥作用，并在抓握时稳定腕关节。当前臂过度旋前或旋后位，被动牵拉伸肌（握拳、屈腕）和主动收缩伸肌（伸腕）将对肱骨外上髁处的伸肌总腱起点产生较大张力，如长期反复这种动作即可引起该处的慢性损伤。反复扭伤、反复用力活动腕部的职业和生活动作均可导致这种损伤，网球、羽毛球、乒乓球运动员，击球时用力不当，可造成肌腱微撕裂伤，此外，肌肉力量及耐力下降、前臂肌肉弹性不足、日常活动变化、年龄增长及女性激素水平失衡也可以出现症状。95% 的网球肘患者不是网球运动员。

（二）病理

肱骨外上髁炎的基本病理变化是慢性损伤性炎症，表现为典型的末端病改变。主要有部分伸肌总腱的附着点的撕脱、肱桡关节处的少量炎性滑膜夹挤、伸肌总腱支配伸肌的卡压、桡骨小头的环状韧带病变、慢性刺激引起的伸肌总腱处肉芽组织增生等病理变化。

二、 临床特点

（一）临床表现

1. 肱骨外上髁炎发病缓慢，一般无明显外伤史，患者常有反复屈伸或旋前旋后及劳累病史，多见于 40~50 岁人群，男女发病比例相同，75% 发生于优势手。老年患者多由日常工作引起，年轻患者多与运动损伤有关。

2. 起病可急可缓，也可间歇发病，逐渐出现肘关节外侧痛，在用力握拳、伸腕时加重以致不能持物，严重者拧毛巾、扫地等细小的生活动作均感困难。前臂活动，尤其是前臂旋后运动时，如用力握物、拧物动作，疼痛加剧。握力减退，前臂无力，旋转活动受限，但屈伸活动正常。多数症状可在数月内消退，前臂恢复正常活动。

3. 检查时发现在肱骨外上髁、桡骨头及两者之间有局限性压痛，在肱骨外上髁压痛最明显。有时在距离肱骨外上髁下方 4~5cm 处可触及条索状变硬的伸肌腱。局部肿胀不常见，皮肤无炎症，肘关节活动不受影响。

4. 伸肌腱牵拉试验（Mills 征） 握拳，屈腕，伸肘，然后前臂旋前，此时肘外侧出现疼痛为阳性。此外，抗阻力伸腕外上髁处出现疼痛也为阳性。

5. X 线检查多无异常发现，偶见肱骨外上髁处骨质密度增高的钙化阴影。

（二）鉴别诊断

1. **桡管综合征** 不明原因的前臂疼痛，部位较肱骨外上髁炎偏远；有休息痛；虎口部存在感觉异常；肌电图检查和神经传导诱发电位异常，可与肱骨外上髁炎鉴别。

2. **颈椎病** 上肢外侧疼痛，同时伴有颈部疼痛和僵硬；查体见颈部活动受限；可出现感觉、运动、反射异常；肌电图检查和神经传导诱发电位异常，可与肱骨外上髁炎鉴别。

三、 康复评定

（一）疼痛程度的评估

采用 Nirschl 肌腱病疼痛（表 15-2）。

表 15-2　Nirschl 肌腱病疼痛分期

1 期	运动后轻度疼痛，24 小时内缓解
2 期	运动后疼痛超过 48 小时，通过热身缓解
3 期	运动时疼痛但不影响运动
4 期	运动时疼痛且影响运动
5 期	日常重体力活动引起疼痛
6 期	间歇性静息痛但不影响睡眠，日常轻体力活动可引起疼痛
7 期	持续性的静息痛（钝痛），影响睡眠

（二）网球肘的疗效评估

采用 Verhaar 网球肘疗效评分，分优、良、可、差 4 个等级（表 15-3）。

表 15-3　Verhaar 评分

评分	分级	临床表现
1	优	外上髁疼痛完全解除，患者对治疗结果满意，没有感到握力下降，腕关节背伸时不诱发疼痛
2	良	外上髁疼痛偶尔发生，用力活动以后出现疼痛，患者对治疗结果满意，没有或感到握力上有轻微下降，腕关节背伸时不诱发疼痛
3	可	用力活动后外上髁感到不舒服，但是与治疗以前相比要好得多，患者对治疗结果满意或中等满意，感到握力轻度或中度下降，腕关节背伸时诱发轻度或中度疼痛
4	差	外上髁的疼痛没有减轻，患者对治疗结果不满意，感觉明显握力下降

四、康复治疗

网球肘为一种自限性疾病，非手术治疗常能奏效。对早期或病程短，症状轻微患者，注意休息，避免引起疼痛加重的前臂活动，如腕部用力、前臂的旋转动作等。为预防症状复发，在疼痛缓解至少 1 个月后尽量避免损伤性动作。

（一）药物治疗

对于疼痛症状明显者，口服非甾体类消炎药物止痛，局部可外用消炎止痛药物。

（二）局部制动

一般可使用宽度为 6~8cm 的带搭扣的弹性绷带固定肘部，轻度限制肘部运动。对于疼痛严重者建议使用夹板或石膏托固定肘关节，使关节制动，减轻疼痛及缓解无菌性炎症的进展。

（三）局部注射治疗

局部注射使用醋酸泼尼松龙、利多卡因等药物混合剂，根据痛点在拇伸肌肌腱和示指固有伸肌肌腱之间刺入，或尺骨茎突的外侧横行刺入，注射药物，穿刺注射过程避免针尖刺入肌腱或韧带，注射过程无阻力，方可推送药物。注射后 2~3 周内避免患臂过量活动。症状复发者可重复注射治疗。

（四）物理因子治疗

冲击波：可根据病情严重程度及患者对治疗的耐受程度，选择输出的能量密度、每次冲击的次数 2000~3000 次，每周一次，3 次为一疗程。

其他的物理治疗方法有：蜡疗、红外线局部照射、超短波治疗、超声波治疗、经皮神经电刺激疗法等。

（五）贴扎技术

贴扎技术的作用：减轻疼痛、放松肌肉、增加肘关节的稳定性、消除局部水肿等，效果较明显。具体方法：减轻疼痛：X 形贴布自然拉力，中间为锚，固定于肘关节外侧痛点，尾向两端延展；放松肌肉：Y 形贴布自然拉力，锚固定于背侧掌指关节处，两尾沿桡侧和尺侧腕伸肌走向延展止于肱骨外上髁；固定肘关节：I 形贴布中度拉力，中间为锚，固定于肱骨外上髁，尾向肘关节延展。此技术可在本病的各个阶段应用。

（六）运动疗法

由肌肉放松、被动牵拉、主动前臂伸肌训练和肌力增强训练四部分内容组成。

1. **肌肉放松训练** 首先让患者做经常导致患部疼痛的前臂肌肉收缩动作，然后放松，反复多次，让患者充分感觉紧张与放松的区别，感受疼痛的原因。

2. **被动牵拉训练** 让患者保持放松状态，治疗师一手握住上臂，另一手握住腕部使腕关节屈曲，前臂完全旋前，肘关节屈曲，然后牵伸肘关节使其伸直，重复数次。

3. **主动前臂伸肌训练** 患者面对墙 30~50cm 处站立，上肢伸直向前，手指向下，手背触及墙并加压，然后将伸直的手和前臂缓慢向上滑动，数次即感觉到前臂伸肌有紧张感，继续抗阻向上滑动，伸肌牵拉感更明显，当达到最大的牵拉感觉时，保持该位置不动，持续 1 分钟，重复 5~10 次，每日练习至少 2 次。

4. **肌力增强训练** 针对腕伸肌、腕屈肌、肱二头肌、肱三头肌、肩袖肌群等制定肌力训练方法，开始进行肌力训练前 2 周，应坚持无痛原则，训练结束后加冰敷，防水肿发生。训练方法：手部的等张离心训练；腕部屈伸训练，患者手抓握重量为 0.5~1kg 物体进行缓慢地腕屈伸练习，先掌屈，然后背伸，每个方向保持 1 分钟，重复 5~10 次，每日练习至少 2 次；肘部屈伸训练，患者手抓握重量为 0.5~1kg 物体进行缓慢地腕屈伸练习；肩部各个方位活动。

（七）手术治疗

95% 肱骨外上髁炎患者采用非手术治疗效果良好，一般不考虑手术治疗，极少数症状严重、非手术治疗 1 年无效者，可行手术治疗。常用的术式可选用伸肌腱起点剥离松解、环状韧带部分切除、桡侧腕伸短肌腱延长、肌皮神经血管术切除或旋后肌浅层筋膜弓切开，以及桡神经深支松解术。术后要尽早进行规范的康复治疗。

五、 健康教育

1. 网球肘为一种自限性疾病，非手术治疗常能奏效，患者配合医生治疗很重要。

2. 暂停能引起肱骨外上髁痛的日常生活动作，如限制用力握拳伸腕动作，是治疗和预防复发的基本原则。

3. 职业运动员在训练时，采用正确的姿势。

4. 控制运动量，本病在治疗后，应加强防护，防止复发。

第三节　狭窄性腱鞘炎

一、概述

腱鞘炎为慢性损伤所致，手与腕部狭窄性腱鞘炎是最常见的腱鞘炎，好发于长期、快速、用力使用手指和腕部的中老年妇女、轻工业工人和管弦乐器演奏家等。

（一）解剖特点

1. **腱鞘组成**　人体的长肌腱在跨越活动度较大的关节屈伸面时，坚韧的腱鞘将肌腱约束在骨膜上一定位置，以防止肌腱弹出或向两侧滑移。因此，肌腱与骨面形成弹性极小的"骨 - 纤维隧道"，肌腱在腱鞘内活动。腱鞘的外层为纤维鞘，两端附着于骨面，内层为滑膜，使肌腱和腱鞘之间的摩擦力减小。

2. **腕管组成**　腕管是由腕骨和腕横韧带共同构成的缺乏伸展性的"骨 - 纤维隧道"，其前壁是腕横韧带，后壁是桡腕关节、腕横关节及其表面的筋膜组织，桡侧壁是舟骨结节及大多角骨结节，尺侧壁是豌豆骨及钩状骨。腕管内有正中神经、拇长屈肌腱和 2~4 指屈指深浅肌腱，正中神经最表浅。当腕关节掌屈时，正中神经受压，同时用力握拳，受压更重。

（二）发病机制

腱鞘的近侧或远侧缘为较硬的锐缘，在掌指关节处腱鞘增厚最明显，称为环状韧带。肌腱在边缘上长期、过度用力摩擦后，即可发生肌腱和腱鞘的损伤性炎症，故称为腱鞘炎，又称狭窄性腱鞘炎（stenosing tenosynovitis）。四肢肌腱凡经过"骨 - 纤维隧道"处均可发生腱鞘炎，其中拇长屈肌腱腱鞘炎、拇长展肌与拇短伸肌腱鞘炎及桡骨茎突狭窄性腱鞘炎多见。

二、临床特点

腱鞘炎一般起病缓慢，早期主要表现为局部发僵、疼痛，经缓慢活动后症状可以逐渐消失，随着病程的进展，逐渐出现持续疼痛、发僵，严重者有弹响或绞锁，局部有压痛，患指屈曲不能活动。

腱鞘炎的诊断要点：在腱鞘发生部位及周围有明显压痛；抗阻试验阳性，即由于患病肌腱腱鞘的炎症或肿胀，在关节过伸或过屈时会使疼痛加重；局部肿胀；弹响拇和弹响指；X 线检查排除其他疾患。

（一）拇长屈肌狭窄性腱鞘炎

1. **症状**　拇指疼痛，有时向腕部放射，拇指伸屈时有"弹响"。

2. 体征 拇指呈屈曲畸形，伸屈受限。掌指关节掌侧有压痛结节。被动屈伸拇指时，患处疼痛。

（二）桡骨茎突狭窄性腱鞘炎

1. 症状 腕关节桡侧疼痛，逐渐加重，无力提物；拇指与腕关节屈伸活动时局部疼痛明显，尤以腕关节尺偏及屈拇指动作时加重。

2. 体征 皮肤无炎症，在桡骨茎突表面或其远侧有局限性压痛，有时可扪及痛性结节；Finkelstein 征阳性，即拇指置于掌心，握拳尺偏腕关节时，桡骨茎突处出现疼痛。

（三）腕管综合征

1. 症状 好发于中老年人，女性发病率较高，手部正中神经支配区域（拇指、示指、中指及环指桡侧半）异常感觉、麻木或针刺样感觉，中期可出现腕部及前臂间歇性的钝痛，较少患者放射至肘部或肩部，夜间症状加重。自觉手部无力，动作不灵活，晚期大鱼际肌无力或萎缩。

2. 体征 拇指对掌、外展不能，手部正中神经支配区域感觉丧失，手持物易掉落，无实物感。

（1）屈腕试验（Phalen 试验）：患者手腕处于自主完全掌屈位，如正中神经支配区域在 1 分钟内出现麻痛感或刺痛等感觉异常，Phalen 试验阳性，对于腕管综合征的诊断敏感度为 75%。

（2）正中神经叩击试验（Tinel 征）：在手腕部由远至近叩击，如在正中神经分布区域出现感觉异常，Tinel 试验阳性。

（3）肌电图检查：当临床诊断不明确时，可进行肌电图检查，以帮助确定诊断，腕管综合征患者可见神经传导速度减慢，拇短展肌收缩力减弱。

三、 康复评定

（一）腱鞘炎的康复评定

主要从关节活动度及疼痛方面评定。

1. 关节活动度不同的关节各异，按病变部位关节活动度评定。

2. 疼痛评定采用视觉模拟评分法（VAS）。

（二）腕管综合征的康复评定

见第九章周围神经损伤中第三节评定方法。

四、 康复治疗

（一）制动

采用夹板或支具制动。桡骨茎突狭窄性腱鞘炎患者，将手固定于腕关节背伸 15°~20°，拇指外展 30°，伸直 30°。不固定拇指指间关节，固定 6~8 周，最初 2 周全天固定，之后仅晚上佩戴支具，根据病情，决定支具的佩戴时间。

（二）药物治疗

口服非甾体类消炎药或局部外用双氯芬酸软膏，有良好的止痛效果。

（三）注射治疗

腱鞘内醋酸泼尼松龙局封治疗有很好的疗效，每周注射一次，连续两次。但注射一定要准确，皮下注射则无效。注入药物时，局部应该有明显的胀痛，并向指端及腕部放射，术者可感到注射药物有阻力方证明确实注入鞘内。

（四）物理治疗

冲击波治疗是狭窄性腱鞘炎常用的物理治疗方法。定位以体表解剖标志作为定位依据，并以触痛点为冲击点，避开重要的血管和神经。可由患者感觉，按冲击能量由低向高微调，以患者能耐受为度，每次冲击 2000~3000 次。

其他物理治疗包括有：蜡疗、磁疗、超短波、超声波、中频电治疗，均有不同的疗效。

（五）针刀治疗

病程长，出现交锁、弹响，是小针刀治疗的适应证。可部分替代手术，利用针刀在皮下挑开狭窄的鞘管，能收到显著的效果。

（六）手术治疗

少数非手术治疗无效，病变迁延不愈、症状较严重，影响日常生活者，考虑手术治疗，行腱鞘切开松解术。

1. 腱鞘炎松解术后康复方案

（1）术后 1~2 天：伤口包扎时敷料不限制拇指指间关节活动，用石膏托或支具将手固定于腕背伸 15°~20°，拇指外展 30°，伸直 30°，适当腕关节制动。缓慢活动拇指。

（2）术后 2~14 天：佩戴支具保护，定时脱去支具进行腕关节和拇指功能活动。同时加入物理因子治疗。

（3）术后 14 天后：缝线拆除，继续坚持拇指手腕屈伸功能训练，术后 1 个月避免腕及手指手工活动。

2. 腕管松解术后康复方案

（1）术后 1 天 ~3 周：抬高手和腕部，以减轻水肿；肩肘关节的全范围主动活动；腕关节的伸直、桡侧偏和尺侧偏，主要不进行腕关节的主动屈曲；手指及拇指的肌腱滑动：手伸直至钩握拳位，一组 10 次；直拳位；全握拳位；物理因子：超声波、离子导入法、热敷，运动后冷敷。

（2）术后 4~6 周：肩肘关节抗阻活动；腕关节主动运动；腕关节适量的屈曲活动；手部主动活动；持续的物理因子治疗。

（3）术后 7~12 周：上肢肌力和耐力强化训练；手功能恢复性训练；工作模拟训练。

五、 健康教育

1. 本病疗程长，开始治疗 7~10 天后症状可明显缓解，但需要坚持 1~2 个月治疗。

2. 局部休息，避免腕及拇指反复用力活动。改变工作方法；建议用电脑时使用臂托。

3. 每 3 月随访 1 次，直至症状完全消失。

第四节　跟　痛　症

一、概述

跟痛症（heel pain）是由一系列疾病导致的足跟部疼痛的综合征。按跟部的部位分类，可把跟部疼痛分为跟跖侧疼痛和跟后部疼痛。跟跖侧疼痛的疾病有：跖腱膜炎、跖腱膜断裂、跟脂肪垫炎、足跟外侧神经第一卡压症、跟骨骨刺、跟骨骨膜炎、跟骨骨折等；跟后部疼痛的疾病有：跟腱炎（非止点性跟腱炎、止点性跟腱炎）、跟腱滑囊炎。某些全身性疾病，如类风湿性关节炎、痛风性关节炎、强直性脊柱炎、Reiter 综合征等，也可以引起足跟部疼痛。

本症发生于组织长期累积性损伤和退行性变，常见的病因有：

1. **跖腱膜炎**　跖腱膜是足底浅筋膜部分，由纵行的白纤维组成，起自跟骨跖面，向前伸直，止于跖骨。趾强力背伸时，腱膜紧张，足弓升高，分为内侧束、外侧束和中间束，中间束最厚。行走时，跖趾关节背伸，牵拉跖腱膜，导致跟骨结节牵拉；中老年人足部肌肉力量减弱、韧带退变，足弓变化，跟骨结节被牵拉的力量增大，反复牵拉作用，导致炎症的发生；某些疾病，如胫骨内翻、跟腱挛缩、跟骨外翻、足部畸形等，跖腱膜承受的压力大，长期的牵拉，发生炎症。

2. **跟腱炎**　跟腱炎分为非止点性跟腱炎、止点性跟腱炎。非止点性跟腱炎的内在原因是指跟腱距跟骨止点 4cm 处的跟腱是一个相对缺血区域，此处为最细部分，容易发生损伤。外在的原因是跟腱承受过度应力和反复的微小损伤后引起腱周围炎症和部分断裂。另外，跟腱本身的退行性改变也是跟腱炎的外在原因。止点性跟腱炎是跟腱在跟骨止点部位的病变，常见的患者群为运动员，在运动前准备不足、运动量的突然改变、经常在不平整的地面活动，跟腱由于过度活动、反复应力后发生微小损伤，引发跟腱炎。常常由于跟骨后结节的增生肥大，刺激跟腱囊炎症反应。

3. **足跟脂肪垫炎或萎缩**　足跟部皮肤厚，在皮肤和跟骨之间具有特有的脂肪垫，脂肪垫有防止滑动和吸收震荡的作用。由于长期慢性损伤、劳损、外伤等因素，加重局部受风寒潮湿的作用，该垫发生炎性改变，临床表现为跟骨跖面疼痛肿胀，严重者还可以引起跟下滑囊的炎性改变，在站立或行走时跟骨下面疼痛加重，甚至不能行走。

4. **跟骨骨刺**　跟痛症患者常常在足部 X 线检查可见跟骨结节即跖筋膜和趾短屈肌附着处有大小不等的骨刺。但临床发现，跟痛症患者的疼痛程度与骨刺的大小不成正比，而绝大多数有骨刺的病例并无疼痛。

5. **小神经卡压**　近年来有报道足踝部细小神经，特别是足底小趾展肌神经支卡压是引起足跟痛的主要原因。足跟骨刺、跟下软组织炎及慢性劳损等无菌性炎症刺激和增生性疾病均可压迫足底外侧神经，使其分支压于展肌伸筋膜与跖方肌内侧头下缘之间引起疼痛。

二、 临床特点

（一）跖腱膜炎

1. 肥胖中年女性、舞蹈者、长时间的跑步、长距离行走等喜爱运动的人群中发生较多，发病缓慢。

2. 跟骨跖侧疼痛，在早晨开始行走时疼痛感较重，进一步活动后疼痛有一定缓解，长时间活动后又症状加重。

3. 检查发现跟骨内侧结节和跖腱膜起点处附近有明显压痛，足跟前内侧肿胀，有的患者出现胫骨内翻、跟腱挛缩、足内翻以及扁平足和高弓足等症状。

4. 影像学检查　X 线检查约 50% 患者跟骨结节跖侧有骨刺，有的患者无骨刺，骨刺大小与临床表现不成比例，多数患者有跟骨骨质疏松。B 超和 MRI 可见跖腱膜增厚、水肿。

（二）跟腱炎

1. **非止点性跟腱炎**　运动员多见；早期行走和活动多时，自觉跟腱部疼痛；病情加重时，早晨可感觉到跟腱僵硬，并在休息时也有疼痛，出现跛行。检查发现跟腱部肿胀，被动屈伸踝关节时局部疼痛加重；踝关节的活动度受限；可触及跟腱增粗或表面结节。在跟腱部分断裂和跟腱炎患者，压痛点随着踝关节的屈伸活动而改变，这种表现称为跟腱的疼痛弧征。影像学检查，X 线检查无明显的特征表现；MRI 可显示跟腱退变的程度和范围。

2. **止点性跟腱炎**　运动员的跟腱炎为运动时跟部疼痛；肥胖中老年、不喜好运动的女性；跟后部疼痛开始为间断性，逐渐转化为持续性。跟腱止点外观正常或增大，局部有压痛；单足提踵困难，有时引发疼痛。影像学检查，X 线检查跟腱增宽、跟腱附着不可见钙化和骨赘形成；MRI 不作为常规检查。

三、 康复评定

目前尚无跟痛症的专用评分标准，可以参考 Maryland 足部评分标准（见第九章）。

四、 康复治疗

1. **制动**　晨间疼痛较重时，可夜间夹板或石膏托固定踝关节背伸 5°~10°，严重疼痛者，可石膏固定踝关节于中立位 1 个月。急性期跟痛症状重患者，尽量减少足部负重，让足跟部充分休息，为损伤愈合创造条件。

2. **药物治疗**　外用涂剂，患者可在家中进行，对中老年人来说是一种方便的治疗方法。外用涂剂要注意使用方法。用药之前，应先用温水泡脚，然后用药。涂药范围应大于疼痛范围，用药后要按摩一段时间；口服非甾体类止痛药物，疼痛重的跟痛症患者可口服消炎止痛药。这类药物的作用是抑制局部炎症反应，促进组织愈合，缓解疼痛。常用的药物有：布洛芬、吲哚美辛、双氯芬酸等。

3. **活动**　必须行走时可选用适宜的鞋垫，鞋底放软鞋垫，尤其是跟部中间偏内侧挖空的厚软海绵垫，分散足跟承重压力，增加减震弹性，保护足跟部伤病部位，使之痊愈，还能减少局部承重，防止跟痛症发生。

4. 物理治疗 冲击波治疗是跟痛症常用的物理治疗方法，一般用体表解剖标志结合痛点定位，在足跟触摸压痛点，以压痛点为治疗点，如有 2 个以上痛点，则分别给予治疗，定位时要注意区分不同的病因，结合解剖特点定位。

其他局部用热敷、高频电疗、激光及超声波治疗，还可采用温水浸浴。

5. 局部注射 用醋酸泼尼松与普鲁卡因混合液局部痛点注射，每周 1 次，1~3 次即可。足跟皮肤质韧，注射时本身疼痛较重，为减少疼痛，可依跟骨跖面压痛点定位，从侧面皮肤较薄处进针，操作时应注意无菌，避免合并感染。

6. 手法治疗 按揉跟腱前的内外侧凹陷处，揉推足跟部痛点等手法，每天按摩 1~2 次，以达到促进局部血液循环、松解粘连的目的。

7. 跟腱牵张训练 跟腱挛缩是引起跟痛症（跖腱筋膜炎）的常见原因，适度牵张跟腱有助于炎症消退，每天反复牵张训练是减轻跟痛症有效方法之一。

8. 跖筋膜牵拉训练

（1）足底筋膜自我伸展训练：患者坐在床上或椅子上，用手抓足趾向上向后牵拉，感觉足底有牵伸感，维持约 15~30 秒，然后放松。重复 5 次为一组，每天 3 组训练。

（2）被动伸展训练：患者长坐位，保持患膝关节伸直，将一块毛巾（亦可使用弹性训练带）放置在足前部，向头侧牵拉足趾，感觉小腿三头肌有牵拉感，足底被充分牵开。维持 15~30 秒，然后放松。开始每组 10 下，之后增加到每组 30 下，每次做 3 组，每天 3 次。整个牵拉过程要轻要慢，避免发生疼痛。如该动作完成，开始站立位腓肠肌伸展训练。

（3）站立位腓肠肌伸展训练：患者面墙站立，双臂前举扶墙至肩水平。健侧膝关节屈曲，患腿尽量向后伸，脚跟尽量不离地，身体前倾，感觉小腿三头肌有牵拉感时，维持 20~30 秒。每 3~5 组，每组 3 次，每天 3 次。

9. 足矫形垫 应用特殊柔软性和弹性好的材料，利用运动鞋原理设计的足矫形垫，吸收足跟压力，有效缓解运动中跟骨疼痛症状。

10. 手术治疗 对于经久不愈的患者，应考虑手术治疗。手术的方法有跟骨骨刺或跟下滑囊切除、跟骨钻孔术、神经松解术等。切口愈合后即可功能训练，练习踝关节背屈肌旋转活动；根据病情恢复情况，穿软底鞋下床站立和行走，开始时扶床进行，初始患侧负重 25%，逐渐增加负重并逐步延长站立时间和行走时间，至完全负重，恢复正常生活和工作。

五、 健康教育

1. **鞋的选择** 鞋大小要合适、柔软、宽松，鞋底要有一定的厚度，过薄、过软易损伤足跟，鞋底舒适可以减少足部跟腱的拉力，减轻摩擦，达到保护足跟的目的。

2. **良好的生活习惯** 每日热水泡足，保持足部清洁和良好的血液循环，减轻局部炎症。

3. **避免外伤** 不要在毫无准备的情况下进行过于疲劳的徒步旅行或爬山、跑跳，如果发现足跟疼痛，应该及时调整，充分休息，以免足跟部得不到良好的休息。

4. **足部保暖** 天气转冷时，要注意足部保暖，防止足部受风寒、潮湿的侵袭，多数患者的足跟痛与寒冷、风湿有关。

5. 老年人注意多摄入钙，并多晒太阳，防止骨质疏松和跟骨骨刺的形成，此外要补充多种维生素。

6. 肥胖患者减轻体重。

第五节　肌筋膜疼痛综合征

一、概述

（一）定义

肌肉筋膜疼痛综合征（myofascial pain syndrome，MPS）是肌纤维激痛点（trigger point，MTrP）出现在多于一块肌肉或肌群的慢性疼痛综合征。这种疼痛状态多与骨性关节炎，风湿性关节炎，系统性红斑狼疮，慢性腰背痛和肌纤维疼痛综合征有关。

（二）发病机制

MPS 常伴有局部和牵扯性疼痛，无力，关节运动范围减小。而通常表现为自发性症状，肌纤维激痛点多在活动时诱发而局部肌肉的抽搐痛。MPS 与肌肉的缺血和自发性电活动以及降钙素（CGRP）和 P 物质，去甲肾上腺素，肿瘤坏死因子 α，白细胞介素 1、6 和组织的 pH 的降低以及外周神经的自发性活跃有关。肌纤维激痛点的出现是 MPS 的病理学基础，肌肉张力的增加是由于肌肉的黏弹性和收缩性引起的，包括紧张性头痛和下肢的肌肉痉挛。

反复微小损伤可导致肌纤维紧张，从而形成 MTrP。MTrP 对伤害性和非伤害性刺激的敏感性均升高，但升高的病理机制至今尚不清楚。目前已发现该处的运动终板的乙酰胆碱浓度的增加，乙酰胆碱受体和胆碱酯酶的活性的变化可能导致活动性 MTrP 处运动终板功能异常和终板电位活动增强，引起肌的后连接持续的去极化，从而产生持续性肌节缩短和肌纤维收缩。

（三）激痛点的确定

确认激痛点有五个主要标准：①局部疼痛，患者会陈述身体某部位的局部疼痛，但不一定能指出特点的痛点；②存在自发性牵涉痛或经常引发牵涉痛；③可触及骨骼肌压痛紧张带（palpable taut band）：沿肌肉走向，可摸到像绳索般肌肉紧绷的区域；④紧张带上有高度敏感点；⑤关节活动度的受限：因肌肉紧绷导致关节活动度受限。

除上述五个主要标准外，还有三个次要标准：①按压激痛点可使症状再现；②弹拨紧张带可引起局部抽搐反应；③可采用伸展或注射的方法缓解疼痛。

患者符合所有五项主要标准，再加上最少一项次要标准，才是一个活动性激痛点。

（四）致病因素

1. **主要因素**　由颈肩背等部位的软组织遭受急性损伤未愈、长期慢性劳损或持续性负荷过重所造成，慢性劳损的发生与持续性的姿势不良、缺乏运动有关。肌肉、筋膜等在上述致病因素作用下产生不同程度的创伤性无菌炎性反应，其中肌腱和筋膜附着处多为牵拉应力的集中部位，更易受到损伤而产生疼痛。在初次损伤后，激痛点通常呈隐性，当同一区域再次遭受损伤、压迫或寒冷、潮湿等刺激时，即使刺激强度较小，仍易激活激痛点，导致严重疼痛。

2. 次要因素　筋膜弹性随着年龄的增长逐渐下降，易出现肌肉疼痛和肌肉僵硬。焦虑、交感神经兴奋或睡眠剥夺导致的肌紧张和肌疲劳等，均可诱发肌筋膜疼痛综合征。

二、临床特点

（一）症状

1. **自发性疼痛**　患者主诉在皮下组织、肌肉及关节有部位不明确的区域性酸痛，疼痛特点：局部受凉、疲劳、气温冷、深夜、清晨、傍晚、情绪不佳、长时静止、运动过度时疼痛加重，活动、按摩、理疗时疼痛减轻。

2. **疼痛发作**　疼痛反复发作与肌肉某种程度的过度负荷有关。让肌肉保持在缩短的位置上，或在缩短状态下收缩，就会加快潜伏性激痛点转化为活动性激痛点，诱发疼痛症状。激痛点常见于颈肩部的上斜方肌、斜角肌、胸锁乳突肌、肩胛提肌和骨盆带区域的腰方肌，另外也见于咀嚼肌。

3. **疲劳和肌无力**　受侵犯的肌肉无力或耐力下降，相关的肌肉协同性减弱，也可见其他肌肉的痉挛。

4. **抑郁**　长期、反复的慢性疼痛会导致抑郁，抑郁可以降低疼痛的阈值，强化疼痛感，从而形成恶性循环。抑郁的表现：失眠、食欲缺乏、体重下降、记忆力减退、情绪低落，甚至有自杀或死亡的念头、学习和工作的能力下降出现社交障碍等。

（二）体征

1. **激痛点**　在疼痛区域内存在激痛点，即压痛最明显点，压迫该点会引发相应区域的牵涉痛。可触及骨骼肌压痛紧张带，弹拨紧张带可引起局部抽搐反应。

2. **功能障碍**　部分患者可出现关节活动范围受限，肌力下降、肌肉痉挛、姿势协调性下降。

3. **肌筋膜痛**　可以出现在患有肩部外伤或肩周炎的患者身上，也可以出现在患有髋或膝关节骨性关节炎的患者身上，与这些疾病同时存在。

（三）实验室检查

1. **针极肌电图**　将针与肌电图仪器相连并缓慢刺入治疗区域，观察到运动单元活动电位（motor unit action potentials，MUAPs）时即表明针位于激痛点区域，其形态与肌束震颤相似。

2. **表面肌电图**　受侵犯肌肉肌电图振幅显著增加、中位能量频率显著减少，两者都是初期疲劳的特征。延缓的放松度表现为持续性低幅度肌电图活动。

3. **超声波影像**　通过超声波监视局部抽搐反应，是临床上检测激痛点比较客观的方法之一。

4. **磁共振弹性成像**　可发现肌筋膜痛患者紧张带的硬度较周围肌肉组织约高 50%，多普勒弹性超声成像亦有相似发现。

（四）诊断标准

肌筋膜疼痛综合征的诊断，首先要排除疼痛是否来自器质性和其他的病变，如非肌筋膜的疼痛（皮肤和瘢痕痛、骨膜痛、针灸穴位痛和运动神经终板痛）、骨骼系统疾病、神经疾病、内脏疾病、感染性疾病、新生物和精神性疼痛等，根据下列标准诊断。

1. 突然发作的肌肉过用或跟随肌肉过用发作的一个短暂时期后的疼痛；反复和慢性过用受累肌肉而引起的肌痛；不明原因的肌痛。

2. 肌肉疼痛点和痛点处可触及张力带及其上的收缩性结节。

3. 压力和针刺触发点可引发疼痛和牵涉痛。每个肌的激痛点伴有其特征性的远处牵涉痛。

4. 快速触诊和针刺触发点可引发局部抽搐反应。

5. 肌电图（EMG）上可记录到触发点处的自发性电位和运动终板神经末梢的去极化的电波。

6. 受累肌肉的运动和牵张范围受限及肌力稍变弱。

7. 晨起、过度活动、睡眠不足时加重。

三、 康复评定

采用视觉模拟评分法（visual analogue scale，VAS）进行疼痛评定。

肌力检查采用徒手肌力测定法。

关节活动度检查，依据受累关节测定。

四、 康复治疗

治疗原则是减轻疼痛，缓解骨骼肌的持续收缩，改善周围的血液循环。

（一）药物治疗

1. **口服药物** 常用的药物有非甾体类药、抗抑郁药、镇静药物、肌松剂、维生素类药物以及中药等。非甾体类药和肌松药用于治疗轻中度肌筋膜疼痛综合征，对于重度肌筋膜疼痛综合征可用吗啡类药物，出现神经性症状时使用抗抑郁药，影响睡眠患者可口服镇静药物。在损伤修复期，如果维生素在机体内缺乏就可以引起多处肌触发点的产生。特别是水溶性维生素的缺乏更容易引起肌触发点疼痛。因此，长期恰当地补给多种维生素，有利于巩固治疗和减少复发。

2. **痛点注射** 痛点注射疗法的目的是破坏激痛点，使用的药物包括0.9%氯化钠溶液、局部麻醉药、类固醇类药物等。

（二）肌肉牵张和冷喷雾疗法

牵张是指对有激痛点疼痛的肌肉进行持续性牵张。由于关节的存在，不同位置的肌肉有不同的牵张方法。冷喷雾是指快速对表面皮肤冷却的方法来达到神经反馈性镇痛，这种方法是用氯乙烷、氟甲烷或其他冷喷雾剂，顺一定的方向（从触发点到牵涉痛处）反复地喷在正在被牵张的肌肉皮肤表面上。必须记住的是在牵张肌肉的状态下进行冷喷雾。其原理是应用冷来抑制疼痛向中枢的传入，从而可使激痛点处的张力带被更大程度地拉松。

（三）针刺法

针刺是反复在不同的方向上穿刺来破坏或刺激激痛点和张力带，从而灭活感觉神经元的疼痛感觉。一般有干针和湿针两种方法。

（四）肉毒毒素注射

肉毒毒素可以阻断乙酰胆碱在神经肌间隙的释放，使活动过度的肌肉放松，从而也使局部缺血状况得以缓解；同时也阻止乙酰胆碱的摄入，使进入脊髓的通路被阻断。常用的肉毒毒素有A和B两型，多用A型，如果A型失效可以改用B型。但仍需要对受累肌的牵张锻炼来巩固肉毒毒素的疗效。这种方法因为麻烦，不常使用。

（五）小针刀

小针刀可以切开或剥离局限性软组织粘连，加强局部组织的活动能力和促进血液循环。但小针刀治疗是一种闭合性手术，在一些含有重要神经血管或器官的部位，如颈椎、梨状肌或跟腱等部位应慎用。

（六）物理疗法

1. **电刺激治疗**　电刺激一直是临床治疗疼痛的有效手段，经皮神经电刺激（TENS）是一种经典电刺激疗法，被广泛应用于各种疼痛的治疗中。电抽搐肌内刺激（electrical twitch obtaining intramuscularstimulation，ETOIMS）通过一支单极肌电图电极针，刺激深部的运动终板，引发一次肌肉抽搐反应。这种技术是对针灸及干针疗法的改进。

2. **超声疗法**　超声波是利用压电晶体将电能转化为机械振动能，通过其热能和机械作用，增强局部组织的代谢循环，促进肌筋膜组织再生、延伸，从而达到缓解局部疼痛和治疗的效果。

3. **冲击波疗法**　确定激痛点后，进行冲击波治疗，强度以患者耐受为度，冲击次数2000次，5日一次，3次为一疗程。

4. **激光治疗**　激光治疗一直被应用于MPS软组织的治疗，一般采用氦氖激光或半导体激光，痛点照射。但其止痛效果和起效机制仍不清楚，目前对其机制的相关理论包括"闸门控制理论"和微循环系统刺激学说。

（七）运动疗法

许多研究早已证实运动对于肌筋膜疼痛综合征的正面效益。运动的训练除了要强调在局部的柔软度、肌力与肌耐力的增强以外，也要鼓励患者从事规律的有氧运动，尤其是针对慢性患者。除了原有的运动效益以外，借由运动可以让患者改变原来静态的生活形态，从运动中还可以获得成就感和与外界接触的机会，如此都可以进一步改善患者的心理状态，远离身心交迫的煎熬。

五、 健康教育

1. 尽量在急性期进行早期治疗，避免发展为慢性疼痛。
2. 改善生活方式、工作习惯，改变坐姿，保证适当和适量的运动。
3. 避免焦虑、忧郁等负面情绪，可有效地预防肌筋膜疼痛综合征的再次发作。

思考题

1. 肩关节周围炎急性期和慢性期有哪些康复治疗方法？
2. 简述肱骨外上髁炎的康复评定与康复治疗方法。
3. 简述腱鞘炎的康复治疗方法和术后康复治疗方法。
4. 简述跟痛症的 Maryland 足部评分标准和康复治疗方法。
5. 简述肌筋膜疼痛综合征的康复治疗方法。

（邢晓红）

第十六章
特殊问题康复

第一节 关节挛缩

一、概述

关节挛缩（joint contracture）系指各种原因造成的关节主动和被动活动度的减低，它是目前临床上十分常见的症状。在外伤或肢体关节周围组织发生病变，手术及关节固定，特别是不适当的外固定、超时间的外固定以后，而又未经过系统的康复治疗，都可能导致关节挛缩的发生。引起关节活动受限的主要原因有关节疼痛、关节病、关节囊或关节周围组织的纤维化、关节周围肌肉的失用性萎缩等。

二、临床特点

（一）病因及发病机制

关节挛缩主要表现为关节活动度下降，导致肢体功能明显的障碍。临床上引起关节挛缩的因素有许多，最常见的为骨关节系统损伤，其引起关节挛缩发生的两个关键性的因素即是外伤导致骨关节及其周围软组织的破坏以及关节固定。关节周围外伤后引起涉及关节面的骨折、关节囊的损伤破裂、关节周围韧带和肌肉的损伤，以及由于损伤引起的本体感受器的破坏、创伤后血肿纤维化与瘢痕粘连、关节囊及附近组织的粘连与挛缩，以及跨关节的肌肉、肌腱与周围滑囊等组织挛缩和粘连，使肌腱上下滑移幅度缩小，导致关节活动受限，从而引起关节挛缩的发生。关节固定或其他各种原因引起关节囊或关节支持组织、关节周围软组织等纤维化和短缩，导致关节被动性伸展时有固定性的高度抵抗力，同样会引起关节挛缩的发生。

除了骨关节系统的直接损伤外，关节挛缩还是许多神经系统疾病如脑卒中、脊髓损伤、脑外伤以及脑瘫等的并发症。此外，一些特殊身体状况的人群发生关节挛缩的机会明显提高。烧伤后关节周围的瘢痕组织及手术后产生的切口瘢痕发生皮肤挛缩，长期卧床、错误性的姿势体位造成的关节挛缩，均可使关节运动受到限制，进而可能引起关节僵硬，甚至关节强直。由于老年人肌肉纤维的损失和结缔组织比例的相对增加，使得老年人更容易发生关节挛缩。对于糖尿病患者，由于微血管病变的产生，也会使关节挛缩的发生机会增加。

（二）分类

根据限制关节活动的解剖学因素，可以将关节挛缩分为关节源性、肌源性、软组织源性以及混合性。

1. **关节源性** 由关节内组织如关节囊、关节软骨等发生病变所引起的挛缩，常见原因包括关节软骨的损伤、关节内感染、外伤、退行性关节疾病、关节囊纤维化、滑囊和纤维脂肪组织增生等。

2. **肌源性** 引起肌源性挛缩发生的因素主要有炎症（如肌炎、多肌炎等）、退行性变（如肌肉营养不良等）、缺血性疾病（如糖尿病、周围血管病、骨筋膜间隔综合征等）、痉挛状态（如卒中、多发性硬化、脊髓损伤）、弛缓性瘫痪（如肌肉不平衡等）、机械性（如错误的坐卧体位等）。

3. **软组织源性** 产生软组织源性关节挛缩发生的主要病因有外伤、炎症等引起的关节周围软组织损伤，外伤、烧伤、感染、系统性硬化导致的皮肤、皮下组织的损伤、肌腱炎、韧带撕裂和纤维化等。

4. **混合性** 临床上发生的关节挛缩，往往是由以上多种因素共同作用所引起的，称为混合性。

（三）临床表现

1. 症状和体征

（1）有外伤手术治疗的病史或肢体关节的炎症改变，可引起受累关节的肿胀、关节周围皮温升高，产生疼痛限制了关节活动；

（2）关节周围可有外伤或者手术后遗留的皮肤瘢痕存在；

（3）关节常处于限制性体位状态，活动受限，这些限制性体位状态的产生往往与患者外伤或者手术后关节固定的方式有关，如肘关节常处于屈曲状态，膝关节常处于伸直状态，而踝关节常处于中立位；

（4）由于关节长期不活动，关节周围组织或同侧肢体有明显的肌肉萎缩，肌力减退，进而影响关节活动；

（5）上、下肢关节挛缩均可有关节功能障碍的表现，下肢关节还可有步态的改变，部分或严重影响患者的日常生活。

2. 影像学检查
对挛缩关节行 X 线检查，常能提示关节骨质的改变，有无骨化性肌炎的发生，及内固定物的状况等影响关节活动的因素。必要时，需要进行 CT 扫描甚至三维重建了解骨折内固定物及关节面的情况。现在一般内植物均为生物相容性较好的钛合金材料（关节置换术除外），对于关节部位的术后复查，可以考虑 MRI 检查，以了解韧带、关节软骨及关节周围软组织乃至关节面的状况。

三、 康复评定

1. 详细了解患者的基础身体状况，关节挛缩的致病原因，发生、发展过程及治疗的情况，注意是否曾有过粗暴的牵压关节史等。

2. 仔细查看关节周围瘢痕情况及特点，应注意关节周围局部温度、湿度、肌肉弹性等。对烧伤后的肥厚性瘢痕应注意其质地、色泽、弹性、厚度、感觉等。

3. **疼痛评定** 通常用视觉模拟评分法（visual analogue scale，VAS）对患者疼痛的程度进行评定。

4. 手法检测关节周围肌肉肌力、肌肉周径、关节的活动范围，对于下肢关节，还需评估患者的步态。

（1）关节挛缩发生后，挛缩关节周围肌肉常发生萎缩，需对关节周围肌肉肌力进行评定，临床常用的是徒手肌力评定法（MMS）。

（2）关节挛缩发生后，由于肌肉萎缩等的发生，关节周围肢体周径也会减小，可对关节周围肢体周径进行测量。为了了解肌肉萎缩程度，常选择肌腹位置进行测量，测量需双侧对比进行。临床上常用的肢体周径测量部位有：上臂：肩峰下10cm；前臂：尺骨鹰嘴下10cm；大腿：髌骨上缘上10cm；小腿：髌骨下缘下10cm。

（3）关节挛缩形成后，受累关节的活动范围会不同程度受限，因而，关节活动范围也是关节挛缩发生后评定的一项重要内容，常采用量角器进行测量。

（4）对于下肢关节如膝关节、踝关节等，发生关节挛缩后常可引起步态的改变，因而需对患者步态进行评定。

5. 由于受累关节活动能力不同程度受限，关节挛缩患者的日常生活活动能力减低，日常生活活动能力主要有用手的活动，床上活动，站立行走和自理活动能力（如穿衣、洗漱、进食、自行如厕、户外运动等）。

6. 结合X线片，必要时CT和MRI检查，了解骨关节及关节周围组织内的异常改变，严重的关节挛缩和皮肤瘢痕常会导致关节脱位和畸形。

四、 康复治疗

关节挛缩形成后，根据患者病情轻重，可行相应的康复治疗或者手术治疗促进患者关节功能的恢复。关节挛缩康复治疗的基本目的是恢复正常关节活动范围、关节周围肌肉的肌力以及减轻疼痛等。目前治疗方法主要是非手术康复治疗以及手术松解治疗。

（一）一般治疗

可保持或改善挛缩关节的活动范围，防止肌萎缩，增强韧带弹性，增加肌力，提高关节的灵活性，可采取几种方式进行。

1. **保持关节的功能位**　功能位是关节进行能够基本功能活动的体位。如肩关节功能位为肩关节外展45°、前屈30°、内旋15°；肘关节功能位为肘关节屈曲90°左右；腕关节功能位为腕关节背屈20°~30°；髋关节功能位为前屈15°~20°、外展10°~20°、外旋5°~10°；膝关节功能位为膝屈曲5°~10°；踝关节的功能位是0°（即足与小腿成90°垂直位），在此位置能完成站、走等动作。由于体位不正确而引起的关节挛缩变形常见的有上肢肩关节内收、内旋，肘关节屈曲，前臂旋前，腕关节屈曲，手指屈曲，下肢髋关节外旋，膝关节伸展，踝关节内翻，足下垂等。

保持关节功能位必须24小时连续进行，卧位时可用枕头、毛毯等物垫于相应部位保持关节固定。对有明显关节挛缩者可用石膏或塑料夹板矫形器固定在功能位。

2. **经常变换体位**　对于卧床等存在运动障碍的患者，维持正确的体位、保持关节的功能位，对于关节挛缩的预防是非常重要的。但无论什么体位，如果长期保持不变，都容易在该姿势下发生挛缩。因此，保持良好体位必须与体位变换相结合进行。

3. **等长性肌肉收缩**　对于一些发生创伤的关节，在关节外伤早期阶段，为了避免关节损伤的进一步加重，不能进行关节活动，特别是骨折复位固定后尚未愈合时，或关节肿胀疼痛影响活动者，此时，可进行关节周围肌肉等长收缩训练，即所谓"绷劲"，可嘱患者每天行多次有关肌肉的等长收缩训练，防止肌肉萎缩，也能避免关节挛缩的发生。例如对于一个肘关节周围骨折患者进行关节固定阶段，可嘱患者进行肱二头肌等长收缩训练；对于一个膝关节周围骨折患者进行关节固定阶段，可嘱患者行股四头肌等长收缩训练。

（二）运动疗法

运动疗法以增加关节运动范围为目的，一般性的关节可以做主动运动、主动助力运动、被动运动、抗阻力运动，同时增强肌力、耐力和功能性运动。可以根据患者的具体情况选择其中的一项或组合多项治疗方法。可通过关节松动和关节牵张技术、关节牵引术，使关节周围组织及关节囊松弛，恢复弹性，能使中、轻度的瘢痕组织柔软、弹性和长度得到改变。严重的关节外瘢痕必要时可经手术松解和整形延长术，改善局部条件，术后再进行关节的功能训练。可以辅助徒手牵伸、外力牵伸的方法，改善关节功能。

（三）物理因子治疗

物理因子治疗常与运动疗法同时进行促进关节功能的恢复。在治疗前后均可采用蜡疗、光疗、红外线、超声波、超短波、微波治疗等手段，缓解关节的紧张性，改善局部血液循环，增强关节周围组织和皮肤的弹性，软化瘢痕等，对关节的功能恢复有明显的促进作用。

（四）矫形器的应用

矫形器是目前康复中的一个重要辅具，矫形器之所以能用于纠正畸形和提高关节活动度，是由于它提供一个温和持久的牵伸力长时间作用于肌腱、韧带和关节囊等部位或瘢痕组织，影响其胶原重塑和组织生长，提高组织延展性。通过装配合适的支具或夹板，在关节功能训练后，用支具或夹板将关节固定在一个比较适当的抗挛缩位置，治疗性张应力作用于短缩的关节周围结缔组织和肌肉，经过一段时间，张力引导这些组织重新塑形，其长度增加，防止挛缩进展，保持关节治疗的效果。还可以装配上弹性牵引装置，主、被动对小关节（腕、掌、手指）进行练习。治疗关节挛缩的矫形器有静力型、静态进展型和动力型三大类型。

（五）牵引术

是通过有支架的牵引床和支具的牵引装置及徒手对肢体的牵引，产生足够大的机械力，使关节间隙拉长，关节周围组织及关节囊处在一个松弛状态。牵引的生物力学机制，即通过缓慢渐增及持续的牵引，使病变周围软组织的张力明显下降，在牵引力的作用下，关节远端出现一定的位移，使关节间隙增宽，恢复或重建关节的生物力学关系，从而调整和恢复破坏了的关节内外平衡，增加关节活动范围，起到治疗作用。

（六）压力治疗

压力治疗又称加压疗法，是指通过对人体体表施加适当的压力，以预防或抑制皮肤瘢痕增生，防治肢体肿胀的治疗方法。早期的瘢痕组织可以采用弹性的压力绷带、压力性装置（间歇式梯度压力治疗仪）对瘢痕进行压力治疗，可以有效地减少瘢痕生长，使其变软，增强弹性。压力疗法用于治疗瘢痕的机制尚不清楚，目前普遍认为压力疗法对瘢痕治疗作用的关键在于通过持续加压使局部的毛细血管受压萎缩，数量减少，内皮细胞破碎等，从而造成瘢痕组织局部的缺血、缺氧，进而抑制瘢痕生长。

（七）作业疗法

作业疗法可以帮助患者增强自主生活的能力，辅助行走步行器、轮椅车等进行室外活动，一方面可以促进患者关节功能的恢复，另一方面有利于患者与人群的交流沟通，增强生活的自信心。

（八）步态训练

关节僵硬和瘢痕挛缩可造成不同程度的步态改变，加之肌力减退，常可出现行走障碍和步态的改变。要将增加关节活动度、增强肌力训练和步态训练结合起来。用行走辅助装置，增加其站立、行走的时间，纠正错误步态。

（九）中医、中药治疗

临床上用于关节挛缩治疗的药物中，除了常规的非甾体类抗炎药对症止痛处理以及伴有肌痉挛的关节挛缩可应用抗痉挛药物进行治疗外，还可采用多种中药熏蒸处理。中药熏蒸治疗可以有效减少瘢痕形成，促进局部血液循环，减少瘢痕对关节的限制性和关节囊的挛缩，能够改善关节的运动范围。同时，中药有消炎、止痛等治疗效果，可以有效预防和治疗关节挛缩，气流中微小的固体颗粒也可对患处起到刺激、摩擦、按摩等作用，可有效软化、松解瘢痕组织。

（十）手术松解及术后康复

如果关节挛缩已经发生，限制了关节的功能，则需要行松解手术。临床上，可依据患者的基础身体状况以及挛缩的具体情况采取不同的手术方式。随着科学技术的发展，医疗技术的提高，医疗材料及工具的现代化，治疗关节挛缩的手术方式也在不断进步发展。如皮肤瘢痕可行瘢痕切除术和瘢痕Z字延长术、皮瓣转移修复术、关节周围组织切断、延长修复术等，以达到改善关节运动范围的目的。临床上用的手术方式还有股四头肌成形术、关节镜下射频消融松解术等。同时，对于一些膝关节受到严重创伤或创伤后晚期不可逆严重关节挛缩，治疗仍比较困难，有学者曾采用关节置换进行治疗。归纳起来，对于关节挛缩患者进行手术治疗，需要综合考虑发病原因、患者的病情严重程度以及患者手术耐受情况等，选择最为合适的手术方案，并且应尽量早期治疗，避免事倍功半。

手术后的康复非常重要，一般在2~3天后即行康复治疗，以主动运动为主，辅助被动功能训练，并且逐日加强训练时间和运动强度，防止挛缩和粘连的发生。辅助CPM机治疗，也能较好地防止挛缩和改善关节的活动度。通过CPM机带动关节缓慢持续屈伸运动，可防止关节内外粘连，同时通过持续运动，可将关节液均匀涂布于关节面上，加速关节液的更新代谢，进而增加关节软骨的营养和代谢，同时可加快关节内外组织血液循环，促进消肿和纤维素的吸收，松解关节粘连，有利于关节活动度的恢复。

（十一）心理治疗

患者因长期卧床，不适当的姿势摆放，关节的局部病理性改变及烧伤的瘢痕挛缩等因素，造成的关节功能障碍，可产生较严重的心理疾患，对功能的恢复信心不足，加之关节功能恢复训练时间较长，可能会加重患者的心理负担，此时的心理治疗尤为重要，能使其增强战胜疾病的自信心，主动配合康复治疗，达到事半功倍的效果。心理治疗要有医务人员和患者家属亲属共同参与，心理治疗人员应注意建立良好的医患关系，使患者身心放松，解除其内心痛苦，矫正或重建某种行为等。

五、 健康教育

对关节挛缩患者进行健康教育，可以帮助患者减轻焦虑情绪，增强患者治疗的积极性，从而达到更好的治疗效果。健康教育主要可以从以下几个方面展开。

1. 让患者对关节挛缩发生的自然过程、病因和发病机制以及对患者日后正常生活可能造成的影响等方面有一个初步的认识。

2. 告知患者日常生活中要注意适当调整生活方式，尽量避免可能使关节挛缩加重的不利因素。

3. 让患者了解其关节挛缩发生的具体部位、病情严重程度等，告知患者及其家人最适宜的治疗方法和预期恢复的结果，并说明可能出现的意外，以取得患者及其家人的理解和配合，减少医疗纠纷的发生。

4. 让患者及家属明白家庭的支持、乐观的心态在康复过程中所起的积极作用。

第二节 复杂性局部疼痛综合征

一、 概述

复杂性局部疼痛综合征（complex regional pain syndrome，CRPS）是继发于意外损伤、重大疾病后出现的以严重顽固性、多变性疼痛、血管舒缩失衡、营养不良和功能障碍为特征的临床综合征。1994 年国际疼痛研究协会提出 CRPS 这一名词，之前被称作 Sudeck 营养障碍症（Sudeck's dystrophy）、骨痛退化症（algodystrophy）、灼性神经痛（causalgia）或反射性交感神经营养不良（reflex sympathetic dystrophy）等。"复杂性"指与痛伴随的临床症状多种多样，如感觉、运动和自主神经功能异常。"局部"指症状和体征分布的局灶性，常向受累肢体的远端放射，超出某一特定神经或神经根的支配范围。"疼痛"则是该症的核心症状。原发性 CRPS 罕见，典型 CRPS 常继发于轻微组织损伤或肢体外伤。

二、 临床特点

（一）病因及发病机制

1. CRPS 的病理生理机制尚不清楚，平均受伤年龄从 36~46 岁不等，性别比例为女：男 =（2.3~3）：1；起病常与创伤、制动、静脉穿刺、肌内注射或手术有关；继发的疼痛综合征与原发损伤的程度无关。肢体的多种手术与 CRPS 发生有关，如腕部手术 CRPS 的发生率可达 7%~37%。紧张、压力大、不良的生活事件等心理因素被认为是影响 CRPS 发生及其程度的潜在危险因素。

2. 交感神经系统的作用 交感神经系统在动物及人类慢性疼痛和炎性疼痛中均发挥作用。神经性痛和炎性疼痛的临床前模型均显示 α- 肾上腺素受体上调、α- 肾上腺素受体敏感化，以及在交感传出和感觉传入纤维之间存在功能性偶联。临床上，反射性交感营养不良（reflex sympathetic

dystrophy，RSD）患者有明显的交感神经系统功能损伤，表现为组织中交感性渗出减少、肾上腺素能反应性增强。这些随时间表现为可逆。交感神经的功能改变可以是全身性的（并不局限于受累肢体），提示交感神经系统发生了异常的情况。CRPS 患者痛觉过敏皮肤内 α_1- 肾上腺素受体密度增加。临床提示不是所有 CRPS 患者都适合交感神经阻滞治疗。脑卒中或脑血管意外并发症中偏瘫侧的肩、手疼痛很常见，而下肢疼痛较少。国际疼痛学会将偏瘫肩手综合征的疼痛症状归属于 CRPS I 型，发生率为 12.5%，在急诊医院可达 20.3%。

（二）分类

根据病因，将由骨或软组织损伤引起的反射性交感神经营养不良称为 CRPS I 型，由神经损伤引起的灼性神经痛称为 CRPS II 型。

（三）临床表现

CRPS 的临床表现：主要是感觉功能、自主神经功能和运动功能异常三联征，其表现和病程存在极大的差异。

1. **感觉功能异常**　患者有与所受刺激不相称的持续性疼痛、异常性疼痛和（或）痛觉过敏。疼痛是这一综合征的特点。疼痛、异常性疼痛、痛觉过敏三者中必须有一项、两项或全部存在。①CRPS 疼痛性质有钝痛、针刺样痛、烧灼样痛。②患者常主诉环境因素（冷、潮湿），情绪因素（焦虑、紧张）会加重疼痛。③皮肤感觉过敏，衣物或冷风刺激均可引起疼痛；④累及的肢体常处于保护状态，严重者会拒绝检查。⑤患者常有痛觉超敏（非伤害性的触觉刺激引起）及痛觉过敏（对疼痛刺激反应过高）。⑥疼痛的性质可随病情的进展而发生变化：许多患者描述疼痛感可发生突然性的改变，从受伤和手术后不久典型的伤害性痛感转变为典型的神经性烧灼样痛。

2. **自主神经功能异常**　①CRPS 患者的水肿通常在受累的肢体上发现，可以是凹陷性或非凹陷性。②血管舒缩改变引起皮肤的不同颜色改变，包括红紫色、灰白或灰色；疼痛区域的水肿引起皮肤发亮、变得光滑。皮肤颜色改变可能与皮肤血流改变和肢体温度的改变有关，肢体发凉可以使皮肤呈深紫色，温暖则可呈鲜红色。③与对侧的肢体相比，患侧温度可能升高或降低。温度的变化可能是确实存在也可能仅仅是患者的感觉。最常见的部位是一侧上肢或下肢，也可能双侧同时受累。很少出现在躯干或面部。④营养状态的改变，例如毛发或指甲的增加或减少；组织营养障碍，如皮肤及皮下组织、骨组织（不均匀性骨质疏松和局灶性骨质减少）和肌肉的菲薄或镜面样营养不良。

3. **运动功能异常**　受累肢体运动障碍包括震颤、肌协调不能、运动范围缩小、肌痉挛、肌张力障碍、无力等。上肢肌张力障碍典型表现为指屈曲或握拳状；下肢则常表现为马蹄内翻足。受累一侧运动范围常受影响，严重病例可出现局部组织挛缩。

（四）IASP 标准诊断

1. **CRPS I 型的诊断标准**　①有引发疼痛等症状的损伤和制动病史。②与引发事件不相称的持续性疼痛、异常性疼痛，即正常皮肤受无害性刺激所致的疼痛或痛觉过敏。③疼痛区域有明确的间发性水肿、皮肤血流改变或疼痛区域异常出汗。④不存在其他导致疼痛和功能障碍的疾患。在一些病例中可看到运动失调、营养改变，如指甲和毛发改变等。其中②～④必须符合。

2. **CRPS II 型诊断标准**　①神经损伤后存在持续的疼痛、异常性疼痛或痛觉过敏，但不局限于该神经分布区域。②疼痛区域有明确的间发性水肿、皮肤血流改变或异常出汗活动。③排除可以解释疼痛和功能紊乱的其他疾病的存在，如骨折、扭伤、外伤性血管痉挛、蜂窝织炎、雷诺病、血管闭塞性脉管炎和血栓形成。其中①~③均需符合。灼性神经痛除了有 RSD 的临床特征外，尚有与神经损伤一致的临床症状和病史。发生于神经损伤，但表现不局限于损伤神经的分布。

3. 分期 CRPS 临床上可分为 3 期。

（1）第一期（急性期）：时间为起病后 3~6 月，特征为疼痛感、触痛、肿胀和血管舒缩失衡，即疼痛区域皮温升高，关节活动受限，骨扫描显示钙摄入增加，X 线平片正常。

（2）第二期（营养不良期）：时间为急性期之后的 3~6 月，特征为上述症状部分缓解，但皮肤和骨出现营养不良改变，骨扫描正常，X 线平片正常或略微脱钙。

（3）第三期（萎缩期）：大约在起病后 1 年发生，特征为逐渐出现明显的皮肤、肌肉和骨萎缩，并伴有痉挛，患者皮肤常有光泽感或皱缩、发凉，骨扫描显示钙摄入降低，X 线平片显示严重脱钙。

三期之间可相互重叠。较晚期被认为是不可逆的，表现为皮肤、指甲、毛发营养改变，以及由于长时间失用而产生的运动功能障碍。阶段分期预示了要把握 CRPS 发生后为获得最佳治疗结果的重要的时机。CRPS 在首次发生后 3~20 年的复发率为 4%~10%。

4. 辅助检查

（1）X 线平片：约 40% 的病例发病 4~8 周后常规 X 线平片可有典型的板块状骨质疏松表现。

（2）热敏成像：是应用特殊的红外线视频摄像机记录体表温度分布的一种非侵入性的研究方法。它可广泛用于可疑 CRPS 病例的检查，结果正常不一定不是 CRPS，异常结果有助于 CRPS 的早期诊断。

（3）MRI：MRI 检测可以显示 CRPS 患者深部组织和关节周围水肿。

（4）三相骨扫描成像（three-phase bone scintigraphy，TPBS）：同位素锝 -99m 三相骨扫描成像是重要的诊断工具，但灵敏性差。后期锝摄取量增加，显示骨代谢增强。

（5）电诊断学检查：可确定有无周围神经损伤，以区分 CRPS I 型和 CRPS II 型。

三、 康复评定

目前临床上并无 CRPS 的特殊试验和专项评定方法，也不能将 CRPS 与其他相似的疼痛明确地区分。通常是评定疼痛强度、功能状况、全身感觉和功能相关的生活质量的影响。血管或神经病学检查有助于提示类似 CRPS 的情况。

（一）感觉测试

定量感觉测试检查小纤维功能，包括温度测量、测痛计测定、疼痛评定。

（二）运动测试

肌电图及神经传导检查，肢体活动度，日常生活活动功能测定。

（三）自主神经测试

定量出汗轴突反射试验、温度记录法、交感神经阻滞、多普勒流速计量法等。热象摄影术显示皮温升高或降低，对了解组织自主神经变化与营养性改变有帮助。

（四）营养功能障碍测试

放射照相术、放射核素骨扫描、骨闪烁法，显示摄取提高，均被提倡应用以加强诊断。

（五）药物对照试验

1. 酚妥拉明输注试验 基本原理在于交感传出神经释放去甲肾上腺素，后者被认为涉及疼痛的产生及维持。酚妥拉明是非特异性 α- 肾上腺素能受体拮抗剂，静注后疼痛明显减轻则提示在疼痛状态中存在肾上腺素能机制。

2. 局麻药交感神经节阻滞、胍乙啶皮下区域阻滞和缺血试验等 包括局部麻药交感神经节阻滞、静脉局部阻滞、局麻药外周神经阻滞、经皮局麻药浸润阻滞、硬膜外麻药阻滞等。其中阻滞疗法尚有治疗性诊断的作用。除了局麻药交感神经节阻滞可为常规诊断和治疗方法外，局麻药外周神经阻滞可有区分 CRPS I 型、II 型的作用。

四、康复治疗

由于 CRPS 的发病机制尚不清楚，且发病率低，临床体征和症状的高度个体化导致该病的治疗是非常困难的。目前临床上主要从缓解疼痛、恢复功能、改善心理状态三方面进行干预，通常单一的治疗手段效果不理想，综合性的治疗才能取得更好的临床疗效。综合治疗包括物理因子疗法、运动疗法、药物疗法、局部阻滞、神经调控和心理治疗等。

（一）物理因子疗法

物理因子疗法是 CRPS 治疗过程中最重要的治疗方法。临床经验和研究都清晰地表明，其在减轻疼痛和重建患肢功能方面是极其重要的。已证实在儿童 CRPS 患者中应用标准物理疗法能达到长期疼痛减轻和功能改善的效果。因此各种可降低肢体疼痛和敏感性的物理因子均可采用，如超短波、脉冲短波、磁疗、超声波、半导体激光，也可采用局部热疗或冷疗及气体压力肢体循环仪治疗等减轻水肿。波浪浴或漩涡浴可在提供热效应的同时有利于活动肢体。神经电刺激作为常用的镇痛物理因子亦可使用，但对于刺激的部位和刺激的参数，目前尚未统一，还应进行长期的临床探索。但要注意若置于异常性疼痛区域，也可能会加重症状；患者存在严重的感觉缺陷时，电极应放置于肢体近端，治疗剂量要加以控制。交感神经节处或外周神经的超声波和半导体激光治疗有一定疗效。其他的神经刺激方法包括刺激抗衡法：即对受损的疼痛部位做短促的摩擦与针灸经络治疗。此外有研究表明镜像疗法可能对减轻高位脊髓损伤后上肢 II 型复杂性局部疼痛综合征疼痛状态，进而改善患者心理障碍及提高生活质量有效。目前还没有研究结果能明确哪一种治疗更为优越。所以主张在实践中应用的方法效果不佳时则应另选一种方法。

（二）运动疗法

运动治疗在 CRPS 早期就应该介入。根据原发病的临床情况来制定适当的运动治疗计划，包括水肿的控制、牵张训练、增强肌力训练、使用夹板、脱敏、按摩和压力疗法等。CRPS 患者长期不活动，会导致肌筋膜痛及肌肉萎缩，为避免受累肢体制动产生进一步挛缩，减轻患者保护性防御，早期应在患者可耐受的程度内配合各种热疗进行被动的关节活动度训练和牵张训练，并逐渐过渡到主动关节活动度训练、增强肌力训练等。通过小幅度运动和辅助患肢来恢复肢体活动，通过冷热交替浸泡和渐进性的皮肤揉擦使感觉功能逐渐恢复正常，避免较强的刺激致过分敏感。随着运动治疗量的逐渐增加，肌肉运动可促进深部血管的舒缩，能有效地控制水肿和缓解疼痛。患者较多活动和加大受损关节及肌肉负荷时，疼痛会加重，可以适当辅助应用药物止痛。

（三）神经阻滞治疗

直接在末梢的神经干、丛，脑脊神经根，交感神经节等神经组织内或附近注射药物或给予物理刺激从而阻断神经功能的传导称为神经阻滞。如果怀疑为CRPS，通常是在药物治疗方法不能有效控制疼痛和症状时，考虑使用局部神经阻滞或区域性交感神经阻滞，来作为CRPS患者诊断和治疗方法。交感神经系统是自主神经系统的重要组成部分，由脊髓发出的神经纤维到交感神经节，再由此发出纤维分布到内脏、心血管和腺体。交感神经的主要功能是使瞳孔散大，心跳加快，皮肤及内脏血管收缩，冠状动脉扩张，血压上升，小支气管舒张，胃肠蠕动减弱，膀胱壁肌肉松弛，唾液分泌减少，汗腺分泌汗液，立毛肌收缩等。交感神经系统阻断、肾上腺素受体功能阻断等介入方法被用于治疗CRPS。目前仍然缺少关于神经阻滞用于诊断和治疗CRPS方面的循证医学文献。阻滞交感神经可阻断内脏伤害性感受器和躯体传入冲动以及阻断血管运动、泌汗和内脏运动神经纤维的功能，以明显缓解疼痛。通常会有部分患者获得疼痛完全缓解的疗效。交感神经节阻滞在CRPS治疗中的作用，就是预防性使用也能使有CRPS病史的患者术后受累肢体的疼痛复发率有所降低，症状会有一定缓解。某些临床观察提示如果交感神经封闭治疗能尽可能及早施行，则会有较好的结果。选择性和特异性局麻药交感神经阻滞，如颈胸星状神经节阻滞治疗上肢病变、腰交感神经节阻滞治疗下肢病变等，有助于确定交感神经系统是否参与CRPS的发生和维持。试验中要警惕假阴性、假阳性的情况。如果本综合征是由交感神经所参与或维持，则交感神经功能的麻醉性或药物性封闭及理疗是最关键的治疗措施。反之则不应继续采取针对交感神经系统的干预手段。

假如反复的暂时性封闭对缓解疼痛仍然无持久效果，说明需要采用手术性或化学性交感神经切除术。在选择性病例中，应用静脉注射胍乙啶、利血平或溴苄胺做局部性交感神经封闭，这种特殊的麻醉技术可能有用。交感神经阻断药物哌唑嗪，每天总量1~8mg，分次口服；苯氧苄胺，每天总量40~120mg，分次口服。其他可试用的药物有硝苯地平，口服10~30mg，每日3次；肾上腺皮质激素，如泼尼松，每天口服总量为60~80mg，在2~4周内逐步减药至停药；三环类抗抑郁剂，抗惊厥剂以及其他用于治疗任何类型神经病变性疼痛的药物。关于阿片类镇痛剂的应用，意见尚不一致，需要密切观察药物副作用。

（四）神经调节

植入装置如脊髓刺激器越来越多地用于难治性CRPS以缓解症状。当物理治疗联合药物疗法和区域性交感神经阻滞，6个月后患者疼痛无改善时，应当考虑脊髓刺激疗法（spinal cord stimulation，SCS）。SCS是一种将刺激电极植入脊柱椎管硬膜外腔，以脉冲电流刺激脊髓神经治疗疾病的方法。SCS通过植入体内的起搏器系统发放弱电脉冲至脊髓，阻断疼痛信号经脊髓向大脑传递，从而有效缓解顽固性神经性疼痛。有关研究表明，SCS和物理治疗使疼痛缓解和生活质量改善，治疗作用比单纯物理治疗显著。交感神经切除的CRPS患者给予SCS有止痛作用，SCS介导的镇痛并非抑制交感功能，其作用机制可能是对脊髓和脊髓上组织的神经化学改变，通过抑制背角神经元介导的过度兴奋获得止痛效果，提示不是所有CRPS患者疼痛都和交感神经有关。

（五）神经切除治疗

此种方式需要慎重选择。在保守治疗失败时，可选择外科或化学性交感神经切除、交感神经节射频切除方法。拟行交感神经切除以前，应以安慰剂对照试验明确交感维持性疼痛的诊断。因为交感神经切除后存在神经痛的潜在危险，表现为肾上腺能受体去神经超敏现象。

（六）药物治疗

药物治疗是综合治疗中的重要组成部分，也可辅助物理治疗解决继发性疼痛。目前大多数用于治疗神经性痛的辅助药都可用于治疗 CRPS。

1. 非甾体类药物 NSAIDs　是应用最广泛的药物。在 CRPS 早期，当炎性反应是引起疼痛的原因时，考虑应用 NSAIDs。如无明显禁忌证，可作为其他治疗的辅助用药，要注意长期应用会有副作用。

2. 抗惊厥药　与三环类抗抑郁药相类似，也显示对治疗神经病理性疼痛有效。加巴喷丁治疗的 CRPS 患者中，其疼痛和症状明显缓解，而副作用很小。

3. 三环类抗抑郁药　属抗焦虑、抗抑郁药物，有抑制疼痛的效果。三环类抗抑郁药已被证明对神经病理性疼痛治疗有效，也能肯定三环类抗抑郁药治疗 CRPS 的效果。

4. 此外亦有报道称重复经颅磁刺激能增强 CRPS I 型的药物治疗效果。

（七）手术治疗

包括交感神经切除术、损伤的外周神经再吻合或移植、神经部分切除术等。

（八）中医药治疗

传统中医认为，外伤或骨折后经脉受损，气血运行不畅，气滞血瘀，不通则痛，离经之血溢于脉外，故肿胀；外伤日久，损及正气，气虚无力运行血液，故肿胀难消；气血凝涩，经络痹阻，皮肤、爪甲失却濡养，故皮肤变薄萎缩；卫气不足，寒邪入侵关节，故关节拘急僵硬疼痛，屈伸不利。骨折或外伤引起的 CRPS I 型患者由于疼痛产生保护性防御，导致固定时间长，关节可出现僵硬，周围肌肉发生萎缩。若采用益气活血，通络止痛类中药同时配合针灸、穴位治疗、推拿等中医疗法，亦有相当满意的疗效。

（九）心理治疗

在 CRPS 病程中患者常常会出现很多不同的心理症状，如焦虑、抑郁和人格异常，CRPS 与不良心理健康结局事件相关是很明确的，如疼痛和肢体残疾导致的抑郁和焦虑增加，心理和行为因素也可轮流促进 CRPS 的病理生理进展，但是这些症状是先于 CRPS 出现还是继发于 CRPS 出现，目前还存在争议。IASP 建议病程少于 2 个月的疼痛患者通常并不要求正式的心理学介入，病程超过 2 个月的 CRPS 患者应接受心理评估，以确定和治疗心理性疾病，焦虑、抑郁或人格混乱所致病残的因素也必须确定。有人提议心理咨询、行为改变、生物反馈、放松疗法、认知和行为专注力干预、群体疗法及自我催眠等方法均应被考虑，因为针对认知行为的干预对治疗慢性疼痛是有效的。

五、 健康教育

疼痛是 CRPS 的核心症状，可影响患者的进食、睡眠、活动等日常生活，严重时可造成焦虑、抑郁的情绪。因此健康教育以减轻患者的疼痛，增加其依从性为主，具体可有以下四点。

1. 简要向患者阐明复杂性局部疼痛综合征的发病机制及疼痛产生的原因，尽量避免任何可能加重疼痛的刺激。

2. 增加与患者家属的有效沟通，告知其在护理患者时的注意事项如勤活动肢体，合理膳食等。

3. 向患者及家属详细介绍目前的治疗方案，以及预期的治疗效果，争取得到患者及家属的积极配合。

4. 必要时可向患者提供心理指导，稳定其情绪。

第三节 异位骨化

一、概述

异位骨化（heterotopic ossification，HO）是指在正常情况下没有骨组织的组织内的骨形成，根据成因可分为获得性及原发性两大类型。其中获得性HO包括：创伤性骨化性肌炎，可以源于任何形式的肌肉骨骼系统的损伤，如较常见的骨折、脱位、人工关节置换术、肌肉或软组织挫伤以及较少见的肾脏、子宫、阴茎、胃肠道等手术或创伤；创伤后神经源性HO，源于脊髓损伤、闭合性颅脑损伤、中枢神经系统感染、肿瘤及脑血管意外等；源于其他原因的异位骨化，如烧伤、血友病、镰状细胞贫血、破伤风、脊髓灰质炎、多发性硬化、中毒性表皮坏死等。原发性异位骨化则特指进行性骨化性肌炎（myositis ossificans progressive，MOP），或称进行性纤维发育不良性骨化（Fibrodysplasia Ossificans Progressive，FOP）、进行性骨化性纤维增殖症、进行性骨化性蜂窝织炎，以及Munchmeyer病（一种常染色体显性遗传病）等。

HO在康复临床中不算常见，但由于尚没有特效的治疗方法，一旦出现，处理起来可以说十分棘手。据统计，约有10%的HO体积较大，可以导致严重的关节活动障碍或者关节僵直。本文仅就与骨科康复临床最相关的创伤性骨化性肌炎进行简单介绍。

二、临床特点

创伤性骨化性肌炎又称局限性骨化性肌炎、损伤性骨膜下血肿骨化等，好发于肘关节、膝关节及髋关节等部位，多见于肌肉的直接损伤，如股四头肌、肱肌、大腿内收肌的损伤等。有研究显示，暴力所致的关节及周围软组织损伤，明显影响了局部血液循环而致局部肿胀，可能是造成创伤性骨化性肌炎的重要因素。

（一）临床分期

第一期（伤后0~2周）：局部软组织呈炎性反应，可表现为持续的红、肿、热、痛，在肿胀区可触及包块，关节的被动活动度逐渐减小，血液碱性磷酸酶、红细胞沉降率、C反应蛋白等升高。2周以内X线常无异常表现，但B型超声波检查在2周左右可有相应表现。

第二期（伤后3周~6个月）：骨化进展期，局部肿胀有所消减，软组织开始出现僵硬感，关节活动受限。X线能显示局部组织密度增高，表现为云雾状骨化影，边缘不清。

第三期（伤后7~10个月）：骨化静止期，局部软组织僵硬、肌肉萎缩、被动关节活动度不再进行性减小。X线片显示骨化组织已近成熟，骨化范围缩小，边界清晰。骨密度逐渐增强达到完全骨化。

（二）临床症状与体征

创伤性骨化性肌炎多见于关节部位的创伤，如局部手术创伤较重、血肿较重的部位，或者反复的暴力手法被动活动等。伤后出现局限性包块，逐渐增大且变硬，伴有疼痛，引起关节活动度受限。如果压迫了局部神经，还会引起相应部位的肢体麻木、感觉减退、肌力减弱等神经症状。

（三）实验室检查

在创伤性骨化性肌炎的进展期，红细胞沉降率、C反应蛋白、碱性磷酸酶等血液检查指标可有显著上升。

（四）X线片检查

在骨化初期，可显示为软组织内密度增高，表现为高密度的云雾状钙化，或类似骨结构高密度影，邻近骨亦可能有骨膜反应。进入成熟期后，局部组织内的骨化影趋于明显，其内有骨小梁结构，肿块机化后与邻近骨皮质和骨膜之间形成透明带。

（五）B型超声波检查

表现为骨化区局部的条形、弧形强回声带或强回声团，伴后方声影。阳性结果可早于X线片检查。

（六）核素骨扫描

在创伤早期即可获得阳性结果，表现为软组织内浓集。

（七）CT检查

可以显示、分辨骨化的不同层次，提供骨化区与周围组织的关系。

（八）临床诊断与鉴别诊断

依据创伤病史、临床表现及影像学检查，可明确诊断。成熟期的诊断要注意与骨肉瘤等骨肿瘤鉴别，防止误诊。

三、 康复评定

（一）根据X线片来确定骨化范围及程度。

X线 Hemblem 分级法：
Ⅰ级　异位骨累及患病区的范围不超过1/3。
Ⅱ级　受累范围在1/3~2/3之间。
Ⅲ级　受累范围超过2/3，关节活动受限。

（二）疼痛程度评定

VAS评分、疼痛评分量表。

（三）关节活动度的评定

对受损关节活动范围进行测量。

四、 临床及康复治疗

如前所述，创伤性骨化性肌炎一旦出现，处理起来十分棘手，所以对于创伤性骨化性肌炎的处理，预防及治疗是密不可分的。

（一）运动疗法

正确的运动训练方法可以有效预防骨化性肌炎发生，促进关节功能恢复。创伤与术后切忌进行暴力推拿或被动关节活动度练习，以免加重软组织损伤。推荐在无痛范围内进行渐进性活动度与肌力训练的运动方式。

（二）物理治疗

理疗被认为是有效的预防和治疗方法，常用的理疗措施有冰敷、超短波、微波、直流电碘离子导入等。在骨化进展期，冰敷是最为推荐的理疗，每次 15~20 分钟，每日可数次。产热类理疗的应用须避开骨化进展期，以免加重骨化。

（三）药物治疗

1. **非甾体类抗炎药** 其作用机制为通过抑制环氧化酶阻止前列腺素的合成，从而改变触发骨质重建的局部炎症反应，并抑制间充质细胞向成骨细胞分化。比较经典的用药为吲哚美辛（消炎痛），每日口服 3 次，每次 25mg。

2. **羟乙二磷酸二钠（Disodium etidronate，EHDP）** 其作用机制为通过抑制非晶形磷酸钙转化成羟基磷灰石来阻止骨基质矿化，但由于不能阻止骨基质合成，故而停药后很容易反复，是谓"反弹性骨化"，且药物本身代价不菲，因此已基本弃用。

3. **抑制维生素 K 类药物** 可以抑制维生素 K 的自身还原反应，防止其参与羧化反应，因此从理论上讲能够抑制骨钙素、骨基质形成及骨质矿化。

4. **中医药** 骨化性肌炎在祖国医学属于瘀血痹范畴，病机为外伤停瘀，血气凝结，瘀血蕴结肌肉组织，日久形成包块硬结，痹阻经脉，现已有相关研究证实了中医药在骨化性肌炎治疗中的作用，并形成了各种方剂。如清化止痛散：红花、乳香、没药、黄连各 9g，白及、栀子各 15g，黄柏、苦参各 30g，研成粉末，用蜂蜜调后外敷骨化局部，每天 1 次。

（四）放疗

通过改变快速分化细胞的 DNA 结构，阻止多功能间充质细胞向成骨细胞的分化过程，从而有效防止 HO 的形成，但不能减小成熟的异位骨体积。具体放疗的剂量、次数还在不断研究中。

（五）基因治疗

是骨化性肌炎治疗研究的一个新方向，目前尚处于实验研究阶段。

（六）手术治疗

目前，是创伤性骨化性肌炎形成后导致严重关节功能障碍的患者的终极治疗手段，但手术适应证及手术时机还存在一定争议。

1. 手术治疗适应证 ①关节功能障碍明显；②无关节功能障碍，但疼痛症状明显，严重影响工作和生活；③有前臂或手的神经损伤或卡压症状；④与骨肿瘤，尤其是恶性肿瘤难以鉴别者。

2. 手术治疗注意事项 ①术中应彻底切除骨化组织，同时应切除周围薄层纤维瘢痕组织；②术中尽可能进行锐性剥离，减少对周围组织的创伤。对于伴有关节功能障碍者，术中松解时要尽可能减少对周围组织的损伤，防止再次机化；③术中严格止血，术后常规放置负压引流管；④手术结束前，可用大量生理盐水冲洗术区，从而降低骨化性肌炎的复发率；⑤掌握合适的手术时机：通常在骨化成熟静止期，即当X线片上显示成骨均匀一致、边缘清晰、范围缩小时，约为出现骨化6个月以上。过早实施手术治疗将会引起更严重的骨化，导致手术失败。

第四节　骨折延迟愈合与骨不连

一、概述

骨折是指骨的完整性和连续性中断。骨折经治疗，超过一般愈合所需的时间，骨折断端仍未出现骨折连接，称为骨折延迟愈合（delayed union）。若在此基础上，经再度延长治疗时间后，仍看不到骨性愈合，称为骨折不愈合或骨不连（nonunion），通常指在骨折后8个月未愈合者。临床上大部分骨折患者经有效治疗后均能愈合，但仍有5%~10%患者可能会出现骨不连。

骨折后要经过相当复杂的愈合过程，一般可分为三个时期：血肿机化期、原始骨痂形成期、骨痂塑形期。骨折愈合后，经过塑型期，骨折痕迹基本消失，一般需1~2年。骨折愈合障碍发生受全身因素如年龄、激素、药物、营养等及局部因素如生物活性因子、血供等影响。可以说在骨折愈合的复杂过程中一个或多个阶段受阻，如骨缺损大、骨髓间充质干细胞数量不足、诱导物含量低等都必然导致骨延迟愈合或骨不连。由于此类疾病病因十分复杂，其康复治疗方法也比较复杂，而且最终骨愈合与肢体功能的恢复程度与康复治疗的效果密切相关。

二、临床特点

（一）病因及发病机制

影响骨痂生长的因素很多，有全身性因素和局部因素。骨折延迟愈合或骨不连的原因主要有几个方面：

1. 生物学因素 在骨愈合过程中，骨痂的形成需要有某些生长因子激活骨膜细胞和骨细胞。多潜能细胞本身并无成骨作用，须通过生长因子的诱导作用分化成为成骨细胞才具有成骨能力。骨传导作用与局部环境中形成的骨膜板有关，激活后的骨祖细胞在骨膜板上产生新骨。当骨折断端缺损较大或者有软组织嵌入时，影响了成骨细胞、破骨细胞等骨细胞修复骨缺损的正常生理功能，无法形成桥接骨痂。

2. **力学因素**　骨折后过度、过少负荷均对骨折愈合有不良影响。人们认为骨愈合的最佳应力是损伤部位生理状态下所承受的适当应力，早期康复合理的负荷训练对促进骨折愈合有利。然而治疗股骨干粉碎性骨折在过早负重活动中易发生骨不连。骨折内固定物的选择除了要依据各种内固定物的生物力学特点外，还要结合骨折部位和类型。骨折愈合过程中受到不利于骨折愈合的应力，如断端间的剪切应力或旋转应力，都可以产生骨折端的不利活动，使来自髓腔、骨膜和周围软组织的新生血管形成及相互之间的吻合过程受到损害。

3. **血供因素**　影响骨折愈合最根本的因素在于局部的血液供应。如胫骨中下 1/3 骨折由于这部分骨折端位于皮下，胫骨血供较其他有肌肉包裹的骨骼差，因此更容易出现骨不连。影响骨折断端血供丢失的因素包括受伤暴力的严重程度，开放性骨折和高能量的闭合性损伤产生的软组织剥脱等，骨折缺血端容易发生缺血坏死而影响愈合。

4. **感染**　骨折断端周围感染，包括骨髓炎、周围软组织感染等，会形成危害骨折愈合的局部环境，延长局部充血的时间，血管再生和重建血供的爬行替代过程随之延长，骨痂的形成和转化过程受到干扰，导致骨折端吸收萎缩，造成骨折的愈合过程延迟，甚至终止。

5. **固定问题**　骨折端固定方法不当、过度牵引、骨折固定范围不够、固定时间过短、内固定松动、弯曲和折断等原因均可导致骨折端不连。手术内固定致骨折不愈合的原因是多方面的，也很复杂。如有老年性疾患、代谢性疾患、骨代谢病、骨质疏松症等。

6. **药物因素**　有研究表示非甾体类消炎药（NSAID）可能会抑制骨折愈合的进程，然而并没有取得一致的认可。目前对于某一种 NSAID 类药物还是所有 NSAID 类药物抑制骨折愈合，影响骨折愈合的机制是直接作用于骨折部位，还是通过激素效应的间接作用，NSAID 对骨折愈合的影响是否存在剂量效应关系等问题，一直都没有取得一致的共识。尽管如此，对于骨折患者，在应用 NSAID 类药物时建议还是要谨慎。

7. **其他**　全身因素如高龄、糖尿病、肥胖、代谢性疾病、营养不良等，男性患者吸烟、酗酒等都会延缓骨折愈合的进程。

（二）分类

1. **骨折延迟愈合**　是指骨折的正常愈合进程受到干扰，使愈合过程延长。主要由于骨折复位后固定不确实，骨折端存在剪力和旋转力或者牵引过度所致的骨端分离。虽然骨折愈合较慢，但仍有继续愈合的能力和可能性，针对病因经过适当的处理，仍可达到骨折愈合。

2. **骨不连**　亦即骨折不愈合，是指骨折修复的自然过程已完全停止，如不经过治疗，改变骨折部位的局部条件，则不能形成骨连接。Weber 和 Cech 按照骨折不愈合断端形态上的变化和骨痂多少，结合断端局部血运和生物学上成骨能力对骨折不愈合进行了分型。

（1）肥大型（骨折端血运好）：①象脚型（elephant foot）不愈合：骨折端肥大，骨痂丰富。是由于有血运的骨折块复位后固定不稳定、制动不合理或过早负重所致。②马蹄型（horse hoof）不愈合：骨折端轻度肥大，骨痂少。由钢板螺钉固定后中度不稳定造成。骨折端有少许骨痂，但不足以愈合，常伴有少许硬化。③营养不良型（oligotrophic）不愈合：骨折端没有肥大，没有骨痂，但存在血运。主要出现在骨折明显移位、分离或内固定植入前缺乏良好的对位者。

（2）萎缩型（骨折端血运差）：①扭转楔形（torsion wedge）不愈合：主骨间存在血运差或没有血运的蝶形骨折块，蝶形骨折块和一侧主骨愈合，和另一侧主骨不愈合。典型的见于胫骨骨折钢板螺钉固定术后。②粉碎型（comminuted）不愈合：骨折端存在一个或更多的坏死骨块，没有骨痂，典型的见于固定急性骨折后钢板断裂时的不愈合。③骨缺损型（defect）不愈合：骨干骨折后伴骨缺损。骨折端有血运，但不会跨过缺损愈合，最终随着时间的延长变成萎缩型。好发于开放性骨折、骨髓炎死骨切除后和肿瘤切除后。④萎缩型（atrophic）不愈合：骨折端萎缩、骨质疏松，是骨折端骨块丢失及无成骨潜力的瘢痕组织充填间隙后的最终结果。

（三）临床表现

1. 症状和体征

（1）骨折延迟愈合主要表现为骨折局部软组织水肿和压痛持续存在。化验血沉可增快。

（2）骨不连表现为患肢持续性疼痛、不稳定、使用无力，检查时骨折部有异常活动或假关节形成。局部可有水肿及压痛。

2. 影像学检查

（1）X线片：骨折延迟愈合患者X线片显示骨折端骨痂出现较晚，骨痂量少，长期不能相连续；骨折端有吸收现象，骨折线仍明显，但无骨硬化表现。骨不连患者X线片显示为肥大型骨端硬化，骨髓腔封闭，有时两骨折端形成杵臼状假关节；有时骨折端萎缩疏松，骨端间隙增大，为萎缩型。

（2）骨髓腔造影：该项技术对骨不连早期诊断具有重要价值。可见骨髓腔封闭或者骨髓腔内静脉造影显示有无血管。骨折愈合后在骨折处应有静脉血管通过骨痂。超过10周若仍无造影剂通过血管，即有延迟愈合的可能。

三、 康复评定

评价骨折延迟愈合、骨不连的标准，主要是通过X线检查骨折线是否消失、骨痂生长情况，通过骨折线的显现程度、局部有无异常活动、肢体功能基本恢复程度等作为愈合标准。

1. 详细了解骨折愈合延迟的原因，发生、发展过程及治疗的情况。

2. 仔细查看骨折部位是否仍存在疼痛、异常活动，通常用VAS法评定疼痛的程度。

3. 手法检测骨折部位周围肌肉肌力、肢体周径、关节的活动范围。临床常用的是徒手肌力评定法（MMS）。同时，由于肌肉萎缩等的发生，关节周围肢体周径也会降低，可对关节周围肢体周径进行测量。为了了解肌肉萎缩程度，常选择肌腹位置进行测量，测量需双侧对比进行。由于长期制动，骨折处邻近关节的活动度常会受到影响，视具体情况进行主、被动关节活动度的测量。

4. 日常生活活动能力（ADL）主要有用手的活动、床上活动、站立行走和自理活动能力（如穿衣、洗漱、进食、自行如厕、户外运动等）。

5. 结合X线片，观察骨折处骨折线是否消失、骨痂生长情况。

四、 康复治疗

康复治疗的最终目标：①准确复位，闭合断端间隙，固定可靠；②对于骨不连患者充分植骨，或诱导成骨，促进断端血运重建，保证骨折愈合过程的顺利进行；③纠正畸形，消除感染，物理治疗促进骨折端愈合，通过运动训练最终恢复功能。因此，康复治疗主要针对促进骨折愈合，增强和恢复正常功能为目标。

采用物理治疗和运动训练结合的方式，如植入性直流电刺激、非侵入性诱发或电感偶联刺激、低频超声有促进新鲜骨折愈合的作用，功能性低负荷训练，有助于达到治疗目的。

（一）骨折延迟愈合的治疗

针对骨折复位后固定不确实，骨折端存在剪力和旋转力或牵伸过度所导致的骨折延迟愈合，应对症处理，同时辅以以下康复治疗。

1. **超声波治疗**　超声波治疗被认为是一种有效的治疗方法。应用超声波治疗是利用超声波的三种效应：机械效应、温热效应和理化效应。超声波是一种机械能，以声波形式通过生物组织传递。治疗用超声频率为 1.0~1.5MHz，骨折部位强度一般在 1~300W/cm^2，低强度的脉冲超声 1~50mW/cm^2，每次治疗时间 20 分钟。

2. **电刺激和电磁刺激治疗**　电刺激和电磁刺激治疗对骨生长具有促进作用。通常用于骨折间隙小于 5mm，若是骨折端间隙大于 10mm 者不适合采用电磁刺激疗法。常用方法有 3 种：①植入性骨生长刺激器，需要植入电极，经皮或皮下植入直流电极；②半植入性骨生长刺激器，要在皮下埋入多个电极；③非植入性骨生长刺激器，通过电导或电感偶联刺激。直接将电极放置于肢体相向对面，围绕肢体产生脉冲电磁场，在骨折愈合部位产生电磁效应。

3. **冲击波（shock wave，SW）治疗**　研究发现，体外冲击波治疗 3 周后骨皮质骨厚度变厚，骨小梁、成骨细胞数目增加，成骨细胞功能活动性明显增强，从而有效地促进骨折的修复愈合。该方法的优良率为 75.7%，并推荐作为骨不连或骨折延迟愈合的首选方法。一般治疗 3 个月后可以在 X 线片上显示骨痂形成。治疗剂量的能量流密度高低与骨折线的面积相关。在肩胛骨的强度最低，SW 治疗参数为：电压 20~24kV，能量流密度为 0.25~0.35mJ/mm^3，脉冲次数为 1000~2500 次。股骨和胫骨的强度最高，SW 治疗参数为电压 28kV，能量流密度为 0.4~0.62mJ/mm^3，脉冲次数为 6000~12 000 次。肱骨为：电压 24kV，能量流密度为 0.56mJ/mm^3，脉冲次数为 3000 次。尺、桡骨为：电压 24kV，能量流密度 0.56mJ/mm^3，脉冲次数 2000 次。距骨为：电压 20kV，能量流密度 0.47mJ/mm^3，脉冲次数 1000 次。

4. **运动训练**

（1）负重：在制订康复治疗计划、确定功能恢复运动训练方式及负重程度时，要考虑骨折端的愈合对应力的承受情况。骨折治疗中强调在监控下早期进行合理功能训练，给予一定程度负重或者压力，以促进骨折端的愈合和功能恢复。结合临床实际情况，根据术后 X 线片提供的骨折愈合情况及内固定器材稳定度，早期在控制下使患肢承受一定负荷的状态下，有利于避免骨骼失应力性退变，反而有利于促进骨生长。

（2）关节活动度训练：检查骨折端固定可靠后可进行无负重关节活动度训练，鼓励主动运动训练，如不能主动训练，则给予被动运动训练结合辅助主动训练。

（3）肌力训练：主要是主动肌肉等长收缩，随患肢恢复情况给予逐渐负荷训练，辅以肌力训练设备。

（4）减重步态训练：减重步态训练可以减少下肢负重，提高步行能力，综合训练可以促进下肢骨折的愈合。

5. **高压氧**　国际上普遍认同的机制是 HPO 能够改善骨折部位的氧分压，为骨痂生成创造条件，同时骨折部位氧分压的升高还有抗感染作用，尤其是厌氧菌感染，因此常与抗生素协同作用。高压氧作为一种辅助性手段在临床已被广泛应用，但也应注意高气压、高浓度氧和操作不当给患者带来的副损伤。

（二）骨不连的治疗

骨折不愈合，不可能再通过延长治疗时间而达到愈合，首选手术治疗，再辅以上述不同康复治疗方法，以提高骨折愈合可能性。

1. 骨折复位与固定

（1）对骨折端对位不良者需要做进一步处理。

（2）骨折端对位良好，若有软组织间隔在断端时，手术去除软组织间隔，保留主要骨折块的骨膜、骨痂和纤维组织，保护骨折端的血液供应和对合部位的稳定性，采用植骨使骨折端连接。

（3）外固定架治疗：外固定架在治疗骨不连中是非常有效的方法，特别是在伴有骨缺损、短缩或畸形时。外固定架可作为暂时或最终的固定方法，其优点是相对创伤较小，对患处周围的软组织无干扰，能纠正畸形并提供稳定的外固定。联合使用外固定架和植骨有较好的临床治疗效果。

（4）内固定治疗：其原则同急性骨折治疗。治疗骨不连的内固定应足够稳定，髓内钉固定主要用于长骨骨干的骨不连。动力型带锁髓内钉的旋转稳定性允许负重，产生轴向压缩及增加骨膜血供，这些都是促进骨连接的重要因素。以前或当时存在的感染是应用髓内针固定的主要禁忌证。

（5）植骨：治疗骨不连最常用的方法是植骨。骨的来源多用自体骨、异体骨、人工合成骨替代物等。自体骨是最好的材料，具有成骨、骨传导和骨诱导的特性，同时又含有原始成骨细胞，是一种理想的非结构性植骨材料。显微外科和血管吻合技术的进步，采用带血管蒂的游离腓骨段植骨的方法，也有较好的治疗效果。

2. 注射性药物

金葡液注射到骨折端后可以抑制炎性反应，使大量的毛细血管增生，并提供细胞生长所需要的各种营养物质，复活骨细胞的代谢，使缺血性坏死骨吸收，临床用于治疗骨不连有一定的疗效。骨肽注射液含钙、磷、氨基酸和大量微量元素，可调节骨代谢，刺激成骨细胞增殖，调节钙磷代谢，促进新骨形成。此外还有牛骨胶原、左旋多巴等药物应用于骨不连治疗的报道。但注射性药物治疗骨不连主要用于手术后的辅助治疗，能够加速术后骨折愈合，且注射性药物对股骨颈骨折骨不连效果不佳。

3. 自体骨髓注射

其原理在于骨髓中具有成骨能力的骨祖细胞，能够促进骨折部位骨质的再生和愈合。而且自体骨髓通过套管针从髂骨取得，具有对患者创伤小、无免疫排斥反应的优点。对于一些软组织条件差、患者身体条件不理想的病例，骨髓注射治疗的优势值得肯定。但自体骨髓移植应用的前提是有稳定的内固定或外固定，且不适用于缺损>5mm的骨不连、骨缺损。而且移植的骨髓必须是"红骨髓"。这个适用条件值得重视。虽然否定自体骨髓移植治疗的文献并不多见，但该治疗的愈合率、适应证等一系列问题还没有得出明确的答案。因此，在实际临床运用中，并没有能够代替传统的手术治疗方法。

五、 健康教育

骨折延迟愈合和骨不连患者健康教育的目标：减轻患者焦虑情绪、增加患者治疗的依从性，从而缩短骨折愈合时间。健康教育内容包括：

1. 告知患者骨折延迟愈合或骨不连的可能因素有哪些，应如何避免，减轻患者的心理负担，增加治疗的依从性。

2. 术后指导患者注意观察切口，若有红肿流脓现象及时告知医生。

3. 指导患者不要吸烟，不要吃辛辣刺激食品，并注意饮食上，不要迷信骨头汤补钙促进骨折愈合的

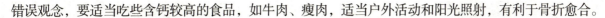

错误观念，要适当吃些含钙较高的食品，如牛肉、瘦肉，适当户外活动和阳光照射，有利于骨折愈合。

4. 出院时告知患者门诊及时随访，回家后尽量避免影响骨折愈合的因素。

<h2>第五节　骨筋膜室综合征</h2>

骨筋膜室综合征（osteofascial compartment syndrome）是由骨、骨筋膜、肌间隔和深筋膜形成的骨筋膜室内肌肉和神经因缺血而产生的一系列综合征。骨筋膜室综合征分急性和慢性两种：急性骨筋膜室综合征（acute compartment syndrome，ACS）常由骨折引起，是创伤早期常见的并发症之一，属外科急症，需及时诊断并治疗；慢性骨筋膜室综合征以剧烈运动后复发性疼痛为特征，又称慢性劳累性骨筋膜室综合征（chronic exertional compartment syndrome，CECS），常不伴骨折。

一、急性骨筋膜室综合征（ACS）

（一）概述

急性骨筋膜室综合征常因创伤、骨折的血肿和组织水肿使骨筋膜室内内容物体积增加或因外包扎过紧、局部压迫使骨筋膜室容积减小，从而导致骨筋膜室内压力增高所致。常见的病因有：骨折、挤压伤、注射损伤、穿透性伤、包扎过紧、烧伤、感染、出血性疾病、动脉损伤等。组织缺血造成的损害与缺血时间有密切关系，出现缺血后 30 分钟内，即可出现神经功能异常，完全缺血 12~24 小时后，则发生永久性功能丧失；肌肉在缺血 2~4 小时后即出现功能改变，缺血 4~12 小时后，可发生永久性功能丧失，肌肉缺血 4 小时即可出现肌红蛋白尿，可持续 12 小时，肌肉完全缺血 12 小时足以产生挛缩；组织缺血也会影响毛细血管内皮的通透性，缺血 3 小时在恢复血液循环后，可因此发生肿胀，能达到原来体积的 30%~60%。在出现骨筋膜室综合征并持续 12 小时以上，肯定会导致肢体功能障碍，如肌肉挛缩、感觉异常、运动无力等（图 16-1）。

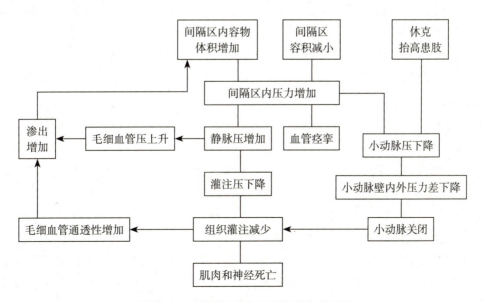

图 16-1　骨筋膜室综合征的病理生理过程

骨筋膜室综合征预后因素：损伤严重程度、缺血时间、损伤前身体状态和合并症以及筋膜切开术的时间。

（二）临床特点

急性骨筋膜室综合征最常见于前臂掌侧和小腿，因两者均有双骨，骨间膜坚厚，肌间隔与筋膜也厚，其约束肌肉肿胀不能向周围扩展，造成骨筋膜室内严重缺血，易发生骨筋膜室综合征。骨筋膜室内压力上升后，可造成肌肉及神经的改变，根据其缺血的不同程度而导致：①濒临缺血性肌挛缩：缺血早期，及时处理恢复血液供应后，可不发生或仅发生极小量肌肉坏死，可不影响肢体功能。②缺血性肌挛缩：较短时间或严重的不完全缺血，恢复血液供应后大部分肌肉坏死，形成挛缩畸形（即Volkmann 缺血性肌挛缩），严重影响患者功能。③坏疽：广泛、长时间完全缺血，大量肌肉坏疽，常需要截肢。若有大量毒素进入血液循环，还可导致休克、心律不齐和急性肾衰竭。因此，早期诊断和及时治疗至为重要。

典型的 5P 征（疼痛、苍白、无脉、麻痹、感觉异常）常提示骨筋膜室综合征。疼痛常与损伤引起的疼痛不成比例，常有一个相对无痛间隔期（多数为几个小时），再出现严重的疼痛，且发作频繁并需要更大剂量的强阿片类药物。疼痛常描述为烧灼样，位置较深，且受累筋膜室内的肌肉被动活动时出现牵拉疼痛（因肌肉的肿胀和缺血所致）。但当患者遭受严重外伤或意识障碍时，疼痛很难评估。此外，疼痛也很主观，敏感性差。无脉和无力少见，仅发生在动脉损伤或发病时间很久之后。因组织压力升高到一定程度虽可使小动脉关闭，但不足以影响肢体主要动脉的血流，因而受累肢体远端的动脉仍可触及搏动。病史可提供可靠的线索，如高能量损伤、抗凝治疗或血友病可显著增加发生ACS 的可能性。查体时阳性体征较少，但深触诊可及位置固定的麻木感。早期可发现两点辨别觉或振动觉减弱，若出现明显的感觉障碍，说明不可逆的神经和肌肉改变已发生，提示病情已进展到晚期。与损伤不成比例的疼痛以及受累筋膜室内的肌肉被动活动时出现牵拉疼痛是 ACS 最早、最可靠的提示。

根据临床观察，常见部位骨筋膜室综合征检查如下：

1. 前臂包括三个骨筋膜室：浅层屈肌、深层屈肌和伸肌骨筋膜室。

（1）发生于背侧时，局部组织紧张，压痛，伸拇及伸指无力，被动屈曲拇指及手指可引起疼痛。

（2）发生于掌侧时，局部组织紧张，压痛，屈拇及屈指无力，被动伸拇及伸指均可引起疼痛，尺神经和正中神经分布的皮肤感觉丧失。

2. 小腿包括四个骨筋膜室：前侧、外侧、后侧浅层及后侧深层骨筋膜室。

（1）前侧骨筋膜室：小腿前侧组织紧张和压痛，腓深神经分布的皮肤感觉丧失，胫前肌和伸趾肌无力，被动屈趾引起疼痛。

（2）外侧骨筋膜室：小腿外侧皮肤紧张和压痛，足背皮肤感觉消失，足不能外翻，足内翻引起疼痛。

（3）小腿后侧骨筋膜室：此间隙受压多见于股动、静脉和腘动、静脉损伤而仅修复动脉者。表现为：僵直性马蹄足，背屈踝关节引起疼痛，小腿后方肿胀及压痛。

（4）后侧深层骨筋膜室：屈趾肌和胫后肌无力，伸趾时引起疼痛，胫后神经分布的皮肤感觉丧失，小腿远端内侧，跟腱和胫骨之间组织紧张，伴压痛。

若诊断明确，需紧急处理，包括去除外在压迫，如石膏或敷料。患肢不能抬高，而应放在心脏相同的水平以利动脉血流入。早期评估低血容量、代谢性酸中毒和肌球蛋白血症以预防肾衰竭。需进行静脉输液和氧疗，并进行常规血生化和尿液分析。低血压会进一步减少组织灌注，加重已有的组织损伤，因此维持正常血压至关重要。若以上简要措施未能改善 ACS 的临床症状，需紧急行筋膜切开术。早期彻底切开受累骨筋膜室的筋膜，是防治肌肉和神经发生坏死及永久性功能损害的唯一有效方法。

（三）康复评定

骨筋膜室综合征未得到及时、恰当的处理造成的严重并发症是缺血性肌挛缩（前臂缺血性肌挛缩又称 Volkmann 挛缩），严重影响患者肢体功能，造成日常生活活动能力受限。

1. 观察有无肢体肿胀、肌肉萎缩、局部瘢痕、皮肤颜色改变，触诊肢端动脉搏动有无明显减弱等。

2. 关节活动范围评定　用于判断伤后关节障碍程度以及康复治疗后关节功能的恢复情况。

3. 肌力评定　徒手肌力检查法进行，还可以使用特殊器械进行肌群的等张肌力测定及等速肌力评定。

4. 肢体围度测量　可以发现有无肌肉萎缩或肢体肿胀，注意与对侧对比。

5. 感觉功能评定　针刺觉、触觉、温度觉、两点辨别觉、定位觉、实体辨别觉、位置觉。

6. 疼痛评定　通常用 VAS 法评定疼痛的程度。

7. 日常生活能力评定　可用 Barthel 指数等评价。

8. 生活质量评定　可用 SF-36 生存质量量表等评价。

（四）康复治疗

以前臂缺血性肌挛缩为例。前臂缺血性肌挛缩的预后主要和损伤程度、治疗时间及是否接受康复治疗有密切的关系。及时有效的康复治疗可以促使缺血性肌挛缩的病理过程向好的方面转归，减少并发症的发生。康复治疗主要是借助物理疗法牵拉挛缩的肌纤维，借此改善关节的活动功能和前臂肌力。临床上常用的是利用夹板或者动态的功能夹板来被动牵拉肌肉组织，前臂支架、扣带、指套也经常用到。对于前臂多关节的挛缩，要首先对腕关节的挛缩进行处理，再处理各手指的畸形。轻型前臂缺血性肌挛缩，肌肉组织损伤不是很严重，也没有明显的纤维化，康复治疗可以帮助修复前臂被动运动和主动运动。前臂被动活动的成功修复，对肌腱延长术修复前臂主动运动也大有裨益，这也是对于中、重型患者，手术治疗后通常也需要联合物理治疗的原因。

1. 创面处理　超短波、紫外线、换药。

2. 强化热疗　超短波、微波、红外线、蜡疗等，可扩张血管，增加血流量，改善肌肉营养；消除水肿，促进神经恢复。

3. 水疗法　热水浴、中药浴。

4. 激光　改善局部组织的血液循环，有利于变性组织的修复和功能改善。

5. 低中频电疗　低频电刺激、音频电疗、神经肌肉电刺激等，可刺激损伤的神经肌肉，减少或预防肌肉萎缩；促进神经功能恢复，软化瘢痕，松解粘连等。

6. 手法治疗及运动疗法　按摩与牵引；被动活动；主动活动；肌力和耐力训练；作业疗法；感觉训练；夹板支具等。运动疗法可牵拉伸展挛缩的肌肉、韧带和关节囊，部分变性的肌肉组织在应力作用下，增加胶原纤维弹性，改善血液循环，有助于残存肌细胞恢复功能，同时保持关节活动度。主被动活动还可促进淋巴和静脉回流，消除水肿，增强肌力，使瘢痕粘连减少到最小程度。作业疗法可训练肢体的灵活性和协调性。

7. 手术治疗　缺血性肌挛缩的病情一般需要半年左右才能稳定，多数医师主张观察半年到一年后再决定是否需要手术治疗，这个观察期间可以积极进行康复治疗。对于重度缺血性肌挛缩患者，康复治疗可为择期手术做准备，改善局部软组织条件，使僵硬关节的活动度达到功能重建的需要。

前臂缺血性挛缩的预防、早期诊断及治疗至关重要，一旦达中晚期，无论哪种治疗方式都存在弊端，都不能完全纠正其挛缩畸形并完全恢复其功能。儿童肱骨髁上骨折是发生前臂缺血性挛缩最常见的原因，故预防儿童 Volkmann 挛缩应从正确诊治肱骨髁上骨折着手。

二、慢性劳累性骨筋膜室综合征（CECS）

（一）概述

CECS 常表现为运动时下肢出现剧烈的疼痛、烧灼感、紧绷感和（或）麻木感，停止运动后疼痛迅速缓解。1956 年 Mavor 首次进行描述，机制为下肢某一骨筋膜室内压力增加，导致血管、神经受压，引发症状。

CECS 最常见于年轻运动员，下肢 CECS 在新兵、竞速跑及球类运动员中多见，上肢 CECS 在摩托车司机及赛车手中多见，下肢较上肢多见，小腿好发。

（二）发病机制

CECS 患者骨筋膜室内压力异常增高导致组织灌注障碍，从而出现缺血性疼痛，其发病机制不明。有专家认为局部的血液灌注减少、肌肉水肿、乳酸浓度增高是主要原因，相对闭合的骨筋膜室内压力增高可导致进一步缺血、疼痛和功能下降。

解剖结构原因，肌筋膜增厚僵硬顺应性下降，在慢性微创伤和炎症的作用下，肌肉和肌筋膜间的滑动度减小，顺应性进一步下降导致 CECS 更易发生。

深静脉血栓、严重静脉功能不全、静脉溃疡等原因可导致静脉高压。逐渐升高的静脉压导致皮肤及皮下组织硬化、水肿、静脉淤滞，从而发展成为 CECS。

目前普遍将筋膜间室内压（ICP）监测作为诊断 CECS 的"金标准"，很多学者将运动后 ICP>35mmHg 作为下肢 CECS 的诊断标准。但诊断 CECS 时应注重结合病史与症状，在处理运动伤患者时要警惕 CECS 的发生。

（三）康复评定和康复治疗

同急性骨筋膜室综合征。

思考题

1. 简述关节挛缩的病因及发病机制。
2. 简述创伤性骨化性肌炎手术治疗的适应证。
3. 复杂性局部疼痛综合征的康复治疗方法有哪些？
4. 简述冲击波治疗骨折延迟愈合的要点。
5. 简述骨不连康复治疗中的健康教育。
6. 简述急、慢性骨筋膜室综合征的区别。

（周　云　周谋望）

推荐阅读

［1］叶伟胜.骨科疾病的矫形按摩.天津：天津科技翻译出版公司，2004.

［2］顾冬云.骨关节功能解剖学.北京：人民军医出版社，2011.

［3］Nordin M.骨骼肌肉系统基础生物力学.北京：人民卫生出版社，2008.

［4］顾德明.运动解剖学图谱.北京：人民体育出版社，2013.

［5］陆廷仁.骨科康复学.北京：人民卫生出版社，2007.

［6］周谋望，陈亚平，葛杰.骨关节损伤与疾病康复治疗方案及图解.北京：清华大学出版社，2007.

［7］王澍寰.手外科学.3 版.北京：人民卫生出版社，2011.

［8］闻亚非，程春生.手部损伤.北京：人民卫生出版社，2008.

［9］陆廷仁.骨科康复学.北京：人民卫生出版社，2007.

［10］陆廷仁.骨科康复学.北京：人民卫生出版社，2007.

［11］张英泽.临床创伤骨科流行病学.北京：人民卫生出版社，2009.

［12］南登昆.康复医学.4 版.北京：人民卫生出版社，2008.

［13］缪鸿石.康复医学理论与实践.上海：科学技术出版社，2000.

［14］赵辉三.假肢与矫形器学.北京：华夏出版社，2005：1-22.

［15］武继祥.假肢与矫形器的临床应用.北京：人民卫生出版社，2012：54-84.

［16］Grabois M. Physical medicine and rehabilitation the complete approach. Houston：Blackwell Science，Inc，2000.

［17］陆廷仁.现代截肢康复的进展.中华物理医学与康复杂志，2001，23（6）：369-371.

［18］周谋望，陈亚平，葛杰.骨关节损伤与疾病康复治疗方案及图解.北京：清华大学出版社，2007.

［19］Maxey L，Magnusson J.骨科术后康复.北京：人民卫生出版社，2017.

［20］关骅，张光铂.中国骨科康复学.北京：人民军医出版社，2011.

［21］励建安.康复医学.北京：人民卫生出版社，2014.

［22］陆廷仁.骨科康复学.北京：人民卫生出版社，2007.

［23］元建洪.运动创伤学.北京：人民军医出版社，2008.

［24］Aliasghar A. Musculoskeletal disorders as underlying cause of death in 58 countries，1986-2011：trend analysis of WHO mortality database. BMC Musculoskelet Disord，2017（18）：62.

［25］Magee DJ. Pathology and Intervention in Musculoskeletal Rehabilitation，Amsterdam：Elsevier，2008.

［26］Olson KA. Manual physical therapy of the spine.2nd ed. Amsterdam：Elsevier，2016.

［27］Capogrosso M.A brain-spine interface alleviating gait deficits after spinal cord injury in primates. Nature，2016，539（7628）：284-288.

［28］Schuld C.International standards for neurological classification of spinal cord injury：impact of the revised worksheet（revision 02/13）on classification performance. Spinal Cord Med，2016，39（5）：504-512.

［29］Spitzer W. Scientific monograph of Quebec Task Force on whiplash associated disorders：redefining "whiplash" and its management. Spine，1995（20）：1-73.

［30］Sterling M.A proposed new classification system for whiplash associated disorders：implications for assessment and management.Man Ther，2004（9）：60-70.

［31］Smith DG. Altas of amputations and limb deficiencies.surgical，prosthetic and rehabilitation principles.3rd ed.Rosemont：American Academy of Orthopaedic Surgeons.2007：589-620.

［32］Seymour N.Prosthetics and Orthotics：lower limb and spinal.Philadelphia，Pennsylvania：Lippincott Williams and wilkins，2002.

中英文名词对照索引

Oswestry 功能障碍指数问卷表　Oswestry Dability Index，ODI　158

B

半切综合征　Brown-Sequard syndrome　108
髌腱末端病　enthesiopathy of the patellar tendon　215
部分保留带　zone of partial preservation，ZPP　111

C

成分运动　component motion　15

F

附属运动　accessory motion　15
复杂性局部疼痛综合征　complex regional pain syndrome，CRPS　319

G

跟痛症　heel pain　306
股骨距　calcar　246
骨筋膜室综合征　osteofascial compartment syndrome　333
骨折不愈合或骨不连　nonunion　328
骨折延迟愈合　delayed union　328
关节挛缩　joint contracture　314

H

Harris 髋关节评分　Harris hip score　249
肱骨内上髁炎　internal humeral epicondylitis　213
肱骨外上髁炎　external humeral epicondylitis　299

J

肌肉骨骼康复学　musculoskeletal rehabilitation　1
肌肉筋膜疼痛综合征　myofascial pain syndrome，MPS　309
脊髓损伤　spinal cord injury，SCI　106
脊髓休克　spinal shock　107
脊髓震荡　spinal cord concussion　107
肩关节周围炎　periarthritis of shoulder　292
颈干角　neck shaft angle，NSA　246
颈椎病　cervical spondylosis　135

K

康复医学评定　rehabilitation evaluation　10

L

力矩　torque　15

M

马尾综合征　cauda equina syndrome　108

P

平均肌电值 average EMG，AEMG　162

Q

前倾角　femoral anteversion angle，FAA　246

R

人工全肩关节置换　total shoulder arthroplasty，TSA　266
人工全髋关节置换　total hip arthroplasty，THA　245
人工全膝关节置换　total knee arthroplasty，TKA　255

S

深静脉血栓形成　deep venous thrombosis，DVT　247
生物力学　biomechanics　14

T

弹性模量　modulus of elasticity　15

X

狭窄性腱鞘炎　stenosing tenosynovitis　303

Y

腰痛　low back pain，LBP　150
腰椎管狭窄症　lumbar spinal stenosis　156
腰椎间盘突出症　lumbar disc herniation，LDH　154
异位骨化　heterotopic ossification，HO　325
运动功能学　kinesiology　5

Z

中央损伤综合征　traumatic central cord syndrome　108